整形外科手術の要点と盲点

整形外科 監修▶岩本幸英［九州大学教授］

Knack & Pitfalls

整形外科手術の要点と盲点

編集▶岩本幸英［九州大学教授］

文光堂

■執筆者一覧（執筆順）

福岡真二	福岡県立粕屋新光園園長	松田秀一	九州大学整形外科准教授
中島康晴	九州大学整形外科 人工関節・生体材料学講座 准教授	藤村直幸	九州大学病院救命救急センター講師
		真鍋尚至	福岡整形外科病院
白石浩一	飯塚病院整形外科部長	高杉紳一郎	九州大学病院リハビリテーション部診療准教授
松本嘉寛	九州大学整形外科	有薗 剛	九州中央病院整形外科部長
本村悟朗	九州大学整形外科	竹内直英	佐賀県立病院好生館整形外科
齊藤太一	福岡市民病院整形外科科長	喜名政浩	福岡逓信病院整形外科部長
土屋邦喜	九州厚生年金病院整形外科部長	中家一寿	福岡東医療センター整形外科部長
岡崎 賢	九州大学整形外科講師	萩原博嗣	佐世保共済病院副院長
原 俊彦	九州厚生年金病院整形外科	志田純一	おんが病院副院長
芳田辰也	整形外科・形成外科よしだクリニック院長	前 隆男	佐賀県立病院好生館整形外科
播广谷勝三	九州大学整形外科	鬼塚俊宏	九州労災病院整形外科
河村誠一	大分赤十字病院整形外科部長	徳永真巳	福岡整形外科病院
岡崎 仁	九州大学消化器・総合外科	高村和幸	福岡市立こども病院・感染症センター整形外科 科長
井原和彦	別府医療センター統括診療部長		
畑中 均	九州労災病院整形外科	占部 憲	津久井赤十字病院整形外科部長
光安廣倫	光安整形外科	細川 哲	千早病院整形外科部長
福士純一	九州大学整形外科	寺田和正	国立病院機構九州医療センター整形外科
糸川高史	九州大学整形外科 人工関節・生体材料学講座	真島龍興	浜の町病院整形外科部長
山浦 健	九州大学麻酔科蘇生科講師	宮原寿明	国立病院機構九州医療センターリウマチ膠原病 センター部長
大嶋直人	朝倉医師会病院整形外科部長		
田代泰隆	九州大学整形外科	前田 健	総合せき損センター整形外科部長
山口智太郎	九州厚生年金病院リハビリテーション科部長	諸岡孝明	諸岡整形外科病院副理事長
山本卓明	九州大学整形外科講師	白仁田 厚	九州労災病院整形外科
赤崎幸穂	九州大学病院救命救急センター	坂本昭夫	九州大学整形外科
土井俊郎	九州大学別府病院整形外科准教授	小島哲夫	溝口外科整形外科病院院長
松浦 傑	九州大学病院救命救急センター	松延知哉	国立がん研究センター中央病院骨軟部腫瘍科
馬渡太郎	九州大学整形外科	佛坂俊輔	佐賀県立病院好生館整形外科

整形外科 Knack & Pitfalls
序　文

　われわれの日常診療においては，知っておくと便利な"コツknack"と，陥ってはならない"落とし穴pitfalls"がある．個々の医師が"knack & pitfalls"を試行錯誤的に習得するには随分時間がかかるが，これらをまとめた成書であらかじめ知っていれば，最初から良質で安全な医療を提供できるであろう．このような考えのもとに，整形外科Knack & Pitfallsシリーズを刊行することにした．

　本シリーズでは整形外科の領域ごとに巻を分け，各巻の編集はその分野を代表する先生方にお願いした．編集者には最もふさわしい方を執筆者として選んでいただき，各執筆者には読者が臨床の現場で使いやすい実践的な内容の"knack & pitfalls"を記載していただくようお願いした．各項目は，独立した簡潔な内容になっており，読者がその項目だけを拾い読みすれば，短時間で情報をキャッチし診療に応用できるようになっている．知っておくと便利なちょっとした知識やテクニックは，"ワンポイントアドバイス"として挿入した．

　"knack & pitfalls"には，専門医受験を目指す研修医，あるいはすでに専門医資格を有している一般整形外科医に必ず知っておいていただきたい基本的な内容と，その分野の専門家にとって参考になる高度な内容がある．そこで本シリーズでは，各々の巻で，前者をスタンダード編，後者を応用編として分けて記載した．

　本書は手術に重点をおいたテキストである．したがって，手術に関する記載には工夫を凝らし，4色刷りの図やカラー写真を豊富に用いて，手術操作のコツが読者によく伝わるようにした．従来の成書にはない実践的な手術の手引き書になると確信している．しかし，整形外科手術の成否は，術中の細かいテクニックだけでなく，"どのような考えでこの手術を選択したか"という術前の判断にも左右される．したがって本書では，各疾患の基本的知識，手術適応決定に不可欠な画像診断など，手術以外の項目も取り上げた．また，整形外科の特徴として，手術だけでなく保存治療も担当する点があげられる．手術の前段階の保存療法についても，是非知っておくべき"knack & pitfalls"があれば，ポイントを絞って掲載していただくようにした．

　本シリーズの刊行が，わが国の整形外科医療の発展につながれば望外の喜びである．

九州大学教授　岩本幸英

「整形外科手術の要点と盲点」 序文

　この度，好評を博している整形外科 Knack & Pitfall シリーズから「整形外科手術の要点と盲点」を刊行する運びとなりました．

　これまでに刊行された本シリーズは，基本手技を習得した上で，さらに専門分野での手術手技をみがきたいという整形外科医を対象とし，脊椎外科や膝関節外科など，専門性を重視した内容でした．しかし，今回の「整形外科手術の要点と盲点」では，整形外科手術に初めて参加する研修医や，執刀を任され始めた若い整形外科医などの初学者を対象とし，整形外科手術全般を網羅した内容となっています．手術の流儀は大学や施設によって多少異なるので，統一性をもたせるために，本書では九州大学整形外科および関連病院のスタッフに執筆を依頼しました．

　基本テクニックの章では，初年度の研修医の誰もがとまどう手術器具の種類，使い方を写真入りで解説しました．さらに，多くの整形外科医があまり得意ではない血管や皮膚の取り扱いについて，専門分野の医師に執筆していただきました．また本書では，研修医がまず対応すべき術前・術後管理，今まで成書ではあまり記載がない術野の準備，麻酔法などにも多くのページを割いています．周術期の感染予防も重要な問題なので，術野の消毒，抗菌薬の使い方などについても詳しく紹介しています．さらに，現代医療では必要不可欠なリスクマネジメントやインフォームド・コンセントについても触れています．このように，本書は，整形外科の手術に助手として参加する，また執刀を始める医師に必須な知識を満載しています．各論の個別のテクニックでは，日常よく遭遇する骨接合，関節外科，脊椎外科などを中心として手術の基本手技を紹介しました．各執筆者が長年にわたり習得した手術のポイントについても，図や写真を多く使用し，読者にとってわかりやすい内容となっています．

　本書が，若い整形外科医の手術に対する理解や技術の向上に役立つことを願ってやみません．

2011年5月

九州大学教授　岩本幸英

整形外科手術の要点と盲点

目次

［総論：基本テクニック］

I サージカルアプローチ

1. 手術進入路：基本的な考え方 ——————————— 福岡真二 ——— 2
2. 常用手術進入路
   ① 股関節 ———————————————————— 中島康晴 ——— 6
   ② 膝関節 ———————————————————— 白石浩一 ——— 11

II 器具

1. はさみ，メス ———————————————————— 松本嘉寬 ——— 18
2. 鉗子，摂子 ————————————————————— 本村悟朗 ——— 22
3. ノミ ————————————————————————— 齊藤太一 ——— 26
4. 骨鉗子，鋭匙，剝離子 ————————————————— 土屋邦喜 ——— 30
5. 縫合針，縫合糸，持針器 ———————————————— 岡崎 賢 ——— 36
6. 骨鋸，ハイスピードバー ———————————————— 原 俊彦 ——— 40

III 切開

1. 皮膚切開および深部の展開 —————————— 芳田辰也・播广谷勝三 ——— 46

IV 操作

1. 術中の止血操作 ———————————————————— 松本嘉寬 ——— 50
2. 神経・血管の取り扱い ————————————————— 河村誠一 ——— 58

V 軟部組織の修復

1. 血管縫合法 ————————————————————— 岡崎 仁 ——— 64
2. 神経縫合法 ————————————————————— 井原和彦 ——— 72
3. 腱縫合法 —————————————————————— 畑中 均 ——— 79
4. 靱帯修復 —————————————————————— 光安廣倫 ——— 84

VI 閉創

1. 皮下・皮膚縫合の基本手技 ———— 芳田辰也・播广谷勝三 ———— 88
2. 糸結びの基本手技 ———— 岡崎 賢 ———— 94
3. ドレーン ———— 福士純一 ———— 98
4. 創の被覆 ———— 福士純一 ———— 100

［総論：検査・周術期管理］

I 術前

1. 術前検査 ———— 播广谷勝三 ———— 104
2. 術前準備，計画 ———— 播广谷勝三 ———— 106
3. 自己血貯血 ———— 本村悟朗 ———— 108
4. 手術機器の滅菌 ———— 糸川高史 ———— 110
5. 麻酔法の選択 ———— 山浦 健 ———— 112
6. 体位と術野の準備
   ① 術野の準備 ———— 大嶋直人 ———— 116
   ② 上肢 ———— 光安廣倫 ———— 121
   ③ 下肢 ———— 田代泰隆 ———— 124
   ④ 肩関節 ———— 山口智太郎 ———— 126
   ⑤ 股関節，骨盤 ———— 山本卓明 ———— 130
   ⑥ 大腿骨骨折 ———— 赤崎幸穂 ———— 133
   ⑦ 脊椎 ———— 土井俊郎 ———— 136

II 術中管理

1. 輸液・輸血の基本 ———— 松浦 傑 ———— 140
2. 回収式自己血輸血装置の使い方 ———— 土井俊郎 ———— 142
3. 感染対策
   ① 抗菌薬の使い方 ———— 松浦 傑 ———— 144

② 術着，手袋 ───────────── 馬渡太郎 ─── 146
　　③ バイオクリーンルーム ─────── 馬渡太郎 ─── 149
　4. ターニケットの使い方 ──────── 田代泰隆 ─── 152

III 術後

1. 術後管理 ──────────────── 松田秀一 ─── 154
2. 術後疼痛管理 ─────────────── 藤村直幸 ─── 157
3. 深部静脈血栓症に対する対策 ─────── 真鍋尚至 ─── 160
4. 術後リハビリテーション ──────── 高杉紳一郎 ─── 164

IV 社会的問題

1. 手術を巡るリスクマネジメント ────── 有薗　剛 ─── 170
2. インフォームド・コンセント取得 ───── 有薗　剛 ─── 172

［各論：個別のテクニック］

I 感染症

1. 感染症の処置の基本方針 ──────── 竹内直英 ─── 176
2. 開放創の処置 ─────────────── 赤崎幸穂 ─── 182
3. 関節炎に対する処置 ─────────── 喜名政浩 ─── 188
4. 骨髄炎に対する処置 ─────────── 中家一寿 ─── 192

II 骨

1. 骨接合術の基本手技
　　① 観血的整復の基本手技 ────── 萩原博嗣 ─── 202
　　② ワイヤーの種類と固定法 ───── 志田純一 ─── 206

③ スクリューの種類と固定法 ———————————— 前　隆男 ——— 214
④ プレートの種類と固定法 ———————————— 鬼塚俊宏 ——— 220
⑤ 髄内釘の種類と固定法 ————————————— 德永真巳 ——— 227
⑥ 創外固定の種類と固定法 ———————————— 高村和幸 ——— 236
2. 偽関節手術の基本手技 ——————————————— 占部　憲 ——— 244
3. 骨移植術の基本手技
① 骨移植 —————————————————————— 細川　哲 ——— 250
② 自家骨の採取法 —————————————————— 寺田和正 ——— 256
③ 同種骨の採取，処理，保存 ————————————— 占部　憲 ——— 260

III 関節

1. 関節手術の基本手技
    ① 滑膜切除術の基本手技 ———————————————— 真島龍興 ——— 266
    ② 関節固定術の基本手技 ———————————————— 宮原寿明 ——— 271
    ③ 人工骨頭，人工股関節置換術の基本手技 ——————— 中島康晴 ——— 276
    ④ 人工膝関節置換術の基本手技 ———————————— 松田秀一 ——— 280
    ⑤ 股関節骨切り術の基本手技 ————————————— 山本卓明 ——— 287
    ⑥ 高位脛骨骨切り術の基本手技 ——————— 松田秀一・田代泰隆 ——— 294
2. 関節鏡の基本手技
    ① 鏡視下手術で用いる器具 —————————————— 岡崎　賢 ——— 296
    ② 肩関節 ——————————————————————— 山口智太郎 ——— 300
    ③ 膝関節 ——————————————————————— 岡崎　賢 ——— 306

IV 脊椎

1. 脊椎・脊髄外傷に対する治療の基本原則 ————————— 前田　健 ——— 316
2. 脊椎手術の基本手技
    ① 頚椎症性脊髄症に対する前方固定術，椎弓形成術 —— 播广谷勝三 ——— 320
    ② 腰椎椎間板ヘルニア摘出術 ————————————— 土井俊郎 ——— 326
    ③ 腰部脊柱管狭窄症に対する除圧術 —————————— 松本嘉寛 ——— 330

V 切断

1. 切断術
    ① 大腿切断，膝関節離断 ———————————————— 諸岡孝明 —— 336
    ② 下腿切断 ———————————————————————— 白仁田　厚 —— 342
    ③ 術後管理・義肢の処方 ———————————————— 坂本昭夫 —— 348
2. 再接着術 —————————————————————————— 小島哲夫 —— 351

VI 腫瘍

1. 骨生検，軟部腫瘍生検の基本手技 ———————————— 坂本昭夫 —— 358
2. 良性腫瘍に対する搔爬骨移植術 ———————————— 松延知哉 —— 360
3. 悪性骨腫瘍に対する広範切除術 ———————————— 松田秀一 —— 364

VII その他

1. 抜爪 ———————————————————————————— 佛坂俊輔 —— 370
2. 腱鞘切開 —————————————————————————— 佛坂俊輔 —— 373

索引　377

【総論：基本テクニック】
I．サージカルアプローチ

総論 [I. サージカルアプローチ] ▶基本テクニック

1 手術進入路：基本的な考え方

福岡県立粕屋新光園園長 **福岡真二**

1. 手術進入路に求められる条件

　理想的な手術進入路の条件は数多くあげられるが，① 目的の手術を行うのに十分な展開が得られる，② 進入に要する時間が短い，③ 進入による組織損傷が少ない，④ 進入の際に損傷した組織を元通り修復できる，という4点にまとめられる．

(1) 目的の手術を行うのに十分な展開

　目的の手術を行うのに十分な展開とは，人工膝関節置換術を例にとると，大腿骨ならびに脛骨が直視下に観察でき，正確なアライメントで骨切除と人工関節の設置が行える展開である．この条件に適した進入路は内側傍膝蓋進入であり，広い術野が得られ，術者だけでなく助手もよく観察でき，手術に参加しやすい．助手を有効に使って手術をスムースに進めることは，手術器具をうまく使いこなして一人で手術を進めることと同等に大切な手術手技である．照明がよく入り術野は明るく，術者や助手がきつい姿勢をとる必要もなく，無用なストレスがなく疲れない．

(2) 進入に要する時間が短い

　引き続き，人工膝関節置換術を例にとると，内側傍膝蓋進入は進入に要する時間も短く，その分，骨切除や人工関節の設置に時間をかけることができ，正確な手術が行える．また，手術時間が短い方が感染のリスクも低いと考えられる．

(3) 組織損傷が少ない

　組織損傷が少ないとは，神経・血管を損傷せず，筋の損傷・脱神経が少ないことである．

神経・血管については，主要な神経や大血管を損傷しないことがまずもって重要である．100人に1人・1,000人に1人でも大腿神経や橈骨神経麻痺，大腿動静脈や膝窩動静脈損傷を起こしてはならず，これを損傷する危険性が少しでも高くなる進入方法は勧められない．

　また，皮神経・皮静脈であっても温存できるものを損傷してはならない．皮神経を損傷すると痛みやしびれの原因となり，骨・関節の手術が完璧に行われても，患者には満足してもらえない．また，神経はメスで切らなければよいというものではなく，筋鉤などによる牽引や圧迫でも容易に軸索断裂を起こす．神経に対する愛護的操作は，術者はもとより，助手がむしろよく留意すべき事項である．皮静脈の損傷はうっ血の原因となりうる．特に手足の手術や関節リウマチでは留意すべきである．皮静脈は縦に走行していれば容易に避けられるし，網目状に走行する場合でも横走する部分を結紮切離すれば主要な部分は温存できる．

　筋の損傷・脱神経については，大腿骨への進入を例にとると，側方進入では外側広筋を分けるため筋の損傷が大きく，後外側進入では外側広筋の後ろから進入するため損傷が少ない．広範な展開が必要な場合は特に後外側進入が好まれる．

(4) 進入により損傷した組織を修復できる

　肩関節の場合，外側進入では三角筋を分けるために筋が損傷され，前方進入では三角筋の前方から進入するため損傷が少ない．しかしながら，腱板修復術の場合は，前方進入より外側進入が好まれる．前方進入で棘上筋腱を展開するには，三角筋前方線維を鎖骨や肩峰から切離する必要があり，後でいくらしっかり縫合して

Knack & Pitfalls

◎目的の手術を行うのに十分な展開を得る．
◎組織はなるべく損傷しない．
◎やむを得ず損傷する場合は元通り修復する．

も，術後まもなく三角筋は骨から離れてしまう．側方進入では，進入の際に分けた三角筋はほぼ元通りに修復できる．このように，損傷した組織の修復は，進入路を決定する重要な条件である．

皮膚切開については，特に関節近傍では，皮膚皺襞に沿った切開が勧められる．これはケロイド形成を防ぎ，瘢痕拘縮を起こさず，皮膚を元通り修復するためである．

ただし，膝関節後方進入で用いられるＳ字状切開は皮弁の壊死を起こしやすいので，斜切開を用いる．膝蓋骨前面と足関節外果も皮弁の壊死を起こしやすく，皮膚切開は直切開か，カーブさせても軽いカーブにとどめる．強くカーブさせて皮弁の壊死を起こすと，感染の原因となり，感染しなくても後療法は遅れ，壊死が広範であれば有茎皮弁が必要になる．このような合併症を起こしては，手術の所期の目的は達成できない．

2. よく用いられる進入路

進入路に関する専門書に，各関節・骨に対する数種の進入路が解説されているので，これをよく読み，前項の条件を考慮して最適の進入路を選択する．進入路を決定したら，解剖図譜も参考にしながら，専門書の該当する章を隅から隅まで十分納得いくまで再度よく読む．この過程で不明瞭なところが残ったままではスムースに手術は行えない．進入の途中の困難が予想される場合は，解剖図譜や別の専門書を参考にして進入方法をアレンジするか，別の進入路を検討する．

ここでは，各関節・骨に対し汎用される進入路の概略を述べる．

(1) 上肢
① 肩関節
前方進入[1]：上腕骨近位部骨折，化膿性関節炎の切開排膿に用いる．体位は，関節前方が開くよう，脊椎・肩甲骨内側に枕を入れ，腕は後ろに落とし，通常の幅の手台に乗せる．出血を抑えるため頭側を20°ほど挙上する．術中に動かせるよう，上肢全体を消毒・ドレーピングする．烏口突起を指標に三角筋と大胸筋の間に皮膚切開を加える．筋膜を切開し，橈側皮静脈を内側に避ける．肩関節を外旋し，小結節の内側で筋膜・肩甲下筋腱・関節包を切開して関節腔に達する．上腕骨骨幹端を展開する場合は，肩関節を内旋し，大胸筋停止の外側で骨膜を縦切する．三角筋を緩めて避けるため，肩関節は60°ほど外転する．

側方進入[1]：腱板修復に用いる．肩峰の外縁から5cmの縦切開を加える．三角筋を分け，肩峰下滑液包を切開して，棘上筋腱・大結節に達する．

② 上腕骨
前方進入[1,2]：上腕骨骨幹骨折に用いる．上腕二頭筋の外縁に沿って縦切開を加える．筋膜を切開し，上腕二頭筋を内側に避け，上腕筋の筋膜を切開する．上腕筋の表層に筋皮神経の枝である外側前腕皮神経があるので，これを同定・保護する．上腕筋を分け，骨膜を切開して上腕骨に達する．この進入路では橈骨神経を確認しないので，厳格に骨膜下に剥離し，骨膜とともに橈骨神経を後方に避ける．

後方進入[1,2]：上腕骨遠位骨幹骨折に用いる．体位は側臥位とし，肩を70°ほど挙上，内旋して，腕を枕に乗せる．上腕後面に縦切開を加え，三頭筋の筋膜を切開する．近位では三頭筋長頭と外側頭の間を分け，遠位では三頭筋腱を縦切する．深層に上腕筋内側頭があり，その表層に橈骨神経がある．内側頭を縦に分け，骨膜を切開し，上腕骨を展開する．上腕骨遠位骨幹・骨幹端の後面は平たいのでプレートを置きやすい．

③ 肘関節
前側方進入[1]：橈骨頭前方脱臼の観血的整復に用いる．腕橈骨筋と上腕筋の間に斜切開を加え

る．筋膜上で外側前腕皮神経を同定・保護する．筋膜を切開し，腕橈骨筋と上腕筋の間を分け，深層にある橈骨神経を同定・保護する．橈骨神経を外側，上腕筋を内側に避け，関節包を縦切し腕橈関節に達する．

津下の進入路[3]：肘関節の進入路には，後方，内側，前側方進入などがあるが，どの進入路も単独では肘関節の一部しか展開できない．関節授動術・上腕骨遠位部粉砕骨折などで肘関節全体の展開が必要な場合，津下の進入路が有用である．皮膚切開は，上腕骨遠位部の外側を縦に切開し，肘筋の走行に沿って尺側遠位に向かい，尺骨骨幹端後面に終わる．筋膜を肘頭の尺側まで剥離して，尺骨神経を展開する．腕橈骨筋と三頭筋の間で上腕骨遠位外側の骨膜を縦切する．この切開線を腕橈関節の後面で尺側に曲げ，肘筋を線維方向に分け関節包も切開し，さらに切開線を延ばして尺骨に達し，尺骨後面の骨膜を縦切する．上腕三頭筋を上腕骨後面の骨膜とともに剥離し，三頭筋の肘頭への停止も骨膜下に剥離，尺骨後面の骨膜も剥離して，三頭筋とその停止を連続させたまま尺側へ避ける．腕橈骨筋を前方骨膜とともに剥離し，最後に橈側側副靱帯をZ状に切離して肘を内反すると，肘の後方，関節面，前方のすべてを直視下に観察できる．閉創の際は，橈側側副靱帯を縫合し，肘頭に骨孔をあけて三頭筋腱を縫着する．

④ 橈骨・尺骨

橈骨後方進入[1,2]：骨幹骨折に用いる．体位は仰臥位で，前腕回内位で腕を手台に乗せる．総指伸筋と短橈側手根伸筋の間に縦切開を加える．筋膜を切開し，筋間を分け，短橈側手根伸筋を橈側に避けて橈骨背面に達する．

尺骨後方進入[1,2]：肘頭骨折，骨幹骨折，骨切り術に用いる．仰臥位で腕を胸の上に乗せる．尺骨後面に縦切開を加えるとすぐに尺骨後面に達する．

⑤ 手関節

橈骨末端掌側進入[2]：橈骨末端骨折，骨切り術に用いる．橈側手根屈筋の橈側に縦切開を加える．筋膜を切開し，橈側手根屈筋を尺側に，橈骨動脈を橈側に避け，深層の方形回内筋を展開する．これを橈側で切離し尺側に翻転して骨に達する．

手関節背側進入[1~3]：橈骨末端骨折，滑膜切除に用いる．手関節背側に軽くカーブする切開を加える．橈骨末端骨折の場合は，総指伸筋と長母指伸筋の間で伸筋支帯を縦切開し，骨膜と関節包を縦切し橈側・尺側に剥離して展開する．滑膜切除の場合は，伸筋支帯を尺骨頭の背側で縦切，橈側に翻転し，小指伸筋，総指伸筋＋示指伸筋，長母指伸筋，短橈側手根伸筋＋長橈側手根伸筋を順次開放し，手関節背側面を広く展開する．関節包はH字形に切開し翻転する．

(2)下肢
① 股関節

前方進入：先天性股関節脱臼・麻痺性股関節脱臼の観血的整復，化膿性股関節炎の切開排膿に用いる．鼠径靱帯と縫工筋の間に斜切開を加える．筋膜は縫工筋の走行に沿って切開する．上前腸骨棘の遠位に外側大腿皮神経があるので同定し上下に剥離する．観血的整復術の場合は，縫工筋の内外縁を剥離し，上前腸骨棘のアポフィジスを骨切りして，縫工筋を起始とともに遠位に翻転する．深層に向かい腸骨筋を内側に避け，下前腸骨棘と大腿直筋を展開する．大腿直筋の内外縁を剥離し，起始をZ状に切離して遠位に翻転する．下前腸骨棘の遠位で線維組織・脂肪組織を剥離して関節包前面に達する．腸骨稜外板を最小限，骨膜下に剥離し，大腿筋膜張筋・中小殿筋を骨膜とともに後外側に避け，関節包上の剥離を外側・後方に広げる．ついで，関節包前面・内面から腸骨筋を剥離し，関節包上の剥離を内側遠位に広げる．最も内下方を剥離するときは股関節を屈曲して腸骨筋を緩める．それでも展開が不良の場合は下前腸骨棘の内側から腸骨筋を剥離する．以上で股関節前方1/2の関節包が展開される．下前腸骨棘の遠位で関節包を横切して関節を開き関節唇を確認する．関節包の切開を，関節唇のすぐ遠位で，外側・内側に拡大する．切開排膿の場合は，縫工筋の内側を分けて大腿直筋起始に達し，これをZ状に切離翻転して関節包前面に達し，この展開で剥離可能な範囲で関節包上を内外側に剥離すれば足りる．

側方進入：寛骨臼移動術に用いる．2．常用手術進入路，① 股関節（p8）を参照．

◎進入路の専門書を読み，上記条件を満たす進入路を選択する．
◎進入路を決定したら，専門書・解剖図譜を十分納得いくまで読む．
◎納得できない場合は，別の専門書や解剖図譜を読み，進入方法をアレンジするか，別の進入路を選択する．

後方進入：人工関節・人工骨頭置換術に用いる．2. 常用手術進入路，① 股関節（p10）を参照．

② **大腿骨**

側方進入[1]：大腿骨頚部骨折，転子部骨折，骨幹骨折の開放性髄内釘固定の際の整復に用いる．大腿骨の側面に縦切開を加え，大腿筋膜も縦切する．外側広筋を分けて大腿骨側面に達する．

後側方進入[1,2]：大腿骨転子部骨折，顆上骨折，転子部・転子下骨切り術に用いる．転子部骨折では整復のため牽引手術台で内旋位をとることがほとんどであり，側方進入より後側方進入が容易であればこれを用いる．大腿骨側面に縦切開を加え，大腿筋膜も縦切し，外側広筋を前方に避け，大腿骨に達する．

③ **膝関節**

内側傍膝蓋進入：人工膝関節置換術，化膿性関節炎に用いる．2. 常用手術進入路，② 膝関節（p11）を参照．

④ **脛骨・腓骨**

脛骨前方進入[1,2]：骨折，骨切り術に用いる．前脛骨稜に沿って縦切開するとすぐに前脛骨稜に達する．

腓骨側方進入：高位脛骨骨切り術の際の腓骨骨切り・骨切除に用いる．腓骨頭と外果の中央に縦切開を加え，筋膜も縦切すると，後方浅層に長腓骨筋，深層に短腓骨筋が現れる．短腓骨筋を分けて腓骨に達する．

⑤ **足関節**

前方進入[1,2]：Pilon骨折，足関節固定術，化膿性関節炎に用いる．前脛骨筋腱に沿って縦切開を加える．伸筋支帯を切開し，前脛骨筋腱を外側に避け，骨膜・関節包を縦切し，骨膜下に外側に剥離する．深腓骨神経と足背動静脈は骨膜とともに避けられる．

後内側進入[1]：先天性内反足の後方解離に用いる．内果後縁と踵骨隆起上縁の中点を通る斜切開を加える．屈筋支帯を切離し脛骨神経・後脛骨動静脈の神経血管束を同定し上下に剥離する．その前方に長趾屈筋腱，さらに前方に後脛骨筋腱を求め，腱鞘から遊離する．神経血管束のすぐ後方深層に長母趾屈筋腱があり，これも腱鞘から開放する．距腿関節後方の形状を想定し，関節面に平行な方向で，関節包を切開する．神経血管束と屈筋腱を適宜，内側あるいは外側に避けて，関節包の切開を内外側に拡大する．

後外側進入[1,2]：後果骨折の観血整復内固定に用いる．体位は側臥位とする．外果とアキレス腱の間に縦切開を加え，筋膜も縦切開する．長腓骨筋を前方に避け，深層に長母趾屈筋の筋腹を確認する．これを内側に避け，後果および足関節後面に達する．外果も同じ皮切で観血整復内固定するが，皮膚の血流が乏しい部位なので，プレートを用いる場合は1/3円プレートなど，かさばらないものを使用する．

内外果への進入：果部骨折に用いる．内外果ともその直上に縦切開を加え，すぐに内果あるいは外果に達する．皮切の末端は軽く前方に曲げる．内外果の前縁あるいは後縁に沿う切開は，一部の骨折型を除き，骨折部の展開や皮弁の血流からみてメリットを感じない．

文献
1) Hoppenfeld S et al：整形外科医のための手術解剖図説，寺山和雄ほか監訳，南江堂，東京，2-43，46-74，76-107，110-139，358-388，446-449，472-533，1986
2) Muller ME et al：骨折手術法マニュアル．AO法の実際，山内裕雄ほか訳，シュプリンガー・フェアラーク東京，東京，166-169，180-185，190-193，194-195，224-237，260-277，278-287，1988
3) 津下健哉：私の手の外科　手術アトラス，第2版，南江堂，東京，497-504，553-606，1988

総論 [I. サージカルアプローチ] ▶ 基本テクニック

2 常用手術進入路
① 股関節

九州大学整形外科 人工関節・生体材料学講座准教授 中島康晴

はじめに

股関節への進入路は下記に示すように主に前方，側方，後方があり，それぞれに工夫した変法も存在する．本稿では代表的な進入法について紹介する．
① 前方：Smith-Petersen approach，Watson-Jones approach（前側方）
② 側方：transtrochanteric approach，direct lateral approach（Hardinge approach）
③ 後方：southern approach

1. 前方進入

Smith-Peterson approach[1] は前方進入の代表的アプローチであり，神経支配の異なる筋の間，すなわち浅層では縫工筋（大腿神経）と大腿筋膜張筋（上殿神経）の間を，深層では大腿直筋（大腿神経）と中殿筋（上殿神経）の間を進入する．骨盤前方要素の骨折や腫瘍，Chiari骨盤骨切り術，臼蓋形成術，人工股関節全置換術（total hip arthroplasty；THA）に用いられる．問題点として股関節の後方での操作は困難であること，および大腿外側皮神経損傷のリスクがあげられる．

(1)体位
仰臥位で行う．手術側殿部の下に小さなパットを置き，患側骨盤を少し挙上すると良い．

(2)進入
皮切は腸骨翼の中央を起点とし，腸骨翼に沿って緩やかにカーブして遠位に向かう．遠位のラインは上前腸骨棘からそのまま股関節の前面に向かう（図1）．筋膜上から大腿前面を内側に斜めに走る縫工筋と大腿筋膜張筋の間を触知し，この境界線上で筋膜を切開する．大腿外側皮神経は上前腸骨棘のやや遠位部で骨盤内側から外側に向かい大腿前面に分布する．筋膜を慎重に切開し，上前腸骨棘の遠位を展開して神経を確認し，愛護的に内側に引く．縫工筋と大腿筋膜張筋の間を鈍的に分け，関節包前面に到達する．露出した前方関節包の内側には大腿直筋，外側には中殿筋が存在する．大腿直筋は下前腸骨棘からの direct head と臼蓋縁からの reflected head の二つの起始部がある．それぞれ，もしくは一塊として腱部で切離，遠位方向へ翻転する．あらかじめ切離する腱成分に糸でマーキングをしておくと修復しやすい．また翻転する際に外側回旋大腿動静脈の分枝が現れるので凝固し切離する．この操作で前方関節包が広く露出される（図2）．

2. 前側方進入

Watson-Jones approach[2] は，中殿筋の前方から股関節に至る展開法である．

(1)体位
原法の体位は仰臥位であるが，側臥位で行う場合も多い．

(2)進入
大転子頂点のやや後方を中心に遠位方向は大転子後縁を通り，大腿骨の骨軸と平行な皮切を加える（図3）．大腿筋膜を同一線上で切開する．中殿筋と大腿筋膜張筋，および外側広筋を露出し中殿筋の前縁を明らかにする．中・小殿筋を持ち上げるようにしながら関節包との間を電気メスなどで剝離を進め，関節包前方部分が展開する．中殿筋の発達した症例では，その付着部遠位を数cm剝がすと展開がより容易となる（図4）．またTHAでは大腿骨頸部骨切りのために，外側広筋の近位部も一部大腿骨より剝がし，遠位に翻転する必要がある．関節前面の大腿直筋の処理は Smith-Peterson approach と同様である．

図1 Smith-Peterson approach の皮切と筋膜の展開

大腿外側皮神経 ― 縫工筋 ― 筋膜切開のライン

大腿筋膜張筋

大腿外側回旋動脈の分枝
大腿直筋 reflected head
縫工筋
切離した大腿直筋 direct head
大腿直筋
中殿筋
大腿筋膜張筋

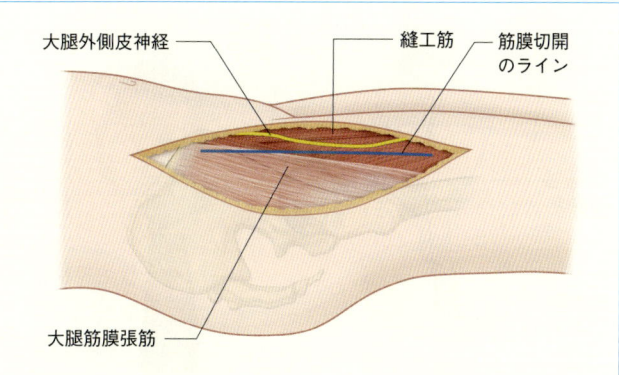

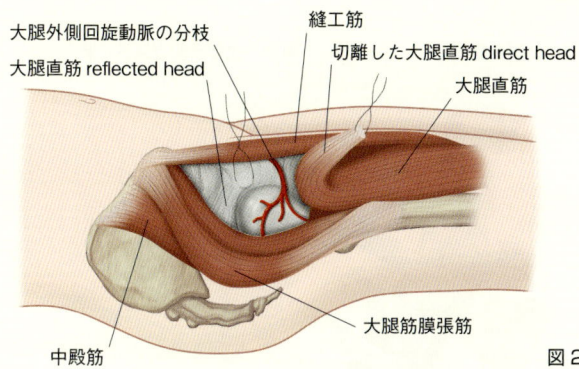

図2 関節包の展開と大腿直筋の切離

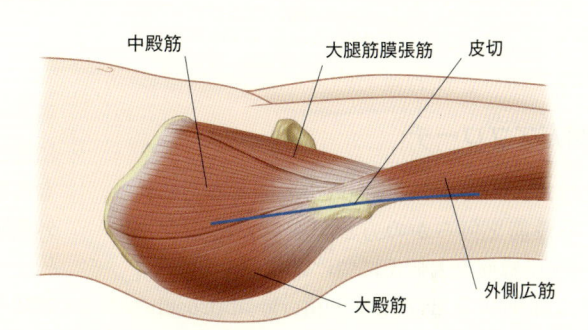

中殿筋　大腿筋膜張筋　皮切

大殿筋　外側広筋

図3 Watson-Jones approach の皮切

大腿直筋 reflected head　大腿直筋 direct head　腸腰筋　大腿直筋

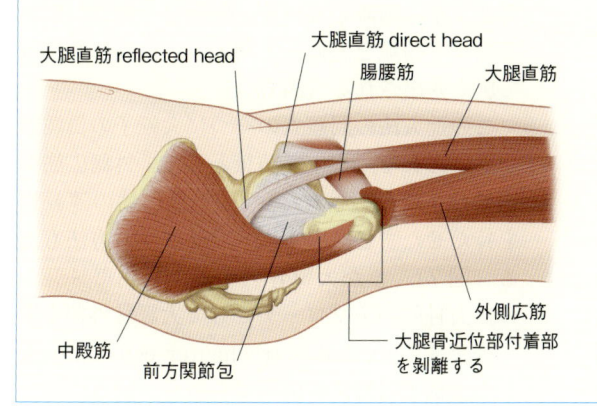

中殿筋　前方関節包　大腿骨近位部付着部を剥離する　外側広筋

図4 関節前面の展開

図5　transtrochanteric approach の皮切

図6　大転子の切離と翻転

図7　大転子前方スライド

図8　extended trochanter osteotomy

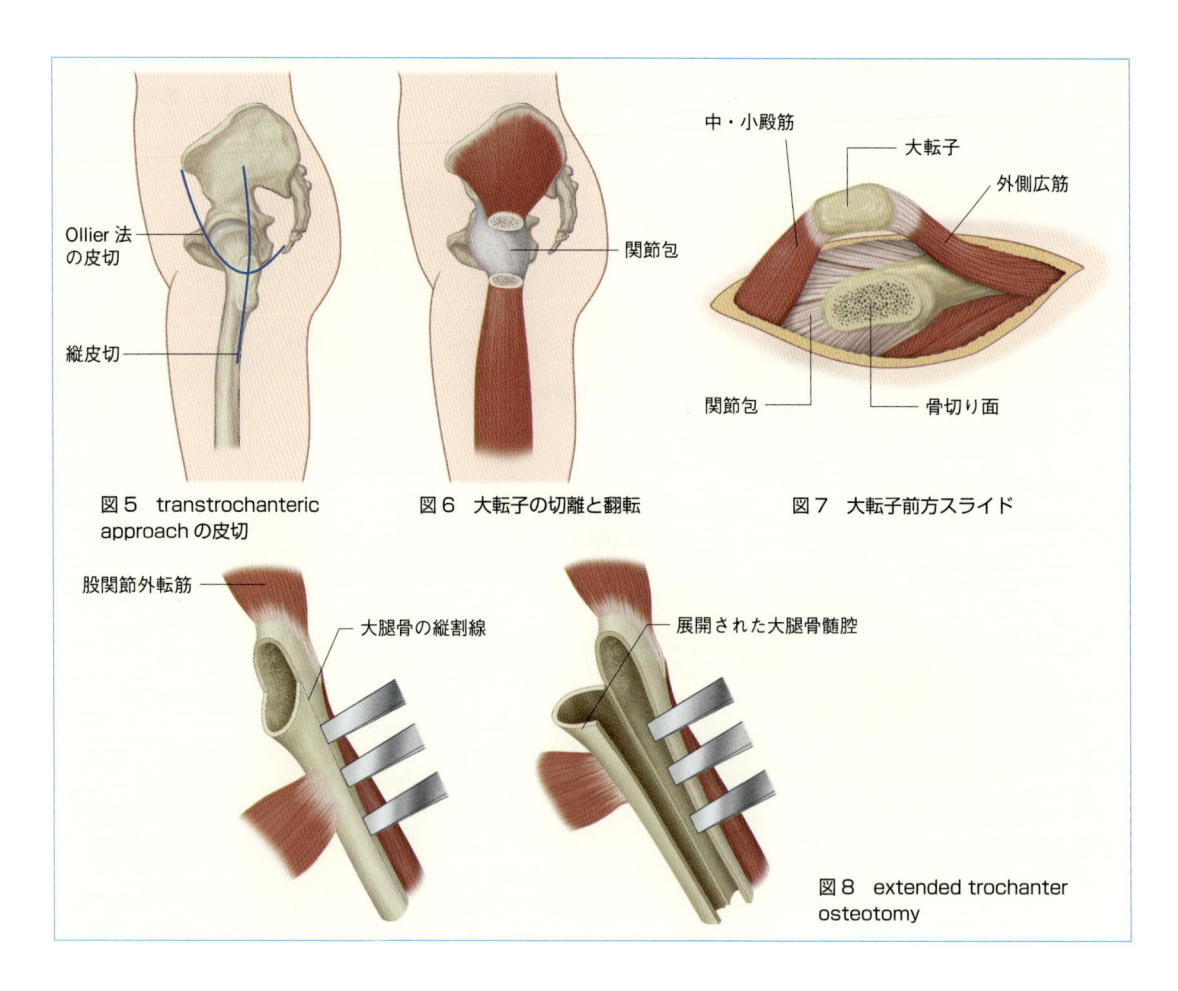

3. 側方アプローチ

側方アプローチでは股関節を展開するために中・小殿筋を何らかの方法で避ける必要がある．中・小殿筋を大転子につけた状態で切骨し，上方に翻転する transtrochanteric approach[3] と一部筋肉を大転子から剝離する direct lateral approach[4] が代表的である．

4. transtrochanteric approach

(1)体位
側臥位で行う．
(2)進入
原法は Ollier 法であり，股関節を前方－外側－後方と広く展開することができる．大腿骨頭回転骨切り術や寛骨臼移動術などで用いられる．U字型の皮切が基本であるが，縦切開でも前後の制限が多少あるものの，可能である（図5）．THA の場合には縦切開が良い．上前腸骨棘から大転子下方を通り，後方は小転子の高さに終わる切開を加える．皮切と同じ線上で筋膜も切離し，中殿筋および外側広筋を露出する．外側広筋は大転子への付着部で切離し，後方は転子間稜に切りこまないように，上方では頚部に切りこまないようにオシレーターや幅広ノミで大転子を切骨する．中・小殿筋＋大転子を一塊として上方に翻転しながら，筋肉と関節包の間を丁寧に剝離していく．関節包の腸骨への付着部まで剝離を進めると関節包が全周にわたって広く露出される（図6）．

この進入法の問題点の一つに大転子の偽関節があげられる．その予防策として，外側広筋を切離せずに中殿筋－大転子－外側広筋の連続性を持たせたまま，前方にスライドする方法もある（図7）．また大腿骨ステムや髄内セメントの抜去目的のアプローチとして大腿骨外側を広く開窓する extended trochanter osteotomy もこの大転子切離法の応用であろう（図8）．

◎各進入法にはそれぞれ展開しやすい部位が存在し，その特徴を熟知する必要がある．
◎概して，前方〜前側方アプローチではTHAにおける臼蓋側の処置が容易であり，後方アプローチでは大腿骨側の処置がやりやすい．
◎経大転子法は関節の前方から後方まで広く展開可能である．

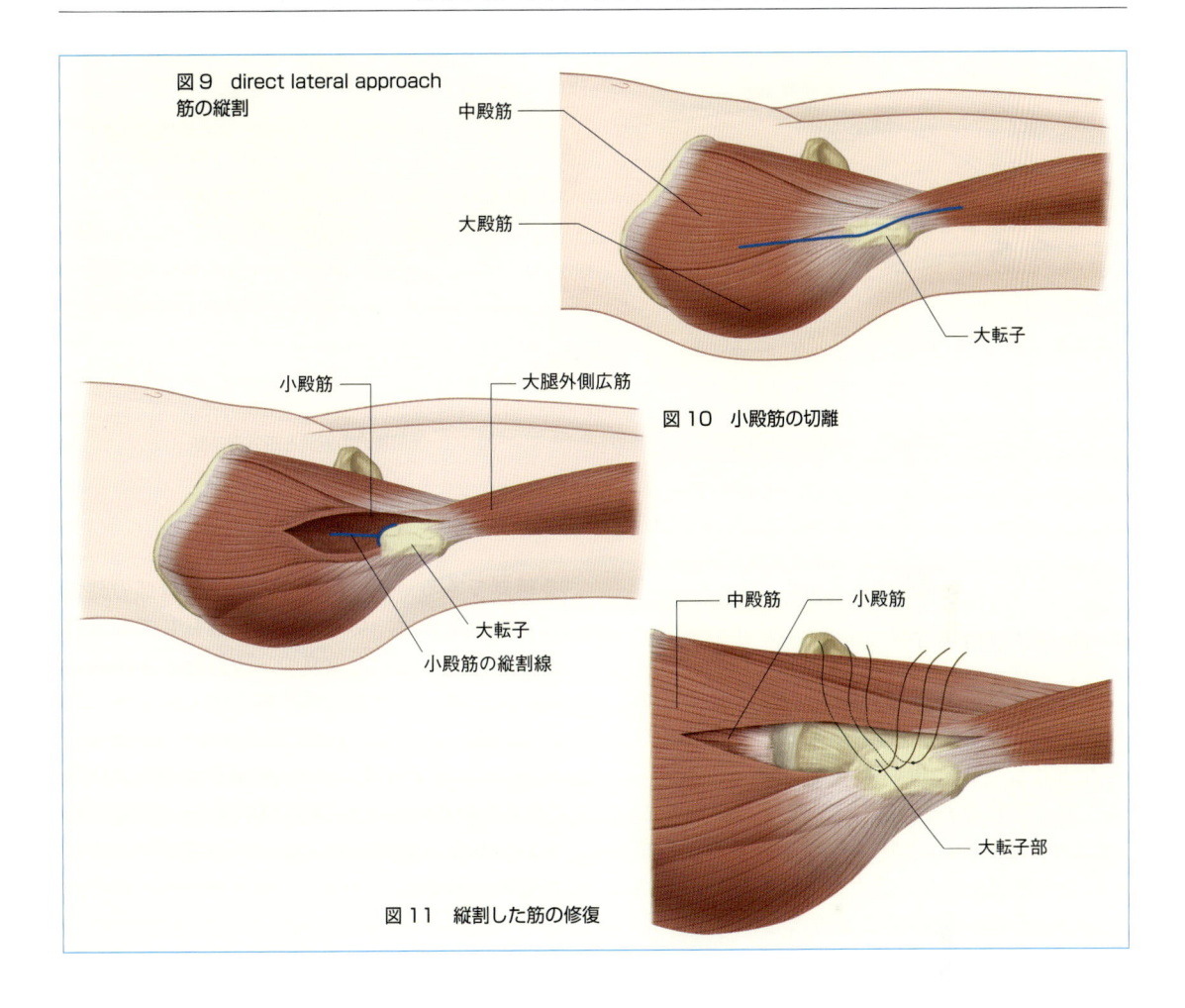

図9 direct lateral approach 筋の縦割

図10 小殿筋の切離

図11 縦割した筋の修復

5. direct lateral approach

transtrochanteric approach が大転子を切骨翻転するのに対し，direct lateral approach (hardinge approach)[4] は中・小殿筋〜外側広筋を縦に割いて行う進入法ともいえる．

(1)体位

原法の体位は仰臥位であるが，側臥位で行うことも多い．

(2)進入

大転子を中心とした縦切開を加え，筋膜も同一線上で切開する．中殿筋－大転子－外側広筋の前方1/3を目安に縦割して前方に避けると（図9），中殿筋の下層にやや走行が異なる小殿筋の線維が確認される．大転子から図10のように小殿筋の付着部を切離して下層に存在する関節包に至る．この際，小殿筋の腱成分をわずかに残して切離すると後の修復に便利である．また小殿筋と関節包の間は電気メスでやや鋭的に剝がす方が容易に展開できる．

縫合の際は，大転子前方に穴を開けて，切離した中・小殿筋を縫着する（図11）．ここでは詳細を省くが，Dall法は中・小殿筋がつく大転子部前方を骨切りして展開する方法であり，筋

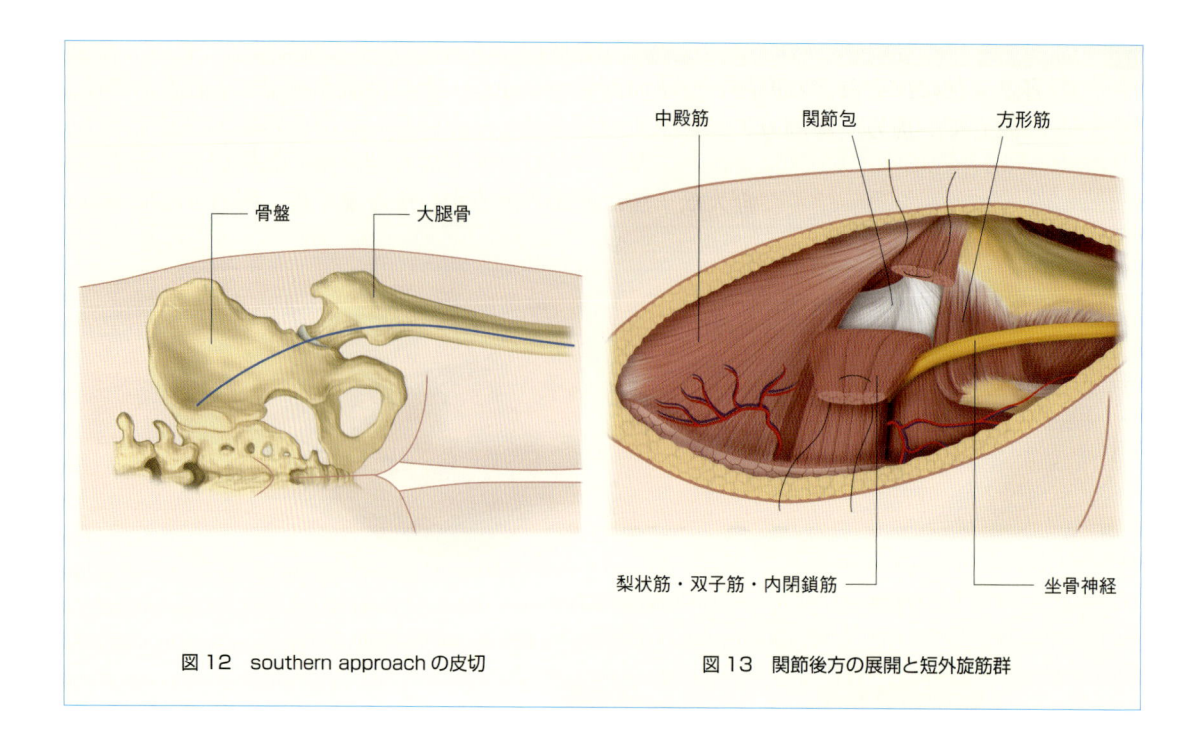

図12　southern approach の皮切

図13　関節後方の展開と短外旋筋群

修復を確実にする利点を有する[5]．

6. 後方アプローチ[6]

後方の短外旋筋群を経由して股関節にアプローチする方法で，THA や人工骨頭置換術の進入法として広く用いられている．Moore によって一般化され，種々の変法はあるものの southern approach と呼ばれることが多い．外転筋への侵襲が少ないことと THA においては大腿骨側の操作が容易であることが利点である．問題点は臼蓋の展開は前方法に比較すると不良であること，THA では後方短外旋筋群の切離が不可避であることがあげられる．

(1)体位
側臥位で行う．

(2)進入
大転子のやや後方を中心とし，緩やかに前方凸にカーブした縦切開を加える（図12）．遠位半分は大腿骨軸に沿わせる．筋膜も同様に切開にし，下肢を内旋位に保持することで関節後方の操作がやりやすくする．短外旋筋群の表面を覆う脂肪組織を用心しながら剝ぐと，数本の血管が現れるのでそれぞれ凝固処理する．梨状筋，上下双子筋，内閉鎖筋からなる短外旋筋群を確認できる．短外旋筋の大転子付着部の腱性部分に糸をかけ，切離後後方に翻転しておけば坐骨神経の保護にも役立つ．短外旋筋を切離することによって後方の関節包が広く展開される（図13）．さらに大腿方形筋も切離すれば，頸部後方から小転子に至る展開が可能となる．THA の縫合時には，後方脱臼予防に切離した短外旋筋群と関節包を大転子へ再縫着することが勧められる．

文献
1) Smith-Petersen MN : Approach to and exposure of the hip joint for mold arthroplasty. J Bone Joint Surg 31 A : 40-6, 1949
2) Watson-Jones R : Fracture of the neck of the femur. Br J Surg 23 : 787-808, 1936
3) 野口康男 : Transtrochanteric approach. 新 OS Now No.28 Useful Surgical Approach―定型からオリジナルまで，メジカルビュー社，岩本幸英編，東京，195-198, 2005
4) Hardinge K : The direct lateral approach to the hip. J Bone Joint Surg 64 B : 17-19, 1982
5) Dall D : Exposure of the hip by anterior osteotomy of the greater trochanter. A modified anterolateral approach. J Bone Joint Surg 68 B : 382-386, 1986
6) Moore AT : The self-locking metal hip prosthesis. J Bone Joint Surg 39 A : 811-827, 1957

総[I. サージカルアプローチ]▶基本テクニック

2 常用手術進入路
② 膝関節

飯塚病院整形外科部長 白石浩一

1. 前方アプローチ

(1)内側傍膝蓋アプローチ

内外側の支持組織を含めて膝関節全体を広く展開できるアプローチである.

皮切：膝蓋骨の近位3～5cmで内側広筋の外縁から開始し膝蓋骨の内縁を通り，膝蓋腱内側を通り脛骨粗面の内縁に至る弓状切開が古くから用いられている．一方，膝蓋骨の近位3～5cmから脛骨粗面まで正中位を縦切開する方法もよく用いられる．この縦切開のほうが皮膚の血流を阻害しにくい.

皮切後，皮下組織を剝離し，大腿四頭筋，膝蓋支帯，膝蓋腱を展開した後，近位から大腿直筋腱と内側広筋の境界部を切開し，膝蓋骨の内縁を通り膝蓋支帯，膝蓋腱の内側縁を脛骨粗面まで切開する（図1）．後の縫合がしやすいように膝蓋骨の内側縁に組織を一部残しておく．この展開時に関節包，滑膜まで切開し，膝蓋腱の深層にある膝蓋下脂肪体はよけるか，一部切離する．内側広筋の膝蓋骨付着部および膝蓋下脂肪体は血流が豊富であり，確実な止血が必要である．またこの展開では皮下に伏在神経膝蓋下枝が内側膝蓋支帯から膝蓋腱上を内上方から外下方へ走っているため注意が必要である．内側関節裂隙を展開すると内側半月板前角が確認できるため，損傷しないよう注意する．十分な関節切開を行うと膝蓋骨の翻転および外側への亜脱臼が可能となり，大きな視野が得られる．しかし膝蓋骨を翻転する際には，膝屈曲位で膝蓋腱が脛骨粗面から剝脱しやすいので注意が必要である．そのため膝蓋骨の翻転は膝伸展位で行い，翻転がむずかしい場合には無理をせず，大腿直筋と内側広筋の間の切開を近位へ延長するか，膝蓋腱を骨膜下に脛骨粗面から慎重に剝離することが必要である．

(2) subvastus approach と midvastus approach（図2）

両者とも人工関節置換術に用いられるアプローチで，膝伸展機構に対する侵襲を軽減するために用いられている.

皮下までの展開は内側傍膝蓋アプローチと同様である.

① subvastus approach[1]

内側広筋を完全に温存するアプローチである．内側広筋の停止部は個人差があり，膝蓋骨の上極にある場合や膝蓋骨の内側上1/2に達するものなどさまざまである．そのため十分確認した後に，内側広筋の下縁で深層の筋膜を膝蓋骨から筋間中隔まで切離し，内側広筋を骨膜および筋間中隔から用手的に剝離する．この際，内転筋管内の神経血管束を損傷しないよう注意する.

次に，内側広筋を前方に挙上して関節包と大腿四頭筋とを鈍的に剝離し，膝伸展機構と関節包を遊離する．関節切開は膝蓋骨の内縁で内側支帯の切離と同時に開始し，遠位方向に脛骨粗面まで行う．近位側の関節切開は，内側広筋を前方に挙上しながら膝蓋上嚢まで行う．膝を伸展位へ戻し，膝蓋骨を外側へ亜脱臼させ，徐々に屈曲させて関節を展開する．この手法の欠点は膝伸展機構の外側への移行の困難さである．そのため膝屈曲可動域の少ない症例や，肥満，筋肉質の症例には適応外である.

② midvastus approach[2]

膝関節90°屈曲位にて膝蓋骨の上縁で内側広筋を線維方向に分離し関節を展開する方法である．内側広筋を分けたのちに，遠位部分の内側広筋膝蓋骨付着部を切離し，内側膝蓋支帯，関

図1 内側傍膝蓋アプローチ（赤線）と外側傍膝蓋アプローチ（青線）（右膝）
VM：内側広筋，R：大腿直筋，VL：外側広筋，P：膝蓋骨，LR：外側膝蓋支帯，MR：内側膝蓋支帯，PT：膝蓋腱，IT：腸脛靭帯，TA：前脛骨筋

図2 subvastus approach（a）と midvastus approach（b）（右膝）
VM：内側広筋，MR：内側膝蓋支帯，SN：伏在神経，Br：伏在神経膝蓋下枝

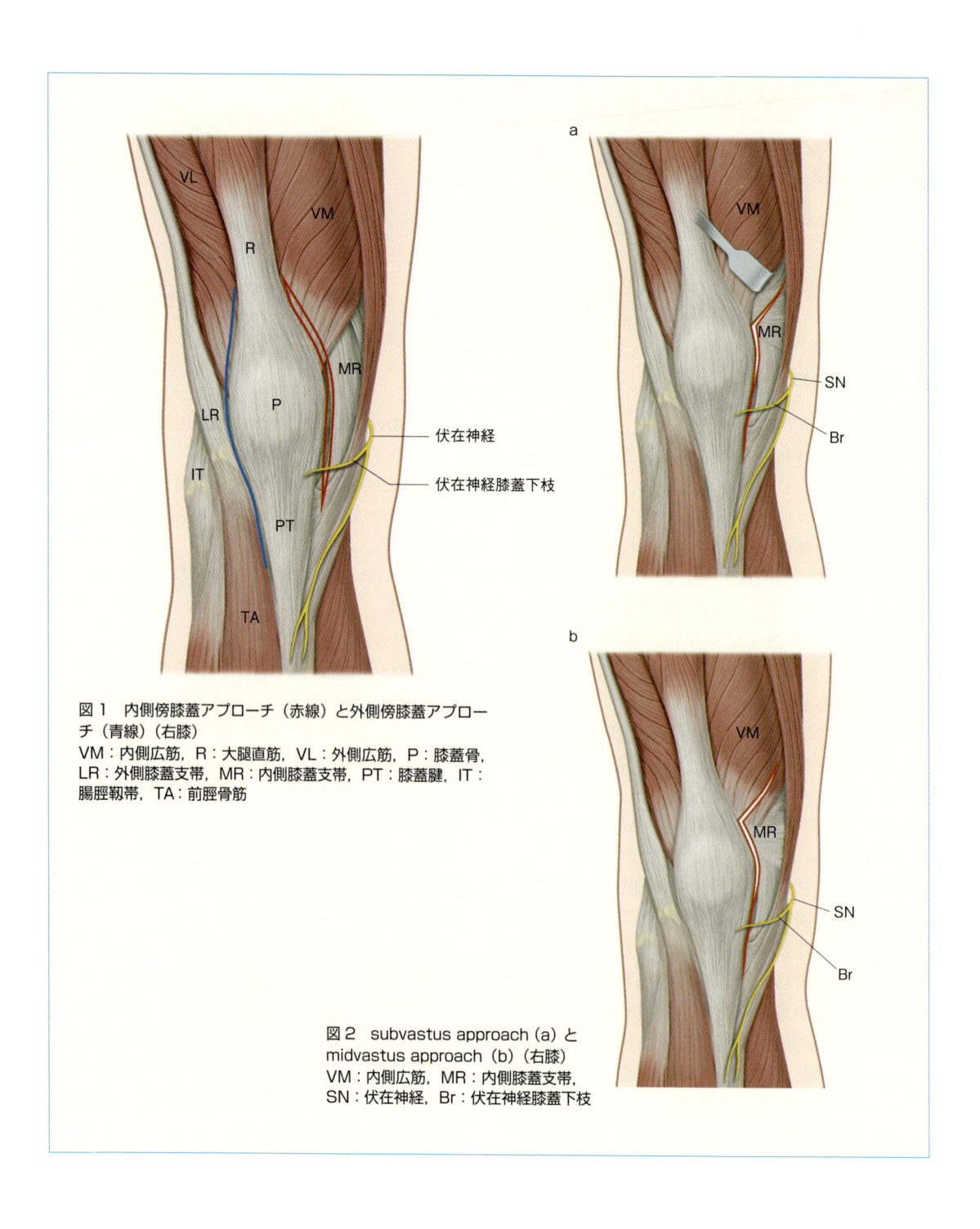

節包を膝蓋腱の内縁に沿い，脛骨粗面まで切離する．膝蓋上嚢の関節包は内側広筋を前方に挙上し剥離した後に切開し，膝伸展位で膝蓋骨を翻転，外側に脱臼させ関節を展開する．このアプローチは subvastus approach よりも膝蓋骨の脱臼が容易であること，神経血管束の損傷が少ないことが利点である．

(3) 外側傍膝蓋アプローチ
このアプローチは外反変形に対する人工関節置換術および外顆に対する人工膝単顆置換術に用いられる．膝蓋骨の中枢側3〜5cmから脛

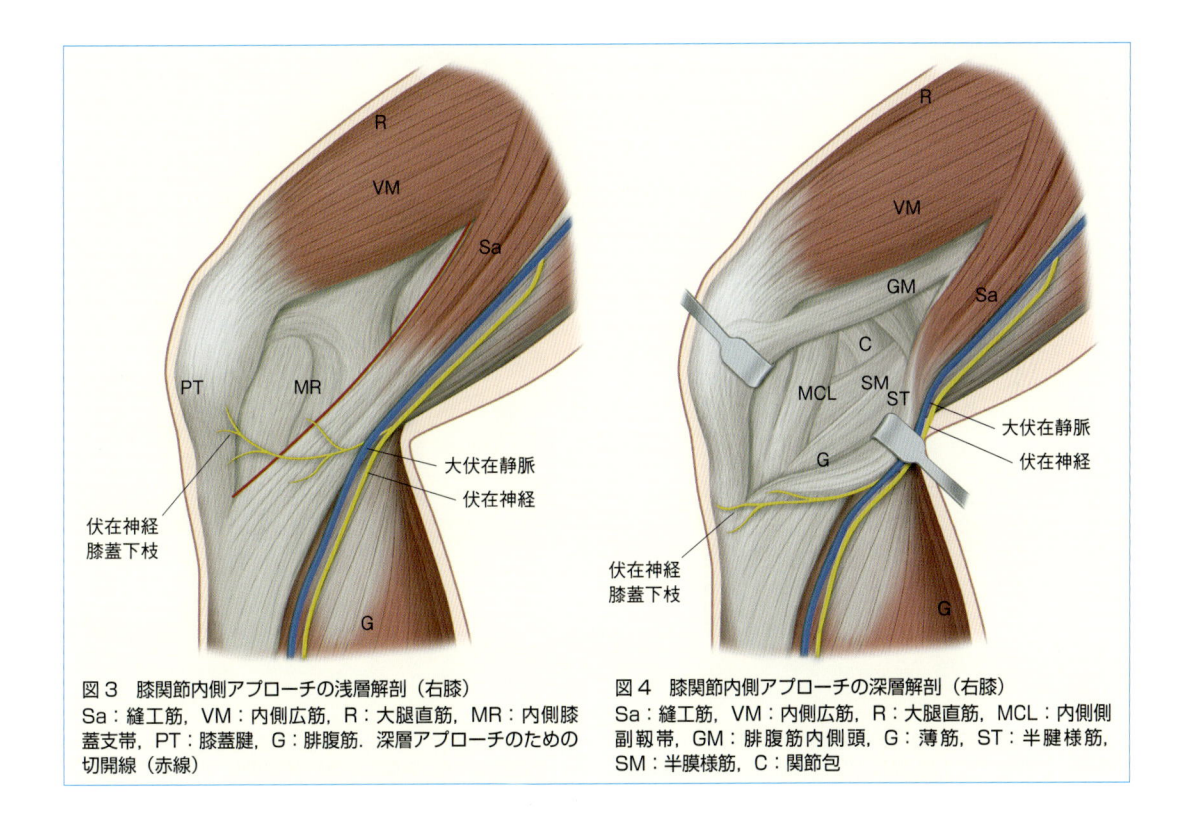

図3 膝関節内側アプローチの浅層解剖（右膝）
Sa：縫工筋，VM：内側広筋，R：大腿直筋，MR：内側膝蓋支帯，PT：膝蓋腱，G：腓腹筋．深層アプローチのための切開線（赤線）

図4 膝関節内側アプローチの深層解剖（右膝）
Sa：縫工筋，VM：内側広筋，R：大腿直筋，MCL：内側副靱帯，GM：腓腹筋内側頭，G：薄筋，ST：半腱様筋，SM：半膜様筋，C：関節包

骨粗面外縁までの正中縦切開を加え，皮下を剥離した後に，大腿直筋の外縁から膝蓋骨の外縁，膝蓋腱の外側を通り，脛骨粗面まで切開する（図1）．この際，腸脛靱帯の緊張を緩めるため，脛骨粗面外側で前脛骨筋の筋膜との連続性を保ちつつ剥離することが重要である．膝蓋骨の内側への亜脱臼が困難な場合には大腿直筋外側での切離を延長する．

2. 内側アプローチ[3]

適応：内側の支持機構（内側側副靱帯や関節包靱帯）の損傷の修復や内側半月板囊腫の切除などである．

体位・皮切：体位は仰臥位で膝を60°屈曲させ股関節外転，外旋し，足部を反対側の脛骨上にのせた肢位で行う．内側広筋と膝屈筋との間のくぼみの遠位にある大腿骨内転筋結節を触知する．皮切はその内転筋結節の近位2cmの部位から切開を開始し膝蓋骨内縁の約3cm内側を通り関節裂隙の遠位6cmの脛骨前内側に至る前方凸の切開である．

浅層の展開：皮下組織を剥離し，内側膝蓋支帯，縫工筋筋膜を展開する．伏在神経膝蓋下枝は膝の内側で伏在神経から起こり，縫工筋の後縁を通り膝の前内側面に出てくるため，このアプローチでは術野に現れ切断せざるを得ない．伏在神経本幹と伏在静脈は温存する．縫工筋の付着部から関節裂隙の5cm近位まで縫工筋の前縁に沿って筋膜を切開する（図3）．膝の屈曲を強めて縫工筋を後方によけると，その深層にある半腱様筋腱と薄筋が現れる．この半腱様筋腱と薄筋を後方によけると，内側側副靱帯浅層が現れる．

深層の展開：内側側副靱帯浅層は大腿骨内側上顆に起始部を持ち，四角形をしており，関節裂隙から6〜7cm遠位で脛骨に付着している．深層を展開する場合には，この内側側副靱帯浅層の前方もしくは後方に切開を加える．前方の関節内を展開する場合には，内側側副靱帯浅層の前方で内側傍膝蓋切開を加える．この際，内側半月板実質を損傷しないよう関節裂隙の十分近位から切開を始めるべきである．後方の関節内を展開する場合には，半腱様筋腱と薄筋を後方によけた後に腓腹筋内側頭を半膜様筋から分

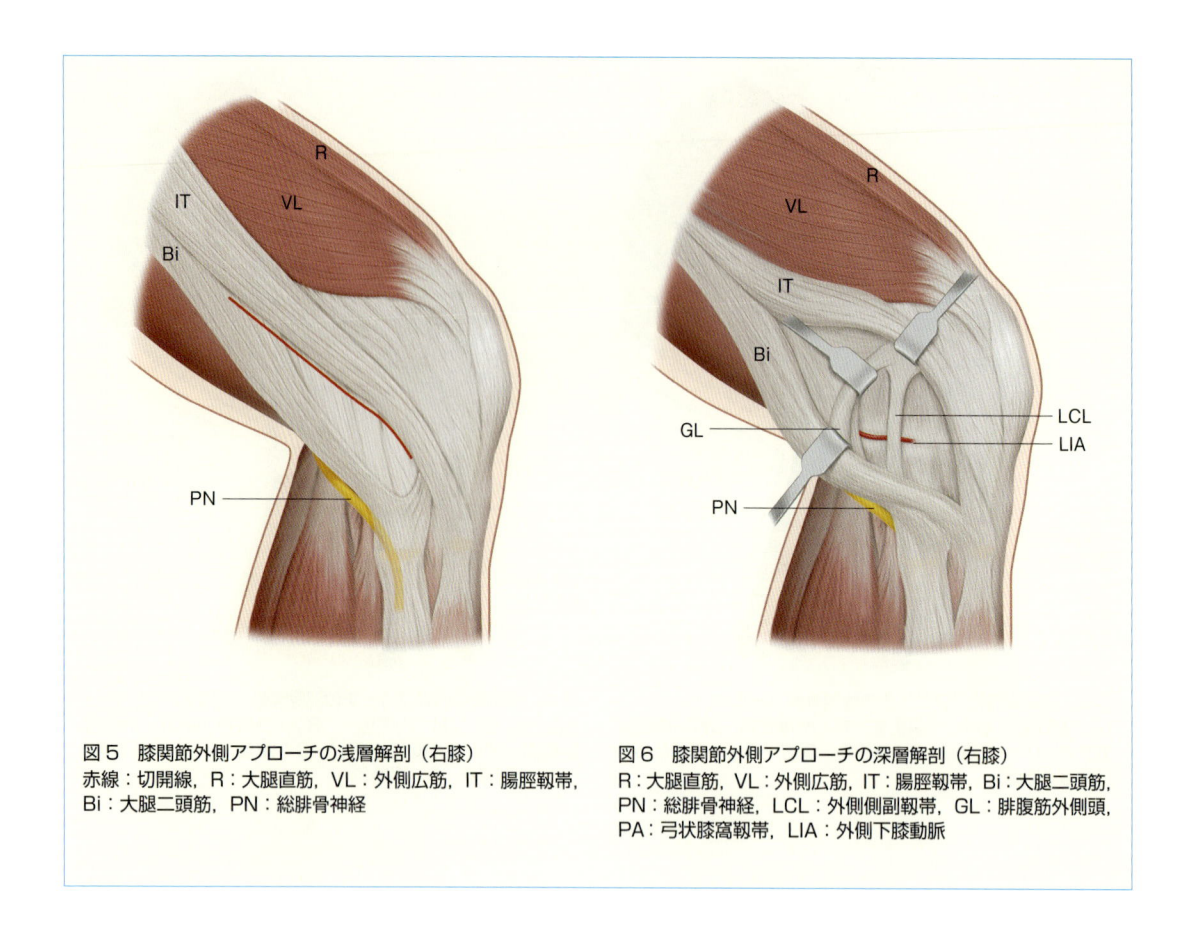

図5　膝関節外側アプローチの浅層解剖（右膝）
赤線：切開線，R：大腿直筋，VL：外側広筋，IT：腸脛靱帯，
Bi：大腿二頭筋，PN：総腓骨神経

図6　膝関節外側アプローチの深層解剖（右膝）
R：大腿直筋，VL：外側広筋，IT：腸脛靱帯，Bi：大腿二頭筋，
PN：総腓骨神経，LCL：外側側副靱帯，GL：腓腹筋外側頭，
PA：弓状膝窩靱帯，LIA：外側下膝動脈

けて後方の関節包を展開し，内側側副靱帯浅層の後方で関節包を縦切開する（図4）．内側下膝動脈は膝窩動脈より分枝し，腓腹筋内側頭深層を後方から前方へ脛骨を回って内側側副靱帯の深部へ達している．そのため，腓腹筋内側頭を関節包から剥離する際は注意が必要である．

3．外側アプローチ

適応：外側アプローチの適応は，外側の支持機構の修復，再建に主に用いられる．

体位・皮切：体位は仰臥位で膝を90°屈曲させて行う．膝の外側支持機構すべての展開のための皮切は，大腿骨遠位から膝蓋骨中央の外側縁から3cm外側の部位を通り，Gerdy結節の上を通り関節裂隙から4〜5cm遠位までとする．ただし，必要に応じて切開を縮小して使用することも可能である．

浅層の展開：皮下組織を剥離し，脛骨のGerdy結節に付着する腸脛靱帯と腓骨頭に付着する大腿二頭筋を確認する．腸脛靱帯と大腿二頭筋の間の筋膜を切開する．この際に大腿二頭筋の後縁を走る総腓骨神経を傷つけないよう保護することが重要である（図5）．腸脛靱帯を前方に，大腿二頭筋と総腓骨神経を後方によけると外側側副靱帯と後外側の関節包が現れる．

深層の展開：外側側副靱帯の前方もしくは後方を切開して関節内を展開する．前方の関節内を展開する場合には，外側半月板を損傷しないよう注意して関節裂隙の十分近位より関節包を切開すべきである．後方の関節内を展開する場合には，大腿骨外側顆の後方にある腓腹筋外側頭を確認し，腓腹筋外側頭と関節包を分けて展開を広げる．この際に，この部を通る外側膝動脈を電気凝固する（図6）．また膝窩筋腱もこの部位を通り関節内に入り，大腿骨外側顆に付着する．関節包の切開は，弓状膝窩靱帯と後外側の関節包との間に縦切開を加える．この際，外側半月板と膝窩筋腱の損傷に注意が必要である．

Knack & Pitfalls

◎前方アプローチの中では，内側傍膝蓋アプローチが最も容易であり展開を広げやすいため，展開の困難さが予想される症例では内側傍膝蓋アプローチを用いるべきである．
◎内側傍膝蓋および内側アプローチでは伏在神経の走行に注意が必要である．
◎後方アプローチの適応は，膝窩部の神経血管束の処置や後十字靱帯付着部での骨折の処置に限るべきである．

4. 後方アプローチ

適応：後方アプローチの適応は限られており，神経血管束の修復や後十字靱帯の脛骨付着部の骨接合，膝窩嚢腫の摘出などに用いられる．

体位・皮切：体位は腹臥位で膝を軽度屈曲して行う．皮切は内側もしくは外側から始める緩やかなS状切開を加える．外側から切開する場合は大腿二頭筋上から膝窩部を斜めに通り，腓腹筋内側頭までの皮切とし，内側から切開する場合には半腱様筋腱から膝窩部を斜めに通り腓腹筋外側頭に至る皮切とする．

浅層の展開：皮下組織を剥離し，膝窩部の筋膜を広く展開し，ふくらはぎの中央を走る小伏在静脈を確認する．この静脈の外側を脛骨神経の枝である内側腓腹皮神経が走っている．これらが膝窩筋膜を貫通する部位で，小伏在静脈の内側で筋膜を切開し内側腓腹皮神経を近位にたどると脛骨神経が現れる．膝窩部はダイヤモンド状となっており中枢側の頂点は内側が半膜様筋腱，外側が大腿二頭筋腱で構成されている．この頂点の部位で総腓骨神経が脛骨神経から分枝する．総腓骨神経は大腿二頭筋の後縁に沿い外方に斜めに走っている．膝窩動静脈は脛骨神経の内側でやや深部を走っている（図7）．膝窩動脈は内外側上膝動脈，内外側下膝動脈，中膝動脈の5本の枝を出す．これらの分枝が展開の妨げとなる際には1〜2本は結紮してもよい．

深層の展開：膝窩部の筋肉をよけると後方関節包と斜膝窩靱帯が現れる．斜膝窩靱帯は半膜様筋腱付着部から分かれて斜め外上方に走り，関節包を強化している．さらに広く後内側を展開するには腓腹筋内側頭を起始部で切離し，神経血管をよける．また後外側を広く展開するには腓腹筋の外側頭を起始部にて切離し，大腿二頭筋を外側へよける．

膝関節の後内側もしくは後外側を展開するに

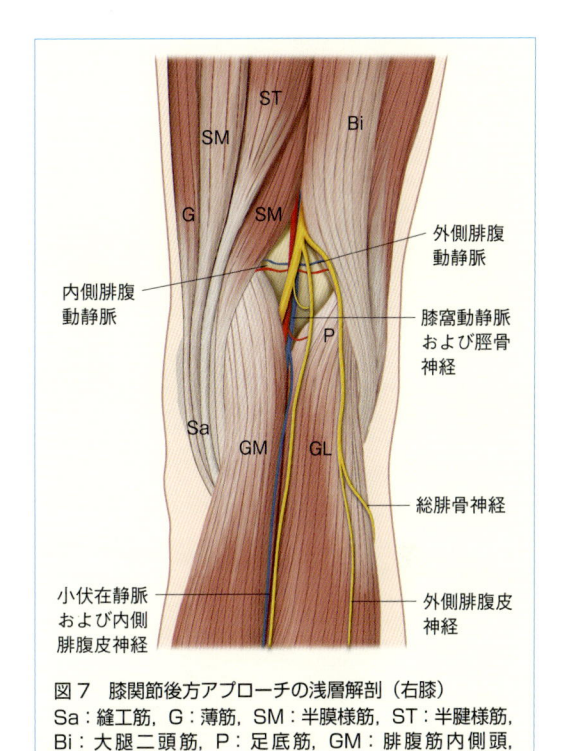

図7 膝関節後方アプローチの浅層解剖（右膝）
Sa：縫工筋，G：薄筋，SM：半膜様筋，ST：半腱様筋，Bi：大腿二頭筋，P：足底筋，GM：腓腹筋内側頭，GL：腓腹筋外側頭

際し，後方アプローチが内側アプローチや外側アプローチより優っているとはいえない．したがって後方アプローチの適応は，膝窩部の神経血管束の処置や後十字靱帯付着部での骨折の処置に限るべきである．

文献

1) Hofmann AA et al : Subvastus (southern) approach for primary total knee arthroplasty. Clin Orthop Rel Res 269 : 70-77, 1991
2) Engh GA et al : A midvastus muscle-splitting approach for totalknee arthroplasty. J Arthroplasty 12 : 322-331, 1997
3) Hughston JC : A surgical approach to the medial and posterior ligaments of the knee. J Bone Joint Surg 55A : 923, 1973

【総論：基本テクニック】
II. 器具

総論 [Ⅱ. 器具] ▶ 基本テクニック

1 はさみ，メス

九州大学整形外科 **松本嘉寛**

1. 剪刀（はさみ）

現在，多数の剪刀があり，状況に応じて使い分けられている．剪刀による切断力は，切断面に垂直なベクトルと平行なベクトルの両方により形成される（図1）．組織切開には切断面に垂直なベクトルが必要であるが，平行なベクトルの力により切開点がずれないようにすることが重要である．組織の切離に加え，他の重要な使い方として剝離操作がある．後述のメイヨー，メッチェンバウム型の剪刀は先端が鈍であり剝離操作に適している[1]．本稿では，基本的な把持方法および代表的な剪刀の種類および特徴について述べる．

(1) 把持方法

剪刀の持ち方として standard surgeon's grip と呼ばれる代表的な持ち方がある．母指と薬指をリングに入れて示指を先端方向に伸ばしてガイドに用いる（図2）．右手で使うのが基本で，母指はリングには深く差し込まず（目安としては第一関節まで），押しながら閉じるように切る．その際，はさみの関節を支点としたテコの原理が働き，切れがよくなる．

(2) 各種剪刀の特徴

① クーパー型剪刀（図3）

先端が太く，微細な操作には不向きであるが，大きな組織を切除する場合，太めの糸を切る場合などに用いる．また，先端をヘラのように使用することも可能である．

② メイヨー型（図4），メッチェンバウム型剪刀

クーパー型剪刀に比べて，先端が小さく丸まっており，細かな剝離や小組織の切除に有効である．剝離に際しては先端を組織に差し込み開くようにして用いる．

③ 虹彩剪刀（図5）

眼科領域で主に用いられているが，先端が尖っており，小さいため微細な組織の切除，細い糸の切断などに用いる．剝離に用いる場合には，先端による副次的な周囲組織の損傷に注意する．また，容易に先端が鈍になり切れ味が鈍るため，注意して取り扱う．

2. メス

組織切開，特に皮膚切開に用いる．

(1) メスの種類

すべて使い捨ての場合，もしくは刃先のみ使い捨ての場合がある．メスの刃先は大きさ，形に応じて番号により分類されている（図6, 7）．メスホルダーおよび代表的な替刃を図8に示す．細かい手術には15番が，ジグザグ切開には11番メスが有用である．メスの刃を装着するためには，替刃をホルダーの溝に合わせ，固定されるまでスライドさせる（図9）．また，使用後に外す際には，替刃を浮かせて上方にスライドさせる．

切開はメスなどによる鋭的な切開と鈍的な切開に大別される．また，超音波メスやエキシマレーザーなど，切開に際して組織を除去する方法もある（図10）．

(2) メスの把持方法

主として2種類があり，短い切開や曲線の切開などの場合には，細かい正確な操作が必要でありペンシルグリップ（図11）を多く用いる．メス刃は11，15番などが適している．長い直線の切開の場合には，フィンガーグリップ（図12）が適しており，メスは寝かせて刃の腹を

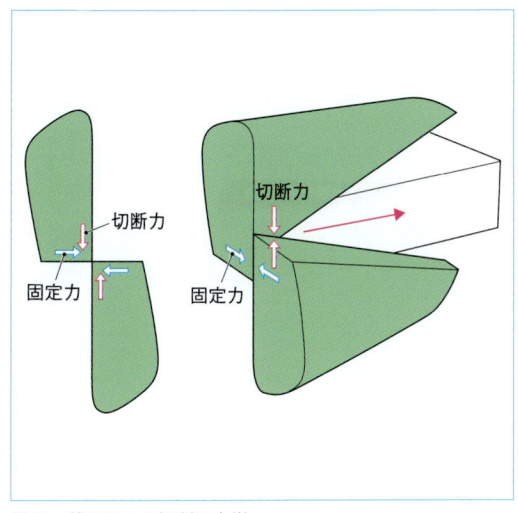

図1　剪刀による切断の力学

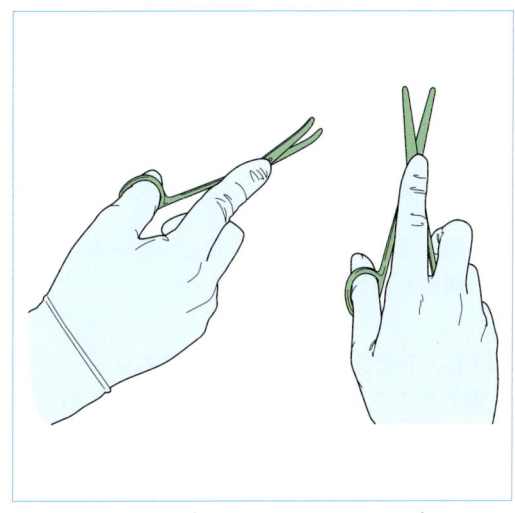

図2　剪刀の持ち方（standard surgeon's grip）

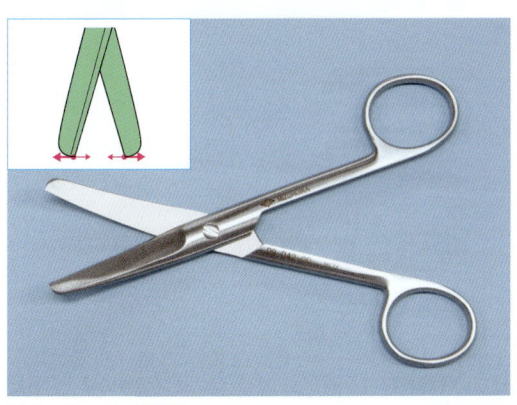

図3　クーパー型剪刀

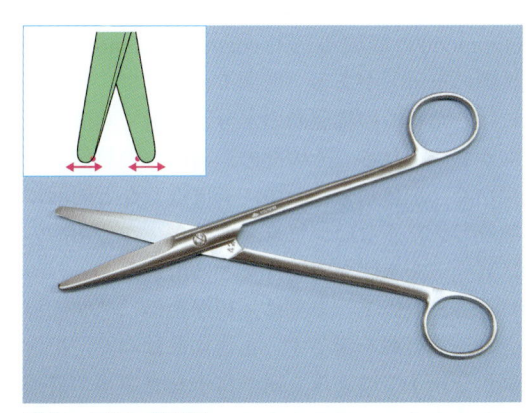

図4　メイヨー型剪刀

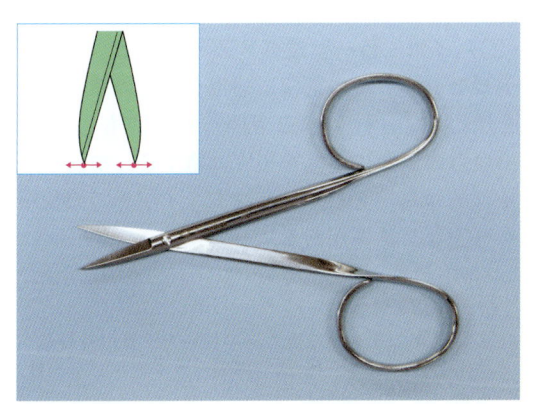

図5　虹彩剪刀

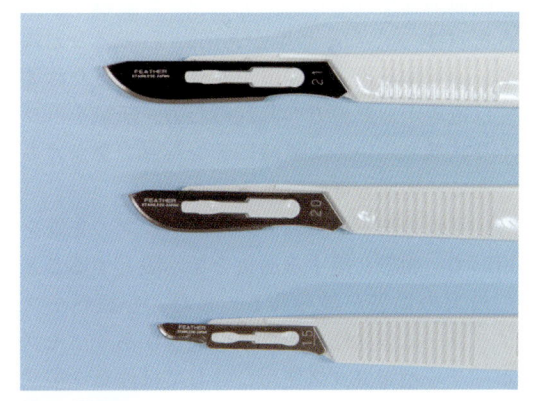

図6　円刃刀
上から，21番，20番，15番（小円刃刀）．主に皮膚や軟部組織の切開に用いる．

当てる．刃の背に示指を当て，メスは皮膚とほぼ平行になるほど寝かせて用いる．開腹などで多く用いられている．メス刃は20番などが適している．

3. 電気メス

組織に通電することで生じるジュール熱により，組織を焼灼，凝固する．

(1) モノポーラー型電気メス（図13）

電気メスの先端（チップ）から，患者の大腿などに添付した対極板に向け電流を通電させる（図14）．その際，対極板とチップ先端の面積比により，チップ先端の電気抵抗が最も大きくなりジュール熱が発生する．

モノポーラー型電気メスには，切開モードcut modeと凝固モードcoagulation modeの2種類のモードがある．切開モードでは，チップに接した組織の細胞内の水分が一瞬で蒸散し組織が切離される．そのため，周囲への熱伝導は少なく，止血効果は低い．表皮近くなど周囲に熱を与えたくない部位や，血管が少なく切開のスピードを上げたい場合などに用いる．

一方，凝固モードでは，周囲組織に熱が伝導され，熱凝固を起こす．止血効果は高く，出血部位を摂子でつまみ，摂子にチップを当てて通電し止血を行う場合もある．この場合は，周囲組織の障害を最小限にするため，ピンポイントで出血部位を特定し，摂子でつまむ組織をできるだけ小さくする必要がある．チップの先端や，通電する摂子の先端が血液に浸かった状態では電流が血液の方へ流れるため，組織をドライな状態で用いる．組織にテンションをかけることで，切開も可能である．

いずれのモードにおいても，チップの先端を用いて，組織と接する面積を最小限とすることで最大の効果が得られる．また，心臓ペースメーカーは誤動作を起こす可能性があり，モノポーラー型電気メス使用に際しては注意を要する．

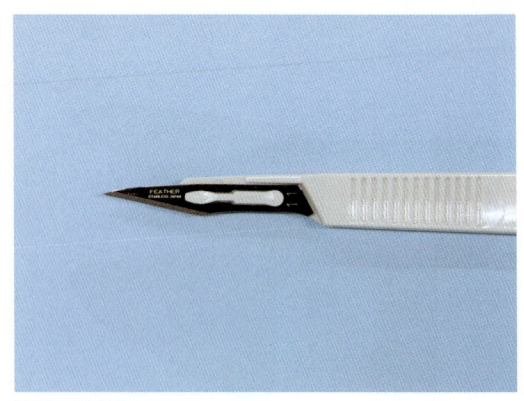

図7 尖刃刀
11番．刃の尖端を用いる．

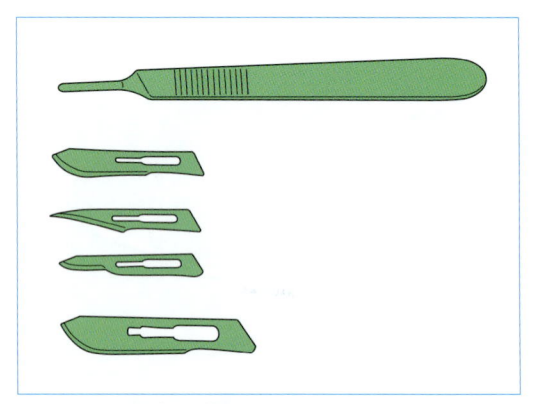

図8 メスホルダーと替刃
上からメスホルダー，10番，11番，15番，21番メス．細かい手術には15番が使われ，ジグザグ切開には11番が便利である．

(2) バイポーラー型電気メス

ピンセット型の電極に通電し，その間の組織を焼灼，凝固する（p53参照）．出血点もしくは，出血点の両側に電極を当て通電する．フットスイッチのみ，もしくはハンドスイッチでの使用も可能なタイプがある．

文献
1) 廣谷速人：基本的手術道具の使い方．整形外科基本手術手技の進歩，林 浩一郎編，メジカルビュー社，東京，12-25，1995

Knack & Pitfalls

◎剪刀の種類・特徴を理解し，手術の状況に合わせて使い分ける必要がある．
◎メスを正確に把持し，皮膚に直角に当て組織傷害が最小限になるように用いる．
◎電気メスにはモノポーラー型とバイポーラー型があり，それぞれの用途を十分に把握することで，安全な手術が可能となる．

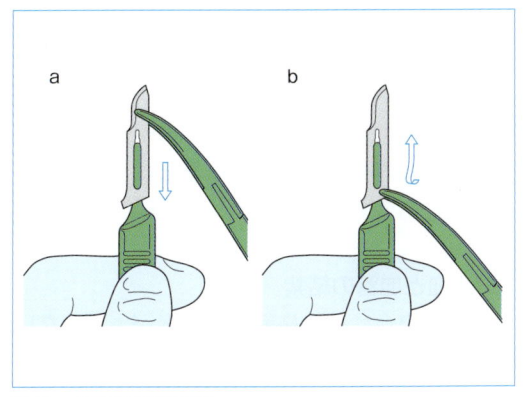

図9　メス刃の着脱方法
a　替刃をホルダーの溝に合わせ，固定されるまでスライドさせる．
b　替刃を浮かせて上方にスライドさせて外す．

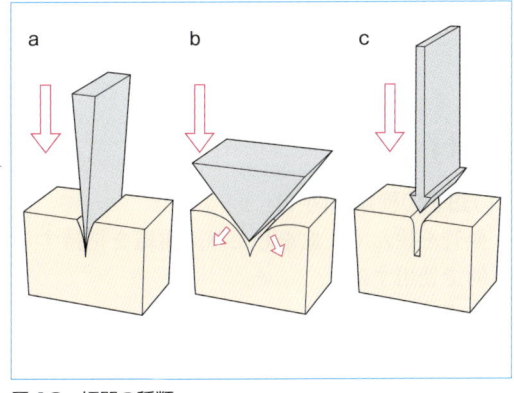

図10　切開の種類
a　鋭的切開，b　鈍的切開，c　組織除去による切開

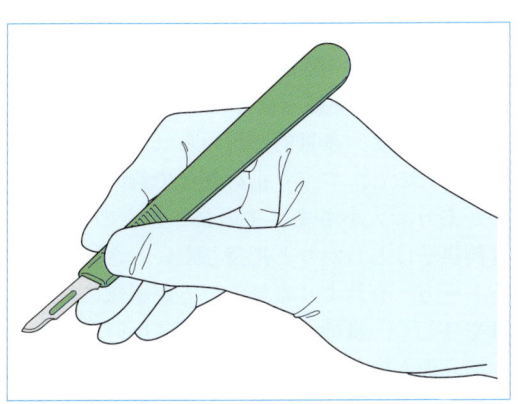

図11　ペンシルグリップ

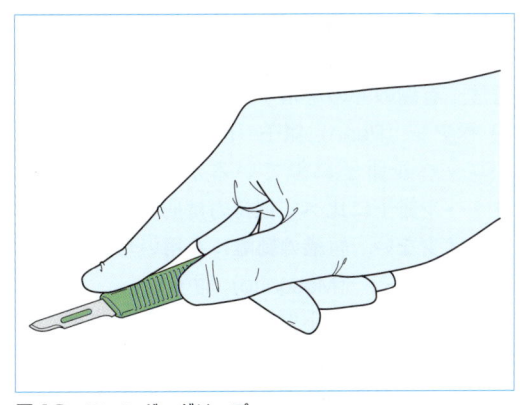

図12　フィンガーグリップ

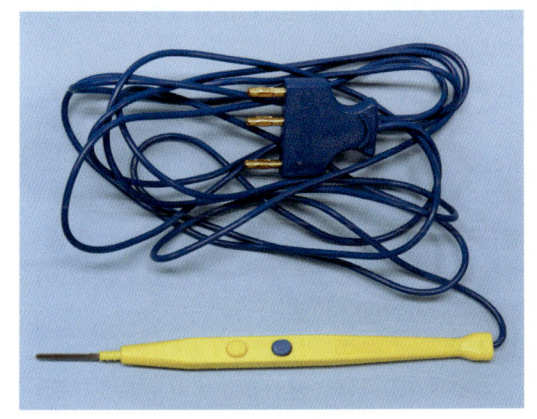

図13　モノポーラー型電気メス

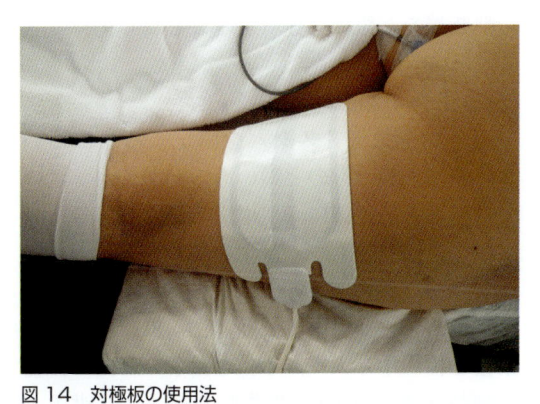

図14　対極板の使用法
モノポーラー型電気メスの使用に際しては，患者の大腿などに対極板を貼付，電流を通電させる必要がある．

総論[Ⅱ. 器具] ▶ 基本テクニック

2 鉗子, 摂子

九州大学整形外科 **本村悟朗**

1. 鉗子

(1) 鉗子の種類（図1）

血管を挟んで止血をしたり，組織を把持する目的で使用する．

先端に鉤があるもの（有鉤），ないもの（無鉤），先端が弯曲しているものとまっすぐのものなどの種類がある．整形外科手術で用いられる代表的な鉗子を記す．

① コッヘル（Kocher）鉗子（図2）

止血鉗子に分類されるが，止血目的に用いられるよりも，組織の把持・牽引や縫合糸・異物などを把持するときに用いられることが多い．通常，有鉤のものを指す．

② ペアン（Pean）鉗子（図3）

コッヘル鉗子に似ているが，無鉤である．コッヘル鉗子に比べて把持力は弱いが，組織の損傷は少ない．組織の剝離にも用いられる．

③ モスキート（Mosquito）鉗子

小型の鉗子で，小児や手の外科などでよく使われる．有鉤と無鉤とある．モスキートペアンというと，無鉤のモスキート鉗子を指す．

④ 腱鉗子（図4）

腱断端を，組織を挫滅することなく把持できる．

⑤ 布鉗子（図5）

シーツや電気メスなどを固定する際に用いる．先端が鋭のものと鈍のものがあるが，鋭の布鉗子は骨の把持にも使用することがある．

(2) 鉗子の把持の仕方

一般的な止血鉗子は，剪刀と同様に，親指と薬指を輪の中に入れ，示指を鉗子の背面に添えて把持する（図6）．弯曲型の鉗子は，鉗子の弯曲を手掌の弯曲に合わせて把持する．止血鉗子は手の甲を上にして操作するのが原則であるが，止血に際しては，手の甲を下にして操作する場合もある（図7）．

(3) 止血と血管の結紮

動脈性出血には組織障害の程度がより少ないペアン鉗子を用いることが多い．止血に際しては，鉗子を斜めに入れ，結紮糸をかけるときはより垂直にし，結紮の際にはやや鉗子を寝かせるようにする．

2. 摂子

(1) 摂子の種類（図8）

ピンセット．組織を摘んだり，引き寄せたり，押さえたりと，多目的に用いられる．先端に鉤があるものと，すべり止めだけで鉤のないものとがあり，大小さまざまの長さのものがある．有鉤摂子はしっかりと把持したいときに使用する．一方，有鉤よりも無鉤の方が組織に対してはやさしく，繊細な組織の把持に用いられる．

摘み面が変化する摂子では，その刃の柔軟性で指の圧をあげると接触面が増すか，摘み圧が増すかが決まる（図9）[1]．摘み面が前もって決まっている摂子では，刃の圧はその構造により決まる（図10）[1]．

① 外科摂子

一般的に用いられる摂子である．有鉤と無鉤とがあるが，一般的に有鉤が用いられることが多い（鉤ピンとも呼ばれる）．鉤が90°の角度を持つため，そのベクトルの方向から，直接鉤の間に持ってくることができる物質を摘むのに適している（図11）[1]．

② 長摂子

文字通り，通常の外科摂子よりも長く，深い手術野をガーゼで拭く時などに用いる．有鉤と

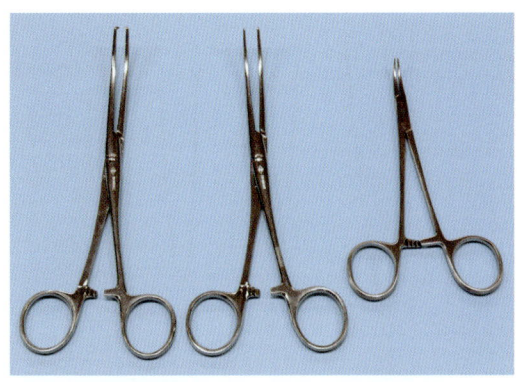

図1　代表的な鉗子
左より，コッヘル鉗子，ペアン鉗子，モスキート鉗子.

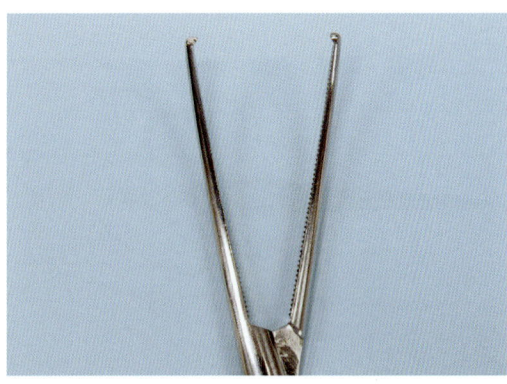

図2　コッヘル鉗子の先端
有鉤であり，把持力が強い.

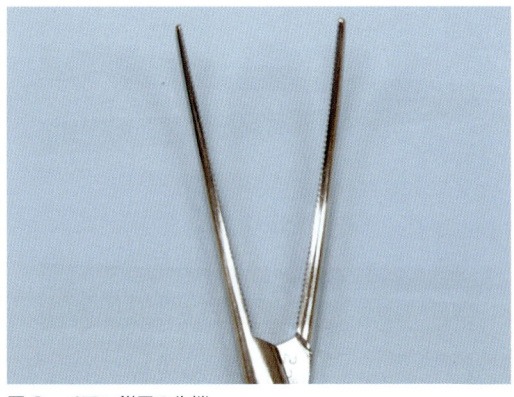

図3　ペアン鉗子の先端
無鉤であり，コッヘル鉗子に比べると把持力は弱い.

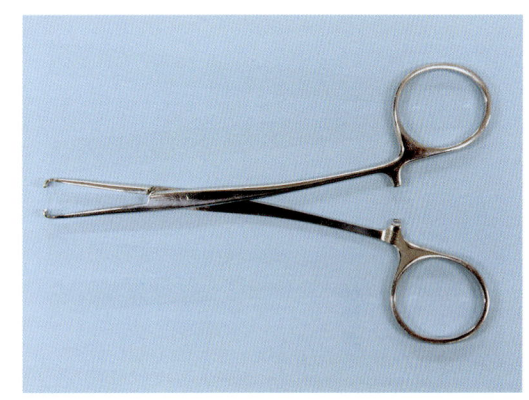

図4　腱鉗子
腱断端の把持に用いられる.

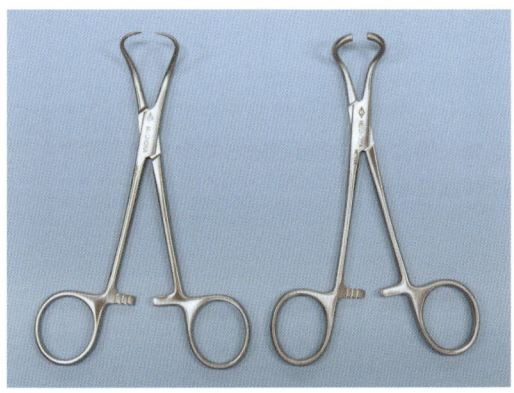

図5　布鉗子
先端が鋭（左）と鈍（右）がある.

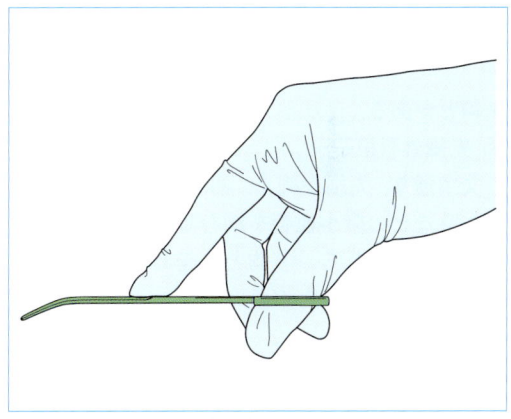

図6　鉗子の一般的な把持の様子

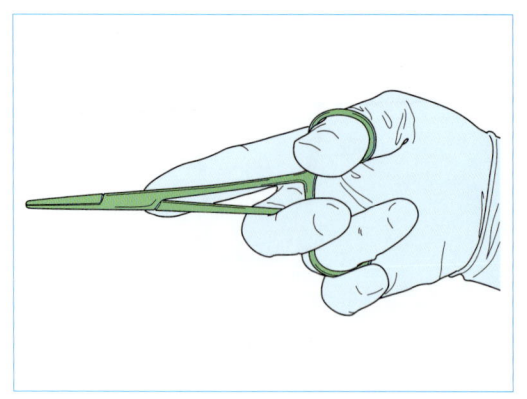

図7 止血に用いる時などは，図のように手の甲を下にして操作する．

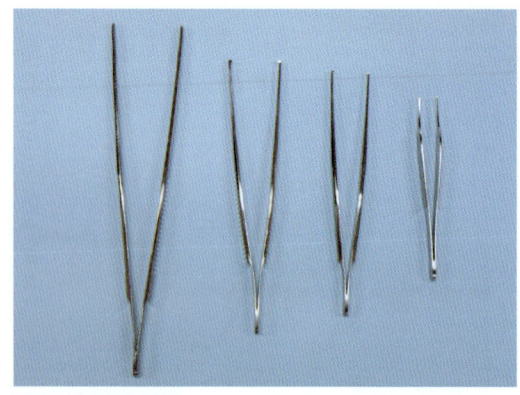

図8 代表的な摂子
左より，長摂子，外科摂子，先細外科摂子，アドソン摂子．

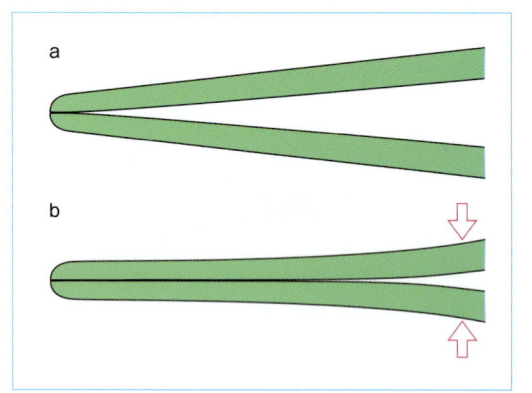

図9 摘む部位が決まっていない平坦な摂子
刃に加える力が増すにつれて摘む部位が増す（b）が，あごの圧（単位面積あたりの力）はそれにつれて上昇しない．したがってこの器具の有用性は刃と摘む物質の間にできる接触面（と抵抗）に依存している．
（文献1）より引用）

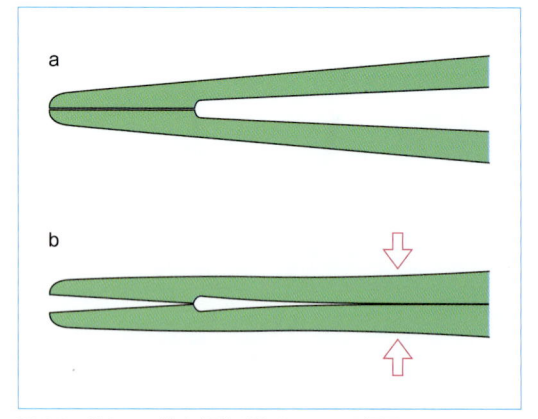

図10 前もって摘む部位が決まっている摂子
a 決まった刃への圧でのみ摘む面が互いに合う．
b もしより大きな力が加わると，摘む面は離れて，図9bとは異なり有効摘み面は減少する．
（文献1）より引用）

無鉤とがある．

③ 先細外科摂子

文字通り，先端が細く，細かい作業に適する．止血時などの微小血管を摘む時や，皮下縫合時などに用いられる．有鉤と無鉤とがあるが，有鉤が用いられることが多い．

④ アドソン摂子

小型で先端が細い摂子．手の外科でよく用いられる．有鉤と無鉤とがあり，それぞれ状況に応じて使用される．

⑤ マイクロ摂子（図12）

再接着手術などのマイクロサージャリーで用いられる．

⑥ 縫合摂子（図13）[1]

先端部は縫合糸を摘み上げるのみに使用する．もし微細な縫合物質を確実に摘むことができない場合には，歯の閉じ具合をチェックしなければならない．

(2) 摂子の使い方

鉛筆を持つようにして把持する（図14）．通常は，右手（利き手）にメスやはさみを持つため，左手に摂子を持つことが多い（図15）．

文献
1) 渡邉郁緒訳：アイスナー眼手術，改訂新版，シュプリンガー・フェアラーク東京，東京，60-67，1992

Knack & Pitfalls

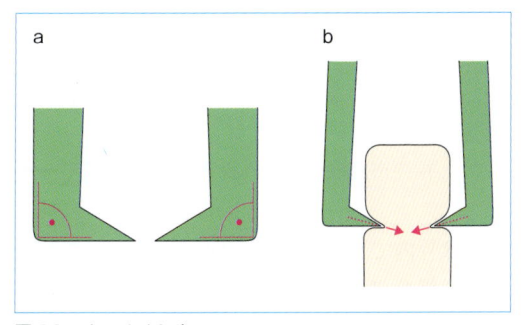

◎鉗子も摂子も，有鉤か無鉤かで状況に応じて使い分ける．

図11 まっすぐな歯
a まっすぐな歯を持った摂子（90°の角度を持つ）では，摘みベクトルは内側を向いている．
b このベクトルで摂子は刃の間にある物質を摘むことができる．
（文献1）より引用）

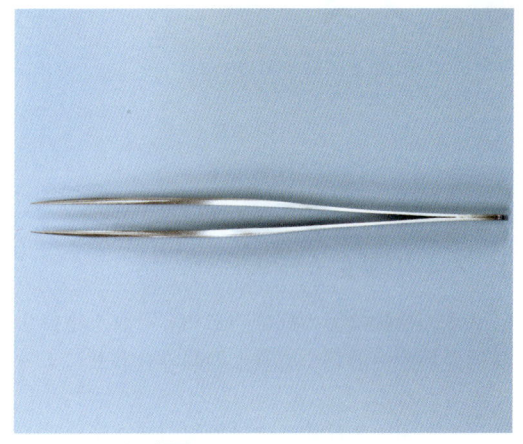

図12 マイクロ摂子

図13 繊細な縫合物質を摘むことができない理由
a 鋭利（傷つきやすい）な先端の損傷．曲がった先端のためあごが合わない．
b 刃の間に異物が入り込んでいて閉まらない．
c 柄に過剰な力が加わっているので，あごに隙間ができている（図10b参照）．
（文献1）より引用）

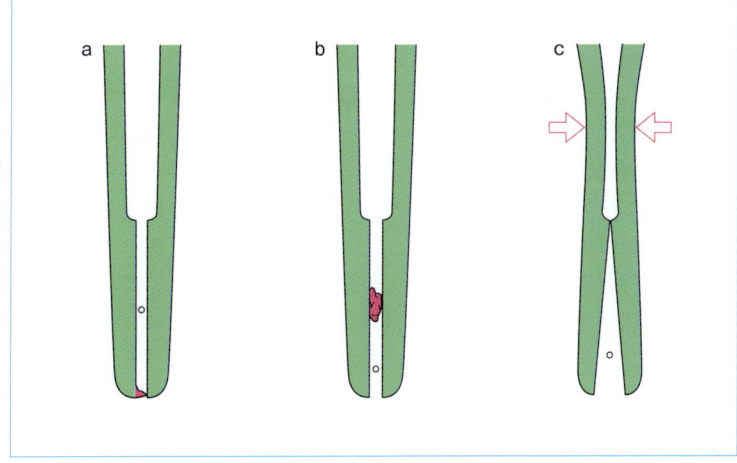

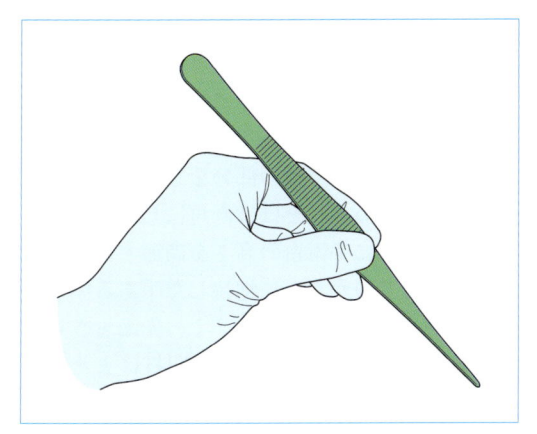

図14 摂子の持ち方

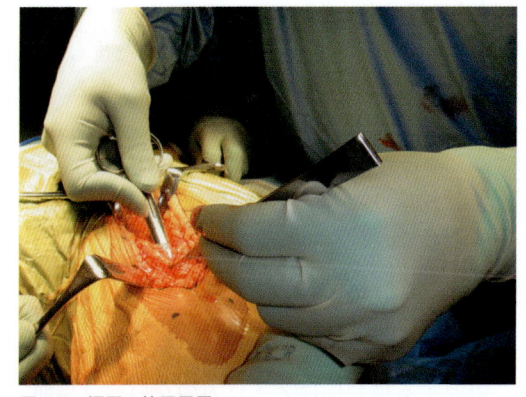

図15 摂子の使用風景
図のように，左手に持って使用することが多い．

25

総論 [II. 器具] ▶ 基本テクニック

3 ノミ

福岡市民病院整形外科科長 齊藤太一

1. ノミの種類

　ノミの種類は刃の部分の形状とそれを把持する柄の部分の形状や材質との組み合わせによって規定される．

　ノミの刃の先端構造には両刃（オステオトーム osteotome）と片刃（チゼル chisel）があり（図1a），この両者の特性の違いを理解することがノミを使用するうえでの基本である（次項）[1]．また，ノミは刃の断面形状から平型（平ノミ）と丸型（溝型）（丸ノミ（溝ノミ）gouge）とに分類され（図1b），さらに，刃の部分を側面から見た形状により平坦型（直ノミ），段型（段ノミ），弯曲型（曲ノミ）などと呼称される（図1c）．これらにおのおのの刃の幅と厚みのバリエーションが加わる．

　こうした刃の部分の形状にノミの全長と柄の部分の形状（丸型や角型）や材質（金属製や木製）のバリエーションが組み合わされて，現在市場に出回っているようなさまざまなノミの種類が構成されている．

2. オステオトームとチゼルの違い

(1)オステオトーム

　オステオトームは骨に打ち込まれた後も，その進行方向にある程度の自由度を有する（図2）．このあそびの大きさは習熟すれば大きな武器となるが，逆に骨切りの途中で術者が意図しない方向にノミが進んでしまうという危険性もはらんでいる．

(2)チゼル

　チゼルはいったん骨に打ち込まれた時点で，その進行方向が規定される．すなわち，骨を薄く切削する場合にはノミは刃のない面（裏面）に平行に進行していく（図3a）．このような使い方は骨内でノミの進行方向を一定に保ちたいような場合に優れている[2]．しかしながら，ノミの表裏を逆にして使用した場合には，その進行方向は刃の面に近づくように偏位する（図3b）．チゼルを用いる場合にはオステオトームと異なり使用時の表裏の確認が必須である．

3. ハンマーの種類

　ノミを使用するうえでそのパートナーとなるハンマーは，叩打する面の材質で大きく金属ハンマー（ステンレスなど）と非金属ハンマー（ナイロンやプラスティックなど）とに分けられる（図4）．金属ハンマーは1回の叩打で与えられるエネルギーは大きいが，材質的に重く微妙な打ち分けがしづらい．このため，後述する骨が切れたときの感触をつぶさに感じられなくなる可能性がある．筆者は専ら軽量のナイロンハンマーを愛用している．

4. ノミの使い方

(1)把持

　ノミに限らず刃物を使用する場合には，患者のみならず術者，助手，看護師が不用意な怪我をしないように細心の注意をはらうことが重要である．術野での刃物の管理（置き場所）や受け渡しなどに関しても十分に配慮しなければならない．

　ノミは非利き手で柄の部分をしっかりと把持する．脇を締め，肘をほぼ直角にした状態で使用できるように手術台の高さを調節する．可能であれば患者のからだに把持した手あるいは前腕の一部（尺側）を当て，ノミの先端をさらに安定化させるとともに，1回の叩打による極端な打ち込みを防止する（図5）．そのために術野の深さによってはノミを柄の部分よりも短め

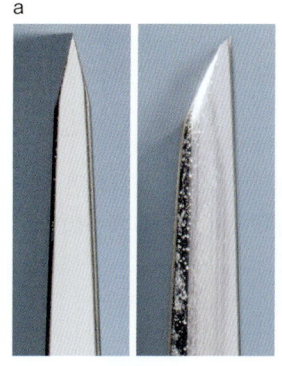

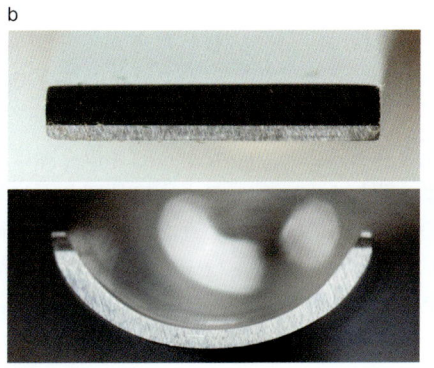

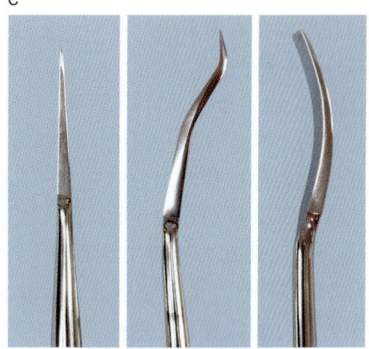

図1　ノミの種類
a　左　両刃ノミ（オステオトーム osteotome），右　片刃ノミ（チゼル chisel）
b　上　平ノミ，下　丸ノミ（溝ノミ）gouge
c　左　直ノミ，中　段ノミ，右　曲ノミ

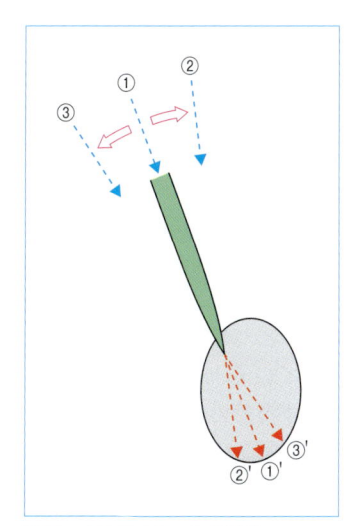

図2　オステオトームの特性
オステオトームは骨に打ち込まれた後も（①），その進行方向に自由度を有する．把持したノミの手元が②（③）の向きに振れれば，刃先は骨内を②'（③'）の方向へと進行する．- - ▶はノミを叩打する方向，- - ▶はノミの進行する方向を示す．

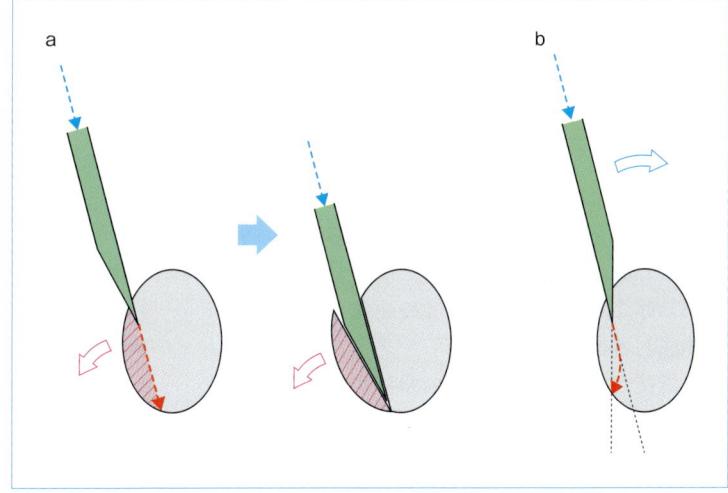

図3　チゼルの特性
骨を薄く切削する場合，aのように刃先を打ち込めば，ノミは刃のない面に平行に進行する．その結果，切骨部（赤斜線部分）は刃の斜めの面に押し出される形で切り取られる（⇨）．これをbのように刃の表裏を逆にして用いると，骨内の抵抗によってノミの刃は⇨の向きに倒され，ノミの進行方向は刃の面に近づくように偏位する．- - ▶はノミを叩打する方向，- - ▶はノミの進行する方向を示す．

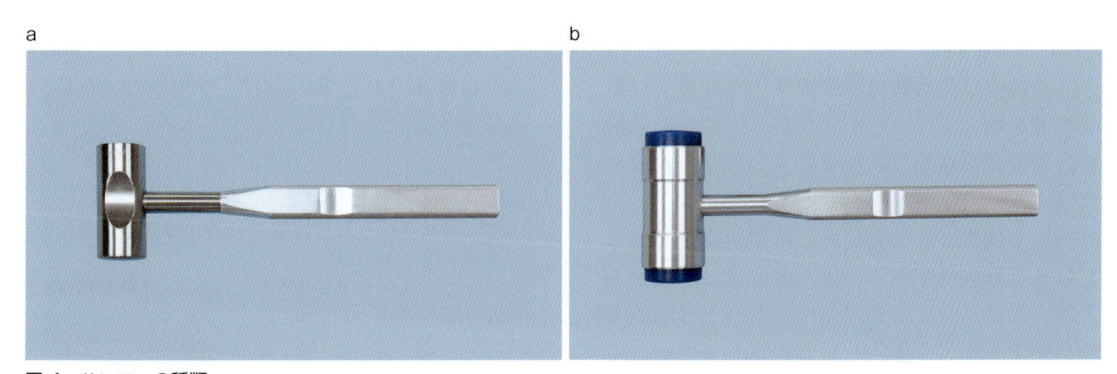

図4　ハンマーの種類
a　ステンレスハンマー
b　ナイロンハンマー

に持つ場合もある．ハンマーを利き手で持つ．

(2) 基本的手技
① 骨に当てる

目的とする骨切り線にノミの刃先をきちんと当て安定化させてからハンマーによる叩打を開始する．ノミが骨切り面に対して強斜位となる場合には最初の叩打で刃がすべることがある（図6a）．そのような場合にはまずノミの向きを骨切り面に対して垂直方向に変え，骨の表面に骨切り線の糸口（刃先を安定化させるための溝）を作る（図6b）．そこで改めて，その溝の中に目的とする方向に持ち替えたノミの刃先を設置し直す（図6c）．

② ハンマーで叩く

ハンマーによる叩打は決して1回のストロークで大きく打ち込まないことを旨とする．強い力で一度に大きく切ろうとせず，弱い力で少しずつ小分けにしながら切るように心がける．イメージとしては「カーン，カーン，カーン」ではなく「カッ，カッ，カッ」と，打ちながら引く感じである．最も重要なことは，骨が切れた瞬間に起こる手に伝わる感触の変化と音の変化を体感し習得することである．ノミを把持した手の抵抗が抜け，ハンマーの叩打音はその瞬間に低音に変化する．習熟すれば対面の術者が操作していても，この変化を察知できるようになる．この時点でノミを叩くことを止め，把持した手の手関節を軽度掌背屈させて，ノミの長軸を固定したままの状態で刃先に回転力を加える（図7）．骨切りが完了していれば，抵抗なく骨切り面が開く．また，この操作によってクツっという感触とともに骨切り面が最終的に離断されることもある．

③ ノミの安全性

ノミの刃は基本的に多少押さえた程度では軟部組織を切らない．しかしながら，微妙な感触や音の変化を察知しきれずにノミを叩打し続ければ，電動式鋸やエアートーム（特にスチールバー）と同様，その先にある重要組織を損傷してしまう危険性がある．未だ習熟度に不安がある場合には，ノミの到達先にエレバトリウムやスパーテルなどを挿入し重要組織をカバーしておいた方が安全である（図8）．また，平ノミの刃先の角の部分ではひっかけによる軟部組織損傷が起こりうる．特に骨切り完了後，ノミを骨から引き抜く際には油断が生じやすい．前述のように骨切り面に対してノミが強斜位となるような場合も含めて術野での刃先の取り扱いには十分な注意が必要である．

(3) その他の手技
① 大きな骨を切る

大きく硬い骨を切る場合には，通常，ノミは当初からの使用には適さない．このような場合にはまず電動式鋸などを用いて骨切り終了の寸前まで切り進め，最後にノミを使用するようにする．電動式鋸で最後まで切り続けた場合には，その先の軟部組織を損傷してしまう危険性がある．そこでノミに持ち替えておけば，上述のように骨切り完了の感触を認知しやすく，かつ，軟部組織損傷の危険性も軽減できる．

また，薄い骨を切り取る場合においても，ノミの幅に比較して骨切り部の幅が長くかつ深い場合には，1ヵ所だけを深く最後まで切り込まずに，骨切り幅の全長をノミをずらしながら均等な深さで切り進めていく（図9）．こうすることで，刃の先端に骨内でのあそびが生まれ，前述の骨を切り終えた瞬間の感触や音の変化を察知しやすくなる．対象とする骨が硬い場合には特に有用である．

② 皮質骨に開窓する

硬い皮質骨にノミにて開窓を行う場合には，まず目的とする部分の枠上にKirschner鋼線などにて穿孔し，その孔をつなぐようにしながらノミを入れる（図10）．孔と孔の間隔は使用するノミの幅に依存する．最初からノミを使用すると皮質骨にひび割れを生じる危険性がある．孔の数は多ければ多いほど，ひび割れの危険性は減少する．

文献
1) 辻　陽雄：基本腰椎外科手術書，第3版，南江堂，東京，70-73，1996
2) 浅野　聡ほか：Osteotomeとchisel．脊椎脊髄 18：921-924，2005

Knack & Pitfalls

◎自院の手術室にあるすべてのノミの種類を確認し，その特性を理解する．
◎ノミによる骨切りは「強く一度に」ではなく，「軽く小分けに」を旨とする．
◎ノミを把持する手とハンマーの音を聴く耳の感覚を研ぎ澄ます．

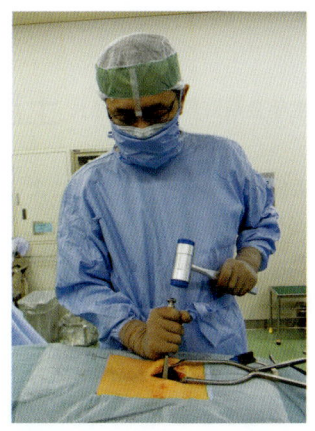

図5　ノミの把持
ノミは非利き手でしっかりと把持し脇を締める．把持した手あるいは前腕の一部を患者のからだに当てる．いずれも目的はノミの刃先を安定化させることと1回の叩打による極端な打ち込みを防止することである．

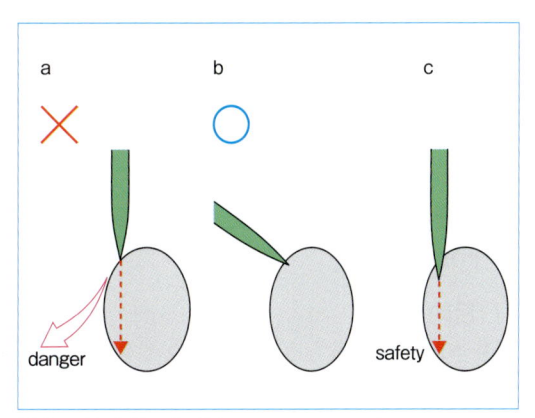

図6　ノミの使い方 (1)
骨切り面に対して強斜位に当てられたノミはすべりやすい (a)．その場合には，ノミの向きを骨切り面に対していったん垂直方向に変え，骨切り線に合わせて小さな溝を作製する (b)．その溝の中に目的とする方向でノミの刃先を設置し直せば，ノミがすべることなく安全に骨切りが行える (c)．

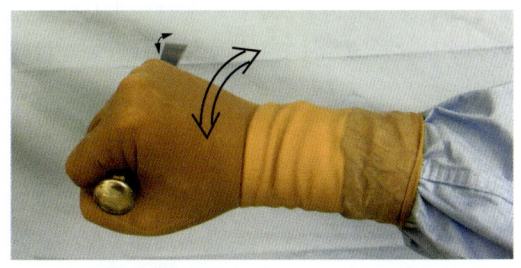

図7　ノミの使い方 (2)
ハンマーの叩打音が低音に変化したら，ノミを把持した手の手関節を軽度掌背屈させ (⇔)，ノミの先端をこじる (↔)．この操作により骨切りが完了したことを確認する．

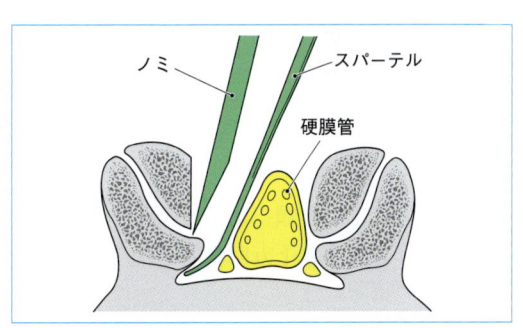

図8　重要組織のカバー
上関節突起内側切除時の神経根のプロテクト．

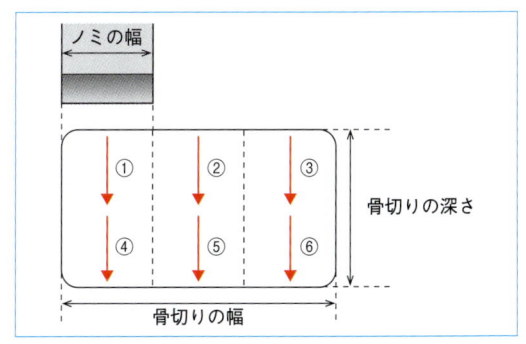

図9　ノミの使い方 (3)
ノミの幅に比較して骨切り部の幅が長くかつ深い場合には，1ヵ所だけを最後まで切り込まずに，骨切り幅の全長をノミをずらしながら均等な深さで切り進めていく．対象とする骨が硬い場合には特に有用である．○内数字はノミを進める順番を示す．

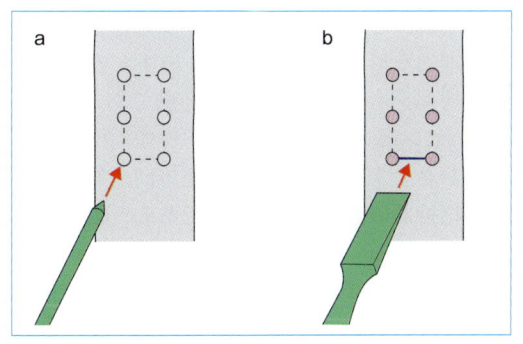

図10　ノミの使い方 (4)
皮質骨にノミにて開窓を行う場合には，まず目的とする部位（破線）の枠上に Kirschner 鋼線などにて穿孔し (a)，その孔をつなぐようにしながらノミを入れる (b)．こうすることにより皮質骨にひび割れが生じるのを予防する．

総[II. 器具] ▶ 基本テクニック

4 骨鉗子, 鋭匙, 剥離子

九州厚生年金病院整形外科部長 土屋邦喜

1. 骨鉗子（ボーンロンジュール；bone rongeur）

(1) 目的

基本的に骨組織あるいは骨棘などを切除形成するために用いる．

(2) 具体的な使用局面

骨組織，骨棘の切除，脊椎手術における棘突起などの切除，関節手術における骨辺縁の形成など．

(3) 分類

名称による分類：リウエル Luer，ヤンゼン Jansen，アドソン Adson，レクセル Leksell，スチーレ Stille など

構造による分類：シングルピヴォット，ダブルピヴォット

先端の形態による分類：基本的にはサイズ，ヒンジの軸に対する上下方向の曲がり，左右方向の曲がり（側弯）

把持部の形態による分類：左右対称なもの，非対称なもの，つばの有無（片側，両側）

日本では，通常多くの形態の骨鉗子を一般的にリウエルと呼んでいることが多いがリウエルの基本的な形はシングルピヴォット，左右対称の把持部をもち先端は比較的寸胴である（図1右）．ヤンゼン，アドソンはリウエルに類似する．レクセルは側弯の先端と逆方向の側弯のついた把持部のものを示すようである（図1左）．正確には bone rongeur と呼ぶのが正しい．一般名称としてはリウエルとレクセルあたりを覚えておけばよい．一般的にダブルピヴォットの方がその構造上齧るための力は少なくてすむため近年では多く使われている．

(4) 使い方のポイント

骨鉗子の標準的な把持法は図2のごとくであるが，操作部位の場所，角度によっては逆手（器具先端が母指側を向く）に持つこともある．つば付きの場合は通常つばが母指基部に当たるように把持し，他の4本の指を反対側にかけて器具をコントロールする．もう一方の手はできる限り器具に添えるように心がける．

通常，骨組織などを切る（齧る）目的で使用されると同時に小サイズのものは軟部組織の把持にも使える．骨組織に対しては齧る動作で切除していくのが通常であるが，靱帯の骨付着部の剥離などに関しては回転動作で靱帯付着部を剥がすことも有用である．一般に突出した部分の切除は比較的容易であるが平面に近い骨組織の切除はややコツが必要である．当てる向きを調節しながら少しずつ切除していく．エアトームとの併用（エアトームで表面を削り込みできた角をリウエルで切除）も効果的である（図3）．

基本的に齧る操作の場合は先端部を使い，器具の大きさに見合った量の骨組織を齧り取っていく．一回一回の操作でパチン，パチンと確実に組織を齧っていった方が効率がよい．多くの組織をつかみ過ぎると先端部が完全に閉じず組織が完全に切れないためむしろ時間がかかる．リウエルで齧った骨は移植骨として使うことができる．特に脊椎手術などにおいては Kerrison 鉗子やその他の骨鉗子で齧った骨を移植骨に使うことにより腸骨採取を回避できる場合があり，これはエアトームで骨組織を切除する場合には得られないメリットである．

脊椎などの手術においては押し付けた鉗子がスリップして神経組織に当たることは絶対に避けなければならない．必ず左手を添え，器具を移動する方向は重要な組織（神経，血管など）から離れる方向で行うべきである．この理由から神経近傍の操作ではリウエルなどは通常用い

◎突出の少ない面を削る場合は当て方に工夫が必要．エアトームとの併用も効果的である．
◎器具の大きさに見合った量の組織を処理する．
◎危険な部位に向かっての力を加えない．

られず，脊椎手術における骨切除にはエアドリルおよびKerrison鉗子（図4）などが主に用いられる．

Kerrison鉗子の把持法は図5に示すような持ち方が標準であるが，特に神経近傍の操作に使用されることが多いため，左手を添える習慣は重要である．リウエル同様操作部位によっては逆手（器具が小指側に位置する）に把持することもある．基本的に神経組織から離れる方向に向けて器具を当てるのが安全であるが，先端部の側面で硬膜を咬み込む可能性もあるため硬膜の保護には十分注意をする必要がある．

すべての手術器械の使用に関していえることであるが手袋に血液，脂肪などが付着すると器械は滑りやすくなるため，手元をできるかぎり清潔，乾燥に保つべきでありこれは感染防止にも有用である．しかし骨組織は通常，脂肪を含むため，骨鉗子自体は比較的脂肪が付着しやすい器機といえる．このような場合，スリップを防止するために指が引っかかるつば付きは有用と思われる．

先端が比較的コンパクトで手元がKerrisonタイプのものは手元の影が入りにくく，顕微鏡手術などには有用である（丸ノミ鉗子，図6）

2. 鋭匙（curette, scoop）

(1) 目的
主として軟部組織の郭清に用いるが，多少の骨組織の切除も可能である．

(2) 具体的な使用局面
骨折手術における骨折部周囲の新鮮化，炎症病変における軟部組織の郭清，腸骨採取，脊椎手術における黄色靱帯郭清など．

(3) 種類および分類
先端の形：ストレート，曲がり（図7，8），逆曲がり，リングキュレット（図9）
柄の形態：ストレート，弯曲，バヨネット型など（図9）

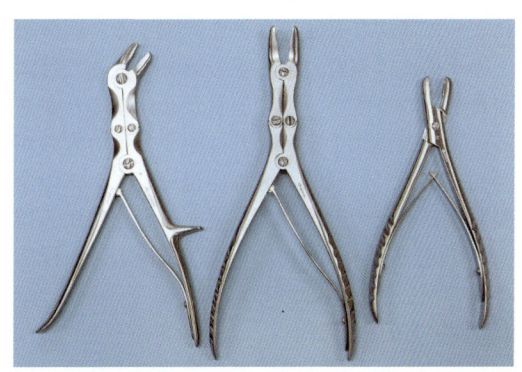

図1　骨鉗子写真
左よりダブルピヴォット側弯（レクセル）つば付き，ダブルピヴォット先端上曲がり，シングルピヴォット（リウエル）

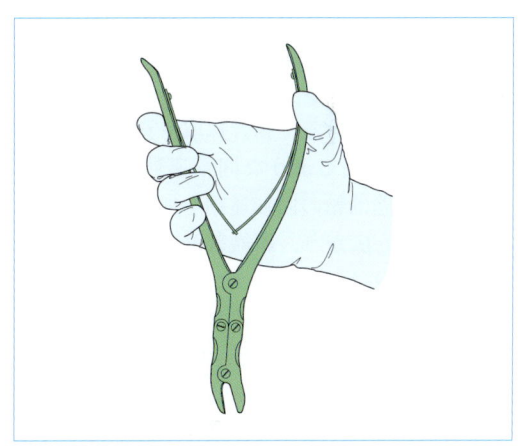

図2　骨鉗子の持ち方

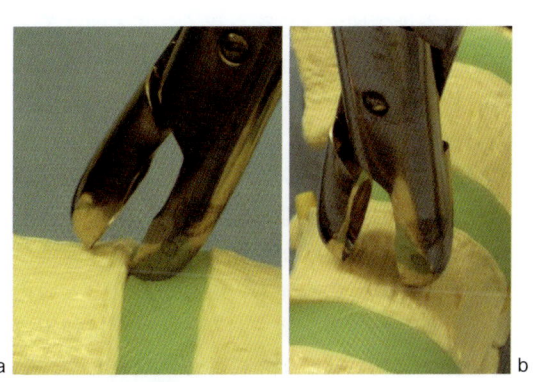

図3　骨鉗子の使用法
突出部位（a）は比較的容易である．平滑な面（b）は当てる角度を変えながら少しずつ齧っていく．

(4) バリエーションと選び方

先端の形および大きさ，柄の長さ，持ち手の形などさまざまなタイプがある（図7～9）．操作自体は短い方がやりやすいが，深い術野では操作部に届く長さが必要であるため，手術部位によって適切な長さのものを選択する．顕微鏡下の手術には視野に入る手の影をできるだけ消すためにバヨネット型の器具が有効なことがある．脊椎内視鏡手術の場合はやや長めのものが必要である．一般的な脊椎内視鏡システムの全長および器具の到達範囲を考えると先端から持ち手の基部（有効軸長）が約16～18cm程度のものが必要であると考えられる．

(5) 使い方のポイント

把持のしかたはドライバーを持つような把持が基本である（図10）．右利き術者の場合は通常，右手で把持し左手を添える．鋭匙は往復運動と回転運動を必要に応じ組み合わせることで最も効率的な組織郭清が可能である．ストレートは基本的に往復運動（掻き出すような操作）で使用することが多いが，先端と側面を状況に合わせて使い分ける．腸骨採取や脊椎の椎体内掻爬ではくり抜くような回転運動を用いる[1]．曲がりの鋭匙は軸の回転運動を加えることで処理できる幅が広がり，組織郭清がより効率的になる（図11）．

鋭匙を使用する際のポイントはいかに不要な（危険な）動きを防ぐかと，いかに効率的に組織を郭清するかの2点である．往復運動，つまり手前に引く操作単独では効率が悪いだけではなく，先端が滑った時の意図しない動きにより周辺の軟部組織を損傷する危険性がある．これは特に脊椎領域では危険を招く．基本的に手元をある程度固定し，回転運動メインで鋭匙の側面を使用することが安全かつ効率的である．実際の術野に挿入された鋭匙の写真を示す（図12）．軟部組織を挟み込んだ場合は組織の損傷は免れず，目的の切離部位にいかに鋭匙の縁を密着させて動かすかが重要であり，この原則さえ守れば切れ味の鋭いものがむしろ安全といえる．鋭匙は一種の刃物であり，エッジは使用に伴い徐々に切れ味が鈍ってくる．磨耗した鋭匙で力を入れて細かい部分を郭清することは危険である．摩耗の状態をチェックし，その状態に適した局面で使用する．もう一つ重要なことは狭い空間に鋭匙を挿入する場合，挿入した鋭匙そのものにより神経を圧迫することがあるため，狭い空間に鋭匙などの器具を挿入する場合には角度や挿入の深さには十分注意し，器具の背面による組織の圧迫にも十分な注意をはらうべきである．

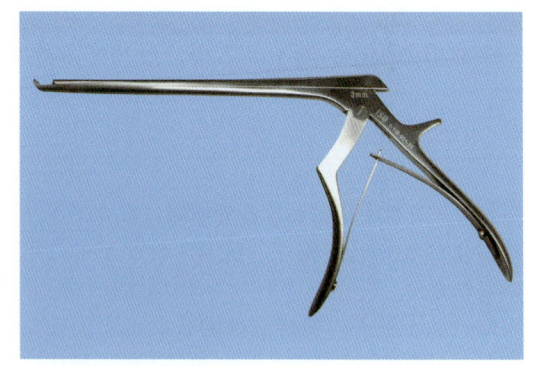

図4 Kerrison鉗子

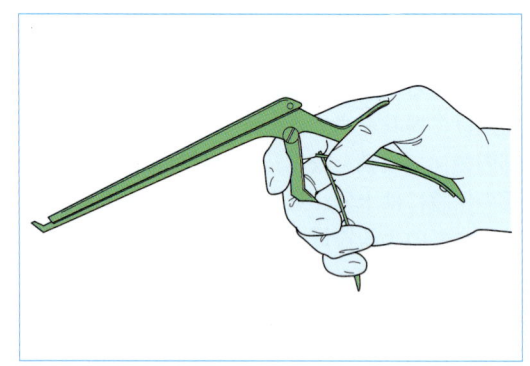

図5 Kerrison鉗子の持ち方

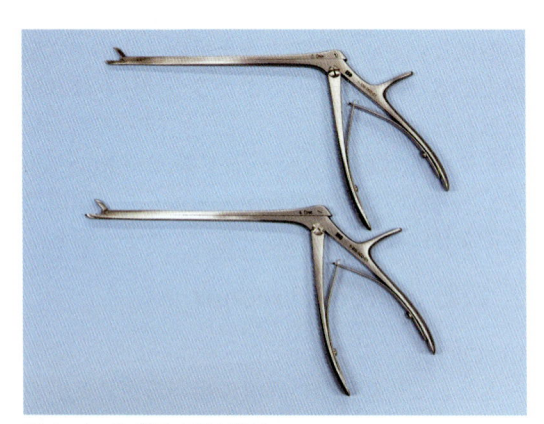

図6 丸ノミ鉗子（鋭匙鉗子）
写真は2mmと4mmのもの．

Knack & Pitfalls

◎ 往復運動に加え，回転運動をうまく使うことが重要．
◎ 危険を避けるためにはエッジを組織に十分密着させて動かす．
◎ 脊椎手術の場合には骨の下に挿入した鋭匙の背面による神経圧迫にも注意を払う．

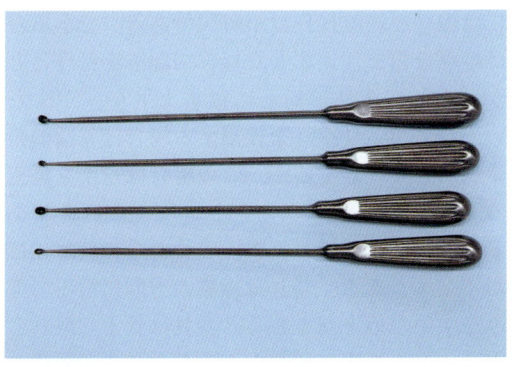

図7　鋭匙
上二つは先端曲がり，下二つは先端直．

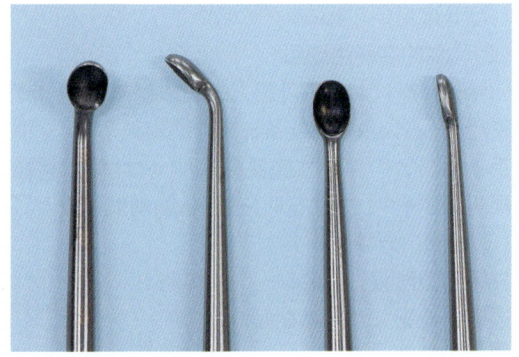

図8　鋭匙先端の拡大写真
左二つは先端曲がり（正面および側面），右二つはストレート（正面および側面）．

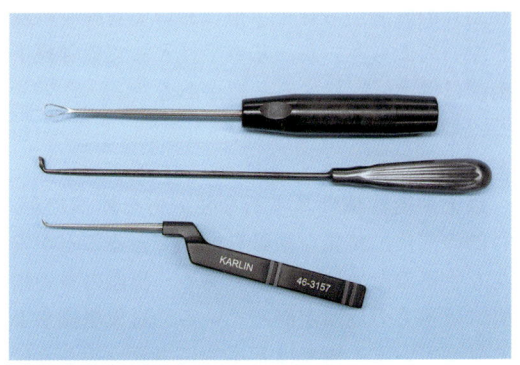

図9　鋭匙（特殊なもの）
上からリングキュレット，逆曲がり鋭匙，バヨネット型の曲がり鋭匙．

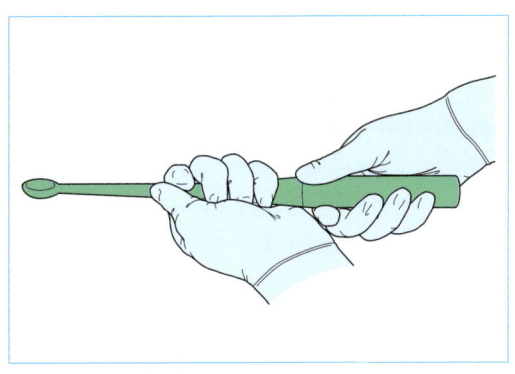

図10　鋭匙の持ち方

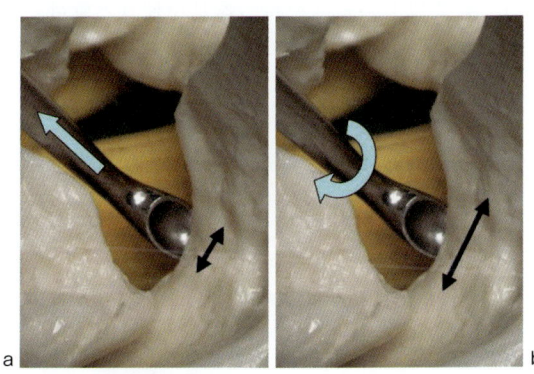

図11　鋭匙操作のポイント
鋭匙を引く動作のみで動かした場合は処理できる範囲は狭い（a）．回転動作を加えることでより効率的に広い範囲を郭清できる（b）．

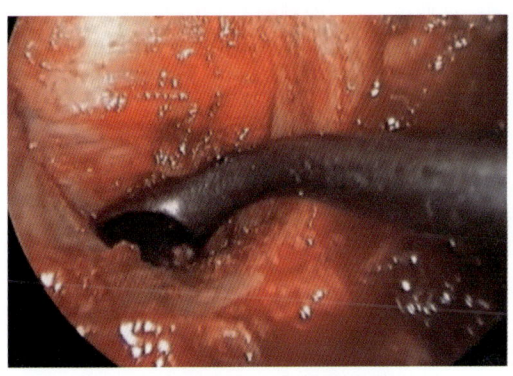

図12　鋭匙実際の使用局面（脊椎内視鏡手術）

3. 剥離子 (elevator, disector)

(1) 目的
軟部組織間, あるいは軟部組織と骨組織の剥離に用いる. 整形外科領域では骨膜の剥離にもしばしば用いられる.

(2) 具体的な使用局面
骨折治療における骨折部周辺の剥離操作 (骨膜起子 periosteal elevator, 骨膜剥離子). 脊椎手術の場合の傍脊柱筋展開操作 (コブ), 神経周辺操作 (ペンフィールド型, 粘膜剥離子など).

(3) 種類, 分類
先端部の形態：ストレート, 弯曲
辺縁：鈍なもの, 鋭なもの
側面の輪郭：直に近いタイプ (ペンフィールド型など), 膨らんだ円板状のタイプ (コブなど), 鋭い角のあるもの (骨膜剥離子, ラスパトリウム raspatories)

いわゆるエレバトリウムも剥離子の一種で, これは正確には骨膜起子 periosteal elevator である.

(4) バリエーションおよび選び方
先端の形態や辺縁の鋭さ, 構造的な強さなどで分けられるが代表的なものを図13, 14に示す. 辺縁は必要以上に鋭いものは軟部組織, 特に神経組織などを切ることがあり避けるべきであるが, 鈍いもので過剰に力を加える操作もまた好ましくない. 例えば組織の固い部分や癒着の強い部分では辺縁の鋭い器具で剥離した方がむしろ安全である. 適切な大きさ, 曲率のものを数種類揃えておけばよい. 脊椎後方手術の展開には通常, コブの剥離子が用いられるが, 3～4mm幅のマイクロコブ (図14) は頸椎手術や再手術における瘢痕の骨組織からの剥離などに有用である.

(5) 使い方のポイント
持ち方は, 原則, 鉛筆を持つような形である (図15) が, コブ剥離子のみは通常形態がやや大きく, ある程度力の必要な操作であるためドライバーを持つような持ち方に左手を添える, あるいは握るような把持となることが多い (図16). 剥離子を使用する場合に大事なことは剥離するべき面の把握である. 剥離しようとする面に剥離子を滑らせ入れていくイメージで使用する. これができていれば剥離操作自体に必要な力は少なく組織に対するダメージも少ない. 側方への動きによる側面エッジを利用した剥離と, 上下の動きによる先端を使った剥離を組み合わせて剥離を進めていく. 正確な手術のためには繊細な剥離操作は不可欠である. できるだけ無理な力を加えず楽な操作で剥離を行うことが結果的に生体に対して最もダメージが少ない. ラスパトリウムを使用する場合は先端の角を利用して剥離するが, この場合は左手を添えることでより細かいコントロールが可能である. 骨膜を含む線維性組織の骨からの剥離にはポイントがある. 器具は線維の方向に沿って進みやすいため方向を誤ると器具は骨から離れる方向に進み骨膜下剥離が不十分となる. 骨膜などの剥離は線維の付着方向に留意して剥離の方向を決める必要がある. ラスパトリウムを用いた骨膜剥離の概念を示す (図17). 近年では骨膜温存の概念から骨折手術において骨膜を剥離しない局面も多いが, 基本手技としての骨膜下剥離には十分習熟する必要がある[2].

おわりに

以上手術器械の基本的な使い方を述べたが, 目的の部位に綺麗な術野を展開できることが安全な手術のためには重要である. 出血の多い術野には多くの危険が潜んでいる. 対象組織がよく見えている手術では基本的に事故は起こりにくく, さらに問題が起こった場合の状況把握もしやすい. これらの手術器具を駆使してできるだけ綺麗な術野で手術を行う習慣が重要である. 必要以上の強度を持つ器具を使うと軟部組織にかかる力の微細なコントロールができず, 習慣的に大きい, あるいは強い器具を使うことは避けたい. 適切な器具選択は自然と組織に対しては愛護的操作となり, 手術の危険度を低下させる.

文献
1) 辻 陽雄：基本腰椎外科手術書, 第3版, 南江堂, 東京, 64-75, 1996
2) 林 浩一郎：骨手術の基本手技—その1 ラスパトリウム, ノミ, ロンジュールなど. OS Now No.6 整形外科基本手術手技の進歩, 林 浩一郎編, メジカルビュー社, 東京, 22-33, 1992

Knack & Pitfalls

◎ 通常の持ち方はペンシルグリップ（鉛筆を持つような方法）で行う．
◎ 剥離すべき面を常に考え，線維の走行，付着方向に留意して剥離を進める．
◎ 鋭い器具と鈍の器具にはそれぞれ目的があり，必要に応じ使い分けることが重要．

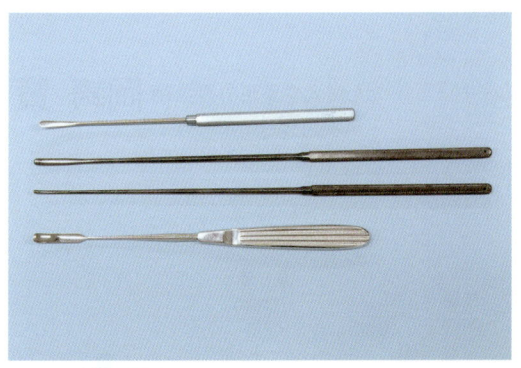

図13　剥離子写真
上はマイクロコブ，中央二つはペンフィールド型，下は側面が直線的なもの．

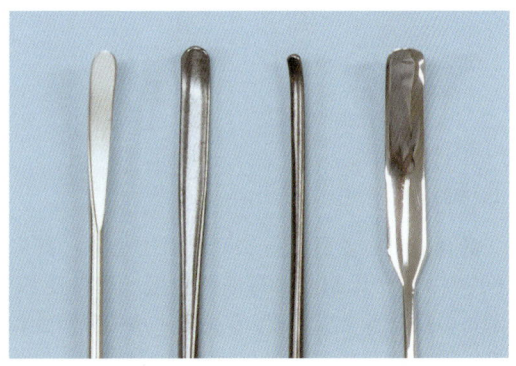

図14　剥離子先端の拡大
左はマイクロコブ，中央二つがペンフィールド型，右が側方エッジが直のもの．

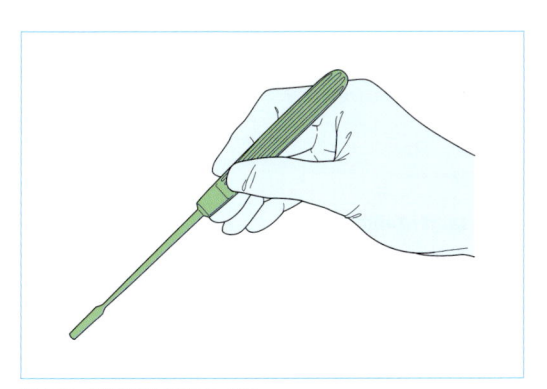

図15　剥離子の持ち方（1）

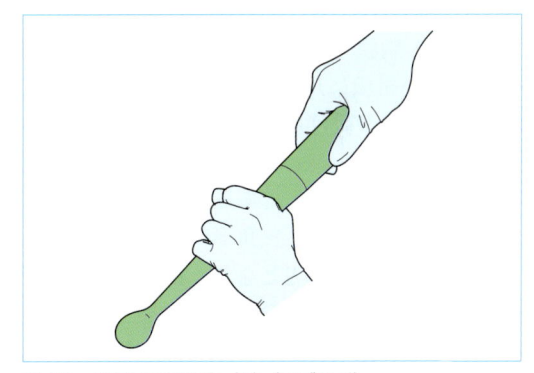

図16　剥離子の持ち方（2）（コブなど）

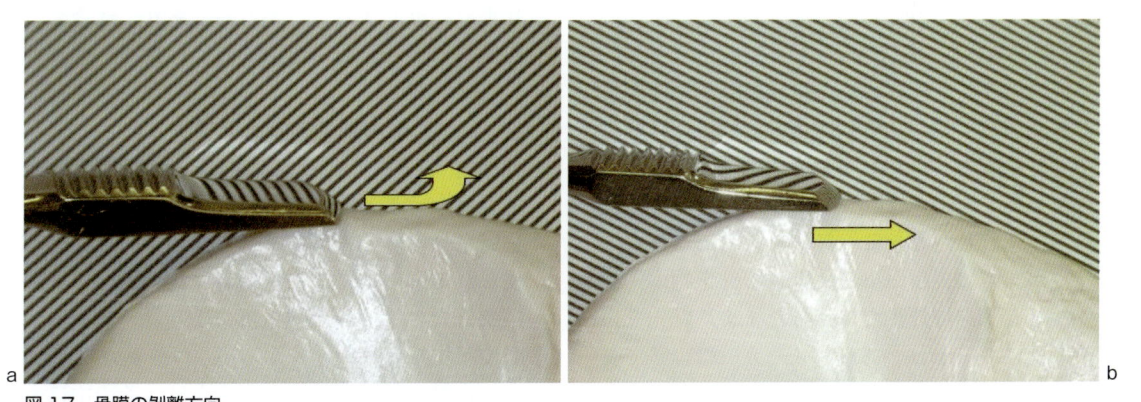

図17　骨膜の剥離方向
線維の付着方向に逆行すると剥離子は剥離面より離れる方向へ行きやすい（a）．付着する方向に向かって剥離をするとより安全に骨膜下剥離が施行できる（b）．

総[Ⅱ. 器具] ▶ 基本テクニック

5 縫合針, 縫合糸, 持針器

九州大学整形外科講師 岡崎 賢

1. 縫合針

縫合に用いる針は主に弯曲針であり，針先（ポイント）の形状，弯曲の程度，針の長さ，糸との接合部（スウェッジ）によって分類される（図1）．

(1)針先（ポイント）（図2）

丸針：円錐状の針先であり，針先による組織損傷が比較的少ないが，針の通過抵抗が大きいため，腹膜・胸膜・血管など比較的柔らかく，刺通しやすい組織に用いられる．腱や靱帯など，縫合部の組織が裂けるのを防ぎたい場合も用いられる．

角針：三角錐状の針先であり，弯曲の内側が底辺で外側が頂点となる三角形の断面となっている．三角形の頂点が刃となり，組織を切りながら刺入するため，表皮や関節包など，比較的硬くて丈夫な組織を縫合する際に用いられる．三角形の頂点が外側を向いているのは，縫合糸による緊張で組織が裂けるのを防ぐためである．

(2)針の大きさ（図3）

針の大きさは縫合したい組織の厚みや強度によって選択する．一つの縫合で掴む組織の厚みをイメージし，その厚みに相当する部分より，垂直に近い角度で針を刺入して，針の弯曲に沿って運針したときに，針先とスウェッジ（根元）が同時に表面に出る大きさの針を選ぶ．スウェッジ部を持針器で保持したまま，針先を摂子で受け取るからである．メーカーによって長さの多少の違いはあるが，10mmほどの0号から50mmほどの10号まで，数字が大きくなるにつれてサイズが3〜4mmずつ大きくなる．

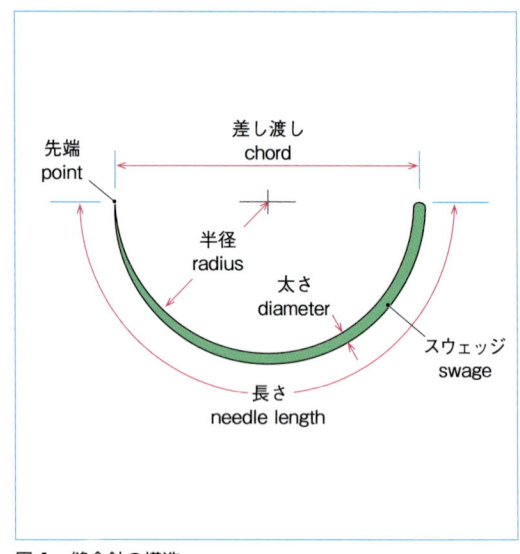

図1 縫合針の構造

(3)弯曲

主に半円と8分の3円の2種類が用いられ，半円を強弯（1/2），8分の3円を弱弯（3/8）と呼ぶ．弱弯針は，組織に対する刺入角度をより垂直に近くすることが容易であり，縫合部が内側にたくれ込むのを防ぐのに有利である．

(4)糸との接合部（スウェッジ）

弾機針（バネ針）：針の末端から糸を押し込んで引っかけることによって針穴に糸を通す．素早い糸付け作業が可能であるため，一般に広く使われる．一方で，糸付き針に比べて，二重の糸と針穴の部分の刺通抵抗により，組織通過の際に組織損傷を大きくする．

糸付き針：針にドリルで穴をあけ，その中に糸を入れて，かしめてあり，組織通過の際に抵抗が少なく，組織損傷が少ない．縫合の際に糸が外れたり，糸付けの際に針刺しを起こしたりと

いうトラブルが少ない反面，糸1本当たりのコストが高くなる．
コントロールリリース：糸付き針の特殊型であり，糸を引き抜く方向へ一定の力を加えると針から糸が外れるようになっている．針と糸を切る手間がかからないため，手を使った糸結びによる結節縫合の際に便利である．深いところでの縫合や内視鏡下での縫合では針の術野内紛失の危険性があるため使うべきではない．

2. 縫合糸

素材・生体内変化・形状・太さと長さによって分類される．

(1) 素材

天然素材：現在用いられているのは絹糸のみであるが，異種蛋白質であるために，異物反応や組織反応が比較的強い．感染源にもなりやすいため，縫合糸としてはあまり推奨されない．

合成素材：素材として安定しており，生物学的な異物としては認識されないため，組織反応は比較的少ない．以下に述べる生体内変化の違いで分類される．

(2) 生体内変化（表1）

非吸収性：天然素材の絹糸のほか，合成素材ではナイロン（ナイロン®，エチロン®，サージロン®，ニューロロン®），ポリエステル（エチボンド®，ネスプーレン®，タイクロン®），ポリプロピレン（プロリーン®，ネスピレン®）などが用いられる．抜糸される皮膚や長期にわたって組織保持力を必要とされる骨・靱帯・腱・血管吻合・神経などに用いられる．

吸収性：生体内で吸収される合成素材であり，ポリディオキサノン（PDS®），ポリグリコール酸（マクソン®，バイオシン®，バイクリル®，モノクリル®）などが用いられる．ある一定期間抗張力を保持するが，その期間は糸によりそれぞれ異なる．皮下，関節内のほか，消化管など最終的には吸収されるべき部位に用いられる．

(3) 形状

モノフィラメント：単一のフィラメントからなる単糸（ナイロン®，エチロン®，プロリーン®，

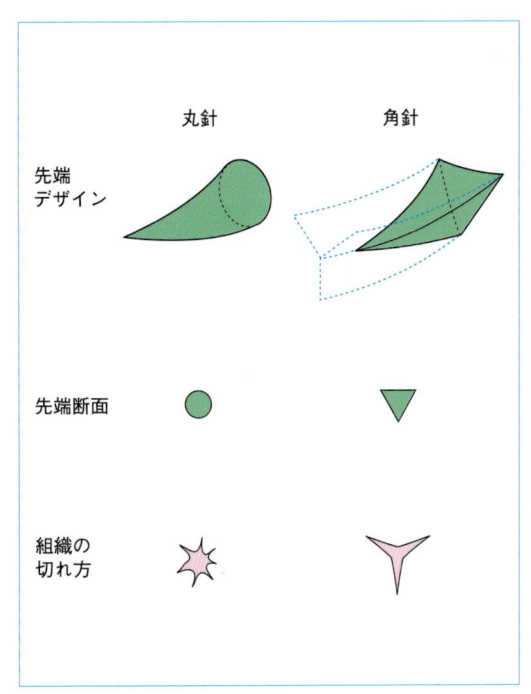

図2 針の頭の形（先端のデザイン）
針先安全のため鈍針も開発されている．

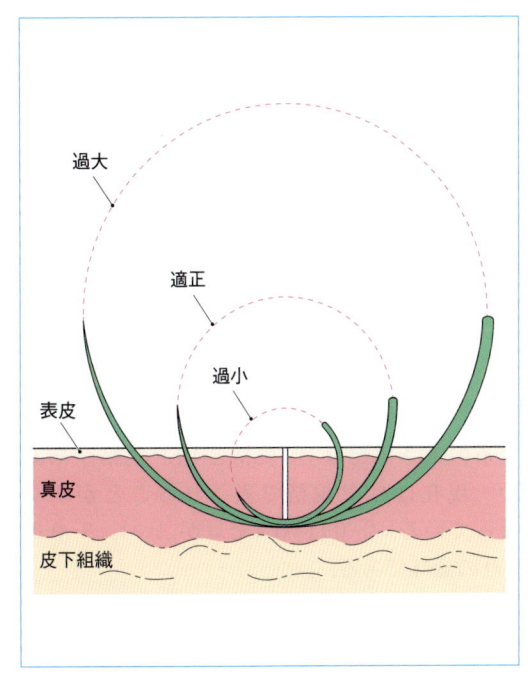

図3 適正な針
一つの縫合で通す組織の厚みを決め，その厚みにあった大きさの針を選択する．適切な厚みの組織を通過したときに，針先とスウェッジ（根本）が同時に表面に出る大きさの針が適正である．小さすぎると針先を受け取ることができず，大きすぎると刺入深度と表面の幅が不均等になり，縫合部が内側にたくれ込みやすい．

[表1] 合成糸の分類

生体内変化	形状	素材	商品名（例）
非吸収性	モノフィラメント	ナイロン	ナイロン エチロン
		ポリプロピレン	ネスピレン プロリーン サージリン
	ブレイド	ナイロン	サージロン ニューロロン ネオブレード
		ポリエステル	エチボンド タイクロン ネスプーレン
		ポリエチレン	ネスプロン
吸収性	モノフィラメント	PDS	PDS
		PGA	マクソン バイオシン モノクリル
	ブレイド	PGA	デキソン バイクリル ポリソーブ

[表2] 縫合糸の規格と太さ

USP規格	JIS規格	直径（mm）
12-0		0.001
11-0		0.01
10-0		0.02
9-0		0.03
8-0		0.04
7-0		0.05
6-0		0.07
5-0	1	0.10
4-0	2	0.15
3-0	3	0.20
2-0	4	0.30
0 (1-0)	5	0.35
1	6	0.40
2	7	0.50
3・4	8	0.60
5	9	0.70

PDS®，マクソン®，バイオシン®，モノクリル®など）

ブレイド：複数のフィラメントを編み上げた編み糸（絹糸，サージロン®，ネオブレード®，ニューロロン®，エチボンド®，タイクロン®，ネスプーレン®，バイクリル®，ポリソーブ®など）モノフィラメントは組織通過性が良く，毛細管現象が起きにくいため細菌が付着しにくい，結び目の滑りが容易でスリップノットがしやすいといった利点があり，ブレイドはしなやかなので取り扱いが容易であり，結びやすくほどけにくいといった利点がある．

(4)太さと長さ（表2）

糸の太さ標記はJIS規格とUSP規格があるが，現在はUSP規格で表されることが多くなっている．2-0は00（ゼロが二つ），3-0は000の意味である．

長さは45cm（18インチ），70cm（27インチ），90cm（36インチ）などがある．

(5)推奨される糸の選択

体幹や四肢近位部の主要筋膜や関節包：USP規格1～0号の非吸収性または吸収性のブレイド糸（サージロン®，ニューロロン®，ネオブレード®，バイクリル®など）

四肢遠位の筋膜：UPS規格0～2-0の上記糸

体幹や四肢近位の皮下：UPS規格2-0～3-0の吸収性モノフィラメント糸（マクソン®，PDS®，バイオシン®など）

四肢遠位の皮下：UPS規格3-0～4-0の上記

皮膚：体幹から四肢はUPS規格3-0～4-0の非吸収性モノフィラメント糸（ナイロン®，エチロン®など）．手・足・指は4-0～6-0の非吸収性モノフィラメント糸．形成外科的縫合を行う場合はさらに細い糸も用いる．

3. 持針器

縫合針を保持するための鉗子で，各種留め金により針を保持したままロックをかけられるようになっており，外科医は握る手に力を入れずに針を保持できる．コッヘルやペアン鉗子と異なり，保持部は比較的幅広で滑り止めの細かい溝があり，針が動かないように強固に保持できるようになっている．以下が代表的な形状である（図4）．

マッチュー型持針器：外科で多用される持針器である．握ると自動的にロックがかかり，さらに強く握るとロックが外れて針を解放するようにつくられている．比較的大きめの針で筋膜や

Knack & Pitfalls

◎針と糸の種類と組み合わせを理解し，適材適所を心がける．
◎道具の名前と機能を覚えて，能動的に使い分けるようにする．
◎愛護的縫合は道具と材料の選択から始まる．

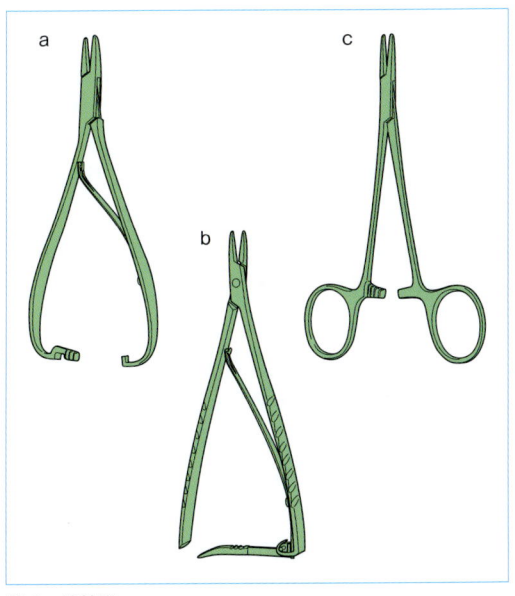

図4　持針器
a　マッチュー型
b　ローゼル型
c　ヘガール型

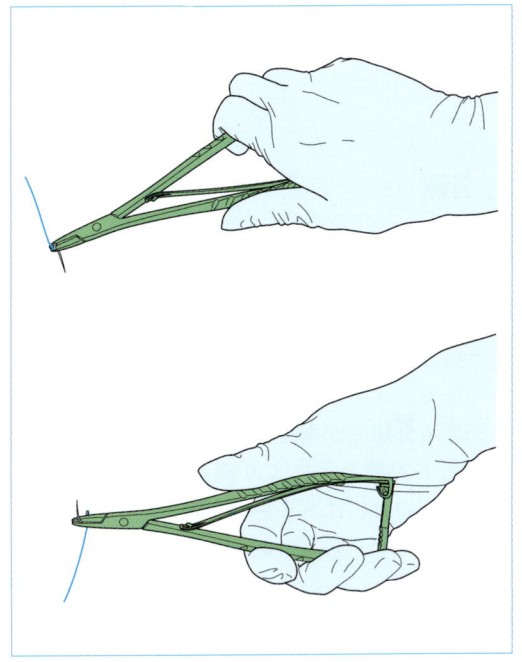

図5　ローゼル型持針器の持ち方

関節包などの深部を強固に縫合する場合に用いられる．表面に凹凸があるため，機械縫合には適さない．

ローゼル型持針器：マッチュー型と同様に深部を結節縫合する際に用いられる．握り手の末端にあるロックのハネ側を小指側に保持し（介助の看護師等はそのように持てるように渡さなければならない），外すときは小指でロックを跳ね上げて外す（図5）．

ヘガール型持針器：はさみやコッヘル鉗子と類似の形状で指を通す穴がある．母指と環指または中指で保持し，示指は軸に当てて持針器を安定化させる．穴には指のDIP関節まで入れる（図6）．前述の持針器よりも繊細な動きが可能であり，比較的小さな針で皮下や皮膚などの浅い組織を丁寧に縫う際に用いられる．針が小さくなれば持針器も小さいサイズを用いるようにする．軸から鉗子先まで凹凸が少なく，機械縫合に適している．

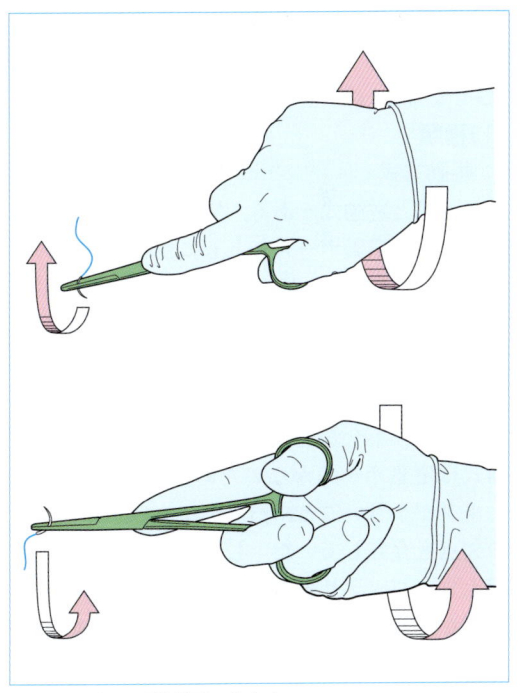

図6　ヘガール型持針器の持ち方

39

総論[Ⅱ. 器具] ▶ 基本テクニック

6 骨鋸, ハイスピードバー

九州厚生年金病院整形外科 原 俊彦

1. 骨鋸

骨鋸 bone saw は骨を切離するためのものである．骨欠損を最小にしつつ，刃を撓ませることなく骨切りするのが理想である．刃を厚くすると撓みにくくなるが，骨切りの際に骨欠損が多くなる．逆に刃を薄くすると撓みやすくなり意図する骨切りが困難になる．また同じ刃厚でも刃長と刃幅などにより撓みやすさは変化する．骨鋸の刃にはさまざまな規格があり特徴をよく知っておく必要がある．刃厚よりカット厚は広く，さらに駆動による振動で骨欠損はカット厚よりさらに広くなることを念頭におく必要がある（図1）．

骨切り中に骨と骨鋸の刃の間で熱が発生し骨組織を傷害することが指摘されており[1,2]，生理食塩水を滴下して発熱を抑えるなどの配慮が必要である．

(1) 種類
① 駆動方式

気動式と電動式がある．気動式はトルクが高いが，重い窒素ホースとともに使用しなければならない（図2）．ガス供給設備もしくはボンベが必要であり，重いホースが不潔域と繋がっているため清潔に気をつける必要がある．また長期的に窒素ホースや接続部からのエアー漏れによる動作不全が生じることがある．一方，電動式は窒素ホースがないため操作性が良いが，トルクが小さいことやバッテリーの不具合などの欠点も存在していた．しかし最近では性能が向上し，バッテリーの状態を確認するシステムなどができトラブルも少なくなってきている．

② 駆動方向

往復骨鋸 reciprocating saw と振動骨鋸 oscillating saw がある（図3）．reciprocating saw は刃を前後に駆動させる方式の骨鋸であり，oscillating saw は刃を左右に駆動させる方式の骨鋸である．股関節領域では reciprocating saw を使用することが多く，人工膝関節では oscillating saw を使用するなど手術に応じて使い分けを行う．先端部での軟部損傷を回避するために8の字を描きながら動く特殊な Tuke bone saw などもある（図4）．

③ 刃の種類

reciprocating saw の刃：片刃を使用することが多いが，両側に刃を有するタイプもある（図5）．

oscillating saw の刃：さまざまなタイプが存在する．それぞれの特徴をよく把握したうえで使い分ける必要がある．刃幅が大きすぎると軟部損傷の危険が増すため注意する（図6）．

(2) 使い方

使用する前に必ず刃の接続状態などを確認するために実際に駆動させて動作を確認する必要がある．使用法の基本は，駆動を止めて骨切り部までの出し入れを行うことである．周辺の軟部組織損傷，助手の手を傷つけるなどの重大事故に繋がるため厳守する必要がある．骨切りを行う前に骨切り線をマーキングする．骨切り線のマーキングはペン，電気メス，ノミを使用して行う．ノミを使用する際は皮質骨に軽く傷をつける．実際に骨切りを行う前に骨切り線上の軟部組織は除去しておく必要がある．骨鋸は必ず両手で保持する（図7）．指か手の甲などを術野の安定な部分に当てて骨鋸が操作中に振れないようにすることもある．本体の持ち手部分と周囲軟部が干渉する場合は，本体と刃の設置位置を変えて使用することがある．術者はさま

Knack & Pitfalls

◎駆動を止めて骨切り部までの出し入れを行う．
◎骨鋸は両手で保持する．
◎刃を撓ませない．

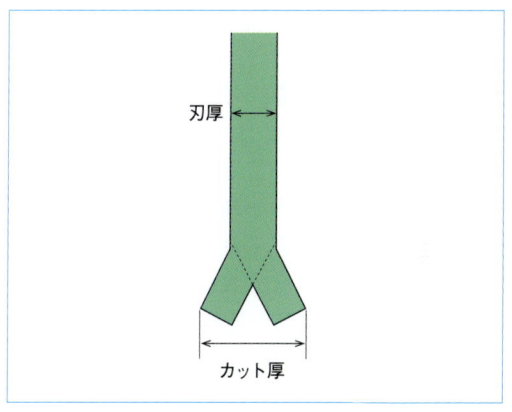

図1　骨鋸の刃．断面

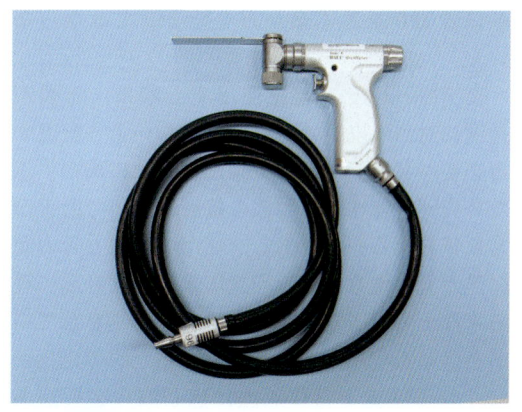

図2　気道式 oscillating saw

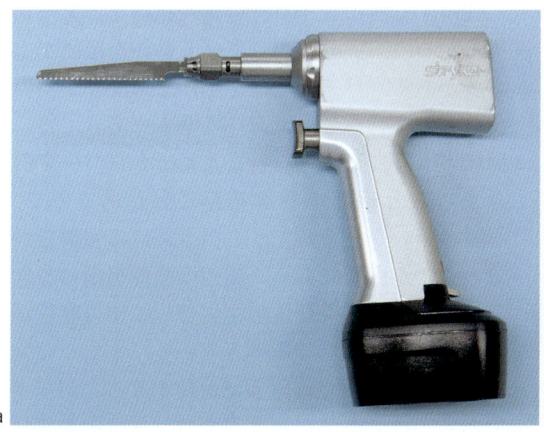

図3　電動式 reciprocating saw（a）と oscillating saw（b）

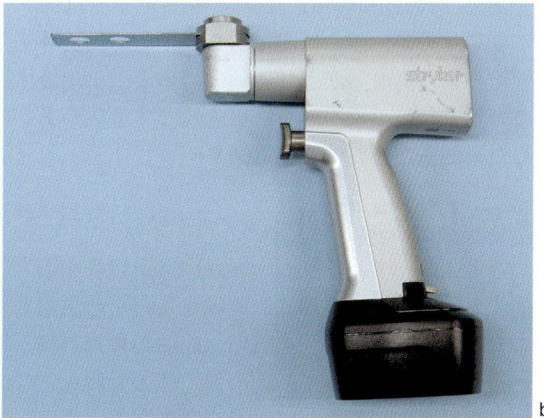

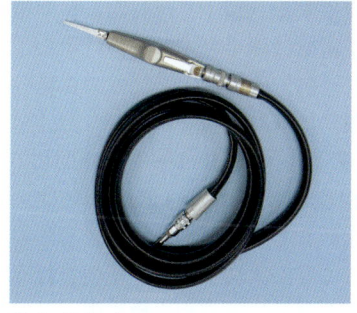

図4　Tuke bone saw

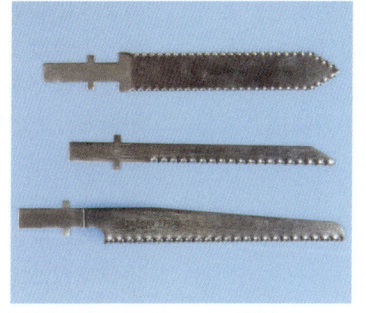

図5　reciprocating saw の刃

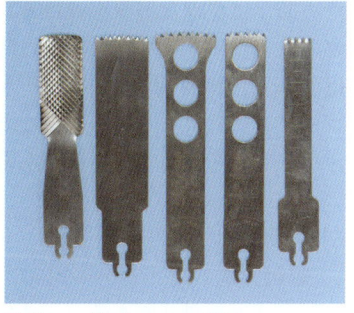

図6　oscillating saw の刃

41

ざまな刃の設置位置での使用を習熟する必要がある（図8）．骨切りの開始はゆっくりと刃を駆動させ，骨切り線に沿って骨に軽く傷を付けて刃振れを確認しつつ，徐々に駆動速度を上げて骨切り線に沿って刃を押しつけていく．この際に骨切りを急ぐ余り刃を撓ませてはならない．

　reciprocating sawを使用する際は，先端が過度に対側の皮質骨から突出しないよう配慮する必要がある．術者は正確な骨切りに集中するため周囲軟部への駆動部の接触について助手が常に気を配るべきである．使用中に刃と骨の間に熱が発生するため生理食塩水を骨切り部に垂らすなどの配慮が必要である．骨切りをしているときの抵抗感と骨切りが完了した際の抵抗がなくなる感覚を常に敏感に感じ取る必要がある．人工膝関節全置換術の際の後顆部の骨切りなどは後方に神経血管束があるため注意が必要である．reciprocating sawを使用する際は刃が骨切り方向に傾く傾向にあり，手前の皮質骨骨切りより奥の方が遅れる傾向にある．不十分な骨切りは後の術中骨折を引き起こす危険があるため配慮が必要である（図9）．

2. ハイスピードバー

　ハイスピードバーhigh-speed burrは骨を掘削する器具である．高速に回転するバーの先端を骨に当て骨を掘削していく．周囲の軟部を巻き込むことがあるので，掘削面に残る骨膜などの軟部は事前に除去しておく必要がある．骨鋸と同じようにハイスピードバーも掘削部で熱を発生し，骨・軟部組織を傷害する可能性があるため助手は生理食塩水をかけるなどの配慮が必要となる[3]．脊椎外科をはじめ関節外科でも多用される．角度付きアタッチメントやテレスコーピング式アタッチメントなど手術に応じてオプションを使用することがある（図10）．

(1)種類
① 駆動方式

　気動式と電動式がある（図11）．気動式はトルクが強く本体に熱を持ちにくく比較的安価であるが，回転数など細かな設定ができない．また，ホースが比較的重く操作性に劣り，長期的にエアー漏れなどのトラブルが生じることがある．一方，電動式は回転数などさまざまな設定が可能で，軽く，使用音が小さいなどの利点があるが，気動式に比べてトルクが弱く，本体に熱を持ちやすい．

② バー先端

　スチールバーとダイヤモンドバーがある（図12）．骨を掘削する際にスチールバーは掘削量が多く，ダイヤモンドバーは掘削量が少ない．同じダイヤモンドバーでも目の粗さに種類がある．ダイヤモンドバーの利点は軟部損傷の危険が少ないことである．それぞれの特徴を理解して使い分けを行うことが大切である．バーの先端は径1〜7mm程度の種類がある．また形状も球形や楕円形などさまざまなオプションがある．

(2)使い方

　使用する前に必ずバーの接続状態などを確認するために，実際に駆動させて動作を確認する必要がある．バーの先端を止めて掘削部までの出し入れを行うことは第一の基本である．特に回転が十分に止まらないまま術野からバーを引き上げると軟部を巻き込むことがあるので，バーの回転が止まってから引き上げる習慣をつけることが大切である．周辺の軟部組織の巻き込みは深刻な手術合併症を引き起こす可能性があることを肝に銘じるべきである．またバー先端を安定させるため両手で保持することが基本である．持ち方は，利き手でコントロール部分が付属した本体を持ち，必ずもう一方の手を本体に添え安定な身体部分や台などで手が振れないようにして使用する（図13）．しかし脊椎領域の内視鏡下手術では両手で本体を把持することは困難であり，例外的に片手で操作する場合がある．その際には軟部の損傷ができるだけ起こらないようダイヤモンドバーを1分間に6万〜8万回転程度で使用する．低回転ではスムーズに削れないことが多い．いずれにしても手技に習熟することが大切である．掘削を行う際は駆動している部分に軟部や皮膚に張ったドレープなどが接触しないように配慮する．掘削部での軟部の巻き込みも深刻な手術合併症を引き起こす可能性があり，特に助手はこの点に気

Knack & Pitfalls

◎バー先端を止めて掘削部までの出し入れをする．
◎周辺軟部の巻き込みに最大限注意する．
◎スチールバーとダイヤモンドバーを適切に使い分ける．

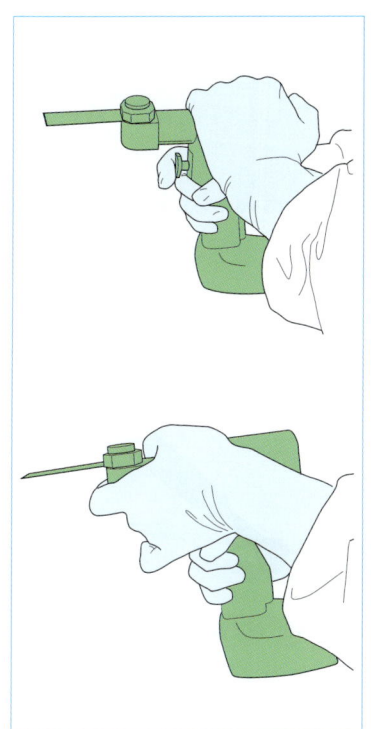

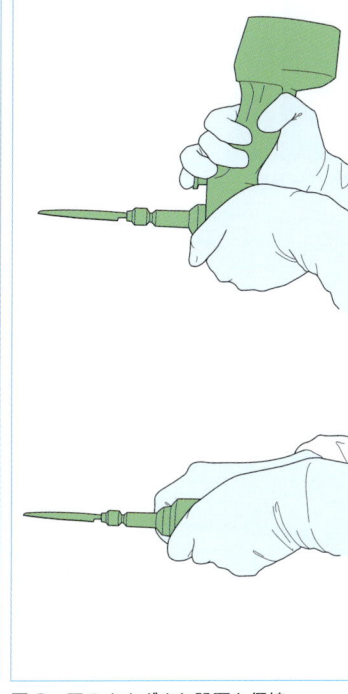

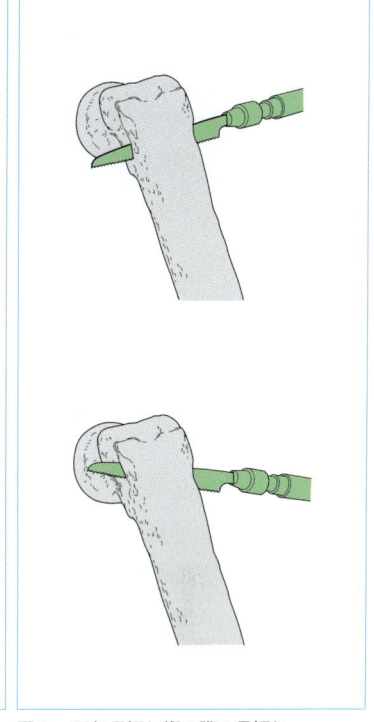

図7　骨鋸の基本的保持

図8　刃のさまざまな設置と保持

図9　回転骨切り術の際の骨切り刃が手前に傾いている（下）．

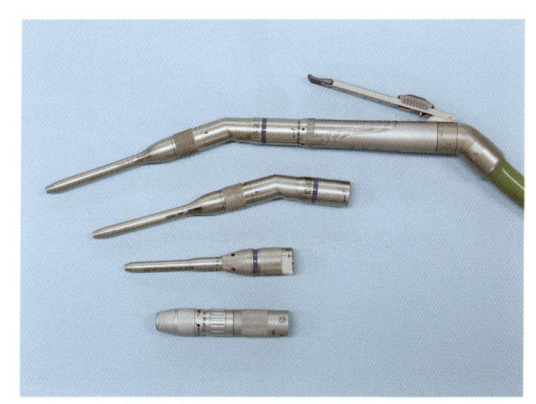

図10　ハイスピードバーの各種アタッチメント

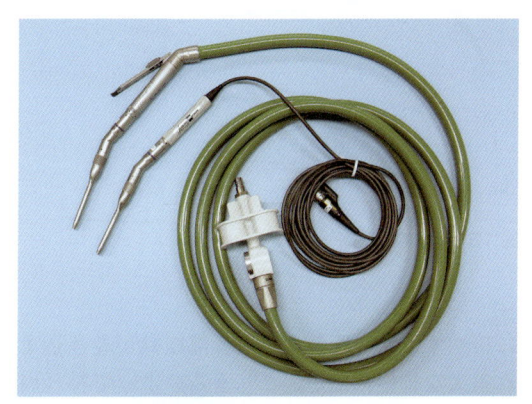

図11　気動式と電動式ハイスピードバー

をつけて開創に努める必要がある．
　削る方法は掘削部にまずタッピングを行い，それぞれの掘削部を繋げるようにブラッシングして拡大していくこともあるが，ブラッシングのみで掘削していくこともある．スチールバーは球の先端と側面で溝の深さが違うため，掘削中に硬組織がバー側面に当たるとはじかれることがあるので注意する（図14）．掘削は一気に深く掘り下げないようにする必要もある．また脊椎手術の際に回転中のスチールバーが硬膜管

43

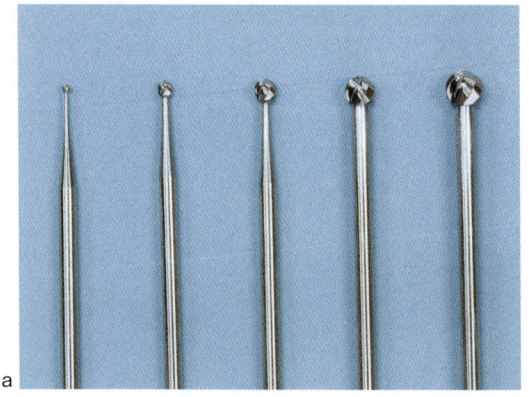

図12　a　スチールバー各種，b　ダイヤモンドバー各種

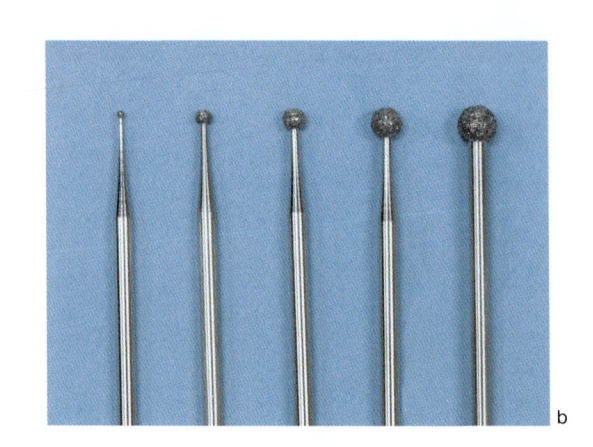

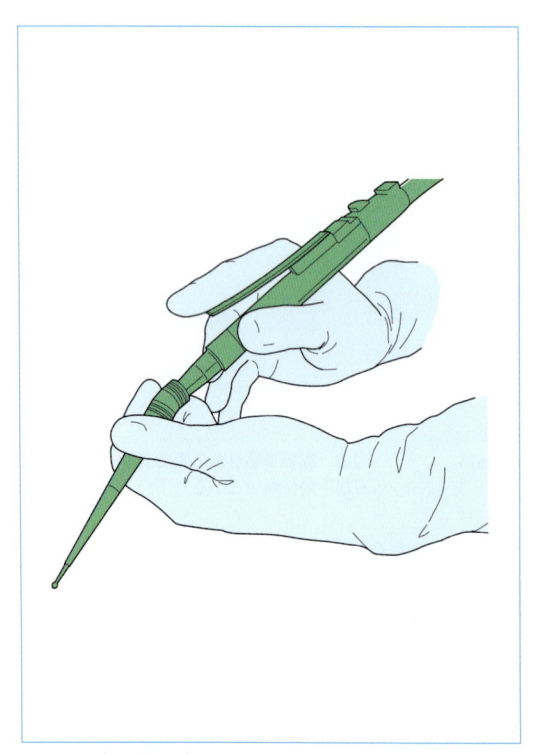

図13　基本的な保持

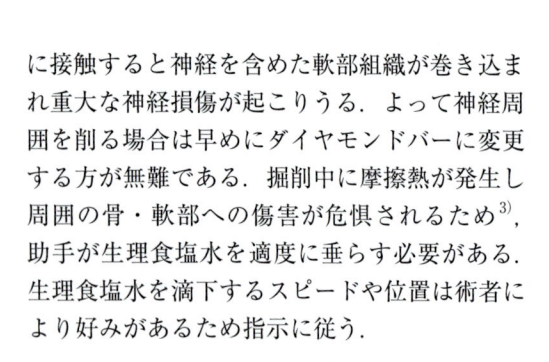

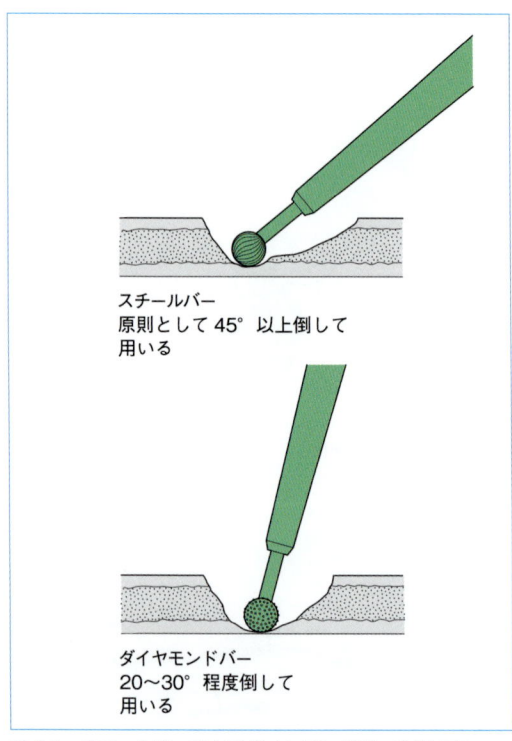

図14　スチールバーおよびダイヤモンドバーの使い方

スチールバー
原則として45°以上倒して用いる

ダイヤモンドバー
20〜30°程度倒して用いる

に接触すると神経を含めた軟部組織が巻き込まれ重大な神経損傷が起こりうる．よって神経周囲を削る場合は早めにダイヤモンドバーに変更する方が無難である．掘削中に摩擦熱が発生し周囲の骨・軟部への傷害が危惧されるため[3]，助手が生理食塩水を適度に垂らす必要がある．生理食塩水を滴下するスピードや位置は術者により好みがあるため指示に従う．

文献
1) Matthews LS et al : Temperatures measured in human cortical bone when drilling. J Bone Joint Surg 54 A : 297-308, 1972
2) Eriksson AR et al : Heat caused by drilling cortical bone. Temperature measured in vivo in patients and animals. Acta Orthop Scand 55 : 629-631, 1984
3) Hosono N et al : Potential risk of thermal damage to cervical nerve roots by a high-speed drill. J Bone Joint Surg 91 B : 1541-1544, 2009

【総論：基本テクニック】

Ⅲ．切開
Ⅳ．操作
Ⅴ．軟部組織の修復
Ⅵ．閉創

総[III. 切開]▶基本テクニック

1 皮膚切開および深部の展開

整形外科・形成外科よしだクリニック院長 **芳田辰也**・九州大学整形外科 **播广谷勝三**

1. 皮膚切開

(1) 切開線のデザイン

　術前に皮膚切開のプランニングを決める．手術操作が行いやすく，術後瘢痕が可能な限り目立たない切開線を計画する．具体的には術後瘢痕が目立ちにくい皺に平行な切開線のほうがよいが，手術操作が困難ならば必ずしもこれにこだわる必要はない．関節を横切る切開線を行う場合，皮膚の皺に直交する切開線は術後の皮膚瘢痕による関節拘縮の原因となるため切開線は長くなるがジグザグ切開，弧状切開，S状切開などを選択する（図1）[1]．マークには市販されているディスポーザブルの皮膚ペンを用いる．股関節・脊椎・膝関節などの大きな手術にはペン先の太いタイプを利用し，手・足などの細かい手術やデザインの複雑な手術には細いタイプを利用する．ドレーピングを行う場合，皮膚に切開デザインを行ってから貼り付ける．強く引っ張りながら貼り付けると容易に切開デザインがずれるため注意する．術前に切開デザインに直交する線を数ヵ所マークしておくと，皮膚がずれることなく閉創できるので便利である．閉創の際，正確な皮膚縫合を行うためにはドレープを一部剥がさなくてはならないが，剥がす際にマークが消えることがあり注意する．

(2) エピネフリンの局所麻酔

　ターニケットが使用できない股関節や脊椎の手術の場合に皮膚・皮下組織からの止血効果を期待し10万倍希釈エピネフリンを注入する．全身麻酔での手術の場合，麻酔が浅くなっても痛み刺激を最小限にするため10万倍エピネフリン加1％リドカイン（1％キシロカインE®）を使用する．使用量が多くなると予想される場

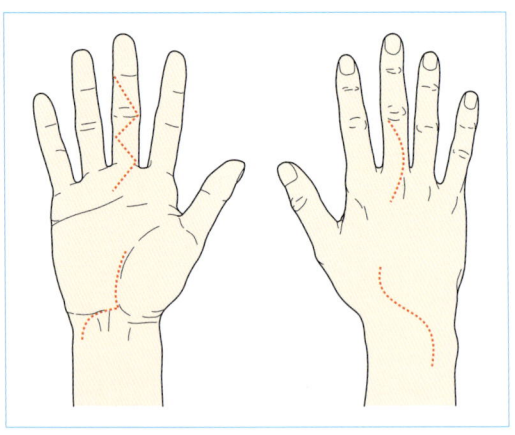

図1　手における切開線
皮膚による関節拘縮を防ぐためジグザグ切開，弧状切開，S状切開などを用いる．

合には0.5％溶液を用いるようにする．局所麻酔薬にエピネフリンを混ぜると血管収縮による局所麻酔薬の吸収を遅延させるため持続時間が延長するなどの利点がある．

(3) 切開

　メスは替え刃メスやディスポーザブルのメスを使用するが整形外科では一般的に10，11，15，21番がよく使用される．脊椎・股関節・膝関節の手術では10，21番がよく使用され手・足の外科では15番が使用される．特に手の外科でジグザグ切開を行うときは11番が便利である．切開は皮膚面に垂直になるように行う．

　皮膚切開も組織障害の一つであり，良好な創傷治癒を得るためには組織の挫滅を最小限にすべきである．そのため，切開を行う部位にはテンションが十分にかかっている必要がある（図2）．術者が右利きの場合には，右手にメスを

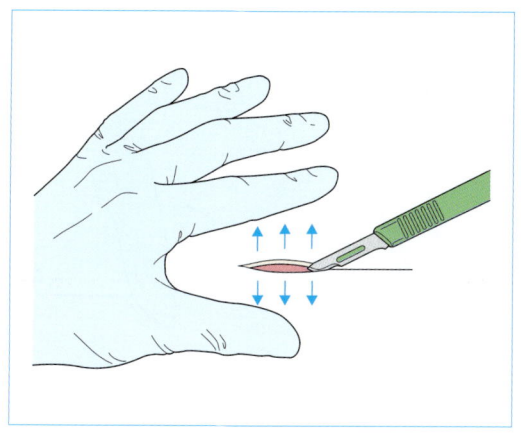

図2　メス切開のための展開，牽引（1）

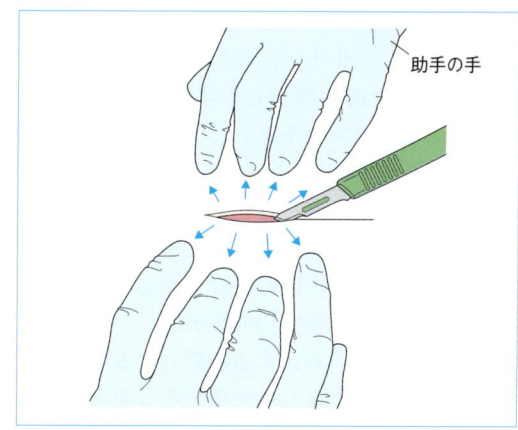

図3　メス切開のための展開，牽引（2）
切開された皮膚に動的に力をかけて創を開き，切開の深さを確認しながら進める．

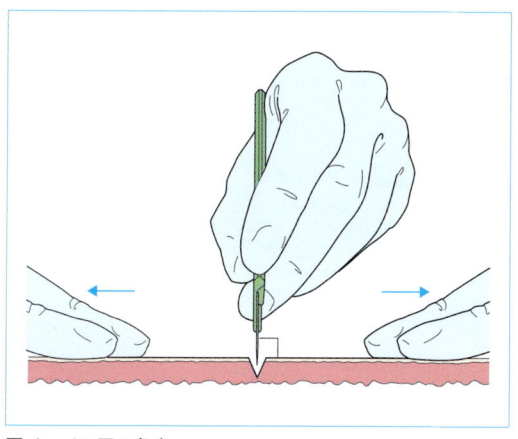

図4　メス刃の角度
皮膚を的確に切開するため，切開部位にカウンタートラクションをかけ，メスを皮膚に直角に当てる．

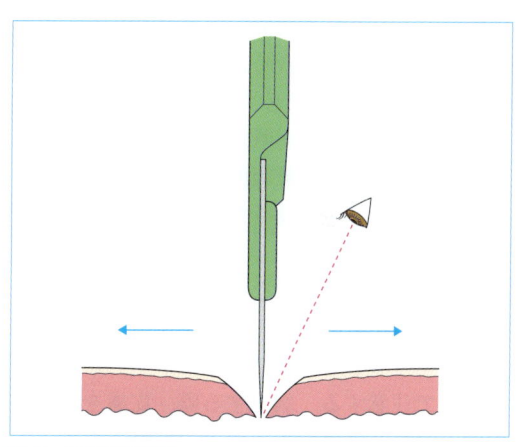

図5　切開時の確認

持ち左手の母指と示指の間で，もしくは前立ち（第一助手）の協力を得て切開線に対して組織を左右に引っ張りテンションをかける（カウンタートラクション）（図3）．そのうえで，創縁が斜めにならないように，メスの刃を皮膚に直角に当てる（図4）．皮膚に張力をかけながら切開を行うと切開した部分が外側に引っ張られるため，どの層（表皮・真皮・皮下等）まで切開を加えたかを確認しながら切開を行う（図5）．メスによる切開は可能な限り，1回の切開で目的の深さまで到達させる．複数回切開を加えると，創縁が不整となり創傷治癒の面で不利である．皮膚解剖からは，真皮深部の血管が豊富な部分の手前までメスにて切開しその後は電気メスを用いることで出血を防ぐことができる．この場合，皮膚の断端表層を焼いてしまうと創治癒が遅延し術後瘢痕の原因となるので注意しなければならない．メスの基本的な使い方は，始めはメスを寝かせ，最後は立たせ，さらに始点に戻って真皮の切開を追加する．これで切開線の断面は矩形となる（図6）．切開が一刀で済まない長さである場合，図6のようにすでに切開した創を十分に開き，次に切るべき皮膚に正確にメスをあてがって進める（図7）．メスは3本の指で鉛筆と同じ要領で持ち，中手指関節以遠のみ動かす（図8）．細かい部分は

11番メスが使いやすく，11番メスを立てて鉛筆持ちにし，デザインに合わせて切開する（図9）．曲線の皮膚切開などの場合にもピオクタニンペンなどでマーキングし切開を行うと正確な切開が可能である．

陥りやすい間違いとして，皮膚に十分に張力をかけずに切開を加えると刃先が創に埋没し皮膚面に対し正確に垂直になるよう切開できない（図10）．また張力を十分かけたとしてもメスが皮膚に対して斜めに入ると縫合する際に創縁が合わせにくくなるため注意する（図11）．

2. 深部の展開

(1) 皮下剥離

創縁の緊張を減らし寄せやすくするため皮下剥離を行う．単なる切開で創縁に緊張がかからない場合でも真皮縫合時に創縁を密着させるために数mmの剥離が必要である．皮膚を切除した場合には大きな剥離が必要で筋膜上での剥離が容易である．剥離範囲の目安であるが皮膚欠損部の短径と同じ長さだけ周囲皮下組織を剥離する（図12）．しかしこれはあくまで目安であり部位により多少異なり，皮膚両断端を軽く摘んで寄るかを確認する．下腿などでは剥離範囲が広すぎると皮膚の部分壊死が生じることもあるので注意する．剥離する際，皮膚を鉤ピンで強く摘むと皮膚を損傷するので軽く摘むようにする．皮下の脂肪層を剥離する際メスで鋭的に剥離する場合と剪刀・ペアン鉗子などで鈍的に剥離する場合がある．剪刀の場合，細かい部分では摂子で張力をかけて，見えているところを浅く切ることを繰り返す．摂子で強く把持しすぎて，表皮を損傷しないようにする．大きい部分ではメイヨー型剪刀を用い，先端を開閉させ剥離しつっぱっている組織を切っていく（図13）．鋭的に剥離する場合には神経を損傷する可能性が高いため橈骨神経浅枝など損傷によるトラブルの可能性がある部位では剪刀・ペアン鉗子などで確認しながら鈍的に剥離した方が安全である．

文献
1) 津下健哉：手の外科の実際，南江堂，東京，30，1988

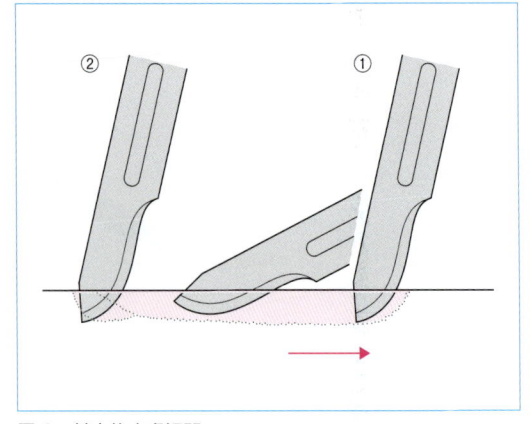

図6　基本的皮膚切開
始めはメスを寝かせ，最後は立たせ，さらに始点に戻って真皮の切開を追加する．これで切開線の断面は矩形となる．

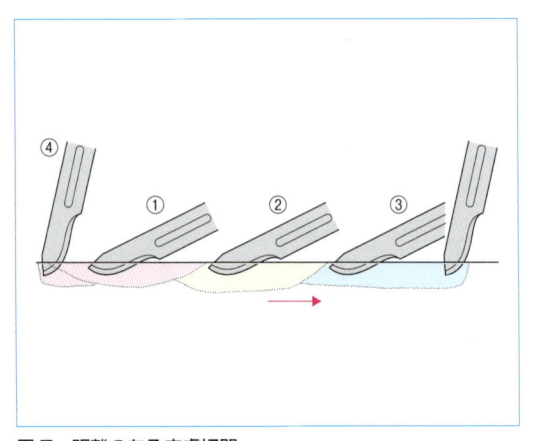

図7　距離のある皮膚切開
切開が一刀では済まない長さである場合，図3のようにすでに切開した創を十分に開き，次に切るべき皮膚に正確にメスをあてがって進める．

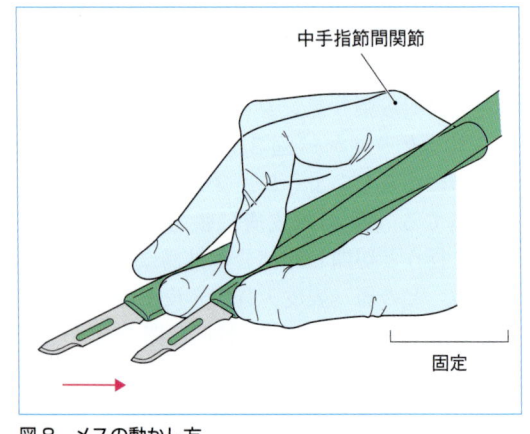

図8　メスの動かし方
3本の指で鉛筆と同じ要領で持ち，中手指節間関節以遠のみを動かす．

Knack & Pitfalls

◎関節を横切る切開を行う場合には術後皮膚性の拘縮を生じさせないよう注意する．
◎皮下を剥離する場合，可能な限り皮神経を損傷しないよう注意する．

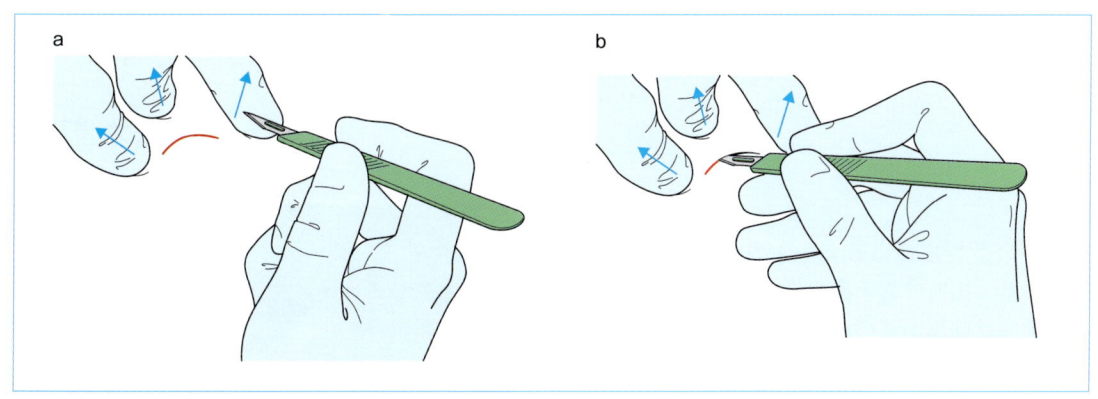

図9 細かい部分の切開
メスを立てて鉛筆持ちにし，デザインに合わせて切開する．

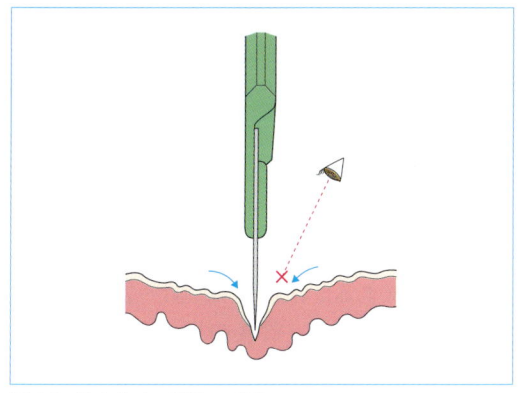

図10 陥りやすい間違い（1）
張力が十分でないと，刃先が創に埋没する．

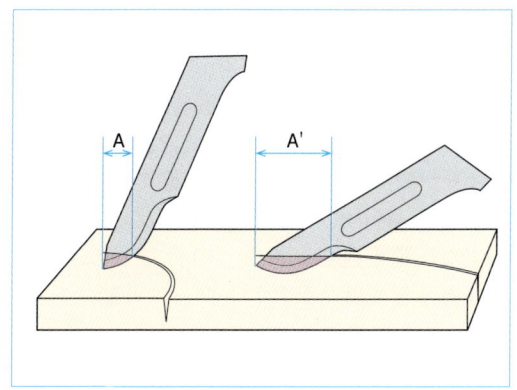

図11 陥りやすい間違い（2）
メスが皮膚に対して斜めに入ると縫合の際に創縁が合わせにくくなる．特に曲がった皮切を加える際に注意が必要．

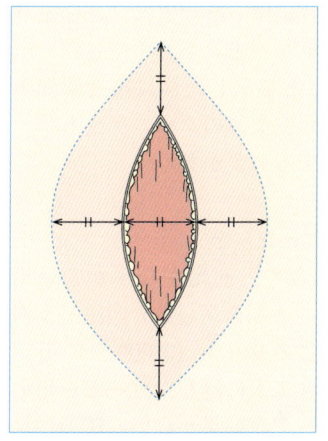

図12 周囲皮下剥離範囲
欠損皮膚の短径と同じ距離だけ剥離する．

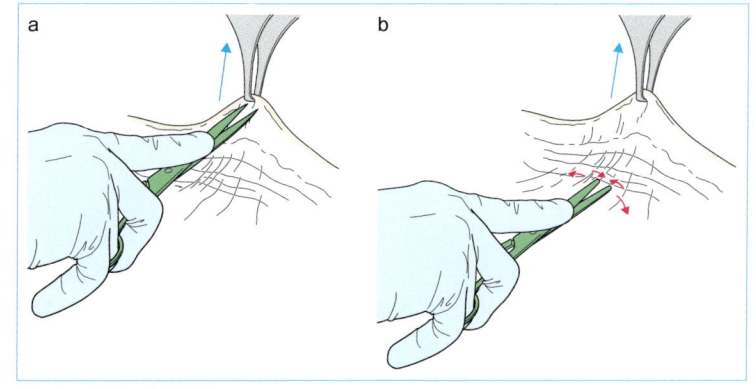

図13 剪刀による剥離
a 細かい部分では摂子で張力をかけて，見えているところを浅く切ることを繰り返す．摂子で強く把持しすぎて，表皮を損傷しないように注意が必要．
b 大きい部分ではメイヨー型剪刀を用い，先端を開閉させて剥離し，つっぱっている組織を切っていく（摂子で張力をかけるのは同様）．

総論 [IV. 操作] ▶ 基本テクニック

1 術中の止血操作

九州大学整形外科 **松本嘉寛**

はじめに

　術中の多量出血は致死的となりうるとともに，少量の出血でも手術操作の妨げとなり，術後の血腫は創傷治癒の遅延，術後創部感染の原因となる．よって丁寧な出血のコントロールおよび無血野の確保は，最も重要かつ基本的な手術手技である．

　深部からの大出血に対して，盲目的にモスキートペアン鉗子などで摘み，結紮を行ったり，電気メスによる凝固を試みる傾向があるが，周囲の神経，血管の副次的損傷の可能性が多く，しばしば処置に難渋する．大出血の場合には，比較的大きな血管が損傷している例が多く，まずは創内にガーゼパッキングなどを行い確実な圧迫止血を試みる．10分ほどの圧迫によりある程度出血がコントロール可能である．再度，出血部位に操作を加える必要がある場合にはガーゼをゆっくりと剝がし，出血点を確認したうえで止血する．閉創時には肉眼的出血はすべて止血すべきであるが，どうしても止血がむずかしい場合にはドレーンを留置し，ガーゼを厚く当て，伸縮絆創膏，弾力包帯などで圧迫を施して閉創する．

　以下に止血法の実際について機械的止血法，電気的止血法，化学的止血法に分類し，それぞれの方法を概説する．

1. 機械的止血法

(1) 駆血による止血法

　四肢では，空気圧を利用した止血帯（ターニケット）を用いることで，出血を抑え，無血野の確保が可能となる．上肢では上腕に，下肢では大腿部に止血帯を装着する．通常，ゴムバンド（Esmarch駆血帯）を用いて末梢から駆血し，止血帯の近くまで巻き上げたところで止血帯に

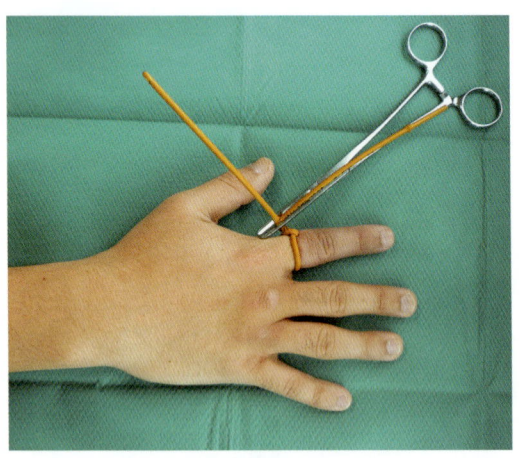

図1　ネラトンカテーテルを用いた止血法

加圧し止血する．上肢では200～250 mmHg，下肢では300 mmHg前後の圧が使用される．また，手足指ではネラトンカテーテルなどを基部に巻くことで止血が可能となる（図1）．

　長時間の阻血に伴う組織損傷を防ぐために止血時間は約1時間半程度を目安とする．引き続く処置が必要な場合には，解除前に創部に生理食塩水ガーゼなどをパッキングし手や包帯で圧迫，患肢を10分ほど挙上した後に再度駆血・止血を行う．長時間駆血後のターニケットペインの発生にも留意する必要がある．

(2) 圧迫（タンポナーゼ）法

　出血点が多い場合や，同定がむずかしい場合，ガーゼなどをパッキングし数分間圧迫止血する．この際，エピネフリン（5,000～10万倍程度）入りの生理食塩水に浸したガーゼを用いると血管収縮が生じ止血効果が高い．圧迫に伴い小出血はコントロール可能である．ガーゼを少しずつずらしながら，残った止血点を一つ一

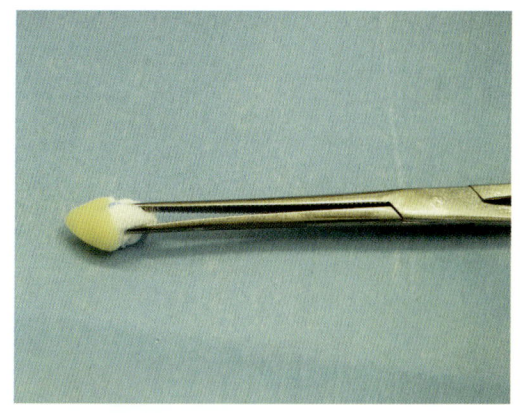

図2 骨ろうを用いた止血法

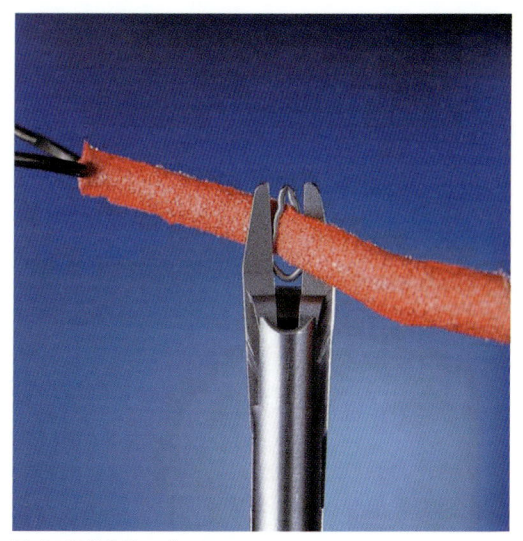

図4 結紮クリップ

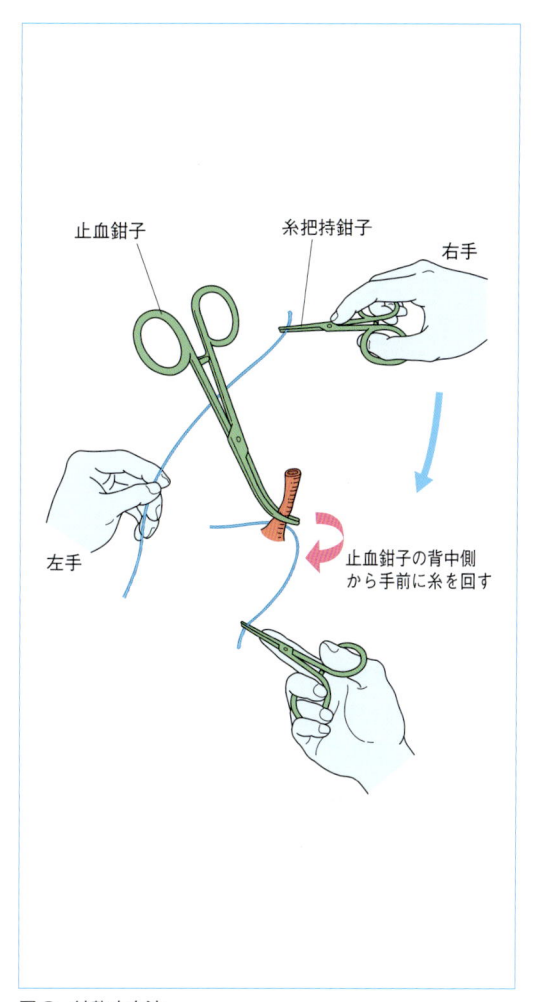

図3 結紮止血法
糸把持鉗子を右手で把持，止血鉗子の背中側から手前に糸を回して結紮縫合する．

つ確認，電気凝固や結紮などで確実に止血を行う．骨組織からの出血の場合には骨ろうを塗布することで止血が可能である．脊椎手術などでは，骨ろうをツッペル鉗子などの先端につけて用いることで微細な操作が可能である（図2）．骨ろうは異物であり，感染の原因，骨癒合の阻害因子ともなりうるため使用量は必要最小限とする．

(3) 結紮法

動脈性の出血や，切断すべき血管が大きく十分に同定可能な場合には，モスキートペアン鉗子などの先端で血管を挟み糸で結紮する（図3）．結紮糸にはナイロン糸や絹糸などが用いられるが，血管の太さ，動脈，静脈かの違いにより太さを変える．近位側では二重結紮を行うことも多い．また，出血点が同定できないときに，出血部周囲の組織に針糸をかけて結紮縫合法（図4）を行う場合もある．その際，出血点を中心に8の字に周囲組織を含めて縫合，止血を行う．神経や周囲血管の損傷に注意する必要がある[1]．

(4) 結紮クリップ

血管が十分に剥離できた場合には，結紮クリップによる止血も有効な方法である．結紮クリップは組織や脈管を圧挫することで閉塞させ，結紮止血を行う手術器具である（図5）．

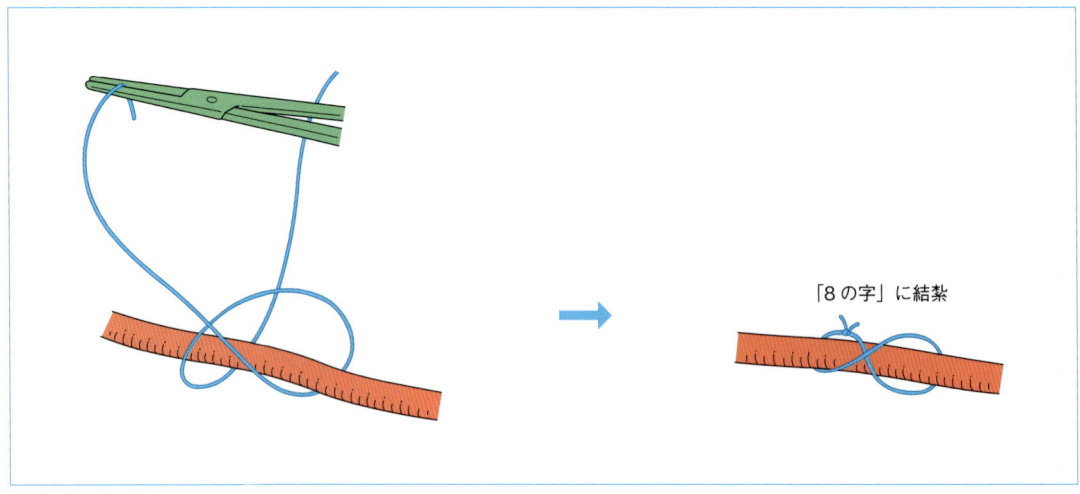

図5 結紮縫合法
出血点が固定できないときに，出血部周囲の組織に針糸をかけて結紮縫合法を行う．周辺の神経組織などに注意しながら出血点を中心に8の字に周囲組織を含めて縫合，止血を行う．

糸を用いた結紮に比べて，時間の短縮かつ均一な結紮が可能と考えられている．適切に使用することで，骨盤などの深部の結紮や脆弱な組織の結紮に際して有効である．

クリップは材質により，金属製と非金属製のものに分かれる．金属製の多くはチタン製であり異物反応は少なく体内に残しても問題が少ない．またMRI撮像時のアーチファクトも少ない．非金属製のクリップには吸収性，非吸収性のものがあり，症例に応じて使い分ける．

使用に際して，結紮したい血管や組織の大きさに合わせてクリップの大きさを選択する．クリップの間に組織を通してアプライヤーを握ると先端が閉じる．その後クリップしたい位置で握り込みクリップを完全に閉鎖させる．結紮したい組織がクリップより長い場合には，1発目のクリッピングを行った後，クリップ先端近くまで切離して2発目のクリッピングを行うことで対応できる．その際，2発目のクリップが1発目のクリップに重なる"clip on clip"になると1発目のクリップが弛み，止血効果がなくなるため注意が必要である．

(5) 鉗子圧挫法

小血管の場合には，術中出血点をペアン鉗子やコッヘル鉗子で挟み，数十分放置することで止血される（図6）．糸の残存もないが，術後再出血の可能性がある．

(6) 血管修復法

膝窩動脈など，止血により下腿壊死などが危惧される場合には血管を縫合することで止血を行う．詳細についてはp64参照．

2. 電気的止血法

小血管の処理，止血には電気メスなどの電気的止血も有用である．電気メスには単極（モノポーラー）型電気メスと双極（バイポーラー）型電気メスなどがあり，止血時の状況に応じて使い分ける．以下に，それぞれの電気的止血法の特徴を述べる．

(1) モノポーラー型電気メス

モノポーラー型電気メス（p21，図13参照）には，切開モードcut modeと凝固モードcoagulation modeの2種類のモードがある．切開モードでは，チップに接した組織の細胞内の水分が一瞬で蒸散し組織が切離される．そのため周囲への熱伝導は少なく，止血効果は低い．表皮近くなど周囲に熱を与えたくない部位や，血管が少なく切開のスピードを上げたい場合などに用いる．また，切開モードを皮下の切開に使用すると出血を抑えることが可能であるが，周囲の組織も凝固されるため皮膚表面の切開に

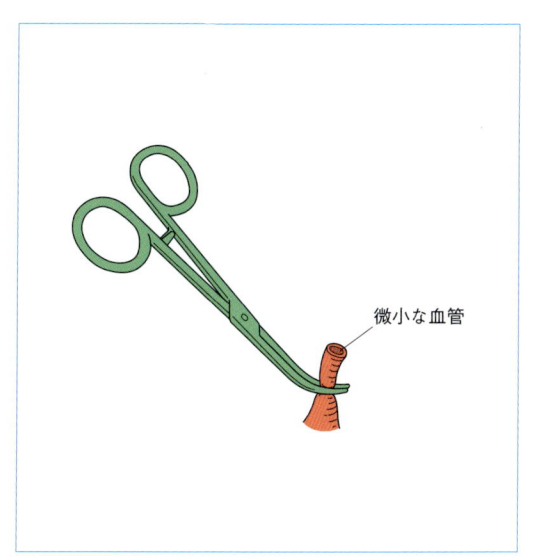

図6 鉗子圧挫法

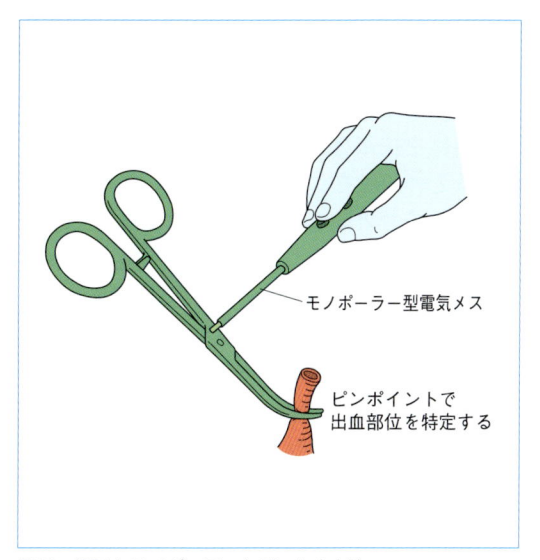

図7 摂子とモノポーラーを用いた止血法

は使用できない．

　一方，凝固モードでは，周囲組織に熱が伝導され，熱凝固を起こす．止血効果は高く，出血部位を摂子で摘み，摂子にチップを当てて通電し止血を行う場合もある．この場合は，周囲組織の障害を最小限にするため，ピンポイントで出血部位を特定し，摂子で摘む組織をできるだけ小さくする必要がある（図7）．チップの先端や，通電する摂子の先端が血液に浸かった状態では電流が血液の方へ流れるため，組織がドライな状態で用いる．組織にテンションをかけることで，切開も可能である．

　いずれのモードにおいても，チップの先端を用いて，組織と接する面積を最小限とすることで最大の効果が得られる．使用によって，電気メスの先端には焼痂が付着し，絶縁された状態となり切開力が低下する．その際には紙ヤスリなどで焼痂を取り除きながら止血を行う．また，心臓ペースメーカーは誤動作を起こす可能性があり，モノポーラー型電気メス使用に際しては注意を要する．

　他の基本的な注意点を列挙する．① 出力が強すぎると血管断端の凝固前に血管が焼き切れ，止血できないことがある．② 使用時に発生した熱が周囲に及び，熱傷，電撃傷を起こす可能性があるため重要組織や神経に接した部分での使用を控える．③ 凝固時に凝固部を挟んでいる摂子が皮膚などに接触し，損傷を起こす場合があるため，よく確かめてから凝固を行う．④ 電気メスの煙には有毒性や発癌性があると報告されており，吸引器でできるだけ吸引し，術野からの除煙に努める．⑤ 血管は通電により，数cm以上凝固されることがあるため，皮弁内の血管などは結紮もしくはバイポーラー型電気メスを用いる．

(2) バイポーラー型電気メス（図8）

　ピンセット型の電極に通電し，その間の組織を焼灼，凝固する．出血点もしくは，出血点の両側に電極を当て通電する．フットスイッチのみ，もしくはハンドスイッチでの使用も可能なタイプがある．挟まれた部分のみ通電されモノポーラー型電気メスと違い周囲組織の損傷が少なく，手などの手術で頻用される．心臓ペースメーカーを使用している場合も使用可能である．片方の電極に焼痂が付着しやすく，凝固効率が低下するため頻回に焼痂を除去する必要がある．

(3) Vessel Sealing System（LigaSure™）

　LigaSure™（以下LS：Covidien社）を用いて，結紮処理が必要なほとんどの血管やリンパ管などの脈管，脈管を含む組織を一括してシール切離できる点が特徴である．従来の外科手技にお

ける脈管処理の基本である．脈管の周囲組織の剥離を必要としない点で有用である．

基本原理は，電気メスのバイポーラーと同じく，組織を挟んだ後に電気エネルギーを出力し脈管などの組織をシールする．ハンドピースで挟んだ血管や組織の抵抗を自動的に計測，最適なシールが得られるように出力の調整が行われる．通常の電気メスに比べ，使用電圧は約180Vと低く，組織に与える熱損傷が少ない．

従来の電気メスでは，熱による血液凝固と血栓形成により止血効果が得られるが，LSの場合は，血管壁内のコラーゲンとエラスチンなどの膠原線維が一体化することで血管腔の閉鎖が得られる．よって，シール強度は高く，動脈においては約400mmHg以上の圧まで耐えられるとされており，径7mm程度の血管まで止血可能と考えられている．患者自身の体内コラーゲンを利用してシールを行うため体内に異物を残すことがないのも利点である．

手術機器は組織を把持しシーリングを行うハンドピース（図9）と，本体（図10）から構成されている．ハンドピースは形状，使用方法に応じて数種類準備されており，使用目的に合ったハンドピースの選択が必要である．基本的な使用法は簡便であり，先端のブレードで標的組織をラチェットがかかるまで把持，通電する．目的の組織の種類・厚さにより異なるが，一般的には4～5秒でシールが完了し自然に停止する．

(4) アルゴンビーム凝固法

アルゴンビーム凝固はノズルの先からアルゴンガスを噴射し，高電圧をかけて火花放電させ広範囲の組織を凝固させるスプレー凝固の一つである（図11）．アルゴンガスが出血面から血液を吹き飛ばし，出血血管が露出されるため，正確な止血が可能である．ノズルが組織に接触せず，凝血塊が先端に付着しない．凝固が進んで組織が乾燥すると組織抵抗が増加，高周波エネルギーは伝導せず組織損傷が少ない点も特徴である．

ハンドピース先端のノズルが組織まで1cm程度に近づくと放電が開始される．火花はアルゴンガス中を直線的に進むため方向性に優れ

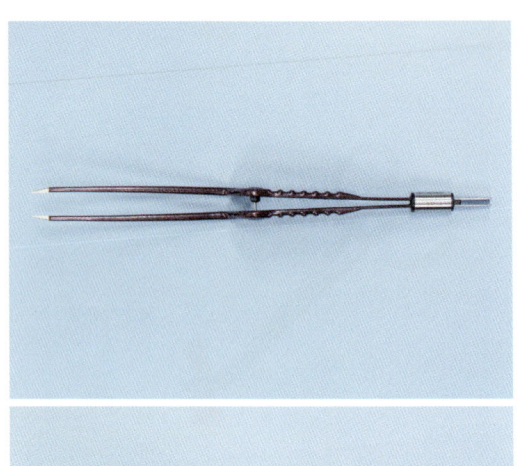

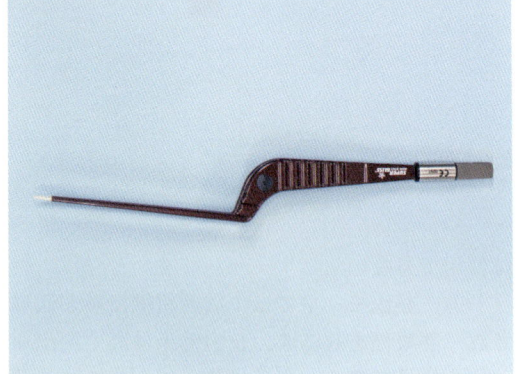

図8　バイポーラー型電気メス

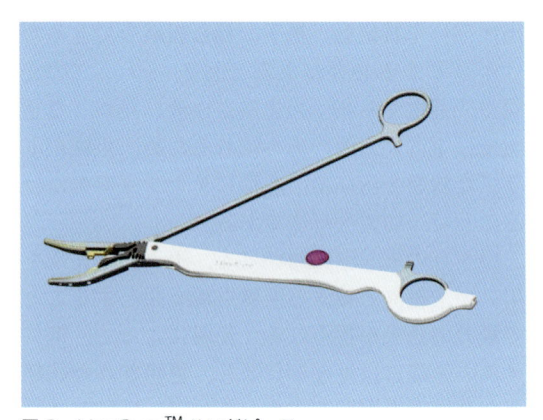

図9　LigaSure™ハンドピース

る．均等に分散した火花により浅く，広い均一な組織凝固が可能である．

3. 化学的止血法

これまで述べてきたように，術中止血の基本は機械的，電気的な外科的止血操作である．しかしウージング様の出血に対しては薬剤を出血部位に直接作用させて，血管収縮，血液凝固を

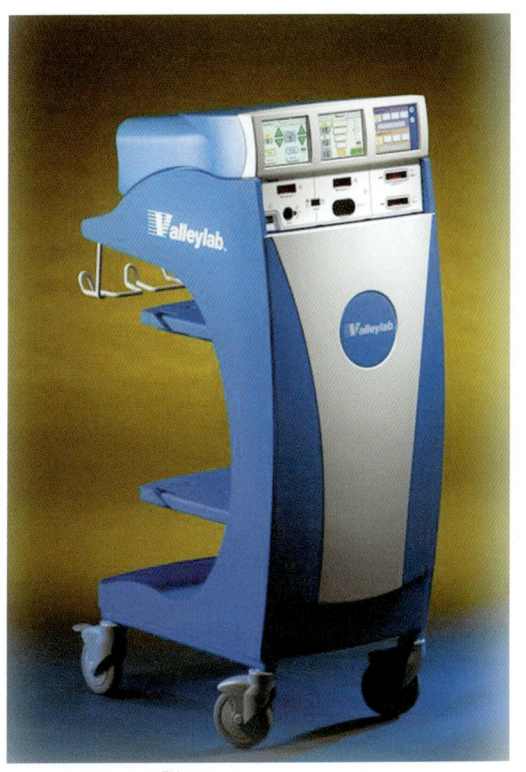

図10 LigaSure™本体

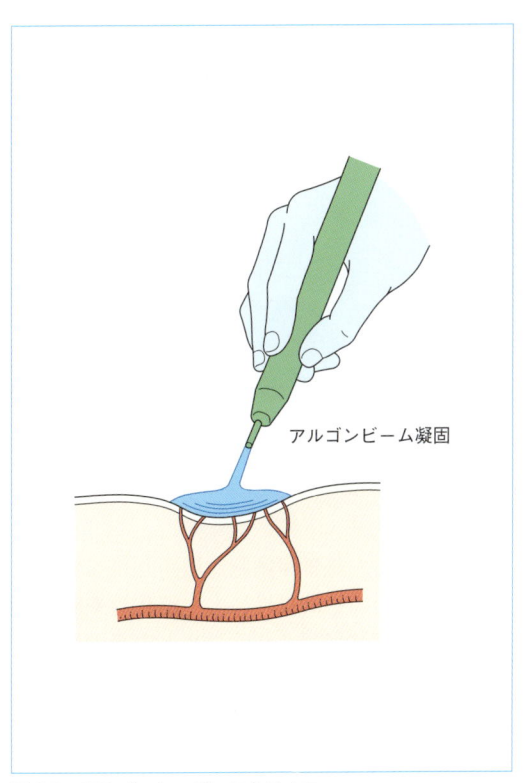

図11 アルゴンレーザーによる止血

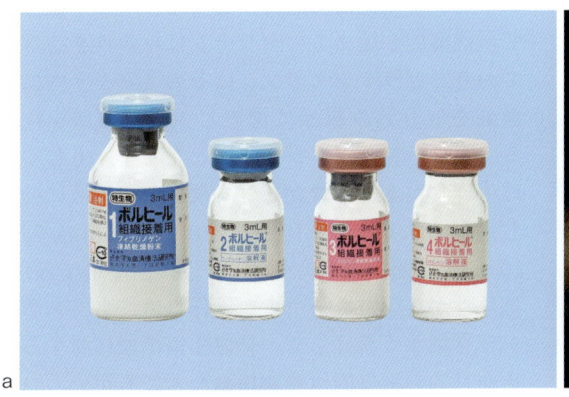

図12 液状フィブリン接着剤
ボルヒール（a）と，専用噴霧器による噴霧の様子（b）．

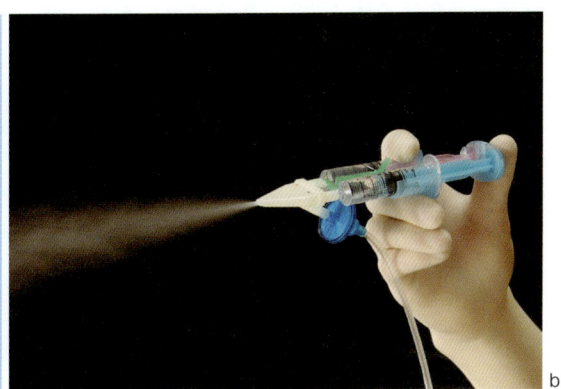

促進して止血する化学的止血法も有効である．
各種化学的止血法の特徴を以下に概説する

(1) 液状フィブリン接着剤

製剤によってその内容に多少の差はあるが，基本的な成分は，人由来のフィブリノゲン，凝固第XIII因子，トロンビン，カルシウムからなる血液製剤である（ボルヒール，化血研）．フィブリノゲンと凝固第XIII因子を含有した溶液と，トロンビンとカルシウムを含有する溶液を別々に調製し，専用の噴霧器などで創面に向けて塗布する（図12）．製剤中のフィブリノゲンが，トロンビンの作用により可溶性フィブリン塊となり，凝固第XIII因子，カルシウムの作用により，架橋化フィブリンとなる．これが組織の接着，閉鎖作用を発揮する．この安定したフィブ

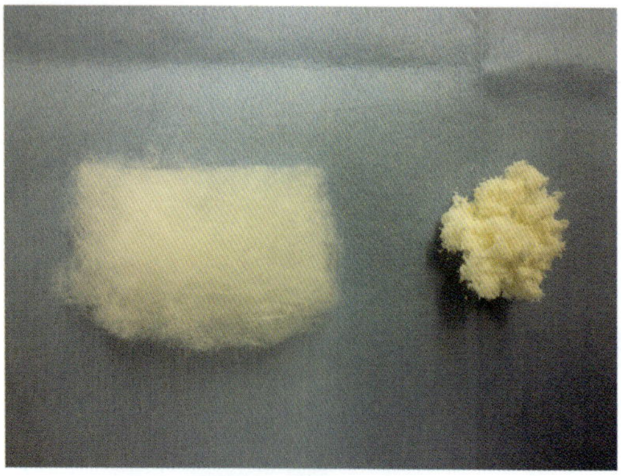

図13 コラーゲン製剤
綿状や粉状のさまざまな製剤があり用途に応じて使い分ける.

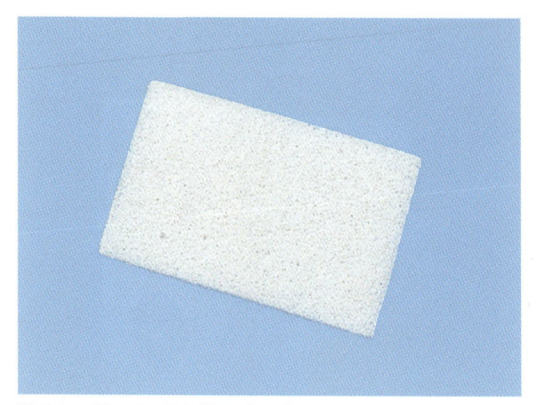

図14 ゼラチン吸収性スポンジ

リン塊の中で，線維芽細胞が増殖し組織修復を促進する．止血目的以外にも，消化管や肺の縫合部補強などに使用される．ヒト由来の製剤であるため，他の血液製剤と同様，感染症の危険性があることを認識して使用するべきである．

(2) シート状フィブリン接着剤

人由来のフィブリノゲン，トロンビン，アプロチニンがウマコラーゲンを支持体とするスポンジ状のシートに含有されている製剤である．創部にシートを圧着させると，シートのフィブリノゲンがトロンビンと反応しフィブリンとなり組織を接着，閉鎖する．アプロチニンにより，周囲の線溶反応は阻害される．支持体であるコラーゲンは物理的にフィブリン塊を補強し止血効果を高めている．本製剤も血液製剤である．同製剤もヒト由来製剤であり感染の危険性がある．

(3) コラーゲン製剤

牛由来のコラーゲンを原材料としている．シート状や綿状（インテグラン，高研），粉状（アビテン®，ゼリア新薬）などさまざまな形状の製剤がある（図13）．血小板はコラーゲンに接すると活性化されコラーゲンに粘着する．粘着した血小板は互いに凝集し血小板血栓を形成する．これが引き金となり凝固系が活性化され，フィブリンが形成されていく．コラーゲンそのものにも接着力があり，止血作用は強力である．肉芽や膿瘍の原因となる可能性があるため

不要な部分は除去すべきである．

(4) ゼラチン吸収性スポンジ

ゼラチンを凍結乾燥し無菌に精製した，可吸収性止血薬である（ゼルフォーム，ファイザー，図14）．創傷の表面に付着し，フィブリンとほぼ同等の止血効果を持つとされている．ゼラチンスポンジ自体には止血効果はなく，ゼラチンスポンジを出血面に貼付することにより，数分で血液凝固が始まる．ゼラチンは粘着性を持っており，ゼラチンスポンジはそのメッシュ内に血液を取り込み組織に付着し強固な血餅を作る．ゼラチンスポンジを乾燥したまま，もしくは生理食塩水やトロンビン，抗菌薬の溶液に浸し過剰の水分を取り除いた後に出血面に当て，10～15秒間，適当な強さで圧迫し使用する．抗原性がないため術中止血操作以外にも，スポンジを細かく粉砕して，骨盤損傷出血に対する止血目的の経皮的血管塞栓術などにも用いられている．

(5) 酸化セルロース

セルロースを酸化して得られた酸性多糖類線維を，ガーゼ状または綿状に調製した綿状の可吸収性止血薬である（サージセル，Johnson & Johnson，図15）．酸化セルロースの主成分がヘモグロビンと親和性を有しており凝血塊を形成し，止血効果を得る．ゼラチン吸収性スポンジとは異なり，乾燥した状態で使用することにより，より高い止血効果が得られるので，湿ら

◎丁寧な出血のコントロールおよび無血野の確保は，最も重要かつ基本的な手術手技である．
◎出血の状況に応じて，まず出血点を同定，機械的止血，電気的止血法を試みる．
◎出血点が判然としない出血の場合には，化学的止血も有用であるが，製剤の特徴をよく理解して用いる．

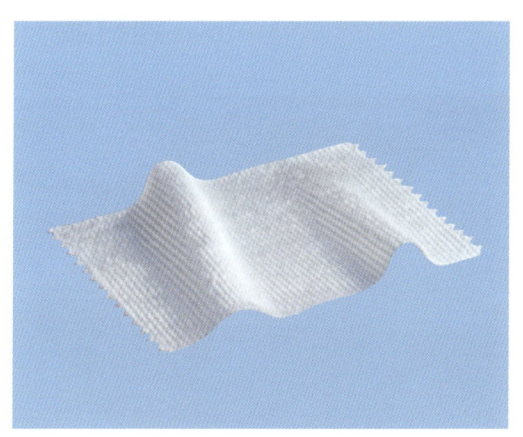

図15　酸化セルロース

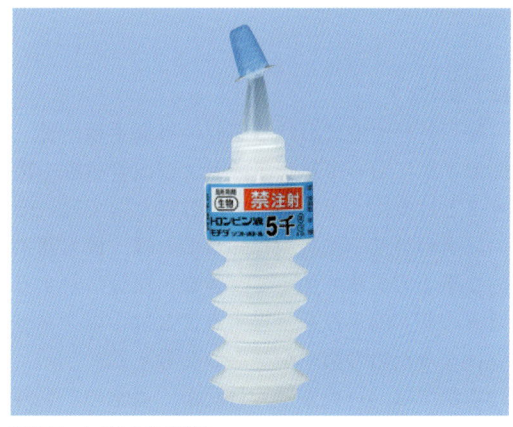

図16　トロンビン製剤

せて使用しないよう注意が必要である．

(6) トロンビン製剤

通常の結紮によって止血困難な小血管，毛細血管および実質臓器からの出血や消化管出血，鼻出血，気道内出血などに対して使用される．血中のフィブリノゲンに作用しフィブリンに転化することにより止血作用を発揮する（トロンビン液，トロンビン細粒，化血研，図16）．

(7) アドレナリン製剤

アドレナリンの血管収縮作用を利用して，局所止血に対して用いる．アドレナリン0.1％溶液として，ガーゼなどに含ませ創面を覆ったり，皮切の前に皮下や筋肉内に局所注入することで止血効果が得られる．局所処置用に用いる製剤と注射用の製剤があるので注意が必要である．

文献
1) 下間正隆：カラーイラストでみる外科手術の基本，照林社，東京，26-35，2004

総論[IV. 操作] ▶ 基本テクニック

2 神経・血管の取り扱い

大分赤十字病院整形外科部長 河村誠一

はじめに

　整形外科治療における四肢の外傷手術，骨・関節手術において神経組織および血管組織を扱うことは多く，手術に携わる者にとっては，その局所の解剖学的特徴を知ることは，最も基本的な事項である．加えて，神経・血管に対する処置の基本的手技を習得することは手術スタッフになるための第一歩であると考える．

　本稿では，一般整形外科医が，通常の整形外科手術で遭遇する四肢の末梢神経，末梢血管の取り扱いについて，総論的手技を述べていく．マイクロサージャリーによる再建手術や脊椎外科などでの特殊な手技を要する事項は，その部門の詳細な文献を参照されることを勧める．

1. 神経・血管の取り扱い方の基本手技：展開操作

(1) 血管

　通常の四肢の整形外科手術で取り扱う血管は，上肢では鎖骨下動・静脈，橈側皮静脈から手指の動・静脈まで，骨盤周辺では骨盤骨折での外腸骨動・静脈，下肢では，鼠径靱帯以下の大腿動・静脈から足部，足趾の動・静脈である．それぞれの解剖学的走行については，手術解剖書で確認していただきたい．

　まず，血管の基本的取り扱いについて以下に述べる．

① 血行遮断法

　血管手術に用いられる器具は，血管内膜を損傷させないものを用いなければならない．整形外科で扱う四肢の血管では，血管径に応じた血管クリップでの遮断，または，ビニールチューブを血管の周囲に回し，これを，短く切ったネラトンカテーテルに通して絞る方法（図1）や，血管テープを血管周囲に通して牽引挙上して，

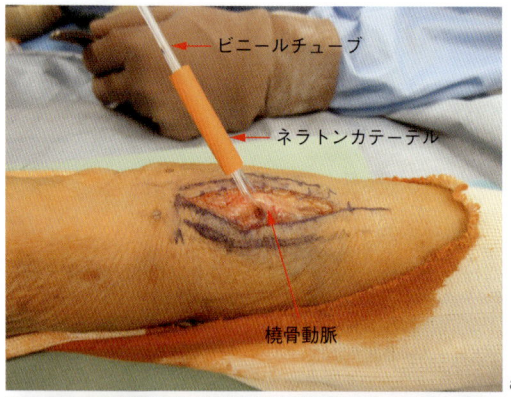

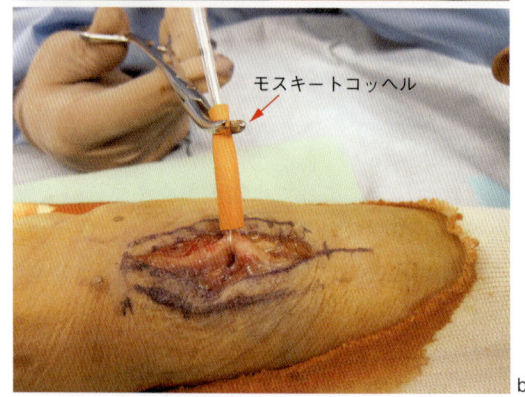

図1　血行遮断：ネラトンカテーテル使用
ビニールチューブを血管の周囲に回し，これを，短く切ったネラトンカテーテルに通して(a)，血管を絞りモスキートコッヘルでネラトンカテーテルを掴み，血流遮断を行う方法 (b)．

血行遮断する方法が内膜損傷をきたさないよい方法である[1]（図2）．

② 血管露出

　手術すべき血管の露出は，通常，まず障害部位より近位側血管周辺，次に，遠位側血管周辺の線維組織を剥離し，動脈，静脈を分離，同定して，それぞれにテープを回し，いつでも血行遮断ができる状態として，目的とする障害部分を露出させる（図3）．

③ 血管切断：四肢切断に伴うもの

切断部位に応じた神経，血管の解剖を熟知して手術に臨む必要がある．外傷などによる切断では，駆血帯を用いた手術を行うが，動脈硬化症などでの末梢血行障害による切断術では，切断部位のレベル決定のため，原則として，駆血帯を用いない．動脈硬化症による切断手術の場合，通常みられる動脈性拍動を生じる血管を認めることは少なく，血栓を伴い硬くなった拍動のない血管がみられることがしばしばである．切断する主要血管を分離して，それぞれを結紮する．大血管では，必ず二重結紮を行う．

④ 血管縫合

詳細は血管縫合の項（p64）を参照のこと

⑤ 血栓・塞栓の摘除

Fogartyによるバルーンカテーテルの出現により，手術操作は容易かつ確実となった．

カテーテルを血栓，塞栓部を越えて挿入し，バルーンを生理食塩水で膨らませながらカテーテルを引き抜き，血栓を同時に除去する．末梢側血栓の除去は，血栓を中枢へ向けて搾り出すミルキング操作も行う．

外傷後の血管損傷手術では，術前に血管造影（digital subtraction angiography；DSA）などを行い，術前に血栓形成部位をある程度把握しておくことが必要である．血管造影検査後，緊急手術を行う際，その手術に取り掛かるまでの一時止血としてバルーンカテーテルによる止血を利用することもある．

(2) 神経

整形外科で取り扱う神経は，脊髄，馬尾，神経根などを扱う脊椎外科の分野と，その分岐より末梢の四肢の神経を扱う分野に大別される．ここでは，四肢の末梢神経の取り扱いについて述べる．

① 神経の展開での基本事項

手術に際し，無血野手術ができるか否かは，手術の難易度を大きく左右する．可能であれば，駆血帯を用いて無血野で神経の手術を行うことが適当である．無血野が確保できない場合は，20万倍のボスミン®加生理食塩水を周囲に注射し，少しでも出血し難い状況にして手術に臨むことが望ましい[2]．

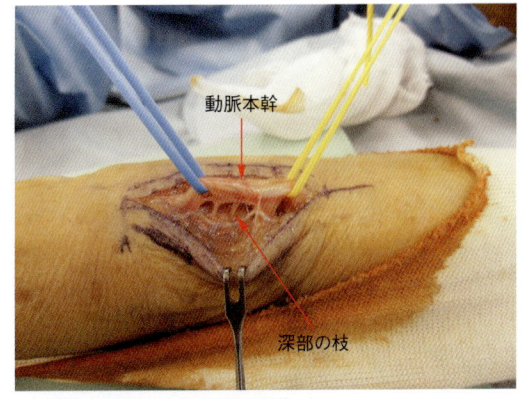

図2 血行遮断：血管テープ使用
動脈に血管テープを2本（青色と黄色のテープ）かけ，牽引し持ち上げて，深部の枝を凝固し，動脈本幹を血行遮断する．

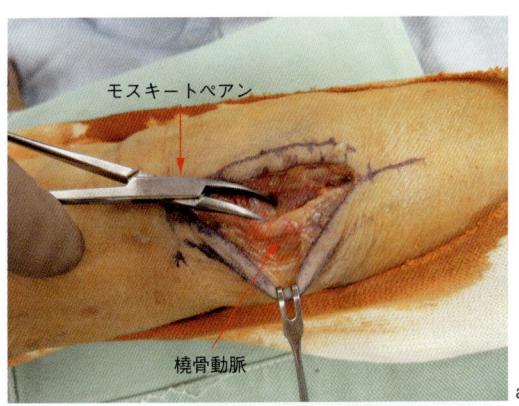

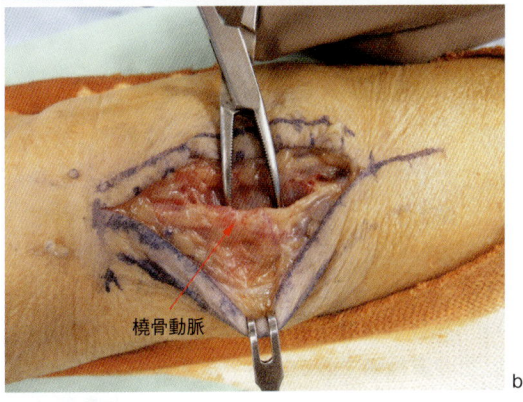

図3 血管露出
橈骨動脈の露出
a 動脈の走行に対し90°の方向にペアン鉗子を開き，周囲と剥離する．
b 続いて，動脈の走行に沿って，ペアン鉗子を開き，周囲組織より剥離する．

② 神経の展開・露出の基本手技

基本的には，血管の展開・露出・固定と同様な手技にて，必要なら拡大鏡を用いて操作を進

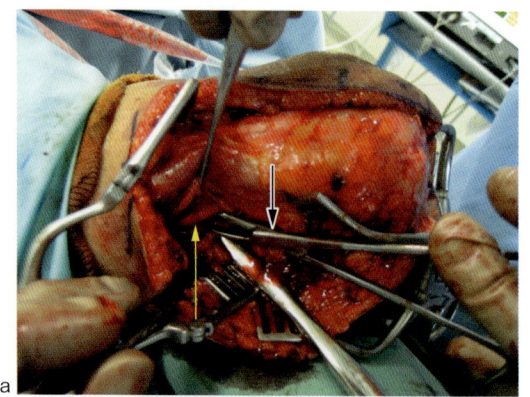

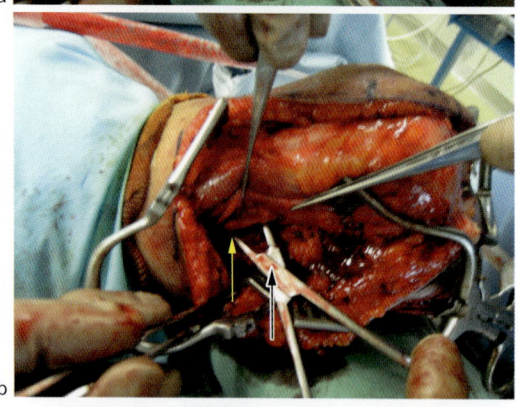

図4 神経の露出：尺骨神経
肘の近位レベルでの尺骨神経（黄色矢印）の露出．神経に対し約90°の方向にモスキートペアン（黒矢印）を開いて周囲と剥離し（a），続いて，神経の走行方向にモスキートペアンを開き周囲と剥離する（b）．

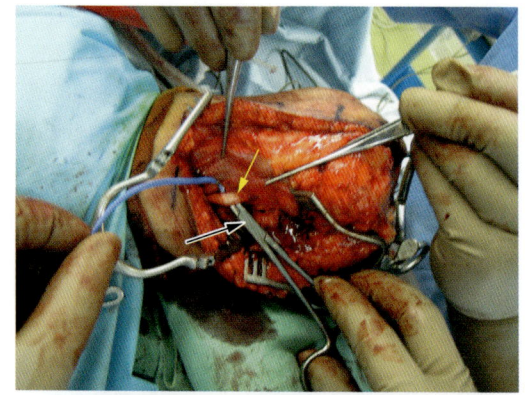

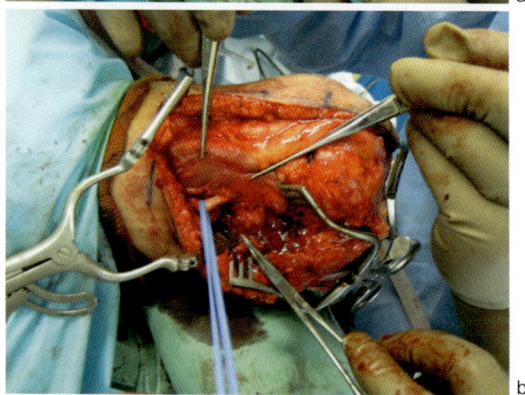

図5 神経露出と神経へのテープかけ
尺骨神経（黄色矢印）を露出し，周囲と剥離して，モスキートペアン（黒矢印）を通し（a），血管テープ（青色）を神経に回し持ち上げた（b）．

め，さらに細かい操作では顕微鏡を用い，より愛護的 atraumatic な操作での展開が必要とされる．骨・関節の手術における通常の展開において，健常な神経を露出するには，より注意して，愛護的でなければいけない．神経を周囲の組織より剥離する基本手技としては，使用する道具では先が丸く，細いモスキートペアンを用い，神経の長軸方向に対し，約90°の方向で，周囲の組織側で静かにペアン先を開き，処置すべき神経の分枝，周辺血管がないことを確認して，次に，長軸方向に平行にペアンを入れ，開いて剥離を進める（図4）．この操作の繰り返しで，必要な範囲の神経を展開，露出し，目印として，テープをかける（図5）．露出した神経組織には，乾燥防止のため，適宜生理食塩水をかける．神経に回した血管テープを持ち上げながら，神経の展開を進めていく（図6）．その際，テープの端をモスキートコッヘル鉗子な

どで掴み，神経の牽引を行う操作では，鉗子をテープからはずすのを忘れ，不要に長い時間，神経を牽引していたり，鉗子がいつの間にか他の器具やシーツなどにひっかかり，強い緊張で神経を牽引していたりすることがあるので，術者および助手ともに注意が必要である．手術操作による神経損傷を防止するには，神経にかけたテープは，必要時のみ，手でテープを持って，神経を牽引する方法がより安全である．また，神経の本幹，分枝を区別する必要がある場合は，色の異なる血管テープかけておくと便利である（図7）．

2. 神経の手術

末梢神経損傷に対する手術法として，神経剥離術，神経縫合術，神経移植術と神経移動術，神経移行術があり，病態に応じて手術法が選別される．また，四肢の切断に伴う神経切断もあ

る．ここでは，神経剝離術，神経移動術，四肢切断手術での神経切断術および末梢神経腫瘍切除について述べていく．神経の手術で用いる道具は，神経の展開操作で用いるものと基本的に同じである．拡大鏡または顕微鏡を用い，11番尖刀，15番小円刀，マイクロ摂子，マイクロ剪刀を用いて，atraumaticな操作を心がける．

(1) 神経剝離術

有連続性の損傷で瘢痕，血腫や骨片などで神経が圧迫，絞扼されている場合や絞扼性神経障害の場合に，その原因を取り除き，麻痺の回復，疼痛の軽減を図ろうとする術式である．絞扼性神経障害の手術治療で，絞扼の原因となる靱帯や筋腱膜などの組織を除去するのみで神経に対する処置をほとんど要しない場合には神経除圧術といったほうが適当である（図8）．神経剝離術は，神経外剝離と神経内剝離に大別される（図9）[3]．

① 神経外剝離 external neurolysis

神経上膜外の瘢痕などにより神経が圧迫を受けた場合と絞扼性神経障害において神経除圧の目的で瘢痕や絞扼の原因となる組織を取り除く手術である．

まず，障害部位の中枢側と末梢側で正常な神経を展開し，血管テープを通す．このテープを用い，神経を持ち上げながら，障害部位に向かって剝離を進める．その際は，拡大鏡または顕微鏡を用いて中枢，末梢の両方向より，少しずつ剝離していく．

② 神経内剝離 internal neurolysis, interfascicular neurolysis

神経上膜内の瘢痕による圧迫に対して神経上膜を切開または切除して線維束を分離，必要に応じて神経線維束間の瘢痕を切除して圧迫をとる手術である．通常は，顕微鏡下に，マイクロサージャリーの器具を用いて，手術を行う．神経上膜に縦切開を加え，除圧された線維束が膨隆してくるのを確認し，膨隆がなくなるところまで切開を延長する．正常部位では内圧は高くないので，神経束は膨隆しない．実際のところ，神経周膜内での圧迫を除くことは，技術的に困難であり，神経内剝離術の効果が期待できるの

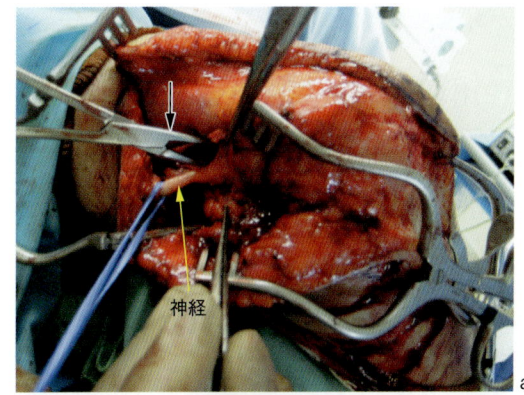

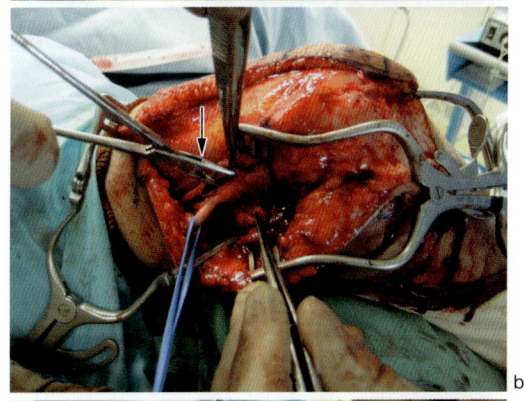

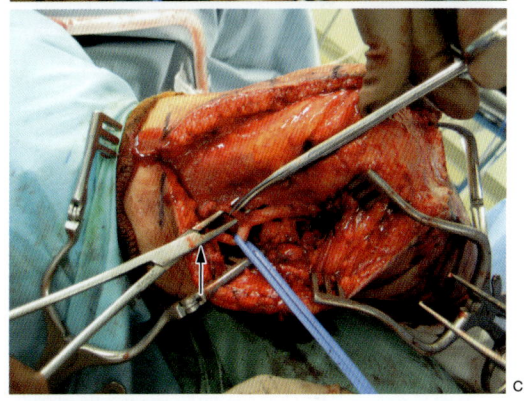

図6 神経剝離操作
血管テープ（青）で神経（黄色矢印）を持ち上げ，末梢方向に神経剝離を進める．モスキートペアン（黒矢印）を神経の走行に対し約90°の方向に開き周囲組織を剝離し（a），続いて，神経の走行に沿って，モスキートペアンを開き展開し（b），突っ張った神経周囲の軟部組織をペアンで持ち上げ，剪刀で切離する（c）．

は，桜井の分類で，epineural typeとperineural typeである[4]（図10）．

一方，瘢痕が高度であると，神経剝離自体の操作により神経線維を損傷するのみでなく，循環を傷害して，新たな瘢痕を作り，症状を悪化させる危険性があることも知っておく必要

がある．

（2）神経移動術

　肘関節部骨折の手術治療，人工肘関手術においては，手術操作および手術野の確保のため，尺骨神経を剝離し，手術中は保護しておくことがたびたびある．手術後は，用いたプレート，インプラントなどとの接触を防止する目的で，尺骨神経を皮下前方移行を行うことが多い．または，肘部管症候群の手術治療で，尺骨神経の移動（移行）を行う．神経の移動（移行）に際しては，中枢側，末梢側を十分展開後，神経を周辺軟部組織より剝離して，移動（移行）後に神経の緊張が増加しないように注意する．腕神経叢麻痺では，症例に応じ肋間神経移行術も用いられる．

（3）神経切断術

　主として四肢の切断術に伴い行うことが多い．

　切断端での神経腫による障害を予防する観点から，神経切断は愛護的かつ正確に行う必要がある．神経断端をある程度末梢へ牽引し，11番尖刃を用い鋭的に切って，切断端が確実に，骨切断部位より中枢で，かつ，健常な軟部組織または筋肉組織の中へ埋没するように工夫する．また，栄養血管が併走する神経（坐骨神経など）は，切断端を結紮しておく．

（4）末梢神経腫瘍切除：後骨間神経の神経鞘腫摘出

　末梢神経での神経鞘腫の切除では，顕微鏡視下手術を行い，マイクロ摂子，マイクロ剪刀を用い，腫瘍髄核のみ摘出し，残存被膜を修復する（図11）．

文献
1）田辺達三：診断法と基本手技．末梢血管外科．外科治療 61：856-862, 1989
2）堀内行雄：神経剝離術．整・災外 51：609-616, 2008
3）落合直之：末梢神経麻痺総論．神中整形外科学上巻，第22版，岩本幸英編，南山堂，東京，741-748, 2004
4）長野　昭：神経の手術．神中整形外科学上巻，第22版，岩本幸英編，南山堂，東京，109-113, 2004

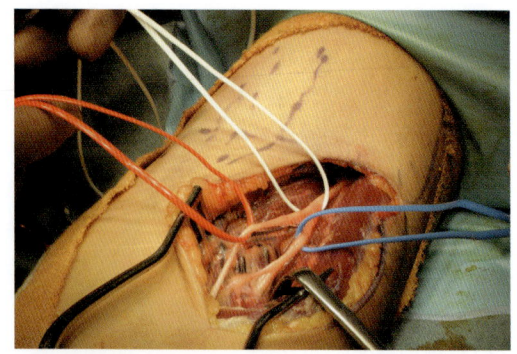

図7　神経露出と分枝へのテープかけ
肘部での橈骨神経（白）と，深枝（青），浅枝（赤）を露出し，血管テープをかけて分離させる．

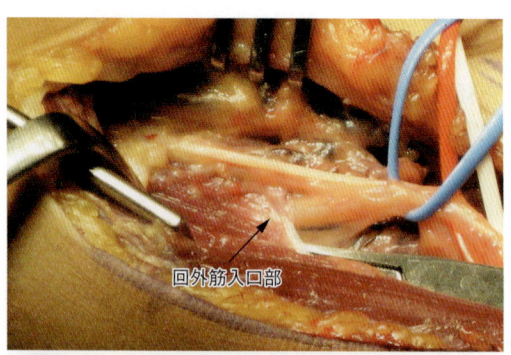

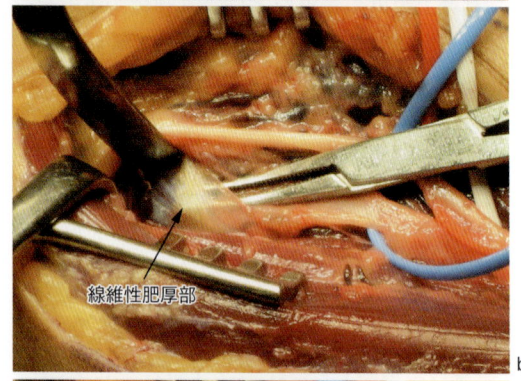

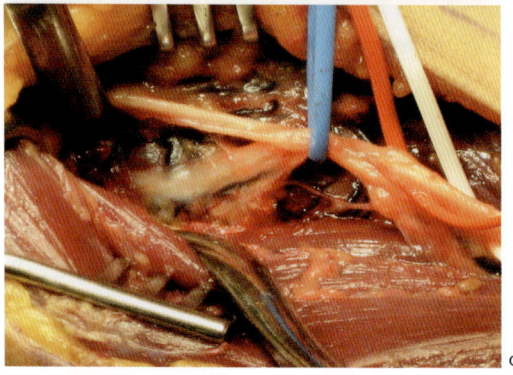

図8　神経除圧：後骨間神経
後骨間神経の回外筋への入口部で，圧迫がみられる（a）．線維性肥厚部をペアンで持ち上げ（b），マイクロ剪刀で切離する．圧迫部では，神経が白色化し，扁平化を呈している（c）．

Knack & Pitfalls

◎神経，血管手術では，先端のデリケートな器具を用いること．
◎神経，血管の取り扱いには，atraumaticな操作を心がける．
◎神経剝離操作では，展開は，健常部からはじめ，次に，病変部位に移ること．

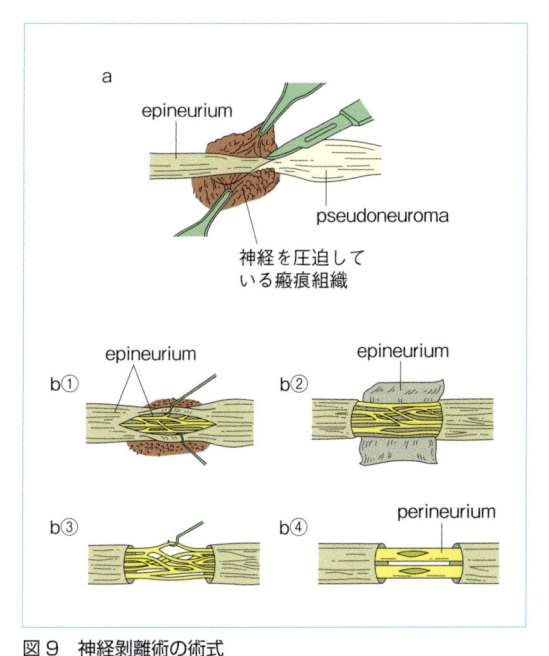

図9　神経剝離術の術式
　a　神経外神経剝離術　b　神経内神経剝離術
①　外上膜切離術 external epineurotomy，②　外上膜切除術 external epineurectomy，③　第一次神経束間剝離術 interfascicular neurolysis，④　周膜切離 perineurotomy（または周膜切除 perineurectomy）
（文献3）より引用）

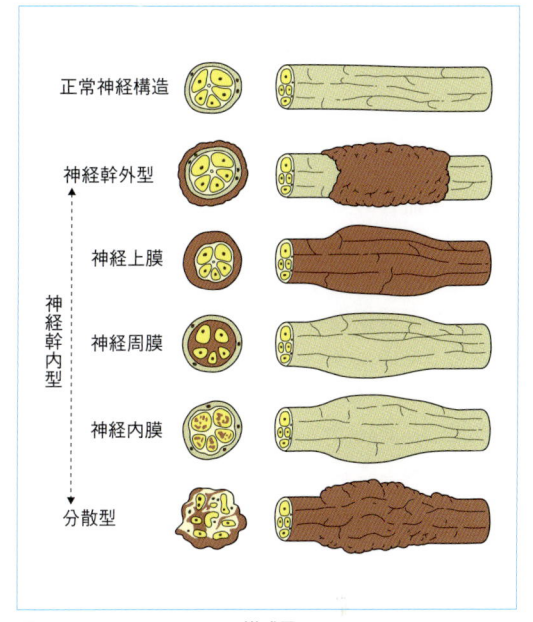

図10　neural fibrosis の模式図
（櫻井　実：神経剝離術．手術 43：1211-1224, 1989より引用）

図11　顕微鏡視下に神経鞘腫切除
顕微鏡視下に，腫瘍を露出し健常部へ血管テープ（黄色）をかけた（a）．その後，被膜をマイクロ摂子，マイクロ剪刀で切開し，腫瘍髄核を露出し（b），摘出した（c）．被膜を顕微鏡視下に縫合した（d）．

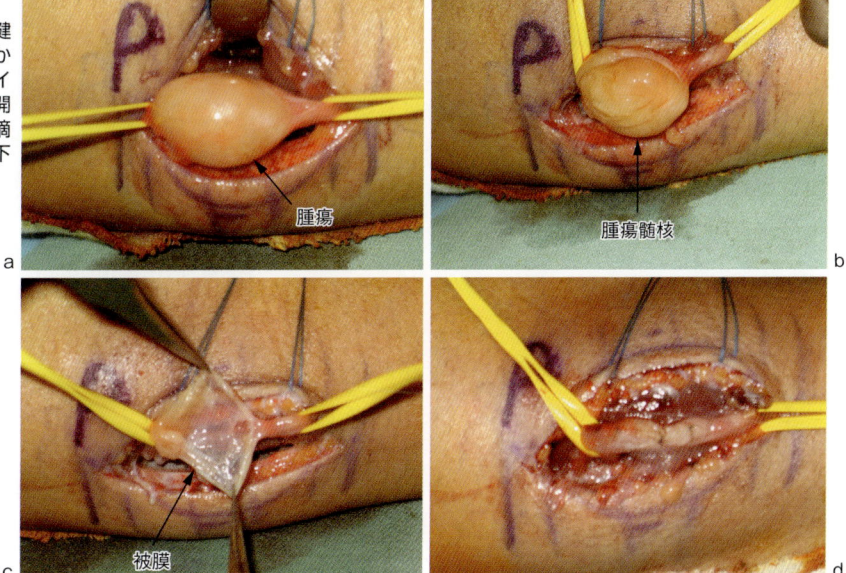

総論 [V. 軟部組織の修復] ▶ 基本テクニック

1 血管縫合法

九州大学消化器・総合外科　**岡崎 仁**

はじめに

　止血・血管の結紮はすべての外科手術における基本的手技である．整形外科領域においても，血管浸潤を伴う軟部腫瘍の切除，多発外傷や術中の血管損傷の修復など，血管の縫合技術を要する場面は多い．基本的な血管縫合・再建手術を学んでおくことで不意の出血などに的確・迅速に対応できるようになり，手術適応の幅を広げることにもつながる．

1. 血管縫合用機器

　血管の愛護的な操作のためには特殊な手術器械が必要である．ここでは，血管の露出・保持・遮断，血管壁の切開・切開部縫合閉鎖という一連の基本的手技に必要な器械について述べる．

(1) 摂子

　血管用摂子は血管壁を確実に把持しつつ，挫滅を最小限にできるように特殊な形状をしている．DeBakey型摂子（図1）は繊細な横溝の刻まれた縦の山と谷が合わさるようになっており，強力な把持力が得られるため血管外科領域のみならず広く使われている．とはいえ，血管内膜面は容易に損傷するため，できるだけ直接把持することは避ける工夫が必要である．

(2) 血管用鉗子（図2）

　血管用鉗子も滑ることなく血管を確実に把持・遮断するため，咬合部は特殊な形状をしている．前述のDeBakey型のほか，咬合部が1列の細かい鋸歯状になっているPotts鉗子，用途に合わせて咬合部のアタッチメントを交換できるFogarty鉗子などがあり，いずれも大動脈・大静脈から腸骨・大腿動静脈など大口径か

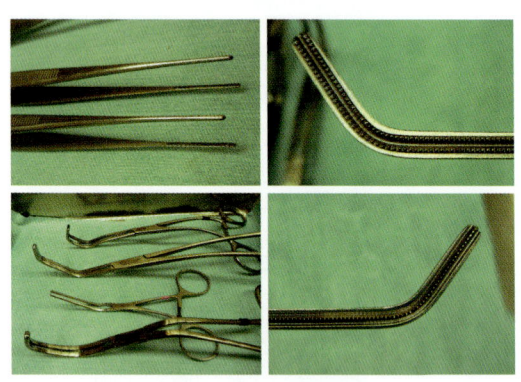

図1　DeBakey型摂子・鉗子と先端形状

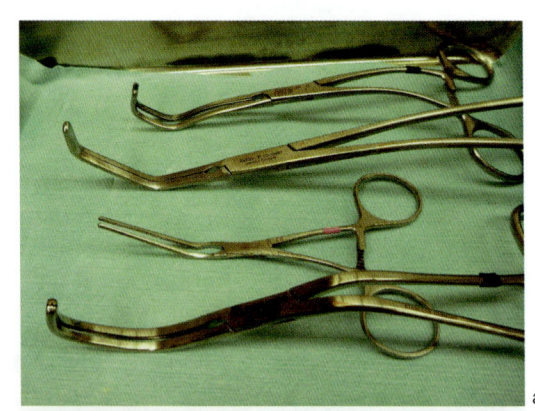

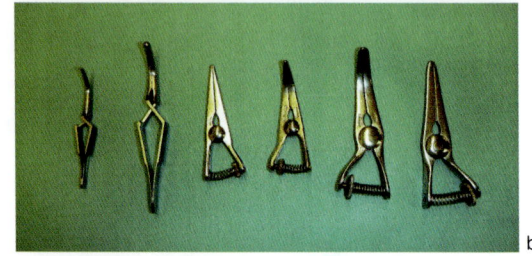

図2　各種血管用鉗子（a），ブルドッグ鉗子（b）

ら中口径の動脈・静脈遮断に汎用性の高い鉗子である．ブルドッグ鉗子はスプリングの力で挟み込むようになっており，中小動脈や静脈用な

ど各種サイズがある．

(3) 血管テープ vessel loop（図3）

　血管の周囲にまわして保持・牽引したり，締め上げて一時的に遮断する用途に用いる．シリコンを主体とした伸縮性のある柔らかく滑りの良いテープで，血管壁に対する傷害が少ない．赤（動脈）・青（静脈）・黄（神経その他）のものがあるので保持した脈管の識別にも有用である．血管テープを用いて血管を確保しておけば，血管鉗子をかけるのも容易になり，不測の出血に対しても素早く対処することができる．より大きな動脈の保持には4〜6Frサイズの多目的チューブを用いる．

(4) 縫合針と縫合糸

　血管縫合針は血管壁を貫通する孔を最小限にするため，丸針で根本には孔がなく糸が最初からついている無傷針である．針の弯曲は円周を8等分して表現されるが，4/8すなわち1/2周のものを強弯針，3/8周のものを弱弯針と呼ぶ．針の大きさは針の全長（mm）で示される．好みにもよるが，血管縫合には強弯のものを使うことが多い．

　血管の結紮や縫合止血には操作性や弛みにくさから編み糸を用いる場合もあるが，血管吻合にはポリプロピレンモノフィラメント糸を使用することが多い．

　糸のサイズは対象となる血管の太さに応じて使い分ける．大動脈で2-0から3-0，腸骨動脈で4-0，大腿動脈で5-0から6-0，膝窩動脈以下末梢で6-0から7-0を使用する．

(5) 持針器

　繊細な操作が可能なヘガール型，あるいはマイクロ用持針器を用いる．

(6) ヘパリン加生理食塩水

　血管の遮断操作中は血栓形成の可能性がある．そのため血管手術では局所的あるいは全身的にヘパリンの投与を行う．吻合部に付着した血栓の洗浄や局所で血管内に注入するヘパリン加生理食塩水は，生理食塩水500mlに対してヘパリンナトリウム5,000単位（5ml）を溶解

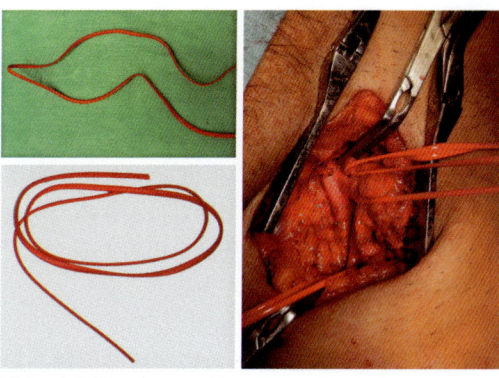

図3　血管テープ vessel loop

する．ヘパリンを全身投与する場合は，遮断時間にもよるが，通常50単位/体重kg程度をワンショット静注し，活性化凝固時間（activated clotting time；ACT）を参考に適宜追加する．

2. 血管縫合の基本

(1) 無血野の確保

　確実な縫合操作には縫合部の無血野が必須である．それには血管切開・縫合部へつながる血流をすべて遮断しなければならない．

① 鉗子での遮断（図4）

　血管切開部の中枢側・末梢側動脈を剝離してそれぞれに鉗子をかける．鉗子は血管径に応じたものを適宜使用する．鉗子間にある細い分枝は2-0くらいの縫合糸を二重にまわしてテーピングし，牽引すれば遮断できる．

② サイドクランプ（図5）

　出血部周囲血管壁の一部をサテンスキー（コの字）型の鉗子で挟む．分枝のテーピングが不要で，視野の深い場合などに有用である．

③ テーピング遮断（図6）

　細く脆弱な動脈や壁の薄い静脈など，鉗子で挫滅する恐れのある血管の場合は血管テープvessel loopでテーピングし，締め上げることで遮断できる．

④ バルーンによる遮断（図7）

　動脈壁の石灰化が著明で鉗子で遮断できない場合がある．その場合は動脈閉塞用あるいは血栓除去用バルーンカテーテルを挿入して遮断する．下大静脈などにあいた大きな孔からの出血では，孔から直接，バルーン（大血管閉塞用バ

ルーンがなければ導尿用バルーンでもよい）を挿入することにより，無血野を確保してから縫合糸をかける．

⑤ 圧迫による遮断（図8）

腸骨静脈や下大静脈の損傷で，周囲を剥離テーピングするのが困難な場合は大きめのツッペルガーゼや手指で孔の周囲を圧迫することで無血野を確保できる場合がある．

⑥ ターニケット駆血

四肢の血管で局所での血管剥離が困難な場合，Esmarch駆血帯で四肢を末梢から中枢に向かって巻き上げて動脈・静脈内とも空虚とし，その直上部をターニケットで加圧して動脈血行を遮断する．その後，Esmarch駆血帯を除去すると完全な無血野を確保することができる．

(2) 血管壁の剥離・縫い代の確保

縫合部周囲の結合組織は縫合面に巻き込まれないように，十分剥離して外膜面を露出させておく．一般に動脈と静脈は伴走しており，ときには動脈の両側に2本の静脈があり交通枝が動脈の前面を横切っていることもある．動脈剥離の際には伴走する静脈の損傷を起こさないように細心の注意が必要である．静脈壁は薄く，損傷しやすいので剥離操作は動脈に比べるとむずかしい．血管壁の切開は鋭利な尖刃刀とメッツェンバウム剪刀で行い，内膜面の剥離や解離があればマットレス縫合で内膜固定を行う．

(3) 適切なサイズの針つき血管縫合糸を選択する

血管径に合わせて適切なサイズの糸・針を選択する．血管縫合糸はポリプロピレンのモノフィラメント糸が広く使われている．この糸は滑りが良く，連続縫合に向いているが，結紮が弛みやすいので5回以上結紮を行い，糸は長めに切っておく．

(4) 全層に針をかけ，外翻縫合を心がける（図9）

内膜の解離などを起こさないように，針は確実に全層にかける．縫合面が内腔側にめくり込まないよう，外翻させて内膜同士を密着させる．内腔側から見てスムーズな縫合面をイメージする．一針ごとに確実に全層にかかっているか，周囲の結合組織を巻き込んでいないかなどを常に確認する一方で，針穴を大きくしないよう，繊細な運針が必要である．

また，動脈硬化のある血管壁を縫う場合の運針は，なるべく内膜面から外膜面に針が抜けるような方向（内－外）で行う．外－内で運針すると内膜が針に押されて剥離する恐れがあるからである．そのため人工血管と動脈を吻合する場合は人工血管の外面から針を刺入し，人工血管内面－動脈内膜面－動脈外膜面へ抜けるように運針する．

3. 血管縫合・吻合の実際

(1) 止血のための血管縫合閉鎖

血管の損傷部位や切離断端の処理方法について述べる．

① Z縫合・マットレス縫合（図10）

出血している血管に縫い代が全くない場合，血管壁を剥離することなく出血点を中心にして取り囲むようにZ字縫合，あるいはマットレス（コの字状）縫合を行う．周囲の組織が脆弱で縫合糸で裂けてしまうことが懸念されるような場合はプレジットと呼ばれるクッション素材を挟んでマットレス縫合を行う．

② 大血管断端の縫合閉鎖（図11）

血管の切離断端の処理は，血管鉗子で遮断し，2～3mm程度の縫い代を残して切離，連続縫合で往復する．

③ 血管側壁に開いた孔の縫合閉鎖（図12）

血管壁に対して横軸方向の鋭利な切開創は，連続縫合（図12a），あるいは結節縫合（図12b）による閉鎖が可能である．縫合針は，外膜面から内腔へ運針すると，内膜面が押されて剥離する可能性があるため，両端に針のついた縫合糸で内－外と運針するか，内膜面に血管用摂子をそっと当てて，その間に針を刺入する．

血管壁に対して縦軸方向の切開創，あるいは創縁が不整である場合，創縁をトリミングすると血管壁に大きな欠損が生じた場合はそのまま縫合すると狭窄を生じるため，パッチ形成術を行う（図12c）．パッチは大伏在静脈などの自家静脈片，あるいは人工血管片を使用する．

Knack & Pitfalls

◎血管を確実に把持し，かつ血管壁への傷害の少ない器械を選択する．
◎針・糸は血管壁のサイズに合ったものを使用する．

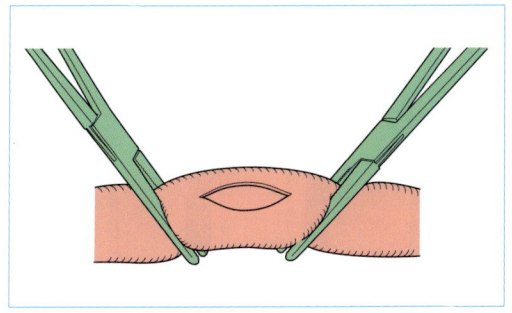

図4　血管鉗子による遮断

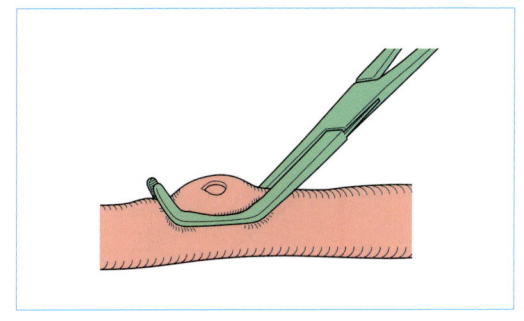

図5　サイドクランプ鉗子による遮断

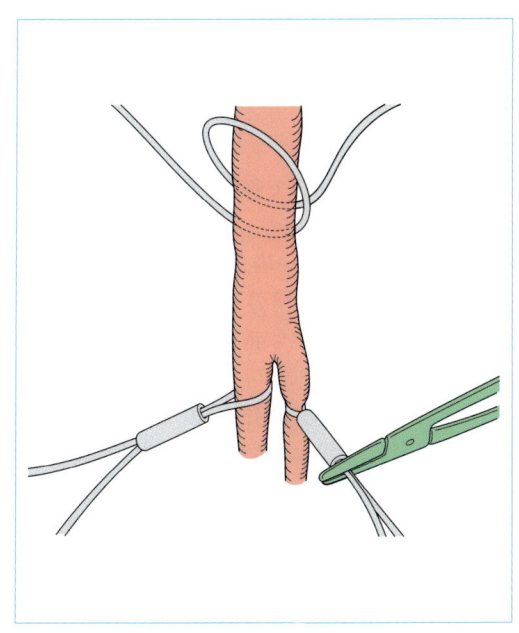

図6　血管テープによる遮断

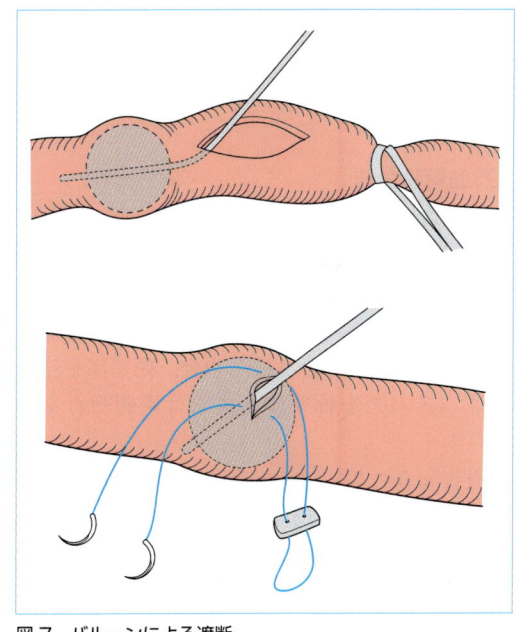

図7　バルーンによる遮断

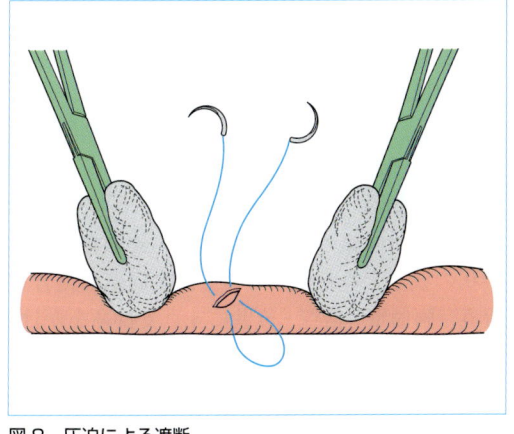

図8　圧迫による遮断

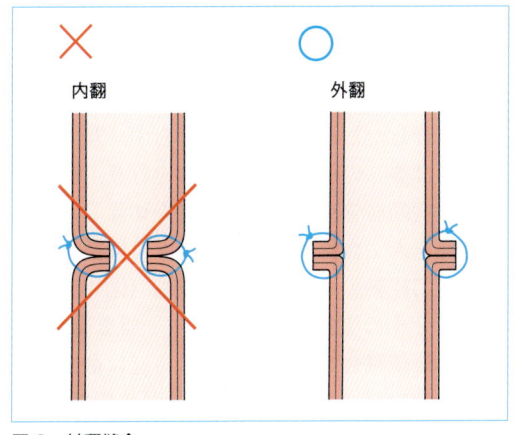

図9　外翻縫合

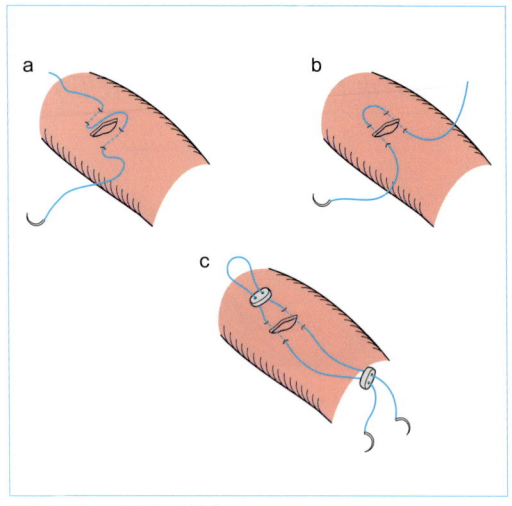

図10 止血のための縫合
a Z縫合
b マットレス縫合
c プレジットつきマットレス縫合

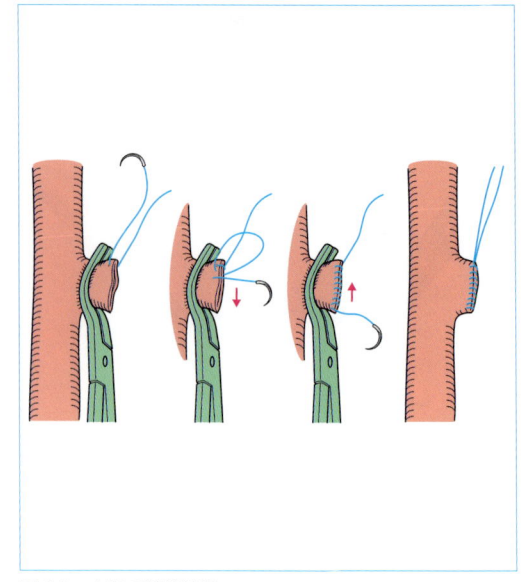

図11 血管の断端処理

(2) 血管吻合法

主要血管が完全に離断あるいは閉塞し，その灌流域への血行が側副血行のみでは不十分な場合，末梢組織のviabilityを確保するために血行再建を行わなければならない．離断した血管同士を再建する場合は端端吻合，閉塞部を迂回するバイパスを作製する場合は端側吻合を行う．

血管吻合の基本は連続縫合である．吻合面に均等な力が加わり出血が少ないためであるが，連続縫合の糸を締めすぎると巾着状になって狭窄を作ることがあるので，細径の血管では結節縫合を行う．また，端側吻合のtoeなど狭窄を作りやすい部分，運針のむずかしいheel部分などは結節縫合で吻合する．

① 端端吻合

切断されてしまった血管の再縫合で，断端同士を吻合したときに緊張がかからず，双方の口径がほぼ等しい場合は端端吻合を行う．動脈瘤などの病的血管や挫滅した血管を切除した後は欠損部を人工血管や静脈グラフトで置換する．

大・中口径動脈・静脈の端端吻合（図13）：両側壁に2本の支持糸をおいて，一側を結紮し，前壁の連続縫合を行う．このとき特に静脈では後壁を縫い込まないように注意が必要である．前壁を縫合し終わったら対側の支持糸に固定し，吻合部を裏返して後壁の連続縫合を行う（図13a）．

吻合部が裏返せない場合（門脈など）は，血管内腔を見ながら後壁の連続縫合を先に行い，対側の支持糸に固定し前壁の連続縫合を行う（図13b）．

人工血管-動脈の端端吻合（図14）：人工血管の断端は内側にめくれ込むような癖がついているので，吻合時には意識して外翻させることが必要である．吻合口径をあわせるためにそれぞれの断端を斜めに形成する．動脈側は後壁を多く残して断端孔が前面を向き，人工血管側の断端で蓋をするような感覚で行うと吻合しやすい．後壁の1点に両端に針のついた縫合糸を内-外でかけ，結紮する．その糸を使って側壁を後壁側から前壁側に向かって連続縫合する．運針は人工血管外側-内腔-動脈内膜面-動脈外側とし，人工血管の縁を外翻させて動脈の内膜面と人工血管の内面を密着させる．

小口径の動脈・静脈端端吻合（図15）：小口径の動脈や，静脈の端端吻合は，連続縫合では巾着状の狭窄を作りやすいので，全周結節縫合を行う．両側壁・前壁・後壁に4点支持糸をかけ，支持糸の間を均等に分けて順次結節縫合する．口径差のある場合，細い径の血管吻合端を斜めに形成して口径差を解消する．

Knack & Pitfalls

◎無血野を得るため，血管の遮断方法に精通しておくべきである．
◎血管縫合の基本は全層・1層・連続縫合である．
◎吻合縁は外翻させ，内腔から見てスムーズな接合面を作る．

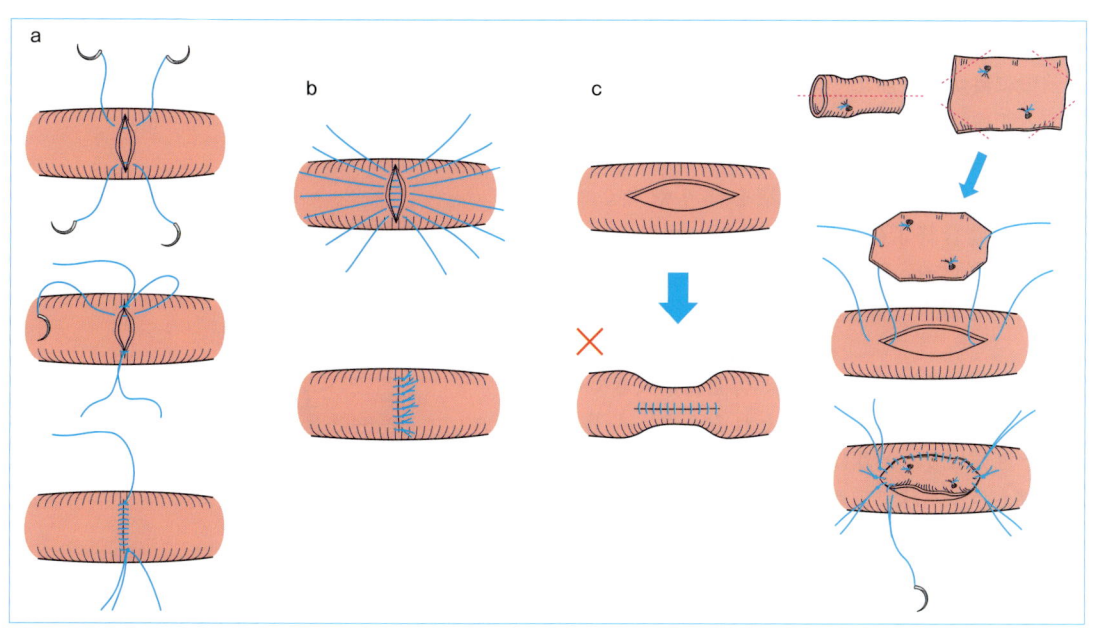

図12　血管側壁の縫合閉鎖
a　連続縫合
b　結節縫合
c　パッチ形成

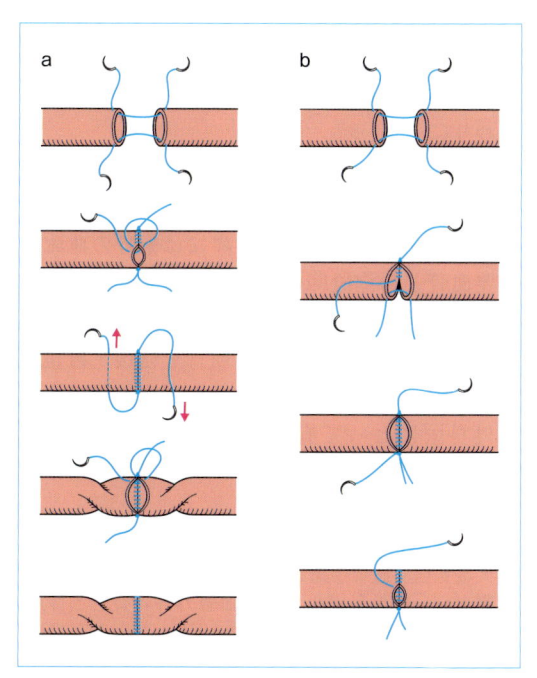

図13　端端吻合（連続縫合）
a　前壁を先に縫合し，裏返して後壁縫合
b　後壁を血管内腔から見ながら先に縫合する方法

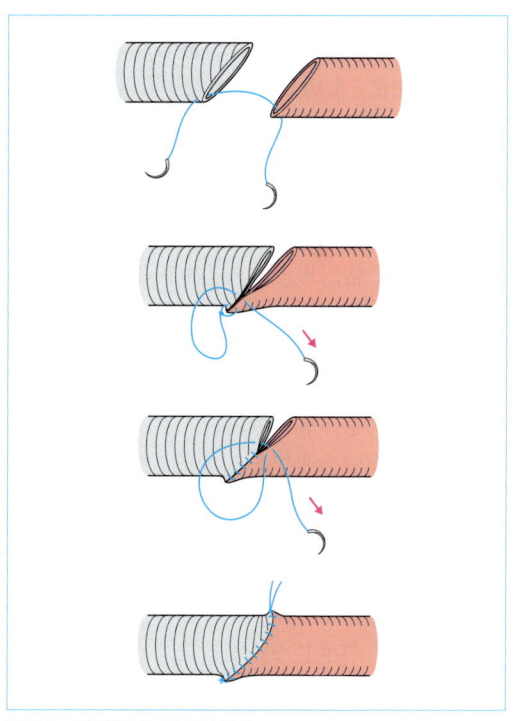

図14　端端吻合（人工血管）

69

② 端側吻合

末梢動脈閉塞性疾患などで血行再建をする場合，閉塞部の中枢側と末梢側の間にバイパスを作製する．このときの吻合がバイパスグラフトと宿主血管の端側吻合となる．

toe & heel 3針支持 端側吻合（図16）：動脈の前壁に縦切開を加え，グラフト断端を吻合する．人工血管の吻合は対象が大口径の血管なので全周連続縫合でも構わないが，吻合部のtoe側は乱暴な運針をすると狭窄を作りやすく，heel側は吻合終了後の追加縫合がかけにくいため，筆者はtoeとheelに3針ずつ結節縫合で支持糸を置き，側壁を連続縫合で行っている．

人工血管断端の形成（図17）：切開孔が大きく開いて吻合部の面積が大きくとれるよう，人工血管の断端はラッパ状に形成する．あらかじめ吻合部がラッパ状に広がった形状の人工血管も市販されている．

静脈グラフト断端の形成（図18）：膝下など細径末梢血管へのバイパスや感染の恐れがある場合など，人工血管の使用に適さない場合，自家静脈を用いてバイパスを行う．通常，大伏在静脈を用いるが，十分な口径や長さがない場合，対側の静脈や小伏在静脈，上肢の静脈をつなぎ合わせて使用する．静脈弁があるため，採取した静脈は中枢‐末梢を逆に配置する（reversed）か，弁を破壊して使用（non-reversed）する．吻合部にかかる静脈弁は狭窄の原因になるので直視下に切除する．

吻合部の形成は断端の一側に縦切開を加え，角を落として楕円形の吻合孔を作る．狭窄の起こりやすいheelとtoeには数針ずつ結節縫合を置くが，側壁は連続縫合で良い．

グラフトの過長，過短，捻れについて（図19）：長いバイパスを作製する場合，グラフトの長さと捻れに注意が必要である．長すぎるとグラフトがたるんでキンクの原因になり（図19a），短すぎると緊張が加わり狭窄の原因になる（図19b）．また捻れにも注意が必要である．人工血管には一側にマーキングがあるが，自家静脈の場合は捻れが生じないように，グラフトにピオクタニンなどの色素でマーキングを行う．中枢吻合部と末梢吻合部は同一平面上にないこと

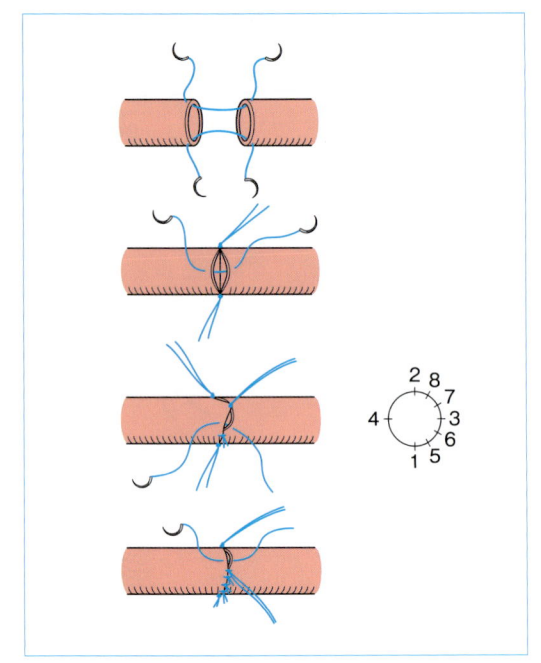

図15 端端吻合（結節縫合）

も留意すべきである．例えば大腿‐膝窩動脈バイパスの場合，大腿動脈の吻合部は正面を向いているが，膝窩動脈の吻合面は内側を向いている（図20）．グラフトのマーキング部をそれぞれの吻合口の正面に持ってくると，グラフトが90°捻れてしまう結果となる．

おわりに

出血のコントロールは外科手術の基本である．少量の出血でも視野を妨げ，さらなる損傷の原因になる．手術を行う際には術野の血流・主要血管との位置関係を常に意識し，出血の少ない手術を心がけることが最も重要であるが，不幸にして破綻をきたした血管を修復・再建する技術は，血管外科医のみならずすべての分野の外科医にとって有用で習得すべき手技である．

文献
1) 大城秀巳：血管手術を行うにはどのような準備が必要か．一般外科医のための血管外科の要点と盲点．第2版，宮田哲郎編，文光堂，東京，166-170，2010
2) 佐藤 紀：血管吻合のコツとトラブル対策．一般外科医のための血管外科の要点と盲点．第2版，宮田哲郎編，文光堂，東京，182-185，2010

Knack & Pitfalls

◎内膜の解離を起こさないように運針する．
◎細径の血管，狭窄を作りやすい heel と toe は結節縫合を行う．
◎グラフトの過長，過短，捻れに注意する．

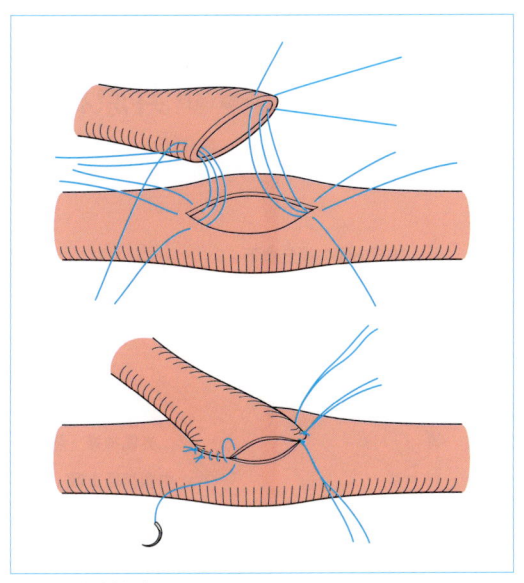

図 16　端側吻合

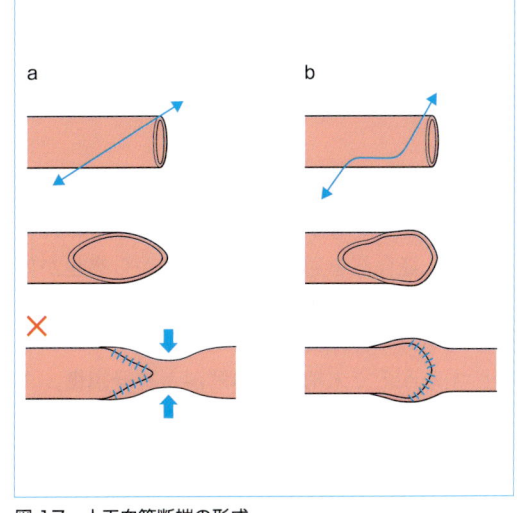

図 17　人工血管断端の形成
a　直線的に切ると狭窄を作りやすい．
b　ラッパ状に形成する方法

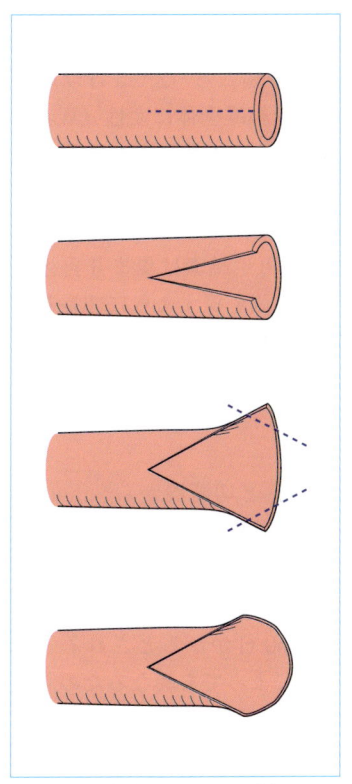

図 18　静脈グラフト断端の形成

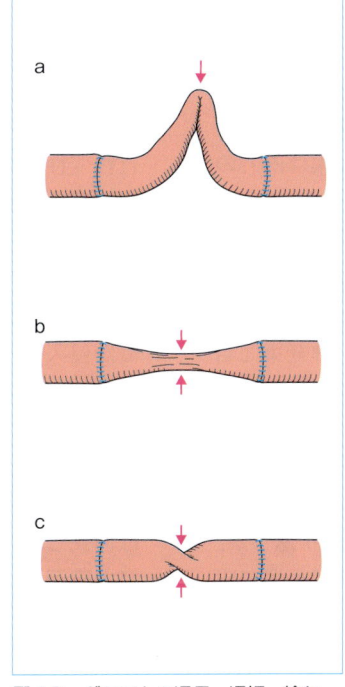

図 19　グラフトの過長，過短，捻れ
a　グラフトが長すぎるとキンクする．
b　短すぎると狭窄を起こす．
c　グラフトの捻れ

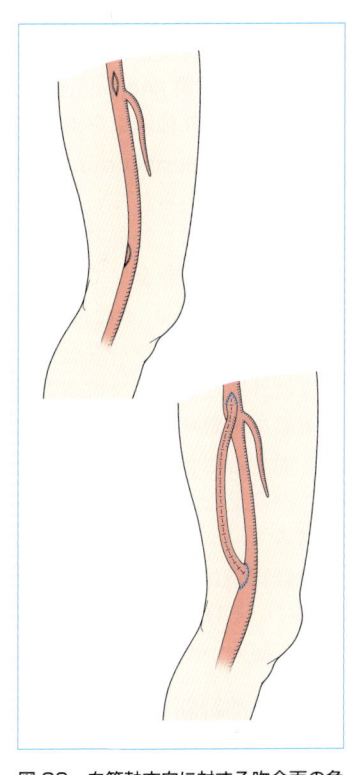

図 20　血管軸方向に対する吻合面の角度に留意する．

総論 [V. 軟部組織の修復] ▶ 基本テクニック

2 神経縫合法

別府医療センター統括診療部長 井原和彦

はじめに

　末梢神経は神経細胞の突起であり切断された神経を縫合してもすぐに機能を回復するわけではない．縫合部を通じて中枢断端から突起が伸びて目的器官まで到達しないと効果は現れない．効率的な神経縫合法の選択やタイミングを判断するうえで末梢神経の解剖と神経損傷・再生の病態を理解することは重要である．

1. 末梢神経の解剖（図1）

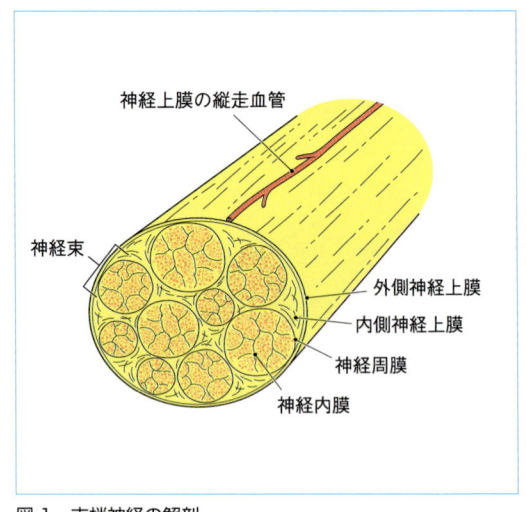

　末梢神経内では多数の有髄・無髄線維が束をなして走行する．神経線維は軸索，髄鞘（無髄神経線維にはない），Schwann細胞から構成される．Schwann細胞は軸索を囲み外側に基底膜を持つ．個々の神経線維の間にある疎性結合組織を神経内膜 endoneurium といい，神経線維は多数集まり神経束を形成する．神経束は強固な神経周膜 perineurium で囲まれていて神経再生単位と考えられている．神経周膜は内外の物質移動を制御し神経系の環境を外部から保護するバリアの働きをしている．神経束間には神経上膜 epineurium と呼ばれる疎性結合組織が存在して血管やリンパ管を含んでいる．神経上膜は最外層では緻密な構造となる．神経束間結合組織を内側神経上膜，最外層を外側神経上膜と区別することもある．神経上膜表面には栄養血管が縦走しており神経内血管系と穿通枝で結ばれる．

　神経線維は互いに分岐や吻合を繰り返すが，末梢にいくほど減少して小範囲の神経束間に限局する傾向がある．

2. 末梢神経断裂と再生

　神経が切断されると両断端間は血腫で埋められ早期に中枢側および末梢側の限局した部位に

図1　末梢神経の解剖

軸索破壊や髄鞘崩壊が起こる．2～3日以内に切断された遠位の神経線維全体に変性（Waller変性）が起こる．中枢側でも限局した範囲に逆行性変性が起こる．一方，神経の再生も始まり断裂後2～15日以内に中枢側軸索の再生萌出 sprouting が起こる．再生軸索は集まり再生神経束となりやがて末梢側を探すように伸長していく．神経縫合がなされない場合は間に結合組織が侵入して軸索再生は阻止される．中枢側断端は棍棒状に腫大して神経腫 neuroma を形成する（図2）．

　神経縫合が行われると切断端からSchwann細胞が増殖する．この基底膜に沿って再生軸索は伸長し縫合部を通過した後に末梢側断端の神経内膜管に入って目的支配器管に到達する．縫合部の通過には3～50日かかるとされる．軸索の再生速度は神経によっても異なるため，臨床的には損傷部から目的器官までの距離をほぼ1日1mmの割合で進むと考えてもよい．

3. 末梢神経損傷の分類

末梢神経損傷を Seddon[1] は一過性神経伝導障害 neurapraxia，軸索断裂 axonotmesis，神経断裂 neurotmesis の3型に分類した．Sunderland[2] はこれに2型を追加して次の5段階に分類した（図3，表1）．

① 1度損傷（一過性神経伝導障害）：正座や居眠りなどの軽度の圧迫が原因となる．物理的伝導障害はあるが解剖学的構造は保たれている．軸索は連続しており Waller 変性は起こらない．知覚障害は軽度な場合が多い．通常，受傷後2ヵ月以内には回復する．

② 2度損傷（軸索断裂）：強い圧挫や長時間の圧迫を受けると軸索の断裂が発生する．損傷部の末梢では Waller 変性が起こる．神経内膜や神経周膜は連続しており軸索再生が起こる．近位から解剖学的に回復がみられる．Tinel 徴候を認め次第に遠位に移動する．自然回復が期待でき保存療法が選択される．

③ 3度損傷：腕神経叢麻痺に代表される牽引損傷のように軸索および神経内膜が断裂して神経束が破綻した状態である．神経内膜損傷による瘢痕が生じると軸索再生が妨げられ麻痺の回復は遅く不完全となる．神経周膜が残っているため再生軸索は神経束内にとどまるものの中枢での損傷ほど本来とは違う効果器に導く神経内膜管に入ることになり過誤支配 misdirection が起こりやすい．

④ 4度損傷：神経上膜のみが残り外見上は連続しているが実際は瘢痕組織で占められた状態である．強い Tinel 徴候が損傷部にとどまり回復は全く見込めない．回復には神経縫合または神経移植が必要である．

⑤ 5度損傷（神経断裂）：刃物による切断のように神経の連続性が完全に断たれた状態である．切断された神経線維の回復はなく完全麻痺を呈する．手術による修復が必要となる．

実際にはいくつかの損傷型が同一神経内に混在している場合が多い．また圧迫や損傷の原因が除去されないで腫脹や虚血状態が継続すれば1度損傷でも重度損傷へと進行する可能性がある．

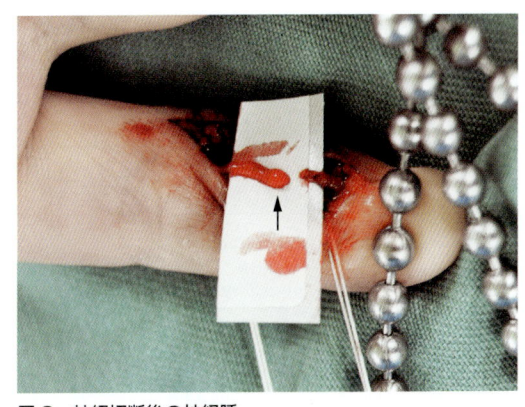

図2 神経切断後の神経腫
指神経切断後に中枢断端に生じた神経腫（矢印）．

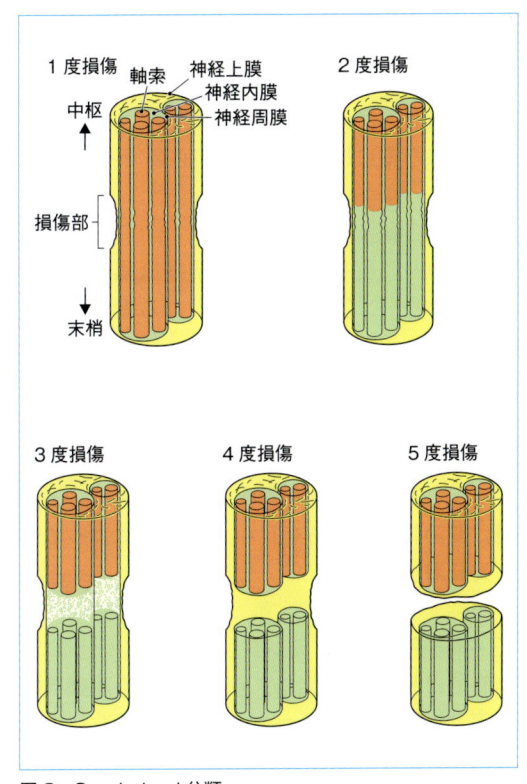

図3 Sunderland 分類

4. 神経縫合の適応とタイミング

神経損傷の程度の判断には病歴が重要で外傷の強さや種類（鋭的，鈍的，圧迫，牽引など），損傷を受けていた時間を参考にする．

(1)開放性損傷

ピンポイント創であっても神経切断が疑われ

[表1] Sunderland分類

Sunderland分類	1度	2度	3度	4度	5度
Seddon分類	一過性神経伝導障害	軸索断裂			神経断裂
損傷組織	なし	軸索	軸索，内膜	軸索，内膜，周膜	すべて
Tinel徴候	なし	あり：1mm/日で移動	あり：再生軸索に沿う	あり：損傷部で停止	
予後	完全回復：速い	完全回復：遅い	良好〜不良まで多様	回復なし	
手術	なし		なし〜神経剝離（縫合・移植）	神経縫合または神経移植	

る場合は躊躇せずに手術を行う．神経を同定して連続性の有無を調べて断裂があれば可能な限り一次縫合をするべきである．ただし牽引損傷，循環障害，高度汚染，広範な軟部組織挫滅を伴う損傷では神経の正確な損傷範囲が判断できないことがある．この場合は断端を寄せて縫合するか，寄らなければ神経断端に目印の糸をつけて後日二次的に神経修復を行う．損傷範囲が明確になるには3〜4週間が必要である．

(2)閉鎖性損傷

受傷直後には神経損傷の重症度は臨床上見分けがつかない．断裂が強く疑われる場合でなければ経過を診ていくことになる．知覚および運動麻痺の変化，Tinel徴候の移動，筋電図検査により回復の状態を定期的に調べる．一般に3ヵ月ほど経過してもこれらに回復の徴候がみられない場合は手術を考慮すべきである．この間は関節拘縮の予防を行い，麻痺筋によっては装具装着を行う．

(3)神経修復のタイミング

筋では脱神経性萎縮が進行するため運動機能回復には時間的限界があり受傷後18ヵ月以内に再生神経が運動終板に到達することが望ましい．損傷部位により異なるが一般に9ヵ月以上経過すると手術を行っても筋の機能回復は不良である．一方，知覚の回復は年数に関係なく可能である．

5. 手術器具

顕微鏡または3.5倍以上のルーペ，マイクロサージャリーセット，弱弯（3/8円）針つき縫合糸が必要である．針の大きさは神経の太さに応じて変える．通常8-0〜10-0ナイロン糸が使用される．手関節より末梢では手指の固定台もあれば便利である．神経刺激装置は運動神経の同定に使用できる．

6. 神経縫合術の展開

神経縫合の目的は中枢から再生した軸索をできるだけ多く縫合部を通過させて，過誤支配が最小限になるように対応する末梢側の神経内膜管に導くことである．

(1)皮切と展開

無血野確保のためにターニケットを使用する．手術が長くなる場合や神経移植をする可能性がある場合は全身麻酔で手術をする．

できるだけ神経縫合部の上に皮切がこないようにデザインする．神経走行に沿って平行に軟部組織を剝離して神経に到達する．神経外膜上の縦走血管は温存する．断裂部の血腫や線維組織は圧迫の原因となるので除去する．陳旧例では神経断端は瘢痕の中に埋もれている．病変部では神経に切り込んでしまう可能性があり剝離は健常部から始め損傷部に少しずつ近づくように行う．

(2)神経縫合の準備

神経周囲の軟部組織を切除して神経上膜を露出する．

両断端を良好な神経束を認めるまで切断して新鮮化する（新鮮な鋭的損傷では不要な場合がある）．1mm幅で薄く切離して神経内を観察する．明瞭な光沢のある淡黄色の神経束を認めるまで切離を繰り返す．

両断端の神経束または神経束グループを対応させる．神経断端の神経束や神経束グループの形態や大きさを観察する．神経上膜上の血管も

目印となる．運動神経と知覚神経の区別には神経内マップ internal topography[3] が有用である．

両断端を寄せて緊張を調べる．2 cm くらいの間隙であれば断端部の神経の周囲を剥離して寄せることができるが神経を無理に伸ばすのはよくない．関節近傍であれば関節を動かして寄せることも可能であるが過度の屈曲位や伸肢位は避けるべきである．肘周囲での尺骨神経切断では前方に移動させて寄せることができる．骨折を伴う場合は骨短縮を行う場合もある．

縫合部血腫防止のためターニケットをいったん解除して止血をする．

(3) 神経縫合の原則（図4）

神経の把持は神経上膜上の軟部組織をマイクロ摂子でつまんで愛護的に扱う．縫合に際しては断端縁からのバイトは小さくして決して強く締めないようにする．強く締めると神経束同士が重なったり折れ込んだりするのでよくない．縫合糸の太さは離開しない強さを維持できる最小の径として縫合の数は間から神経束がはみ出さないのに必要である最小の数とする．

7．端端縫合

代表的な端端縫合は神経上膜縫合法 epineural suture，神経束グループ縫合法 grouped fascicular suture，神経周膜縫合（perineural suture または神経束縫合 fascicular suture ともいう）である．これらの臨床成績に差は認められていない．外科医は状況に合わせて使い分けられるようにこれらの手技に習熟すべきである．

(1) 神経上膜縫合法（図5）

神経上膜同士を縫合する方法である．ねじれを防ぐため神経周囲にそれぞれ 120° の角度で均等に3針かけてから間を縫合する方法や 180° で対角線上に2針かけて前面と後面で半分の 90° ずつ縫合して間を縫合する方法がある．断端縁からのバイトは小さくして決して強く締めないようにする．原則として神経束内には侵襲を加えないが，神経束内に糸が入る上膜周膜縫合を加える場合もある．手技が簡単で早く縫合できる．また縫合糸が神経束内に入らない利点がある．対応する神経束を合うように縫

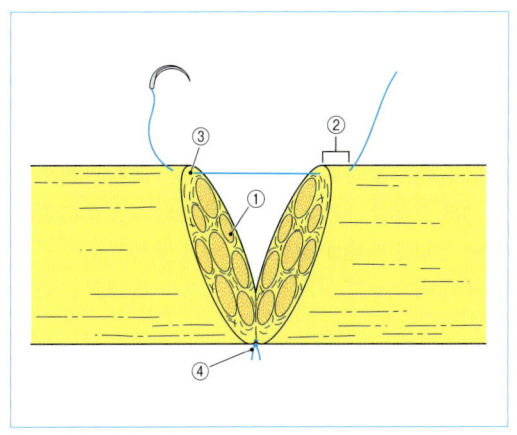

図4 神経縫合の原則
① 神経束パターンを対応させる．② バイトは小さくとる．
③ 神経束内にはできるだけ糸を入れない．④ 強く締めすぎない．

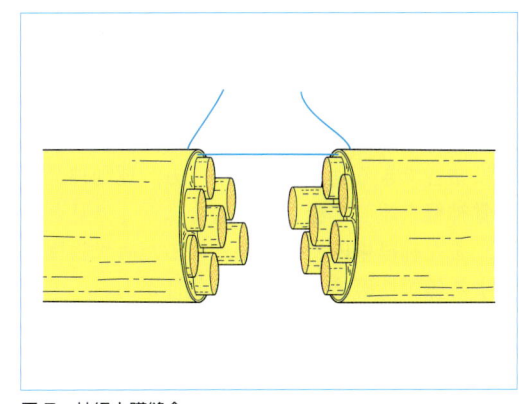

図5 神経上膜縫合

合するが必ずしもうまくいくかは不確実である．どんな神経にも適用可能であるが，特に単神経束や純粋な知覚神経に有用である．

(2) 神経束グループ縫合法（図6）

神経線維は末梢では限られた神経束の間で分岐や吻合をしているため，機能的にはいくつかの神経束からなるグループに分けることができる．同じ機能を持った神経束グループ同士を縫合する方法である．外側神経上膜から神経束グループ内の内側神経上膜または神経周膜に糸をかけて，対応する神経束グループの同じ部位から外側神経上膜へ糸を通して縫合する．同様にいくつかの神経束グループ同士を 1～2 針で合わせたのちに神経上膜縫合を追加する．神経束

の捻れや折れ込みを防ぐことができ，神経束同士の接合が得られやすい．欠点は神経内の縫合糸の異物反応による瘢痕を生じる可能性がある．このため縫合糸は10-0などのできるだけ細いもので少ない縫合数とする．前腕以遠の正中神経や尺骨神経，肘の橈骨神経のように運動神経と知覚神経が混在している多神経束タイプで神経内マップがはっきりしている神経に適している．

(3)神経周膜縫合法（図7）

個々の神経束同士を神経周膜縫合で直接端端縫合する方法である．この方法では神経上膜由来の線維組織の侵入を防ぐため神経上膜を断端縁から1cmほど切除してから神経束同士を合わせる．10-0，11-0ナイロンで神経周膜対角線上に2針縫合を行う．できるだけ多くの神経束縫合を行う．張力に弱いので緊張がかからないように注意して縫合操作や固定を行う．神経束同士を直接縫合するので対応する神経束に確実に結合できる利点がある．一方，運動神経と知覚神経を誤って縫合した場合は全く無駄となる．また神経束内に縫合糸が入るため異物反応による線維性瘢痕を生じる可能性がある．手技的に難易度が高く時間がかかる．神経束数が少ない神経や部分切断の新鮮例など対応する神経束が明らかな場合に用いられる．

8. 神経移植

挫滅の強い神経断裂や受傷から2週間以上経過した例では端端縫合ではむずかしい場合が多い．この場合は神経移植が必要となる．神経移植の適応については再建すべき機能と神経採取による機能喪失の両方を考慮すべきである．神経移植法には神経束間神経移植術とケーブル移植が通常用いられる．ドナーとなる神経は神経中心部の壊死を生じないように細い径がよい．腓腹神経や内側・外側前腕皮神経がよく用いられる．

腓腹神経（図8）：膝窩から下腿中下1/3までほぼ正中に位置しその後アキレス腱外側に向かい外果後方に至る．小伏在静脈に沿って走行するので，同静脈を指標として外果後方で同定する．中枢に向かって縦切開または複数の横

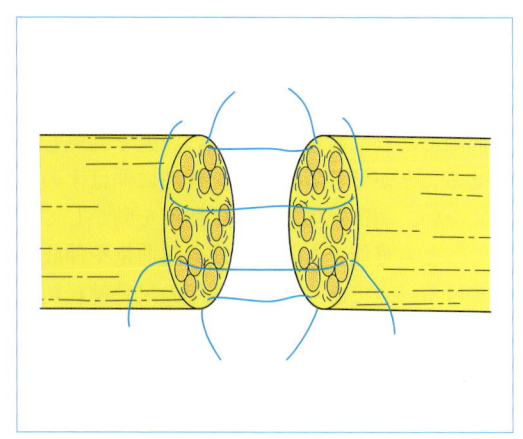

図6　神経束グループ縫合

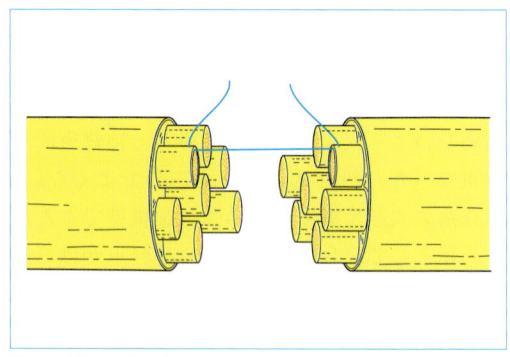

図7　神経周膜縫合

切開で必要な長さの神経を採取する．径2.0〜4.0mmと太く，40cmの長さで採取可能である．長い欠損にも利用できて神経束密度も良好である．

内側および外側前腕皮神経（図9）：これらは同側上肢の短い欠損の場合に有用である．内側皮神経は尺側皮静脈に沿って走行する．上腕中央内側から前腕まで縦切開で25cmくらいまで採取可能である．外側皮神経は橈側皮静脈に沿って走行する．肘前面で上腕二頭筋腱外側から橈側皮静脈に沿って橈側に向かう縦切開で採取する．15cmくらいまで採取可能である．

(1)神経束間神経移植術（図10，11）[4]

神経束グループ間を移植神経でつなぐ方法である．両断端を良好な神経束を認めるまで新鮮化する．両断端縁で神経上膜を0.5〜1.0cm切除する．神経束の大きさと配置から両断端の対

Knack & Pitfalls

◎良好な神経束を認めるまで新鮮化することが神経縫合を成功させるコツである．
◎神経マップの利用や神経束の形態を観察してできる限り神経束グループを対応させる．
◎必要最小限の縫合糸で緊張をかけすぎないように縫合する．

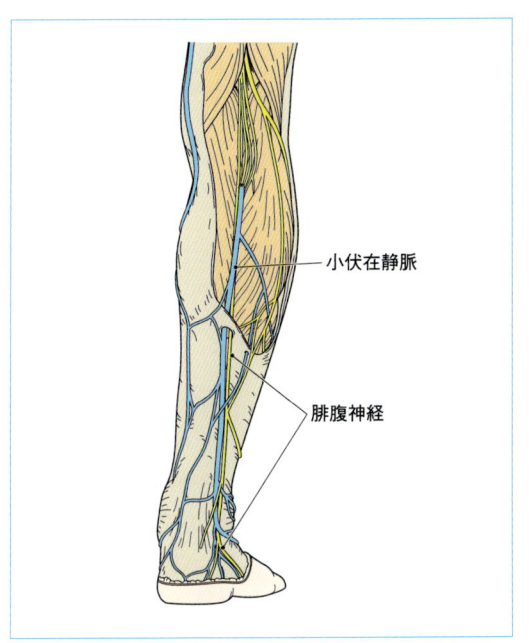

図8　腓腹神経
腓腹神経は小伏在静脈に沿って走行し下腿正中から外果後方に至る．

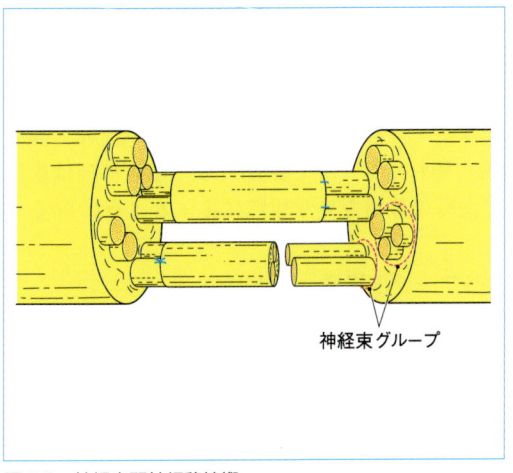

図10　神経束間神経移植術

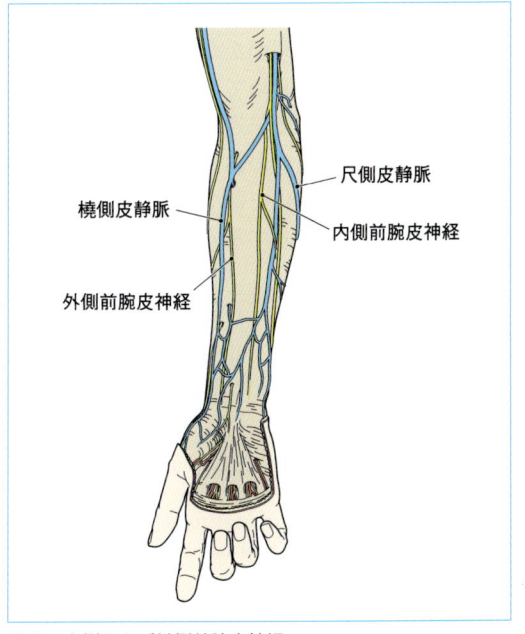

図9　内側および外側前腕皮神経
内側前腕皮神経は尺側皮静脈に沿って，外側前腕皮神経は橈側皮静脈に沿って走行する．

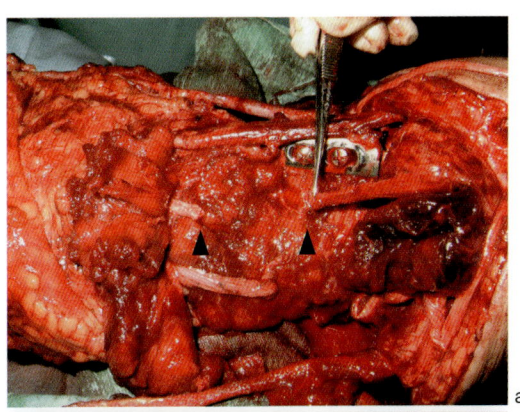

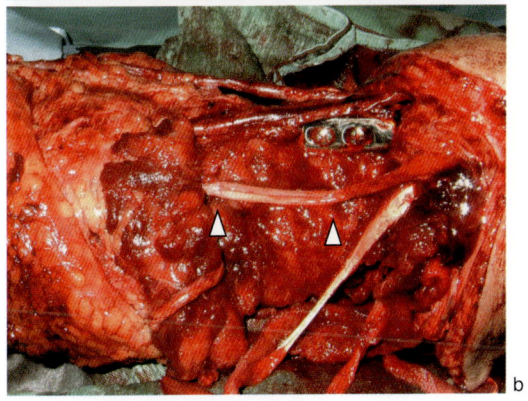

図11　神経束間神経移植術（前腕）
a　巻き込み損傷による正中神経断裂で欠損を認める．
b　外側前腕皮神経を利用して神経束間神経移植を行った．
右が末梢側．黒三角：神経両断端，白三角：移植神経

77

応する神経束を同定する．神経束グループごとに瘢痕があればさらに切断して新鮮化する．関節を中間位として神経欠損の長さを計測する．ターニケットをいったん解除して止血する．欠損の10〜15％増しの長さで移植する本数分のドナー神経を採取する．両断端間にドナー神経を逆行性に置き神経束グループ間を対応させる．9-0または10-0ナイロン糸を用いて神経側グループの神経周膜とドナー神経の神経上膜を180°離れた2ヵ所で縫合する．移植神経は広げて血行の豊富な健常組織に接するように置く．

(2) ケーブル移植（図12）

両断端の太さに合わせてドナー神経を数本束ねた状態で逆行性に欠損部に置いて中枢側，末梢側のそれぞれの断端とドナー神経を神経上膜縫合または神経上膜周膜縫合で合わせる．神経束同士を移植神経でそれぞれ合わせていくことはしない．両断端の神経束を対応させることはできないが，手技が簡単であり中枢部損傷や長い欠損のように対応する神経束配置が不明な場合には有用である．

9. 閉創

神経縫合終了後に関節を動かしてみて緊張の程度を調べ中間位がとれることを確認する．縫合部や移植神経は直接骨や金属プレート上に置かないように注意して，できるだけ健常な軟部組織に包まれるようにする．縫合部を含めて神経を圧迫しないように閉創する．

10. 後療法

術後は体幹固定やギプスシーネを用いて緊張がかからない肢位で2〜3週間固定を行う．神経周膜縫合法では張力に弱いので4週間程度の固定を行ってから徐々に可動域を拡大する．

縫合部の Tinel 徴候が消失するまでは縫合部への衝撃を避けるように指導する．神経機能回復まで関節拘縮予防，自他動訓練を行う．麻痺筋によりコックアップスプリントをはじめとした補装具の装着を行う．筋機能の回復に応じて筋力増強訓練や巧緻運動訓練を開始する．知覚の回復が出現したら素材の異なる物を触れさせて学習する知覚再教育訓練を指導する．

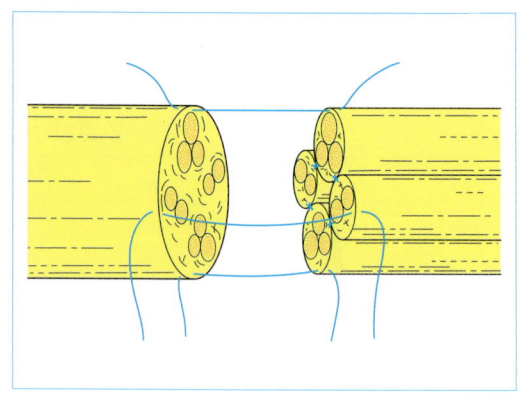

図12 ケーブル移植

11. 予後に影響する因子

神経修復後の治療成績に影響する因子として次のようなものが考えられている．① 神経の種類：純粋な運動神経や知覚神経の方が混合神経よりよい．② 年齢：若いほど成績がよい．③ 損傷部位：末梢ほどよい．④ 神経損傷や欠損の大きさ：大きいほど不良．⑤ 神経周辺の組織損傷の程度．特に動脈損傷合併では不良である．⑥ 手術の正確さ．⑦ 外傷から手術までの期間：短いほど良好である．

おわりに

神経の修復には時間がかかり筋機能や皮膚感覚が回復する兆しを認めてからも数年間は変化が続く．回復の途中で一過性に異常感覚が出現して患者が戸惑う場合がある．定期的に診察と検査を行い症状の変化を診て対応するとともに患者に十分な説明をして不安を取り除くことが重要である．

文献
1) Seddon HJ : Three types of nerve injury. Brain 66 : 237-288, 1943
2) Sunderland S : A classification of peripheral nerve injuries producing loss of function. Brain 74 : 491-516, 1961
3) Jabaley ME et al : Internal topography of major nerves of the forearm and hand : a current view. J Hand Surg 5A : 1-18, 1980
4) Millesi H et al : The interfascicular nerve-grafting of the median and ulnar nerves. J Bone and Joint Surg 54A : 727-750, 1972

総論 [V. 軟部組織の修復] ▶ 基本テクニック

3 腱縫合法

九州労災病院整形外科 畑中 均

はじめに

腱縫合は主縫合と補助縫合からなる．主縫合とは，縫合糸を腱内部に設置し腱断端と腱断端を結合することをいい，縫合強度を決定する，文字どおり主な縫合である．補助縫合とは，縫合糸を腱断端付近の腱外部に設置し腱断端付近の腱線維の「ささくれ立ち」をきれいにまとめる縫合をいう．ただし，最近の知見によれば補助縫合も主縫合と同様に縫合強度に重要な影響を及ぼすとされる．

主縫合は縫合部を架橋する縫合糸の数によって，2-strand, 4-strand, 6-strand technique とそれぞれ分類されることが多い．屈筋腱縫合の主縫合として 2-strand technique の一つである modified Pennington technique および 6-strand technique の Lim and Tsai technique を，伸筋腱縫合の主縫合として 2-strand technique の津下法を，また伸筋腱皮下断裂に対する interlace suture (Pulvertaft) を紹介する．補助縫合としては simple running stitch および cross-stitch を紹介する．

初めて屈筋腱縫合を行う術者は，歯科治療に用いるデンタルロール®を用いて練習することを勧める．

1. 屈筋腱縫合法

屈筋腱損傷は受傷部位によって zone 分類がなされている．特に zone 2 屈筋腱損傷は腱縫合部と靭帯性腱鞘の癒着あるいは縫合部の再断裂の発生によりその治療が困難であるとされてきた．しかし，近年縫合強度に優れた縫合法によって早期自動運動療法が可能となり，治療成績が飛躍的に改善された．以下 zone 2 屈筋腱損傷について記す．

(1) 適応

両側の動脈損傷，皮膚欠損，指骨骨折を有する症例には早期運動療法の適応はない．受傷後 72 時間以内に手術を行うことが望ましいとされている．

(2) 皮切と腱鞘切開

約 3.5 倍拡大のルーペを使用する．既存の切創を Bruner 切開で延長する．縫合部が靭帯性腱鞘に対してどの部分に位置し，また指の伸展屈曲によってどの範囲を移動するかをあらかじめ考慮して，A2 および A4 pulley を含めて部分的に腱鞘を鍵型 (double "L" shaped cut) に切開する．

(3) 腱縫合

まず，浅指屈筋腱を縫合する．浅指屈筋腱の主縫合には 4-0 looped nylon（河野製作所）を使用し Tang technique[1]（図 1）を施す．すなわち，浅指屈筋腱の二つのスリップをそれぞれ津下法で縫合する．浅指屈筋腱の補助縫合には 6-0 Prolene（ETHICON 社）を使用し simple running stitch（図 2）および cross-stitch（図 3）を掌側面のみに施す．

次に深指屈筋腱の主縫合として modified Pennington technique[2〜4]（図 4）を施す．本法は，transverse, vertical, longitudinal (portions outside or inside the tendon) の三つの components からなり以下の四点が重要である．

① vertical component が transverse component を挟んで腱切断面と反対側に位置すること
② longitudinal component はいったん腱の外部に導いた後に再び腱内部に導くこと
③ vertical component は腱の幅の 1/3, transverse component は腱の厚さの半分の位置を通過すること

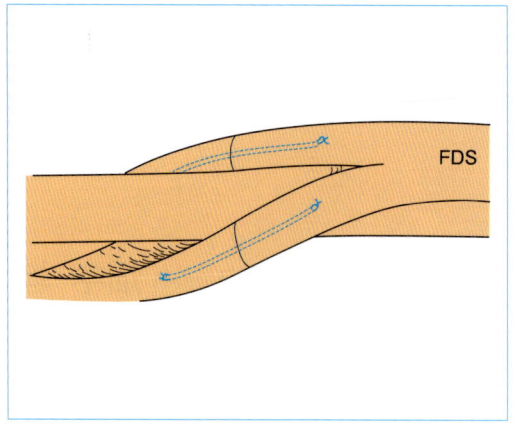

図1 Tang technique
FDS：flexor digitorum superficialis（浅指屈筋腱）

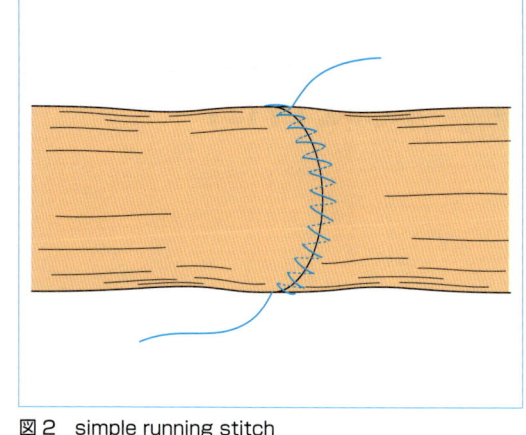

図2 simple running stitch

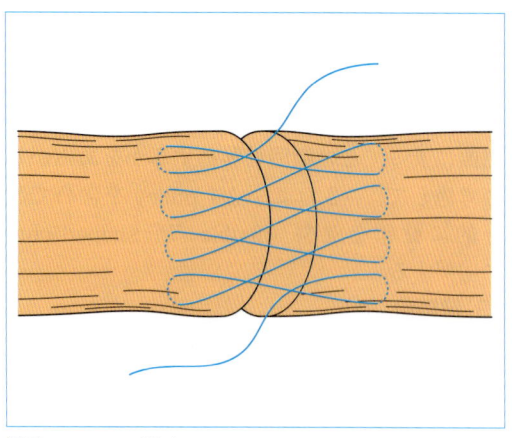

図3 cross-stitch

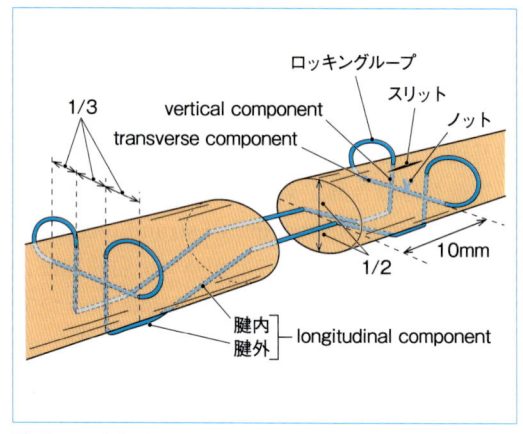

図4 modified Pennington technique

④ transverse component は腱切断面から約 10 mm 離して（すなわち総全長は約 20 mm）設置すること

11番のメスで腱切断部から約 10 mm 離れた部位で近位断端の正中にスリットを作製する．両端に縫合針を有する 2-0 Ethibond（ETHICON 社）を使用する．1/2 円の弯曲した縫合針が付属しているが，著者はこれを 1/3 円程度に伸ばして使用している．切断された深指屈筋腱の遠位断端に transverse component を最初に設置し，以後 vertical, longitudinal components の順番に両端の縫合針を進める．遠位断端の腱切断面に縫合針を導いたら，近位断端の腱切断面に両針を刺入する．以下，近位断端では遠位断端で行ったのと逆の順番に縫合針を進める．

最後に両針を先ほど作製したスリットに導いて結び目を作製する．結び目は腱内部に埋没される．全体図を図5に示す．

主縫合には 4-0 looped nylon を用いて，6-strand technique の一つである Lim and Tsai technique を用いることもできる[5]（図6）．

補助縫合には 6-0 Prolene を使用し cross-stitch を施す．

指神経損傷があれば屈筋腱縫合終了後に顕微鏡下に縫合する．

腱縫合を終了したら，その指を全可動域で他動運動せしめて縫合部および縫合糸が靱帯性腱鞘に引っ掛からないことを確認する．もし引っ掛かれば A2 and/or A4 pulley を含めて腱鞘の鍵型切開を延長する．最近の知見をみるに，

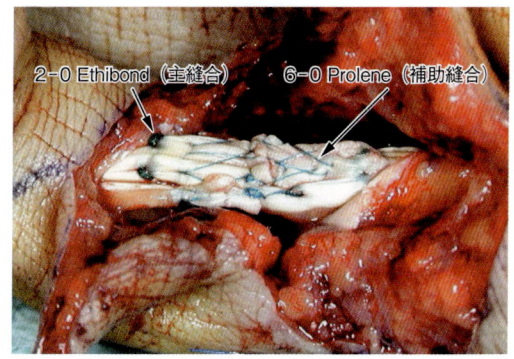

図5 縫合後の深指屈筋腱

A1 pulley が intact であれば，A2 から A4 pulley の全長の 2/3 を切開してもかまわない，とある．腱鞘の再縫合は行わない．

bulky dressing を施し手関節は掌屈約 20°で指は機能的肢位でシーネ固定する．

(4) 後療法

指神経縫合の有無によって運動療法の方法や開始時期に変更はない．

手術直後に施した bulky dressing を手術後約 72 時間に除去し，新しくシーネを作製する．手関節は掌屈 20°で固定し，中手指節間（metacarpophalangeal；MP），指節間（interphalangeal；IP）関節の伸展制限はそれぞれ −20°，0°とする．手術創をガーゼで覆わない．

まず，患者自身の健側の手で受傷指を指尖部が手掌に接するまで他動屈曲する．次に同様に爪甲がシーネに接するまでに他動伸展する．この他動運動を 10 往復行う．引き続き 4 本の指を同時に，指尖と手掌の距離が約 5 mm になるまで自動屈曲し（図 7），爪甲がシーネに接するまで自動伸展する（図 8）．この自動運動を約 10 分間繰り返す．

このような他動・自動運動を約 6 時間間隔で毎日 3 回行う．最初の約 3 日間は術者の監視下に行い，患者が手技に習熟したら患者一人で行っていただく．手術創より多少の出血を生じることがあればガーゼで拭き取り，ノベクタンスプレー（Welfide 社）を噴霧する．手術後約 5 日で退院が可能となる．

手術後 5 週でシーネを除去，術後 8 週で軽いものを握る動作を，手術後 12 週でスポーツ，重労働を許可する．

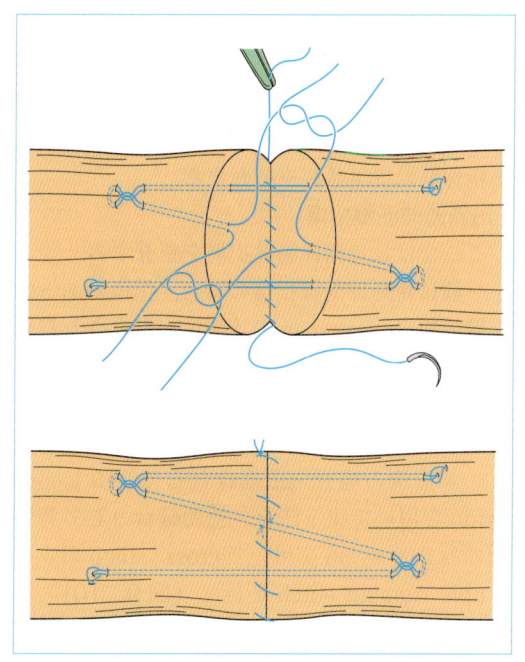

図6 Lim and Tsai technique

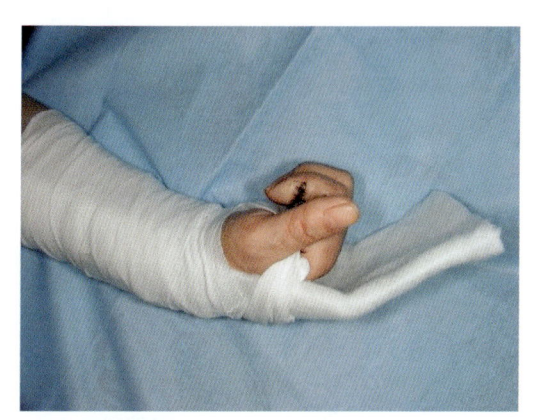

図7 自動屈曲運動

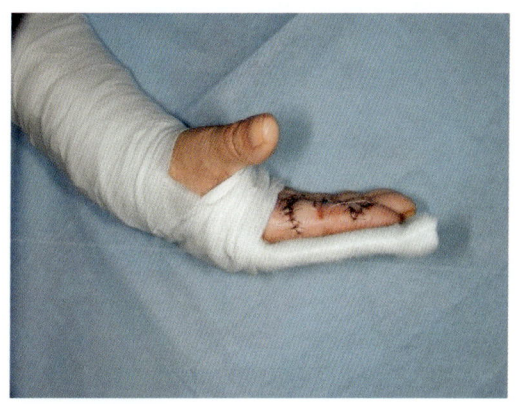

図8 自動伸展運動

2. 伸筋腱縫合法

新鮮伸筋腱損傷，橈骨遠位端骨折後の長母指伸筋腱皮下断裂および関節リウマチによる環指小指伸筋腱皮下断裂を紹介する．

(1) 新鮮伸筋腱損傷

ここでは長母指伸筋腱損傷を紹介する．

一般に新鮮伸筋腱損傷の場合，損傷があっても腱傍組織 paratenon の連続性が温存され自動伸展が可能な症例があるので診断には注意を要する．

既存の切創を近位遠位にジグザグに延長する．本症例の場合，主縫合として 3-0 looped nylon を用いて津下法を，補助縫合として背側面のみ 5-0 nylon を用いて cross-stitch および simple running stitch を施す（図9, 10）．部位によって伸筋腱が細い場合は，主縫合として 4-0 looped nylon を用いることもあり，またさらに細ければ主縫合は用いずに simple running suture および cross-stitch のみを施すこともある．近位指節間（proximal interphalangeal；PIP）関節付近の central slip の損傷時は同関節を鋼線で一次固定する（図11）．術後約3週固定することが多い．

(2) 橈骨遠位端骨折後の皮下断裂

転位が全くないかわずかである橈骨遠位端骨折にこそ長母指伸筋腱皮下断裂を生じやすいので注意を要する．

示指MP関節付近に小切開を設け固有示指伸筋腱を切断し，長母指伸筋腱皮下断裂に interlace suture（図12, 13）を用いて腱移行する．術後約3週間 thumb spica splint で固定後，以後自動運動療法を開始する．

(3) 関節リウマチによる伸筋腱皮下断裂

関節リウマチにより手関節および遠位橈尺関節（distal radioulnar joint；DRUJ）に生じた滑膜炎によって伸筋腱皮下断裂をきたす．環指・小指伸筋腱損傷が多い（図14）．第4伸筋腱区画で伸筋腱支帯を切開して展開する．本症例の場合，固有小指伸筋を環指総指伸筋腱に側側縫合し，そこに固有示指伸筋腱を interlace suture（Pulvertaft）で腱移行した．伸筋腱支帯の遠位半部を伸筋腱の深層に敷き込んで，近位半分は伸筋腱の浅層でそれぞれ縫合する（図

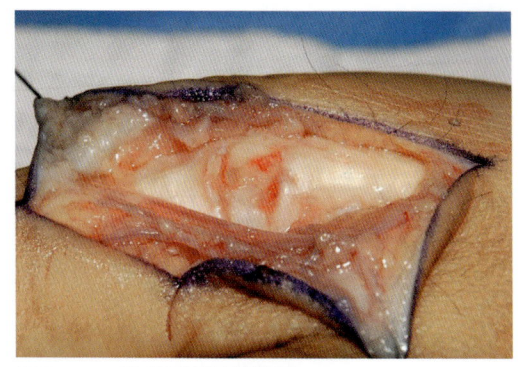

図9 zone TⅡ長母指伸筋腱損傷

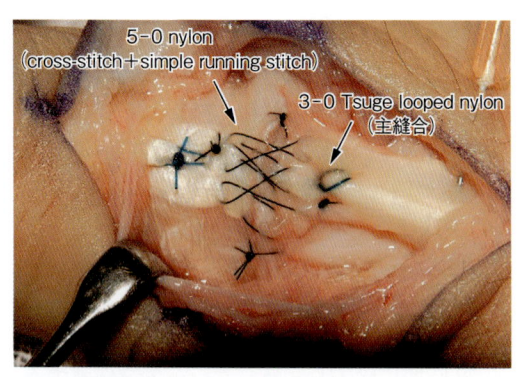

図10 縫合後

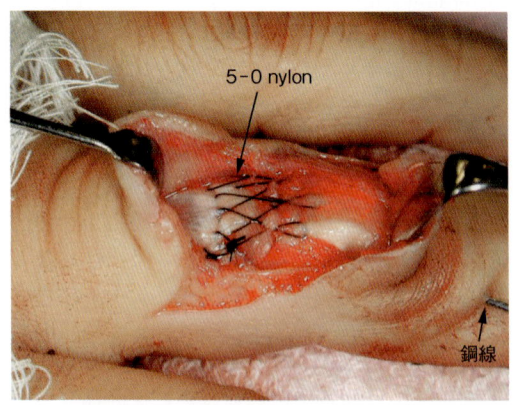

図11 PIP関節付近（zone Ⅲ）の伸筋腱損

15）．指伸展位（MP関節は軽度屈曲位）で3週間固定後に自動運動療法を開始する（interlace suture は強固であるので早期自動運動を行うとする意見もある）．

おわりに

屈筋腱損傷についていえば，強固な縫合およ

◎屈筋腱縫合部が線維性腱鞘のどこに位置するかを十分に考慮して腱鞘切開を行う.
◎縫合法をデンタルロール®であらかじめ練習すること.
◎腱縫合後の自動運動療法について言葉を尽くして説明すること.

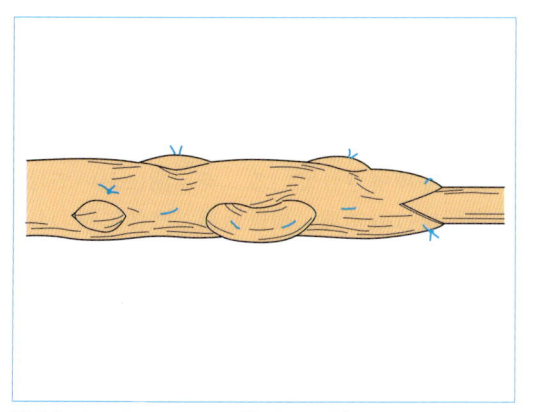

図12 interlace suture（Pulvertaft）

図13 固有示指伸筋腱を腱移行した長母指伸筋腱皮下断裂

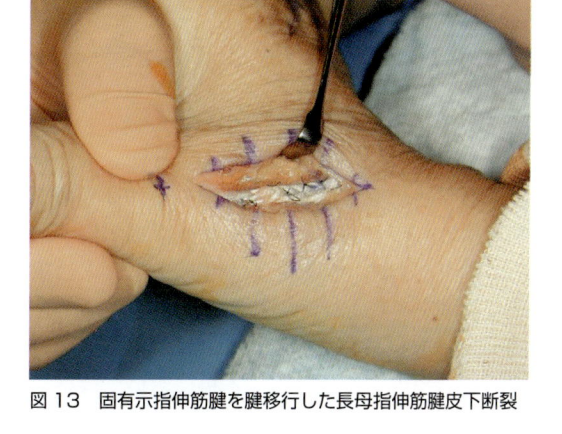

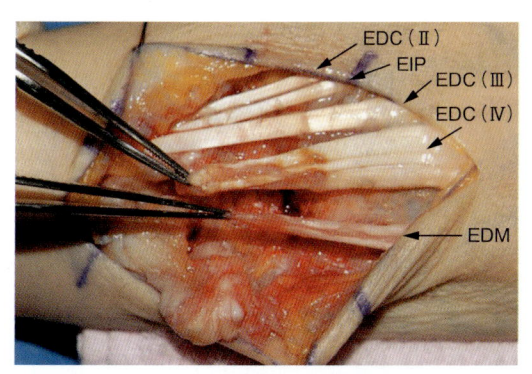

図14 関節リウマチによる環指・小指伸筋腱損傷

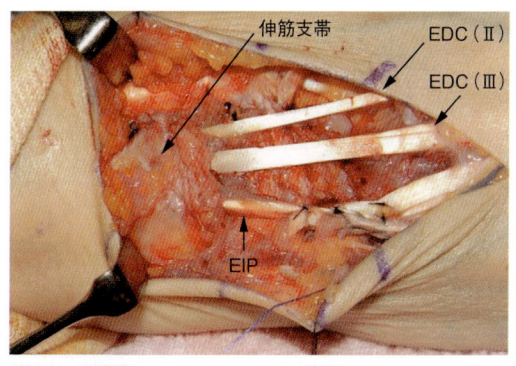

図15 縫合後
伸筋支帯近位半分は伸筋腱の浅層を通過.

び早期自動運動療法により，その治療成績は著明に改善された．しかし，いかなる縫合法が施されても，最初に他動運動療法を記載したDuran[6]が言うように"training of the patients"が最重要であることに変わりはない．自動運動療法ならなおのことであろうから，患者に言葉を尽くして説明することが重要である．

文献
1) Tang JB et al : Double and multiple looped suture tendon repair. J Hand Surg 19B : 699-703, 1994
2) Hatanaka H et al : Effect of suture size on locking and grasping flexor tendon repair techniques. Clin Orthop 375 : 267-274, 2000
3) Hatanaka H et al : Lengthening the locking loop repair for zone 2 flexor tendon laceration and partial lateral release of the tendon sheath. Hand Surg 14 : 125-28, 2009
4) 畑中 均：手指腱損傷の治療 up to date 屈筋腱屈筋腱縫合（Zone Ⅱ）2-0 主縫合糸を用いた，2-strand locking loop technique と早期自動運動療法. 関節外科 29 : 893-898, 2010
5) Beng Hai Lim et al : The Six-strand Technique for Flexor Tendon Repair. Atlas of Hand Clinics, Flexor Tendon Repair 1 : 65-76, 1996
6) Duran RJ et al : Controlled passive motion following flexor tendon repair in zone 2 and 3. AAOS symposium on tendon surgery in the hand 1 : 105-114, 1975

総論 [V. 軟部組織の修復] ▶ 基本テクニック

4 靱帯修復

光安整形外科 光安廣倫

はじめに

　関節周囲にある靱帯は可動域の正常可動域を制御するものであり，関節を動かす動的因子である腱とともに，関節を動かすメカニズムに重要な役割を果たしている．靱帯損傷を生じると関節の正常なキネマティクスが失われ，運動時の不安感や疼痛を生じる．本稿においては，靱帯損傷における診断法，治療法としての靱帯縫合術，骨アンカーを用いた靱帯修復術について述べる．

1. 靱帯の生理

　靱帯の役割は関節に加わる力に対して関節の変位を正常に保つことであると考えられる．靱帯は大部分が張力がかかる方向と平行にコラーゲン線維が走行するが，その中にcrimp構造が存在している．このcrimp構造は靱帯の引っ張りストレスに対して緩衝する役割を果たしていると考えられている．靱帯に徐々に力が作用していくと，靱帯の中のコラーゲンファイバーが引き伸ばされていき，なおも力が作用していくと徐々にその中の線維に亀裂が生じ靱帯断裂に至ることになる[1]．

　靱帯は関節の周囲にあり，骨と骨とをつなぐものであり，その損傷は三つのメカニズムに分かれている．靱帯に剪断力と引っ張り力が作用し，靱帯実質部の各々の線維が別々の場所で損傷されて生じるmop-end状の断裂と，靱帯の付着部で小さな骨とともにはがれるavulsion状の断裂，最も少ないのが靱帯と骨の間で生じる断裂である．損傷した靱帯が修復されるかについては，屈筋腱断裂の修復と同様に靱帯の内在性の修復能と靱帯周囲の肉芽組織の介入による修復の二つのメカニズムが働いている．靱帯の修復については，炎症期，増殖期，再構築期に分けて理解されている．炎症期においては，損傷部位は凝結塊，損傷組織，液体に覆われ，靱帯からの細胞や周囲の組織から導入される細胞が集まっていく時期にあたる．増殖期では，損傷後5日を過ぎると損傷部に血流が施されるようになり，損傷部では線維芽細胞によるコラーゲン線維の産生が行われ，損傷部の力学強度も損傷2，3週後より増加してくる．再構築期では靱帯損傷部の細胞が減少し，細胞外マトリックスの密度も増加し，張力方向への線維の配行性が出現し，靱帯の環境に適応するように細胞外マトリックスの再構築が行われる．この期間は年単位で長期間に及ぶと考えられている．

2. 靱帯損傷の診断

　靱帯損傷はよく「捻挫」として用いられている．「捻挫」は広義には「外力によって関節の生理的運動範囲を超える運動を強制されたことで生じる関節軟部組織の損傷」であり，狭義には「関節包と靱帯の損傷」と理解される．

　靱帯損傷を診断するうえではまず外傷のメカニズムについて正確に把握することが重要である．すなわち「どの靱帯」が「どの程度」の損傷を受けているかを正しく診断し，正しい治療を行う必要がある．損傷時に行っていたスポーツ（歩いていた場合にもどのような靴を履いていたかなど），損傷時にどのような肢位になったか，受傷後スポーツややっていたことを継続できたか（重症度を考えるうえで重要）などについては特に慎重に聴取すべきである．

3. 靱帯修復術

　足関節前距腓靱帯損傷を例として述べる．足関節捻挫はスポーツ傷害の中で最も頻度が高く，なかでも足関節を内反強制し生じることが

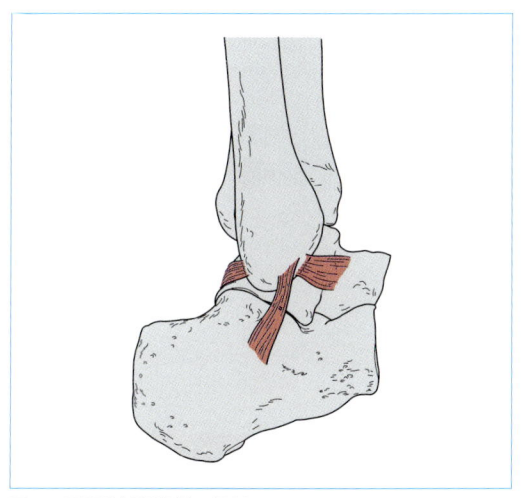

図1 足関節外側靱帯の解剖
前距腓靱帯，踵腓靱帯，後距腓靱帯を示す．

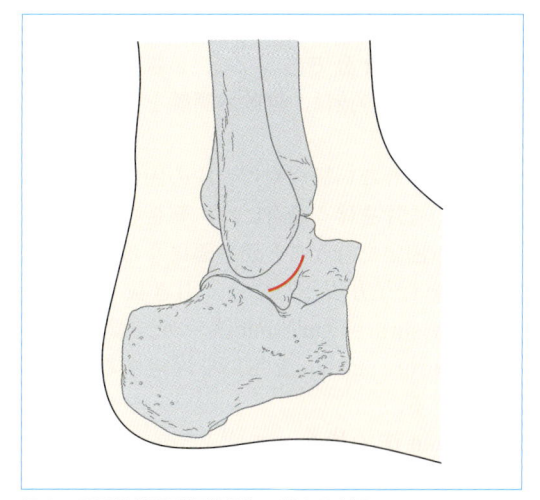

図2 足関節前距腓靱帯損傷に対する皮切

多い（図1）．傷害は前距腓靱帯の単独損傷の場合と，踵腓靱帯，後距腓靱帯との複合靱帯損傷がある場合もある．重症度によってⅠ度（微細損傷），Ⅱ度（靱帯の部分損傷で不安定性のないもの），Ⅲ度（前距腓靱帯の完全損傷と，踵腓靱帯，後距腓靱帯との複合靱帯損傷で不安定性があるもの）に分けられ，治療されている．中等度以上の損傷が疑われれば，単純X線のみでの評価ではなく，機能撮影を行い距骨傾斜角や距骨前方移動比により不安定性を評価すべきである．またⅢ度では距骨の骨軟骨損傷を生じることも多く，MRIを用いることも考慮すべきである．

治療については，Ⅰ，Ⅱ度においては，保存療法が適応され，Ⅲ度では意見が分かれるが，手術療法が行われることもある．手術療法の利点としては，保存療法に比べ遺残症状としての疼痛，不安定感が少ないことがあげられるが，神経損傷や有痛性瘢痕などの合併症もあり，適応については慎重に考えるべきである．手術療法においては，実質部損傷と，付着部での断裂とは異なる．

(1)実質部断裂の場合

足関節外果前縁に沿うように皮切を行い（図2），前距腓靱帯を展開する．mop-end状の断裂部は容易に展開されるが，屈筋腱のようには靱帯は厚みがないため，Pennington法のような主縫合を行うことは困難である．このため，断裂部を引き寄せ，縫合を行うことが必要であり，我々は3-0か4-0プロリン糸を用いて，足関節軽度背屈位，外返しの位置で，断裂部を出来るだけ，重なり合うような状態に保持して8字縫合 figure of eight を行っている（図3）．しかし，断裂部はある程度の横径があるために，出来るだけ figure of eight の縫合を重ね合うように多く施すことで，靱帯縫合部の強度を確保するように心がけている．

縫合後は，bulky dressing を行い，足関節0°，軽度外返し位での下腿から足部までのシーネ固定を行うが，足関節が動かないようにシーネは後方に固定するばかりではなく，前方にも行うようにしている．その後創部の腫脹が軽減したことを確認し，術後10日から2週程度で下腿から足部までのギプス固定を術後4週まで行い，その後は足関節可動域訓練とサポーターを用いての荷重を許可するようにしている．ギプス固定中は，本人の痛みによるが，歩行用のギプスとしても差し支えない．スポーツの復帰については，術後3ヵ月程度から許可するようにしている．

(2)付着部よりの断裂の場合

付着部からの断裂では，骨側の断端はほとんど軟部組織がなく，直接の縫合は困難である．

付着部よりの断裂には，付着部の骨片を伴う場合と，伴わない場合がある．骨片を伴う場合，その骨片が大きければ靱帯の付着した骨片ごと

ミニスクリューで固定を行うことも容易であり，固定性も十分であるため，2週程度のギプスシーネ固定の後は，可動域訓練を許可している．

　骨片を伴わない場合や，骨片の固定が不可能な小さい骨片を伴う場合には，靱帯を付着部に引き込み固定を行うことが必要になる．引き込み固定を行う方法としては，引き抜き縫合法pull-out suture（pull-out法）か，縫合糸アンカーsuture anchorを用いて固定する方法が用いられる．

　pull-out法の場合，まず1.5mmのKirschner鋼線を用いて，足関節外果付着部に幅10mm程度になるように遠位より逆行性に2本平行に骨孔を作成する．この骨孔に近位より，18Gの針を順行性に刺入しておく．剥離断裂した靱帯には，3-0プロリン糸をもちいて，実質部に断裂部より靱帯ごと十分に引っ張ることが出来るように糸をかけ，再度断裂部より引き出しておく．この2本の糸を，18G針の穴を通して骨孔に引き込み，靱帯を付着部に固定している（図4）．この状態で，周囲の軟部組織と靱帯を5-0プロリン糸を用いてマットレス縫合や結節縫合を用いて固定を可及的に追加し，縫合部を補強する．後述するsuture anchorを用いることにより，容易に付着部断裂を固定できるようになり，現在では骨孔を穿ち，pull-outする症例は少なくなってきているが，あらゆる付着部断裂に応用できる有用な方法である．pull-out法やsuture anchorを用いた場合の後療法は，前述した実質部断裂の場合と同様である．

4. 骨アンカー法による靱帯修復術

　主に新鮮例の靱帯損傷に適応があると考えられるが，3週以上の陳旧例においても，瘢痕組織を除去し，十分に正常な靱帯組織が確認できれば，修復の適応となると考えている．骨アンカーを用いた靱帯修復は，手術が簡便で剥離する範囲も小さく，皮膚や軟部組織を介さずに固定できるため，従来のpull-out法やピンニング法に比べ，容易な手技となっている．すなわちpull-out法で行う場合には，骨孔を作成するために付着部は別に骨を展開しなければならない．

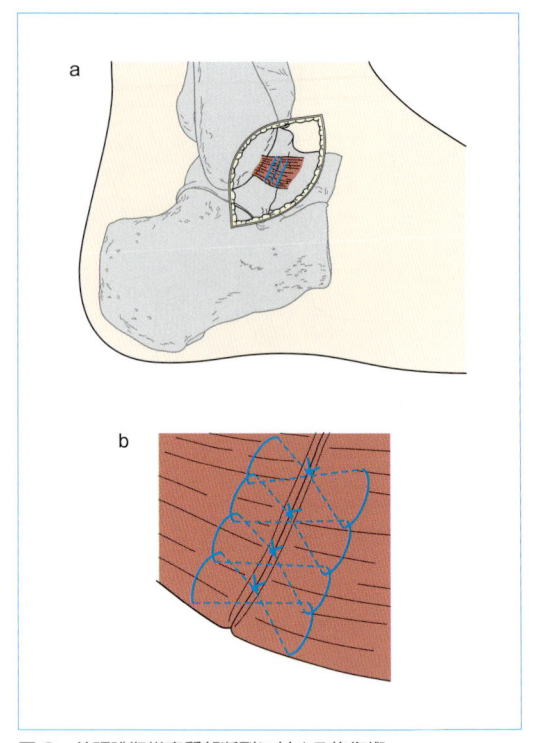

図3　前距腓靱帯実質部断裂に対する修復術
a　靱帯を展開し，3-0ないし4-0プロリンを用いてfigure of eightに縫合する．
b　拡大図

ない．骨アンカーを用いた場合には，骨は付着部のみの展開をするだけでよいことになる．骨アンカー法の使用は，靱帯縫合ばかりではなく，肩腱板縫合にも必要不可欠なものとなっている．われわれは骨アンカーには打ち込み式のものを使用しており，靱帯付着部に通っている糸を十分に牽引し，アンカーが骨内に十分な強度で固定されていることを確認することが重要である．十分にアンカーが安定固定されていれば，断裂した靱帯に近位指節間（proximal interphalangeal；PIP）関節側副靱帯損傷の場合では4-0プロリンを用いて，Pennington法を用いて縫合固定している（図5）．その後アンカーを用いて固定された靱帯を周囲の軟部組織に5-0プロリンを用いて縫着し，縫合部を固定する．術後の後療法は骨アンカー法を用いたからといって，縫合部の固定性が向上しているわけではないため，特に変わるものではない．

◎各靱帯の解剖と作用について正確に把握する.
◎靱帯損傷を正確に診断する診察方法,診断機器を把握する.
◎靱帯縫合,靱帯再建術について適応を分け,実施する必要がある.

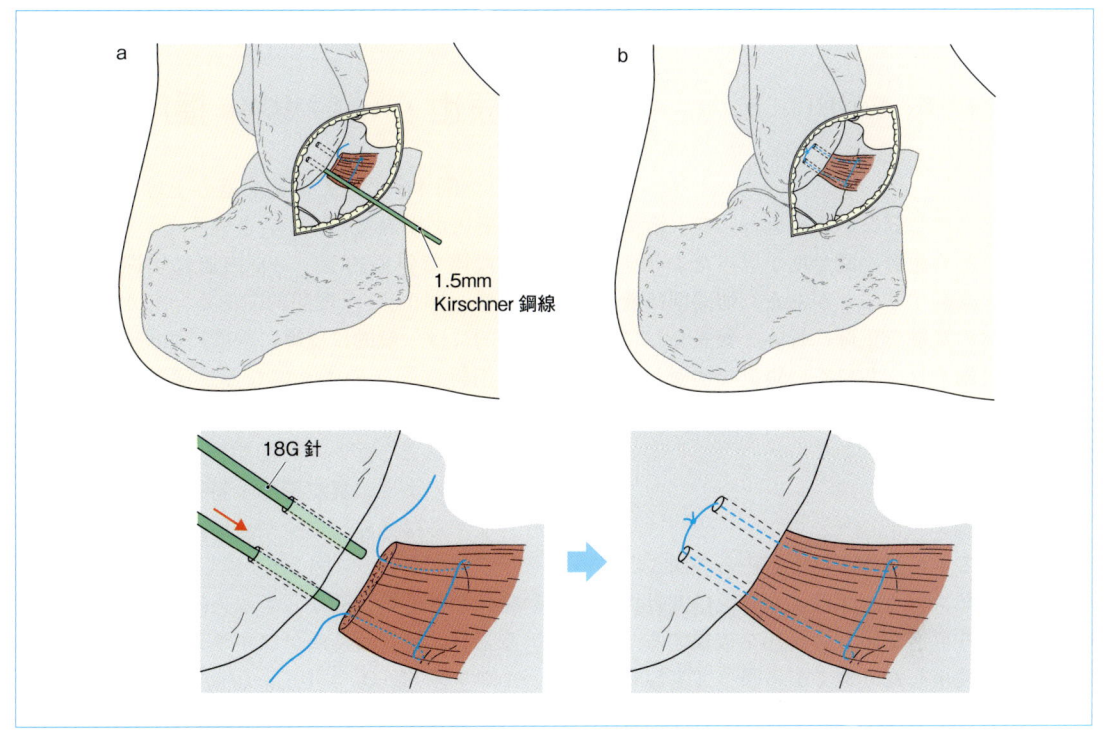

図4 前距腓靱帯付着部断裂に対するpull-out法
a 骨孔の作成,b 靱帯を引き込み固定

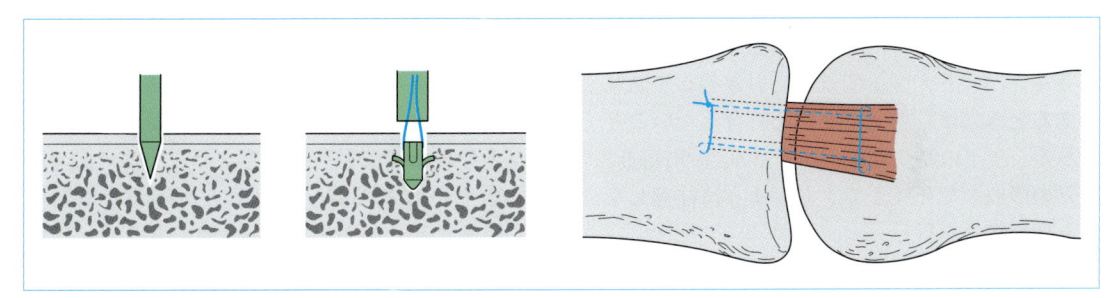

図5 骨アンカーを用いた靱帯修復
骨にアンカー挿入用の骨孔を穿ち,アンカーを打ち込み挿入固定する.アンカーに縫合糸が繋がっており,これを利用し,Kessler法に準じて,靱帯を縫合し,固定する.

おわりに

　靱帯断裂の治療については,手術を行う場合には適応をしっかりと考えるべきである.スポーツ活動の有無をはじめとした日常の活動性について特に留意し,手術適応を決定するべきである.また保存療法についてもしっかりとした知識をもち,治療成績向上につなげなければならない.

文献)
1) 遠山晴一ほか:靱帯の修復メカニズム.整・災外 48:417-422, 2005

総論 [VI. 閉創] ▶ 基本テクニック

1 皮下・皮膚縫合の基本手技

整形外科・形成外科よしだクリニック院長 **芳田辰也**・九州大学整形外科 **播广谷勝三**

はじめに

　機能的には申し分ない手術を行っても術後瘢痕が目立つため患者の満足度が思ったより高くないことを経験することがある．切開創は縫合により創縁の接触を正確に行い，緊張なしに縫合できれば細く目立ちにくい瘢痕で治癒しうるため整形外科医としてこの点も考慮し創閉鎖を行う必要がある．

1. 皮下縫合

　目的とする手術操作が終了したら各層ごとに閉鎖縫合を順次行う．深部より骨膜は丸針付き吸収糸により可能な限り骨折部を被覆する．骨膜は角針を使用したり軽く引っ張っても容易に裂けるので注意する．筋膜はサージロン®などの非吸収糸でしっかり縫合する．筋膜を中途半端に縫合した場合，筋肉ヘルニアを術後生じる可能性があるため注意する．ただ内部の腫脹が著明で筋膜を縫合した場合，内部の緊張が強くなりコンパートメント症候群を引き起こす恐れのあるときには，あえて筋膜を縫合しないこともある．皮下の脂肪層はバイクリル®・PDSⅡ®などの吸収糸で死腔ができないように注意しながら閉鎖縫合を行う．

2. 真皮縫合

　術後数ヵ月間，創縁は創治癒に伴って徐々に引っ張られるため，単なる結節縫合では術直後は創縁が正確に接触していても数ヵ月後には幅広い瘢痕を形成する（図1a）．それを防ぐため真皮縫合を密にしっかり行うことにより創表面に加わる緊張を減少させ，また創縁をわざと盛り上げるように縫合することで盛り上げた皮膚の部分が数ヵ月間に徐々に引っ張られ平坦化していき最終的に幅の狭い目立ちにくい瘢痕となる[1]（図1b）．また創縁を盛り上げやすくかつ皮膚表面が内反しにくいという点から皮膚切開の段階で斜め約70〜80°内側に切開を加えた創縁（図1b）が理想的である．しかし整形外科的には一般的に皮膚に垂直に切開を加えるため創縁は図2のようになる．深部の脂肪は真皮縫合を行うときに表面に出て創縁の接触の妨げとなることがあるので脂肪とともに図2（赤点線）のように真皮深層・脂肪を外側に引っ張りながらはさみにてやや斜め内側になるようトリミングを行う（図3）と理想的な創縁となる．縫合糸はその目的から半永久的に強度を保たれる素材が望ましくモノフィラメントの透明なナイロン糸（3-0，4-0，5-0）がよく使用される．真皮縫合の糸の通し方は有鉤摂子・フック摂子などで皮膚表面を傷つけないようにそっと摘み翻転し，最初に皮下より内側へ向け真皮表層へと針糸を通し真皮創縁へと針糸を引き出し，もう一側の創縁真皮の同じ深さの創面にできるだけ垂直になるよう針糸を刺入し内側へ向け真皮から皮下へと針糸を通し，真皮を両方の創縁より十分に均等に引き寄せるようにする（図4）．結紮すると糸の結び目は下方へ向かい脂肪層に埋没する．創が大きい場合はできるだけ皮膚を翻転させて真皮に確実に通糸する（図5）．真皮縫合の間隔は四肢体幹では10mm前後が目安である．糸が最内側の真皮にきっちりかかっていれば，結紮するとその部分の皮膚表面にえくぼ状の陥凹を生じる．えくぼ状陥凹を呈した部分から創縁までが皮膚が隆起する部分で四肢体幹では5〜10mmを目安にする．具体的には関節近傍の緊張が強くかかると思われる部位には10mmくらいの隆起が必要であるが，皮膚に余裕がある部位などでは5mm程度で十分である．結紮後に創縁の外反隆起の状態を確

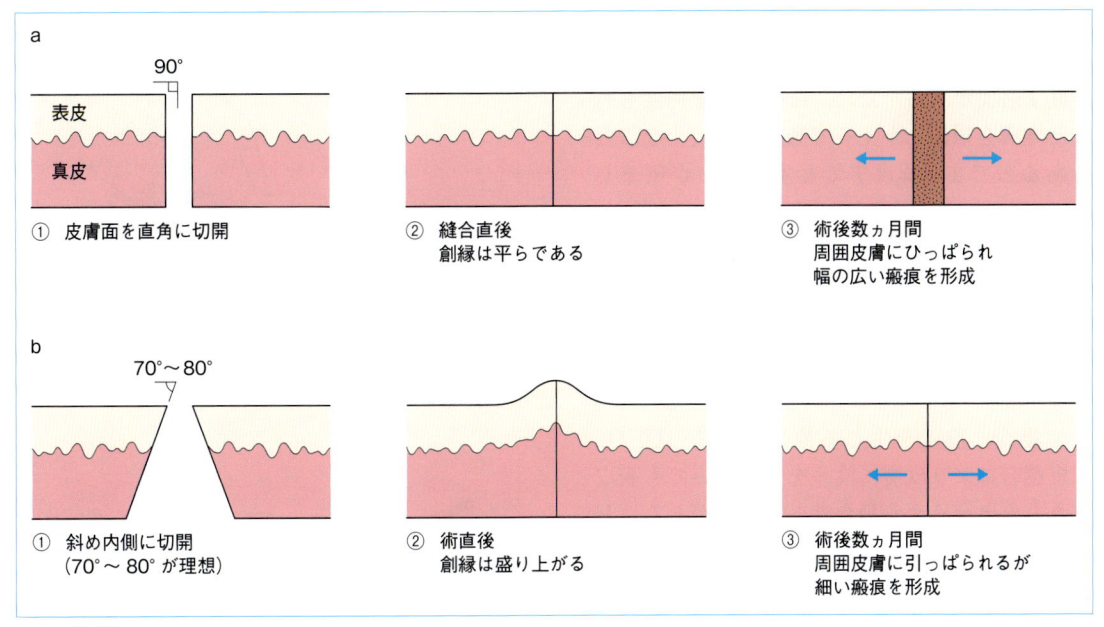

図1 切開法
a 通常の皮膚切開，b 創縁を盛り上げるための皮膚切開

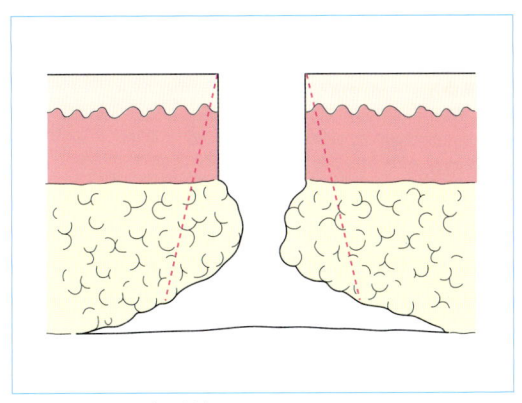

a ① 皮膚面を直角に切開　② 縫合直後 創縁は平らである　③ 術後数ヵ月間 周囲皮膚にひっぱられ幅の広い瘢痕を形成

b ① 斜め内側に切開（70°〜80°が理想）　② 術直後 創縁は盛り上がる　③ 術後数ヵ月間 周囲皮膚に引っぱられるが細い瘢痕を形成

図2 トリミングの方法

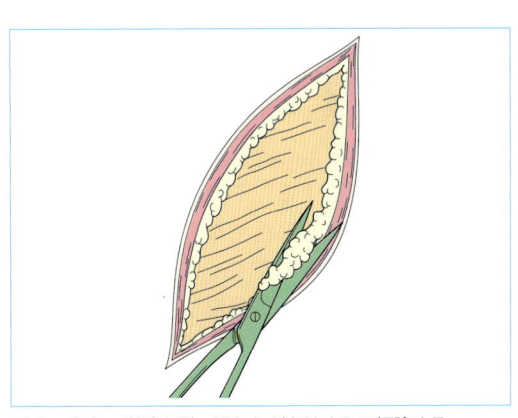

図3 真皮・脂肪を引っ張りながらはさみで切除する

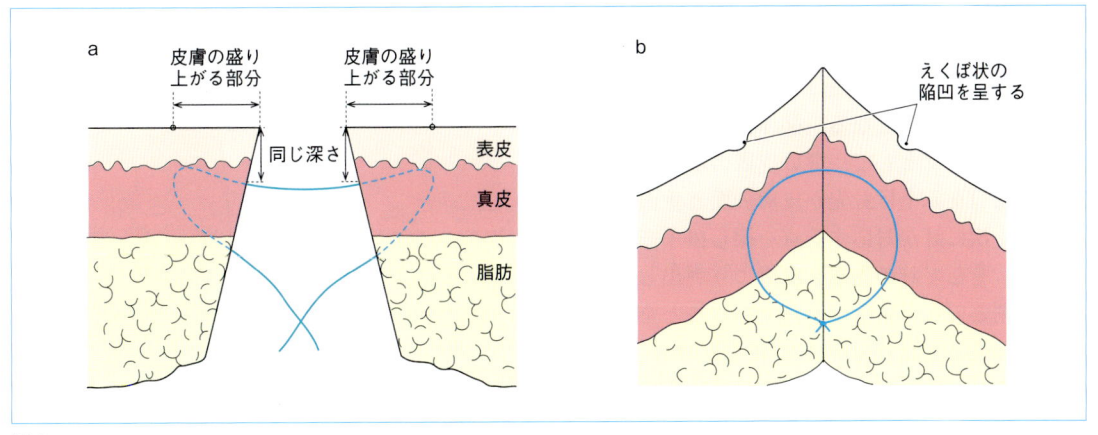

図4
a 縫合前，b 縫合後

認する．皮膚の隆起が非対称で段違いになっていたり，表皮部分が内側に入り込む場合にはやり直す必要がある．ただ，この操作を何度も行うと皮膚を損傷しかえって瘢痕が幅広くなこともあるので2回程度までとすることが望ましい．

3. 皮膚縫合

　整形外科で皮膚縫合の方法としてよく使うのは垂直マットレス縫合（図6a）である．図6bのように$\alpha = \beta$となるよう針を刺入させる．$\alpha \neq \beta$の場合，段差を生じる原因となる（図7）．真皮縫合により皮膚に段差を生じていても表皮をきちんと合うよう縫合できる利点がある．しかし表面だけ無理やり合わせても術直後はきれいな創縁が得られるが創治癒とともに幅の広い瘢痕を形成するので，この方法で表皮を合わせるという考えは持たない方が良い．

　真皮縫合が確実に行われ創縁が正確に接触していればステリーテープにより皮膚接合を行ってもよいが，術後出血が予想される場合には，創縁とステリーテープの間の血腫形成のため真皮縫合で正確に接触し得た創縁が開き，より幅の広い瘢痕を形成する．そのため少しでも目立ちにくい術後瘢痕を目指すならナイロン糸により1本1本正確に単結節縫合を行う方が良い．皮膚縫合では真皮縫合で使用したナイロン糸よりも細いタイプを使用する．四肢体幹では4-0，5-0ナイロン糸がよく用いられる．四肢体幹の縫合の間隔は5mm前後が目安である．縫合時の注意事項として表皮が内反しないように縫合針は皮膚に垂直に刺入するよう心がける（図8）．垂直に刺入した後，針の弧に沿って回転する（図9）．この時，針の弧に合わせず無理をすると針が曲がる結果となる（図10）．皮膚を垂直に刺入するコツとして，薄い皮膚の場合，摂子で創縁をつまみ上げ針先が皮膚表面と垂直に運針する．次に針が対応する点を探し摂子で創縁を保持．そして針の先端を皮膚より刺出したところで創とのなす角度が直角であることを確認し針を回旋させながら抜針する（図11）．厚い皮膚の場合，針のやや中心よりを保持し皮膚面に対し垂直に刺入し組織内を運針し，刺入部位付近を摂子で圧迫補助．針を皮膚より刺出した

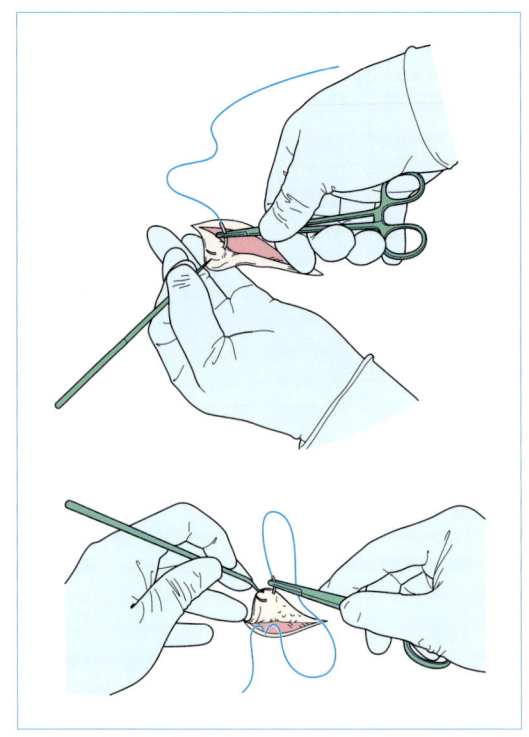

図5　真皮埋没縫合
創が大きい場合はできるだけ皮膚を翻転させて真皮に確実に通糸する．

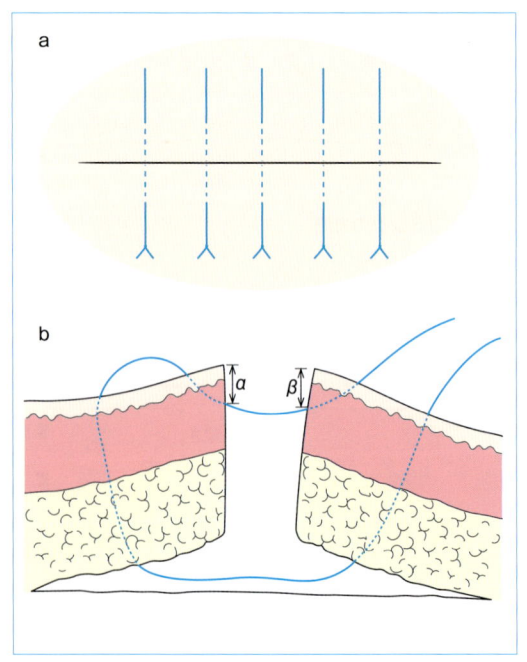

図6　整形外科でよく使う皮膚縫合
a　垂直マットレス縫合
b　断面図
$\alpha = \beta$

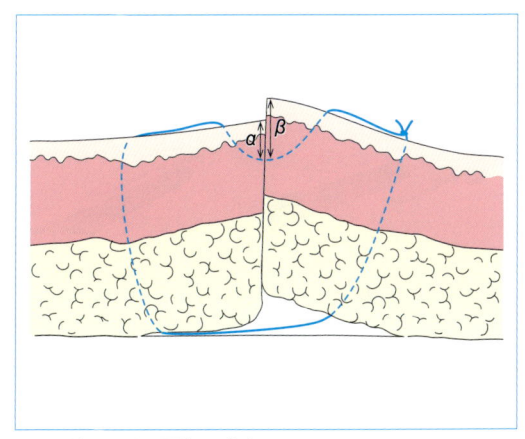

図7 陥りやすい間違い（1）
$\alpha \neq \beta$ であると段差を生じる．

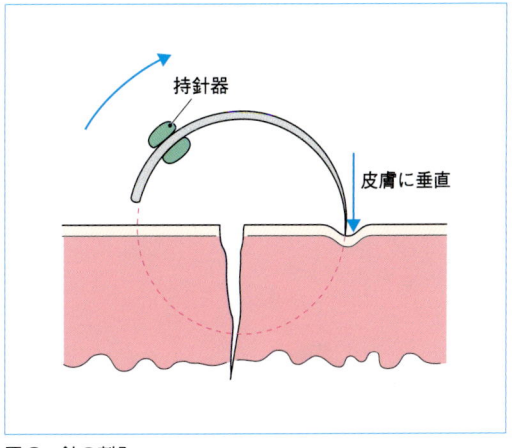

図8 針の刺入
刺入時には，針先が皮膚に垂直になるよう留意する．強弯針では手首を十分ひねるか針の中央部を把持するなど工夫する．

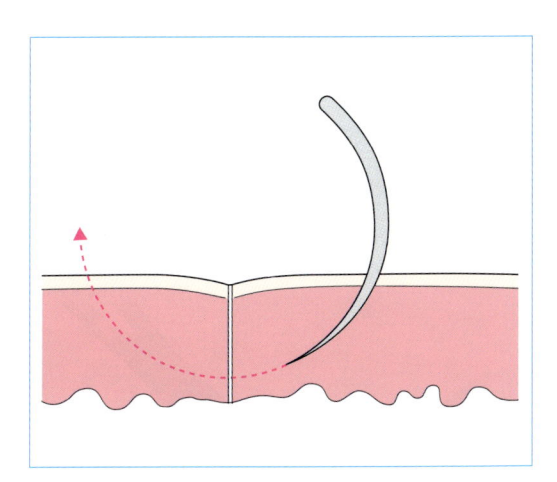

図9 針の刺出
針の回転運動は，針の弧に沿って行われるべきである．

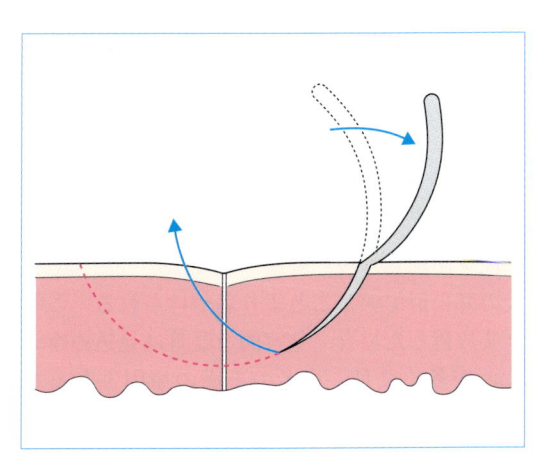

図10 陥りやすい間違い（2）
無理をすると針が曲がる結果となる．

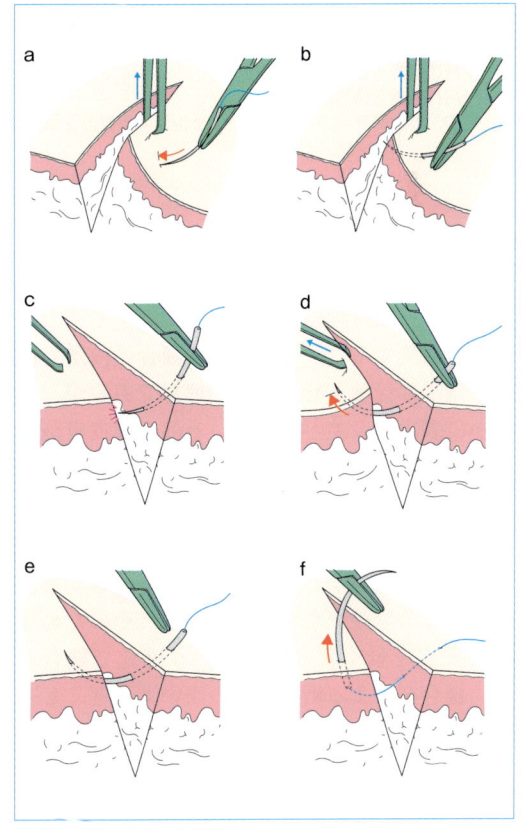

図11 薄い皮膚での運針
a 左手の摂子にて創縁をつまみ上げて針先を皮膚表面と垂直にする．
b そのまま組織内を運針する．
c 次に摂子を離した状態で，針が対応する点を探す．
d 摂子で対応する創縁を把持する．
e 針の先端を皮膚より刺出したところでいったん持針器をはずし，針と創のなす角度が直角であるかどうか確認する．
f 針を回旋させながら抜針する．

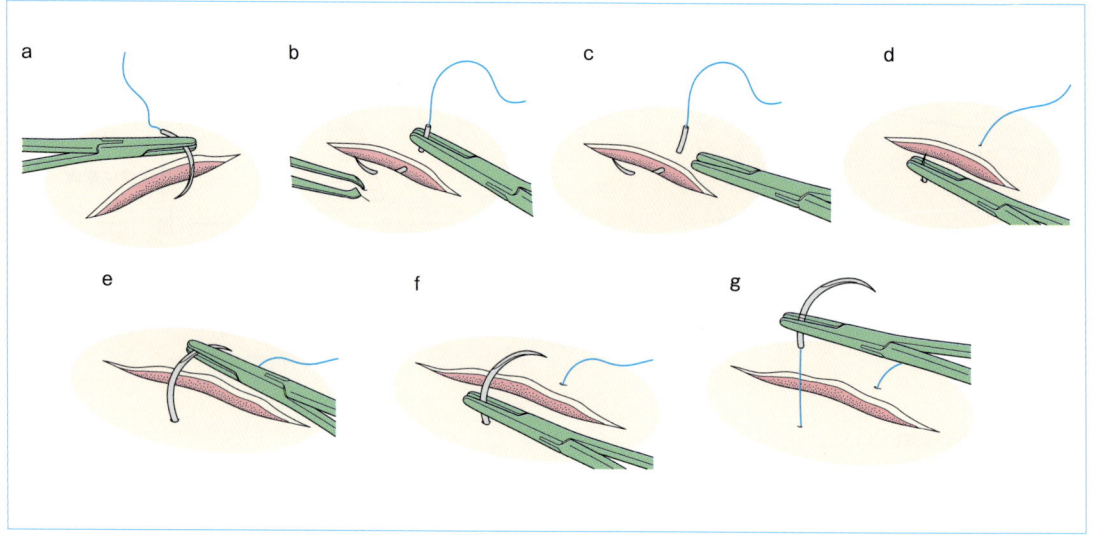

図12 厚い皮膚での運針
a 針のやや中心寄りを把持し，皮膚面に対し垂直に刺入する．
b そして組織内を運針し，刺出部付近を摂子で圧迫して補助する．
c 針の先端を皮膚より刺出したところでいったん持針器をはずし，針と創のなす角度が直角であるかどうか確認する．
d 抜針時には，無理して一度に引き抜こうとしない．
e 手首の回旋する範囲まで引き抜く．
f 一度持針器を持ち替える．
g 針の尻で組織を傷つけないように最後まで持針器を回旋させる．

ところで針と創縁のなす角度が直角であるかどうか確認する．針を手首の回旋する範囲まで引き抜き，一度持針器を持ち替え抜針するまで持針器を回旋する（図12）．真皮縫合の段階で創縁を確実に接触させることが理想であるが，わずかに表皮の段差が生じている部分は皮膚縫合で修正する．具体的には段差の位置が高い創縁は浅く糸をかけ，低い方の創縁には深く糸をかけ段差を修正する．皮膚縫合では少し強めに結紮しがちであるが，翌日術後創縁は腫脹するため結紮部の緊張がかなり強くなる．そのため緩めに表皮を軽く合わせるという感覚で縫合する．縫合糸による瘢痕が残らないよう遅くとも術後7日以内に抜糸するよう心がける（図13）．

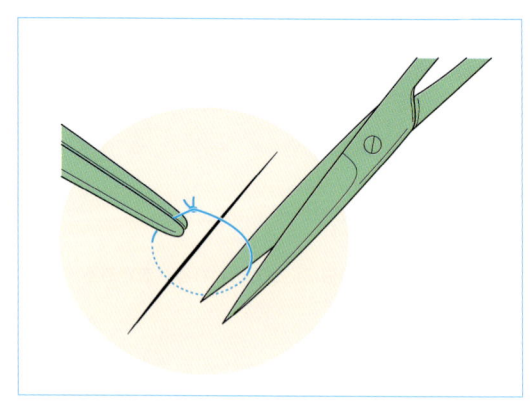

図13 抜糸

4. 三角形の皮膚先端の縫合法[1,2]

皮膚の三角形のところを普通に結節縫合した場合（図14a），血行障害のため皮膚の尖端が壊死することがある．そのため三角形の部分は糸が皮膚内（図14b）を通るようにする方が望ましい．

5. dogearの修正法[1,2]

創を閉創した後，両端が盛り上がった状態を犬の耳に似ていることより名づけられる．このまま放置した場合，整容的な改善は見込めないことが多く後日，患者の不満の原因となるため可能な限り修正する．一般的に2通りある．dogearの頂点を鉤ピンで持ち上げ紡錘形に切除し修正する（図15a）．dogearの頂点を鉤ピ

◎皮下縫合は各層ごと正確に閉鎖縫合を行う.
◎瘢痕の細い目立ちにくい創縁を得るためには皮下の十分な剝離・密な真皮縫合・術直後の創縁の正確な接触が重要である.
◎緊張がかかりやすい創縁は真皮縫合により創縁を十分盛り上げる.

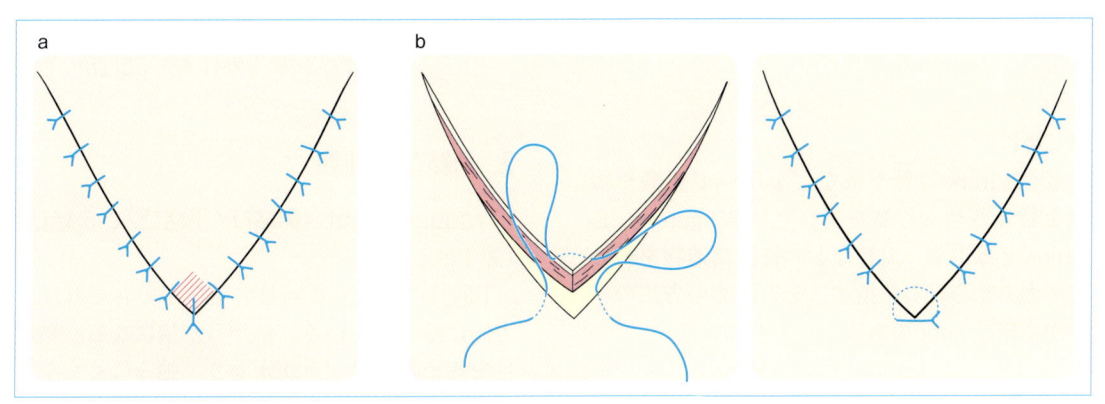

図14　三角形の皮膚先端の縫合法
a　斜線の部分は血行阻害され壊死しやすい.
b　血行は障害されにくい.

図15　dogearの修正法
a　dogearの頂点を持ち上げ紡錘形に切除する.
b　dogearの頂点を持ち上げ一側に倒し三角形となる部分を切除する.

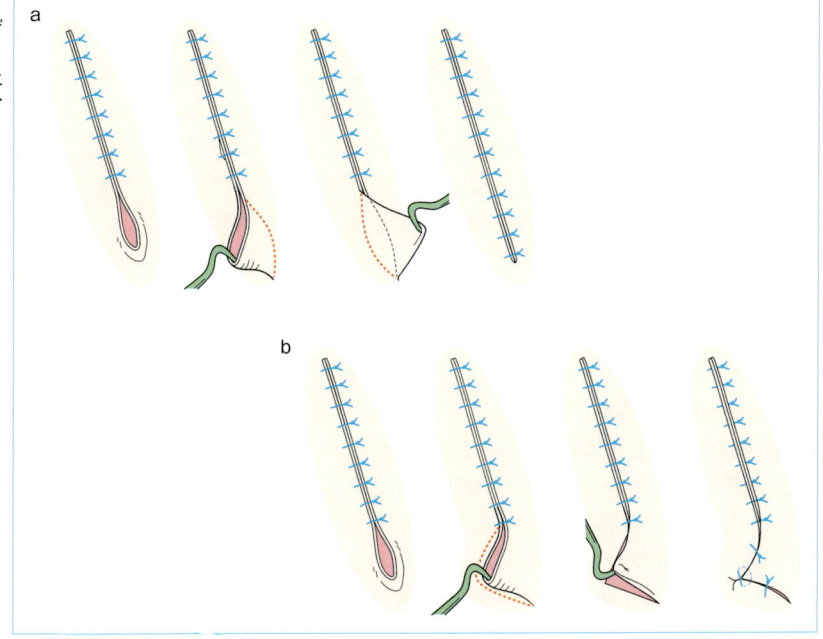

ンで持ち上げこれを一側に倒し三角形となる部分を切除し修正する（図15b）. いずれの方法も術後瘢痕が長くなるため患者さんにはそのことを説明しなければならない.

文献
1) 鬼塚卓弥：形成外科手術書, 南江堂, 東京, 25, 1988
2) 添田周吾ほか編：図説臨床形成外科2　形成外科の基本手技, メジカルビュー社, 東京, 22-25, 1987

総論 [VI. 閉創] ▶基本テクニック
2 糸結びの基本手技

九州大学整形外科講師 岡崎 賢

はじめに

縫合 suture は針や糸などを用いて組織や物質を結合させる行為を指し，結紮 ligature, ligation とは本来，血管などの管腔構造物を締めて閉塞させる行為を指す．そのための方法の一つが糸結び knot である．

1. 糸結び

糸結びは外科の基本中の基本である．次の原則を守れれば，指の動かし方は自分が最も動かしやすい方法を探してマスターすればよい．
① square knot（男結び／平結び／こま結び）の3回結びを基本とする．
② 必要に応じて1，2回目結びは外科結びや granny knot（女結び／たて結び）を使ってもよいが，3回目は必ず square knot で終わる．
③ 結んだ後すぐに糸を切れるように，右手でクーパー剪刀を保持したまま糸結びができるようにする．
④ 結びと結びの間は，結び目が弛まないように糸に張力をかけたまま次の結びを行う．
⑤ 深いところで knot を押せるように示指を用いて knot を送り込む．
⑥ 糸結びは力任せに締め上げるのではない．糸に振動を加えたり，組織内を往復させたりしながら組織内を糸が滑っていく感覚を身につけ，適度な緊張で結びを終える．初心者にありがちなのは，第3結びで力を入れすぎ，糸を切ってしまうことである．縫合は組織が互いに接している状態で保持するものであり，締め上げると結紮部の組織は阻血性障害を起こす．
⑦ 糸を結びながら組織を合わせるのではない．両端を創に平行に引きながら糸を滑らせてあらかじめ組織を寄せておいてから，適度な緊張で結ぶ．

2. 糸結びの種類

(1) square knot（男結び／平結び／こま結び）（図1a）

1回目の結びと2回目の結びがそれぞれ反対方向に結ばれている．結び目が横になる．結び目を締めるとロックがかかり，弛みにくくなる基本の結びである．1回目の結びが弛んだままであると，弛んだままロックがかかり，縫合組織が接触しない状態となる．1回目と2回目の糸の回しを逆から通したり，右手と左手の役割を逆にしたりするとこの結びになる．

(2) granny knot（女結び／たて結び）（図1b）

1回目の結びと2回目の結びが同じ方向に結ばれている．結び目が縦になる．ロックがかかりにくく，弛みやすい．2回の糸結びを同じ手技で行うと granny knot になる．利用方法として，緊張が高い部位での縫合で，1回目の結びが弛みやすい状況において，2回目の結びを granny knot で行い，締めていくことで1回目の結びごと滑らせ，良好な緊張で結紮できた後に3回目を square knot でロックする方法がある（Mayo knot：図2a）．

(3) surgeon's knot（外科結び／外科医結び）（図2b）

1回目の結びで糸を2回まわして結び，2回目と3回目を square knot で結ぶ方法．1回目の結びが弛みにくいため，緊張の高い部位での縫合に用いられる．

(4) 機械結び（図3）

手指を使わず，持針器や鉗子の軸に糸を巻き付けて糸を結ぶ方法．1本の糸で複数回糸結び

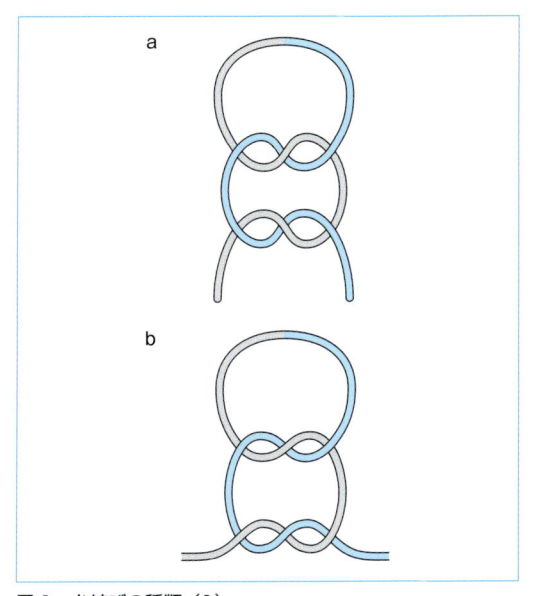

図1 糸結びの種類（1）
　a　square knot, b　granny knot
square knot は1回目の右の糸が下をくぐっており，2回目は左の糸が下をくぐっている．granny knot は1回目も2回目も右の糸が下をくぐっている．
（文献1）より引用改変）

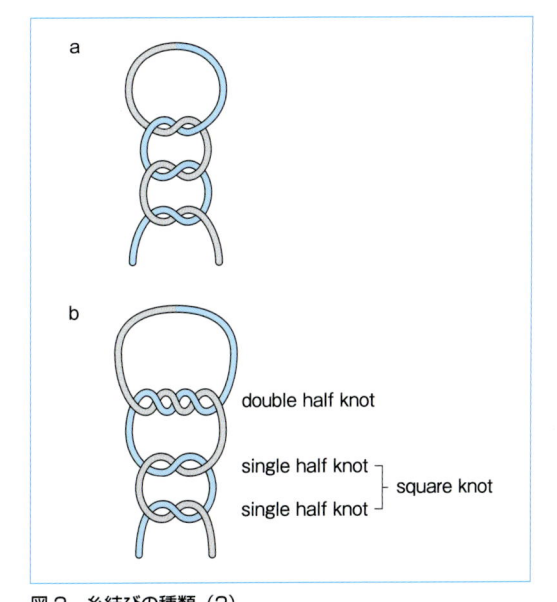

図2 糸結びの種類（2）
　a　Mayo knot, b　surgeon's knot
1回目と2回目が granny knot の関係，2回目と3回目が square knot の関係となっている（a）．第1結びを2回まわす double half knot で結び，2回目と3回目は square knot の関係となっている（b）．（文献1）より引用改変）

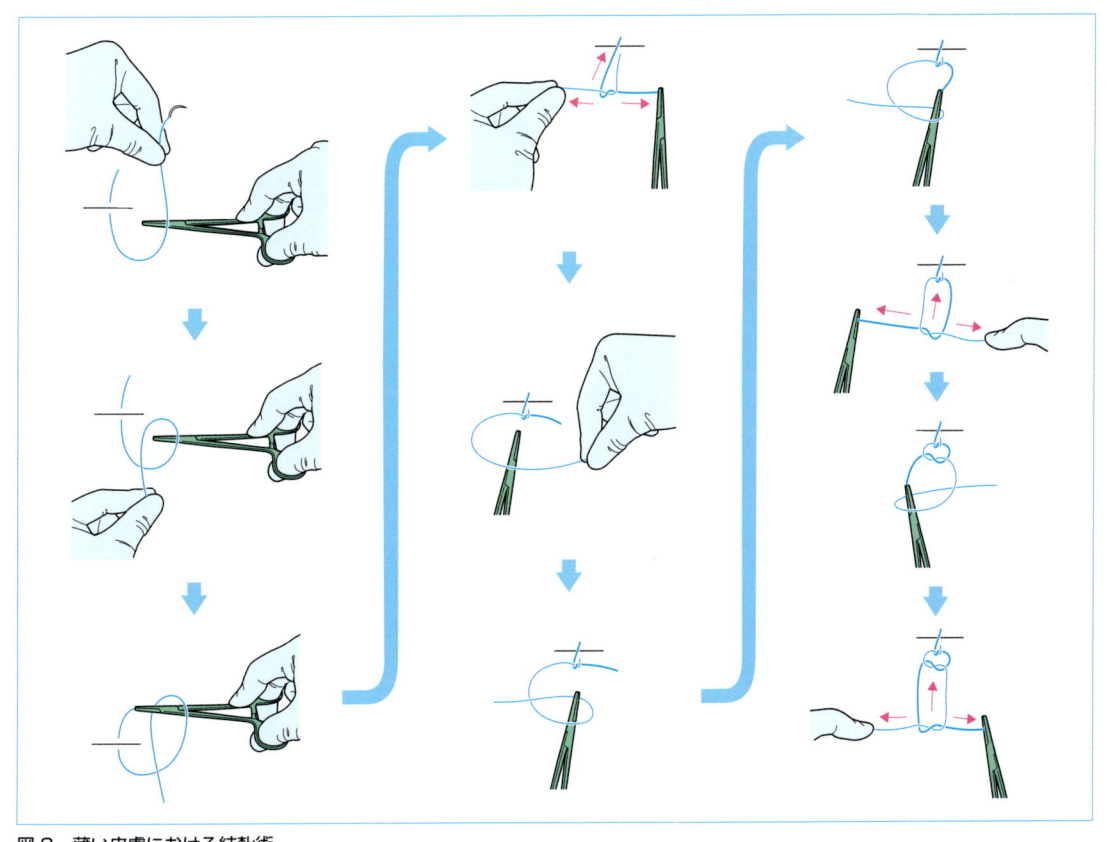

図3 薄い皮膚における結紮術
結紮は1回転ずつ．1回目で締め具合を決め，2回目でそれがきつくも緩くもならないよう固定し，3回目は効果を持続させるために行う．

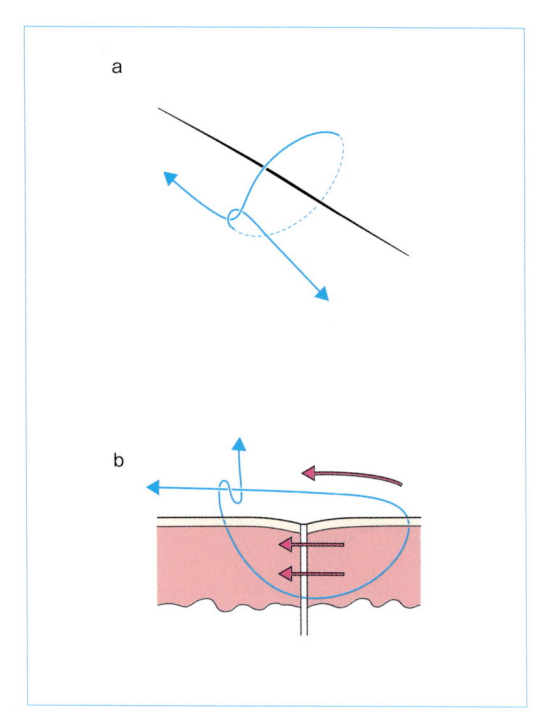

図4 表皮が合いやすい結紮
a 結紮は糸の刺出部近くで行う．
b 二つの糸の断端に牽引を均等にかけられなかったとしても，表皮がずれることはない．

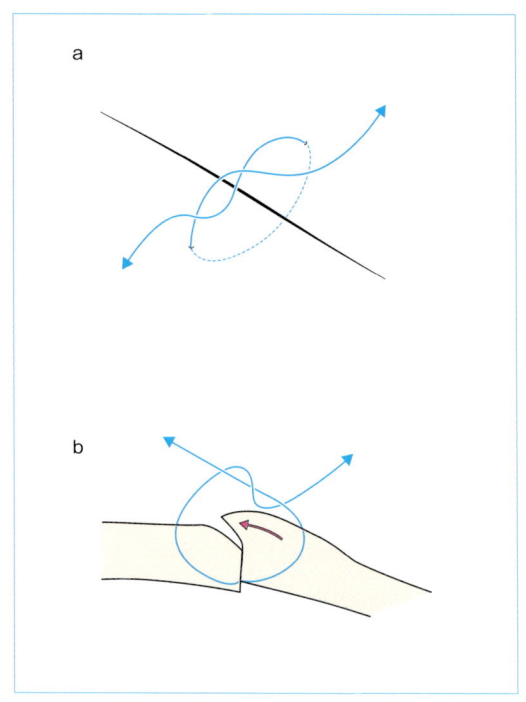

図5 表皮がずれやすい結紮
a 創の真上で結紮を試みた場合．
b 片方の糸の断端に強い力がかかると，結紮部は滑って不均等な力がかかり，表皮がずれる．

ができるので経済的である．皮膚や皮下などで，針付き糸を用いた縫合の際に行う．1本の糸でなるべく多く糸結びを行うためには，十分に糸の端 tail まで組織内を通過させて，tail に近いところで knot を作製するようにする．1回目，2回目，3回目と糸を回す方向をそれぞれ反対にして行うと square knot になる．糸を回す方向によって，tail を引っ張る方向が決まっているので，結び目の形をよく見て身体で覚えるようにする．1回目と2回目で糸を回す方向を逆にすると，tail を引っ張る方向も逆になる．表皮における糸結びの際には，創の真上ではなく，糸の刺出部付近で行う．反対側の組織を真横に引き寄せる力が働くため，創面のずれによる段差が生じにくい（図4, 5）．表皮が薄くて繊細な縫合が必要な場合は，創の手前側で knot を作製し，創の緊張を見ながら締め具合を調節し，2回目の糸結びでその緊張で結び目をロックする（図3）．表皮が厚くてしっかりしている場合は，第1結紮の後に手前側に knot を持ってきて引き寄せる（図6）．

3. 応用編：slip knot conversion

1回目の糸結びが弛んだ状態で2回目の糸結びを square knot で結んだときにロックがかかって，それ以上締められないときに使える方法である．持針器を用いて，同側の糸を結び目の前後で引っ張ると，軽いクリックとともに1本の糸に他方が巻き付いているだけの状態になる．その後，結び目を押し込むと結び目が滑っていき，締めることができる．ちょうど良い位置まで締めたら，左右の糸を水平方向に引っ張ってもう一度ロックをかける（図7）．

文献
1) 小西晃造ほか：安全な内視鏡外科手術のための基本手技トレーニング，大道学館出版部，福岡，84-108，2005

◎あらかじめ組織を寄せてあわせてから，振動や強弱をつけて knot を滑らせ，適度な緊張で締める
◎結ぶ向きによって糸の引く方向が決まっていることを理解し，ねじらない方向へ引くように身体に覚え込ませる．
◎結びの最後は square knot で終わる．

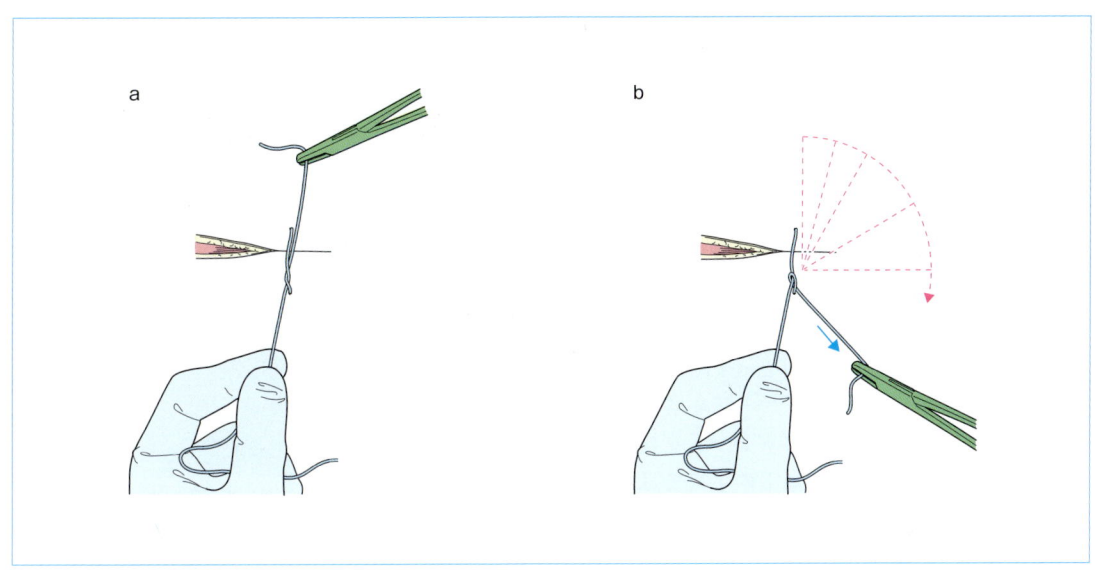

図6　結紮術　厚い皮膚
a　1回目の結紮でロックをかける．
b　両断端の張力を保ちながら，一方の糸を回転させる．

図7　slip knot conversion
（文献1）より引用改変）

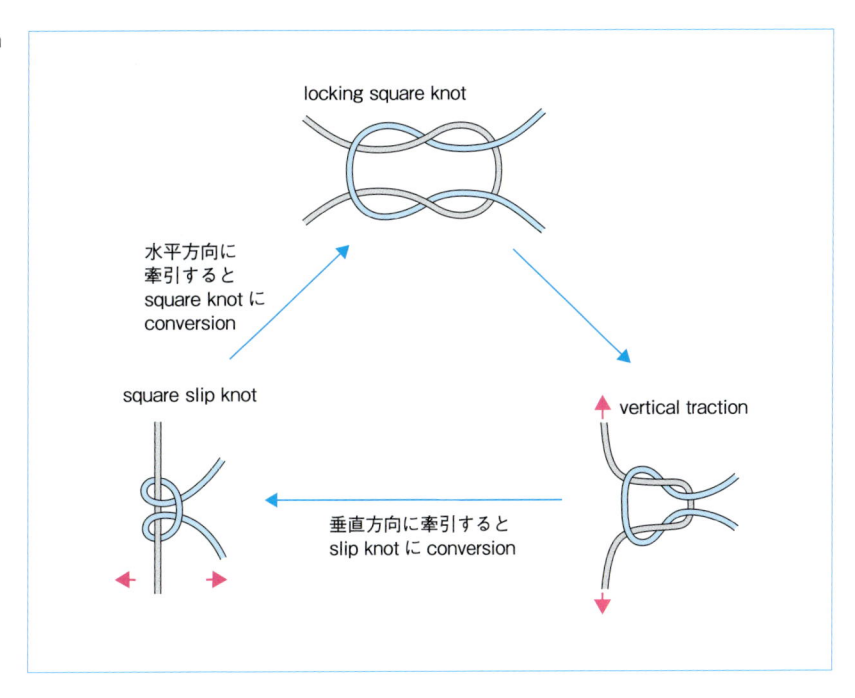

locking square knot

水平方向に牽引すると square knot に conversion

vertical traction

垂直方向に牽引すると slip knot に conversion

square slip knot

総[VI. 閉創]▶基本テクニック

3 ドレーン

九州大学整形外科 **福士純一**

1. ドレーンの目的

血液や滲出液を創内より排出する目的で留置される．創部に形成される血腫は，周囲組織の圧迫による障害，手術創の治癒の遅延を生じるほか，術後感染の原因にもなるため，適切に排液する必要がある．米国疾病予防管理センター（Centers for Disease Control and Prevention；CDC）では閉鎖吸引式ドレナージを用いること，そしてできるだけ早期にドレーンを抜去することを推奨している[1]．通常の手術では，術後48時間を目安に抜去することが多い．

2. ドレーンの種類

閉鎖性と開放性に分けられる．一般に，出血量が多い手術や関節内の手術では，吸引装置のついた閉鎖性ドレーンが使用される．手や足など軟部組織の少ない手術部位や，出血量が比較的少ない手術においては，ペンローズドレーンに代表される開放性ドレーンが使用されることが多い．

(1)閉鎖性ドレーン

一般に挿入針付きドレーンチューブと，それに接続する低圧吸引可能な容器からなる（図1，2）．術創内より切開創とは異なる部位に挿入針を貫通させ，創外へとドレーンチューブを誘導する．この際に挿入針が鋭利であるため，血管や神経の損傷のないように，また術者や助手の手に穿刺しないよう，取り扱いに注意を要する．創内でチューブが折れ曲がっていると，チューブ先端が目的とする留置部位を逸脱することがあるため，チューブの走行が直線状であることを確認する．ドレーン装置によっては，ドレーンを2本留置することも可能である．ド

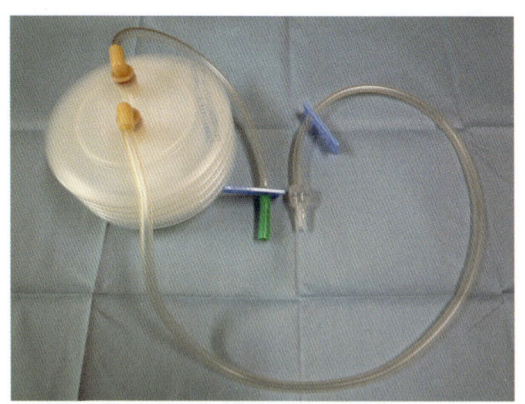

図1 ポーティナー（テルモ社）の吸引容器
蛇腹部分を押しつぶして，その反発力で吸引する．

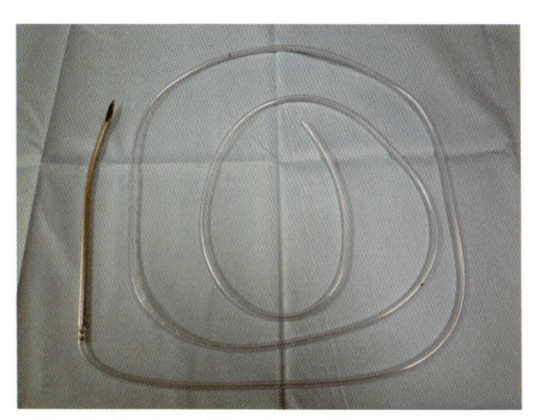

図2 ポーティナーのドレーンチューブ
必要なだけの側孔部を残してチューブを切断して使用する．

レーンチューブは，誤って抜去されないように，縫合糸を用いて皮膚に固定する（図3）．

容器の反発力を利用して吸引容器内に陰圧を生じさせた後，ドレーンチューブと吸引容器を接続し，吸引が適切に行われることを確認する．接続部においては，弛みや空気漏れがないように，確実に接続することが重要である．排

Knack & Pitfalls

◎術後血腫形成予防の目的で,ドレーンを留置する.
◎通常術後48時間程度でドレーン抜去を行う.
◎術後出血の比較的多い手術では,閉鎖吸引式ドレーンが望ましい.

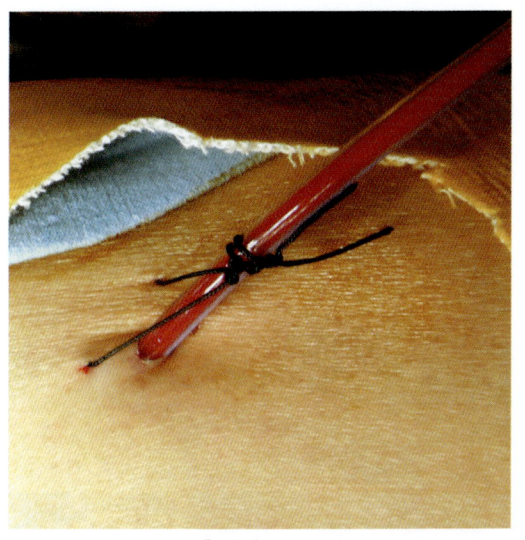

図3 ドレーンチューブの固定
2-0程度の太めの縫合糸を用いて,皮膚と固定する.

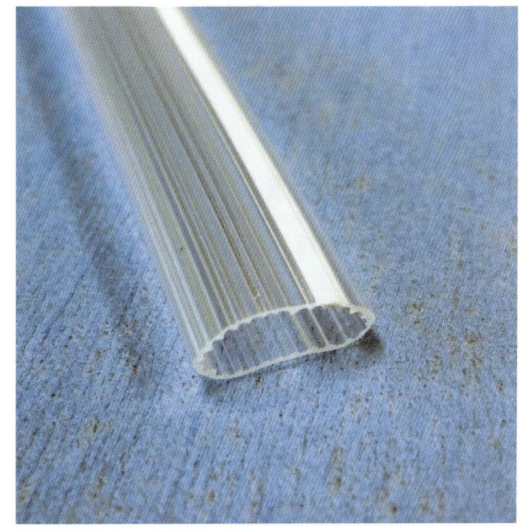

図4 ペンローズドレーン
X線不透過ラインが白線で示されている.

液が逆流し逆行性感染を生じる可能性があるため,吸引容器をカテーテル刺入部よりも高く持ち上げないよう注意する.

(2)開放性ドレーン

シリコン製のペンローズドレーンを用いることが多い(図4).多孔管構造により,毛細管現象によって排液がなされる.X線不透過ラインがあり,X線にてドレーンの刺入部位を確認できる.抜去の際に途中で切断される可能性があるため,創内に留置する部位を傷つけないように留意する.閉鎖性ドレーンのチューブと比較すると摩擦抵抗が少なく,誤って抜去されやすいこと,また逆に創内に迷入しやすいことから,縫合糸を用いて皮膚としっかり固定する(図5).

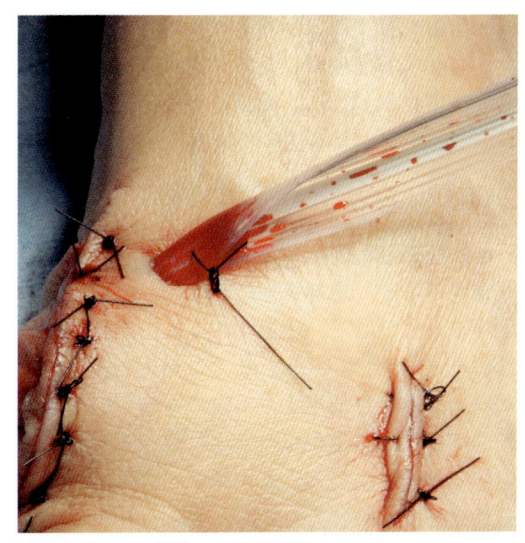

図5 ペンローズドレーンの使用例
切開創より離れた部位にドレーンを誘導している.

文献
1) Mangram AJ et al : Guideline for prevention of surgical site infection. Infec Cont Hosp Epidemiol 20 : 247-278, 1999

総論 [VI. 閉創] ▶ 基本テクニック

4 創の被覆

九州大学整形外科 **福士純一**

1. 目的：創面の保護

手術創を一次閉鎖した場合には，切開創を24～48時間は滅菌した被覆材でおおうことが必要とされている[1]．創部の被覆材には，外界からの病原体侵入の防止と，血液・滲出液の吸収という二つの機能が求められる．従来はガーゼによる被覆が主であったが，近年，さまざまな種類の被覆材が開発され，用いられるようになった．

われわれの施設では，手術部位および手術内容によって，被覆材を使い分けている．術後に切開創からの出血が予想される場合には，ガーゼと綿パッドを用いた塊状圧迫包帯固定 bulky dressing を行うことが多い．股関節や脊椎などターニケットを使用しない部位の手術では，十分な術中止血の後に，吸収パッド付きのフィルムドレッシング材を用いている．

2. 塊状圧迫包帯固定による被覆

塊状圧迫包帯固定の目的としては，ガーゼを固定することで患部を保護し創部の汚染を予防すること，そして，圧迫することで術後の出血や腫脹を抑制することの二つがあげられる．ターニケットを使用する手術で術後の出血が比較的多い手術，手や足の手術において，塊状圧迫包帯固定を用いることが多い．切開創を非固着性ガーゼで被覆したのち，ガーゼを当て，綿パッドで包み，包帯を用いて圧迫固定を行う（図1）．術後1～2日後にドレーン抜去をする際に，創面の状態を観察し，滲出液の流出がないようなら，オプサイト®POST-OPビジブル（Smith & Nephew社）やテガダーム™などの創面観察可能なフィルムドレッシング材に変更することが多い．

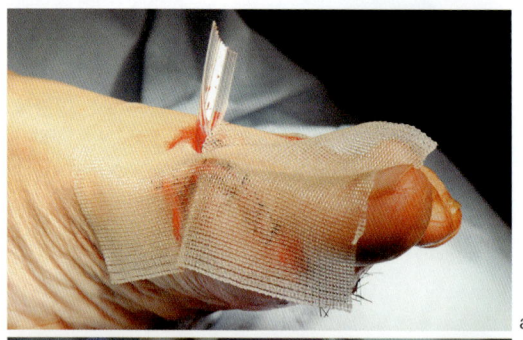

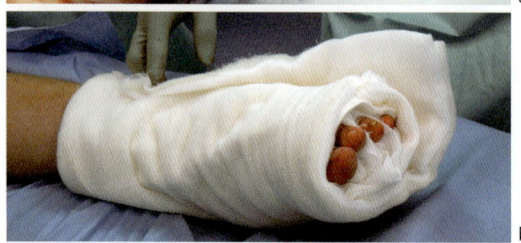

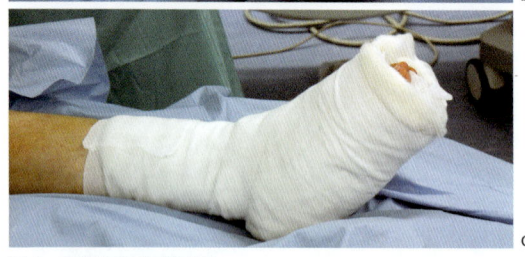

図1 塊状圧迫包帯固定
a 非固着性ガーゼ（アダプティック）を創部に貼付する．
b 綿ガーゼの上を綿パッドで被覆する．
c 適度な圧迫を加えながら綿包帯で巻く．

(1) 非固着性ガーゼ

一次閉鎖創は24～48時間という短期間で急速に上皮化されるが，その間に創面からの出血や滲出液で，創縁がガーゼに貼りつくことがある．ワセリンでコーティングされたセルロースガーゼであるアダプティック（シグマックス社）（図2）を切開創に貼付することで，創縁と綿ガーゼの接着を予防し，ガーゼ交換の際の疼痛を防止し，創縁の牽引による離開を予防でき

◎創の汚染防止と，滲出液の吸収を両立できる被覆を行う．
◎手術部位や内容に応じて適切な被覆材を選択する．
◎創出血が予想される手術では，ガーゼを用いた圧迫包帯固定が望ましい．

る．ドレーン刺入部は，アダプティックガーゼをY字状に切開して被覆する（図1）．

(2)綿ガーゼ

非固着性ガーゼの上から，滅菌した綿ガーゼを用いて術創を被覆する．われわれの施設では，20枚を単位として各サイズ（四つ折り，二つ折り）のガーゼを滅菌して，使用している．創縁を余裕をもって被覆でき，かつ血液や滲出液を十分に吸収できる量の滅菌ガーゼを置き，その上を綿パッドで巻く．ガーゼの量は手術内容を考慮して調整する．手指や足趾の場合には，指間にさばきガーゼを入れることも多い．

(3)綿パッド

圧迫のない状態で15mm程度の厚みのある綿パッドを用いている．パッドの表面は綿がばらばらにならないように薄いガーゼで被覆されている（図3）．滅菌された綿パッドを用いて，創面を被覆するガーゼの上とその周囲の広範囲を被覆する（図1b）．綿パッドのボリュームを利用して創部の圧迫を行うため，十分な量を用いて創部とその周囲を全周性に被覆することが重要である．

(4)包帯

綿ガーゼおよび綿パッドの圧迫固定には，滅菌した非伸縮性の綿包帯を用いる．手術中にターニケットを使用する場合には，適度な圧迫力を加えながら綿パッドを包帯で巻いた後に，ターニケットを解除することが一般的である．ターニケットを使用していない場合にも末梢循環に留意することはいうまでもないが，特にターニケット解除後には，末梢部の皮膚や爪の色調を確認することは重要である．

3. フィルムドレッシング材による被覆

われわれの施設ではオプサイト® POST-OPビジブルを用いている．吸収パッドとトランス

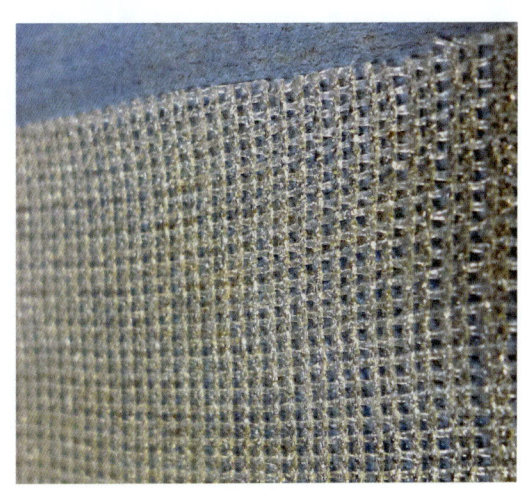

図2 アダプティックガーゼ
ワセリンコーティングにより創に固着しない．

ペアレントフィルムよりなるドレッシング材で，血液や滲出液に対する吸収力をもち，かつ創面の観察が可能であるという利点をもつ（図4）．滲出液の比較的少ない創部，ターニケットを使用しない手術，股関節手術および脊椎手術に使用することが多い．

吸収パッドはハニカム状であるため，容易に術創の観察が可能である．吸収パッドの創への接触面はポリウレタンのフィルムからなり，創面に固着しない構造となっている．パッドは多孔性ポリウレタンフォームからなり，毛細管現象により滲出液を吸収する．高い水分吸収性を備える（製品100cm^2あたり，32gの吸水量）が，あらかじめ創面からの出血や滲出液が多いと予想される場合は，ガーゼを用いた被覆が望ましい．

表面のフィルムは防水性であり，バクテリアに対するバリアとして機能する．通常のトランスペアレントフィルムと比較して，15倍の水蒸気透過性をもち，パッド部で吸収した水分や，貼付部位の発汗を高率に蒸散させることができるため，創部の過度の湿潤，皮膚の浸軟を回避できる特徴をもつ．

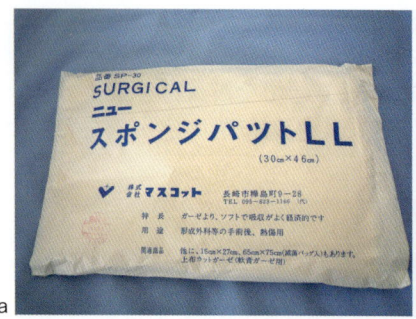

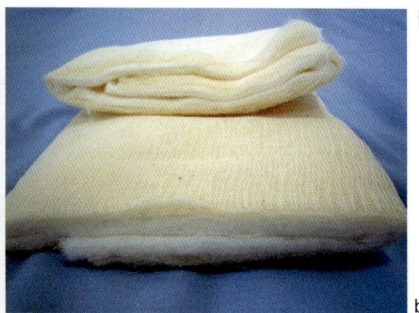

図3 綿パッド

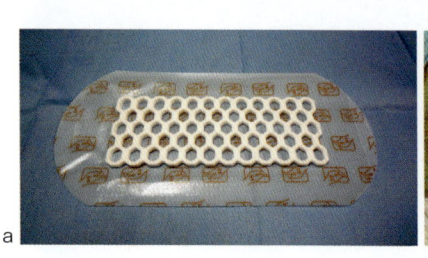

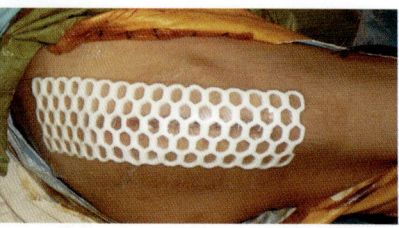

図4 オプサイト® POST-OP ビジブル（a）と股関節における使用の実際（b）

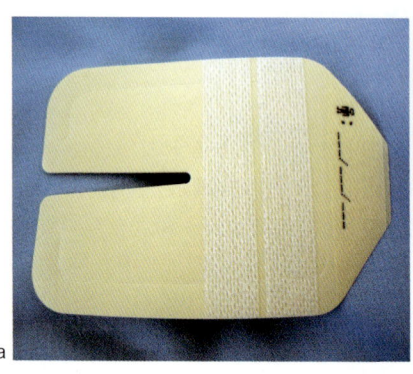

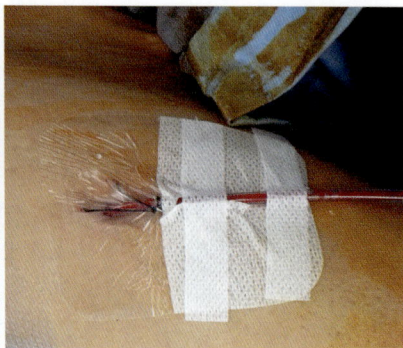

図5 テガダーム™ I.V.（a）とドレーン刺入部における使用の実際（b）

4．ドレーン刺入部の被覆

(1)閉鎖吸引式ドレーンの被覆

塊状圧迫包帯固定の場合には，Y字状の割入りガーゼを使用し，その上で創面とともにガーゼおよび綿パッドで被覆する．包帯を巻く際にはドレナージチューブが屈折しないよう，チューブの方向に留意しながら行う．

フィルムドレッシングにて創を被覆する場合には，血管内カテーテル留置で用いるドレッシング材（テガダーム™ I.V.トランスペアレントドレッシング，3M™）を用いて，ドレーン刺入部を接着，固定している（図5）．

(2)ペンローズドレーンの被覆

ドレーン刺入部を，Y字状に切開した非固着性ガーゼ（アダプティック）を置いて被覆する（図1）．その上に出血を吸収させるべく，綿ガーゼを数枚さばいてドレーンチューブ上に乗せて，創面同様にガーゼで被覆する．

文献
1) Mangram AJ, 1999, Guideline for prevention of surgical site infection. Hospital Infection Control Practices Advisory Committee. Infect Control Hosp Epidemiol 20：250-278, 1999

【総論：検査・周術期管理】
I. 術前

総論 [I. 術前]

1 術前検査

九州大学整形外科 播广谷勝三

1. 全身状態把握のための術前検査[1]

局所所見だけでなく全身状態を正確に把握して，麻酔と手術に十分耐えうるか否かの評価を行う必要がある．問題点があれば，さらなる精密検査とともに術前に積極的な管理を行い，術前状態の改善に努める．専門性の高い評価・管理が必要な場合には，他科とも連携をとる．

(1) 問診

主訴，現病歴，既往歴，家族歴，飲酒や喫煙などの生活歴などについて問診する．社会復帰や退院後の生活を考えるうえで，職業や住居，同居人などの生活環境に関する情報の聴取も重要となる．

(2) 術前検査

入院時のスクリーニング検査として行っているものを表1に示す．異常を認める際には，さらに精密検査を行い，術前に改善可能か否かを検討する．

① 循環器合併症を有する患者：高血圧症，虚血性心疾患，不整脈を有する患者は多く，術前のコントロール状態，内服薬の内容を確認して，術前に中止や変更すべきか否かを検討する．抗凝固療法を受けている患者で周術期において継続が必要となる場合には，術前にヘパリンの持続静注あるいはカプロシン®の皮下注射に変更する必要がある．かかりつけの医師や専門医と相談することも重要である．必要であれば，術前に負荷試験やHolter心電図，心エコーなどの精密検査を行う．

② 糖尿病を有する患者：糖尿病では細胞での糖利用障害や免疫能低下が存在し，この回復には2週間以上の血糖コントロールが必要とされ，1ヵ月以前の血糖コントロールの指標にはヘモグロビンA_{1c}が有用である．術前のコン

[表1] 術前検査

1. 身長，体重，BMI
2. 血圧，脈拍数，胸部聴診
3. 血液検査：白血球数，赤血球数，ヘモグロビン値，ヘマトクリット値，血小板数，白血球分画
4. 血液生化学検査：総蛋白，アルブミン，CK，CRP
   肝機能検査（総ビリルビン，直接ビリルビン，AST，ALT，LDH，γGTP，ALP）
   腎機能検査（BUN，クレアチニン）
   電解質（Na，K，Cl）
   血糖値，脂質（総コレステロール，TG）
5. 感染症検査：梅毒反応，HBsAg，HCVAb
6. 凝固検査：PT，APTT，出血時間
7. 血液型
8. 尿検査：尿量，pH，蛋白，糖，潜血，ウロビリノーゲン
9. 呼吸機能検査：特に%VC，FEV 1.0%
10. 胸部単純写真（正面，側面）
11. 心電図（12誘導）

トロール状態の把握と経口血糖降下薬やインスリンの使用状況を確認して周術期の計画を立てる必要がある．また，糖尿病患者では眼合併症，腎機能障害，神経合併症の有無と程度を評価しておく必要がある．さらに糖尿病患者では胸痛を訴えない虚血性心疾患を有する場合があり注意が必要である．

③ 高齢者：高齢者では加齢の影響により身体の生理機能の低下を認め，各臓器機能の予備力の低下をきたしている．また複数の合併疾患を有することも多く，身体機能に個人差が大きいことも特徴である．これらを念頭において個々の症例に応じた術前管理が必要となる．

2. 画像診断[2]

骨・軟部の疾患を対象とする整形外科手術では，術前の画像診断による評価が不可欠である．各画像診断の特徴を理解し，おのおのの疾患に対して必要な検査を組み合わせて，より正確な評価を行うことに努める．

◎適切な術前の評価と管理が，周術期の合併症を減少させ，手術を成功へと導く．
◎合併症を有する患者では専門医と相談することも重要である．
◎各検査法の特徴を理解し，おのおのの疾患に対して必要な検査を組み合わせて，より正確な評価を行うことに努める．

(1) X線検査

骨・関節疾患においては最初に行われる必須の画像検査となる．原則的に2方向以上のX線写真を撮影し，骨折や脱臼の有無，骨陰影などの所見を詳細に観察する．骨陰影の読影では骨硬化・骨形成像，あるいは骨吸収像に留意し，多発性か単発性か，全身的なものか局所的なものかを検討する．動態撮影やストレス撮影により不安定性を評価することも可能である．軟部組織の疾患では診断的価値は少ないと考えられるが，骨・関節病変の可能性を否定するためには必要と考えられる．

単純X線撮影では描出できないものも，造影剤を使用することで評価可能となる（造影検査）．脊髄造影 myelography はくも膜下腔に造影剤を注入する検査で，硬膜嚢の圧迫部位や程度，広がりが確認でき，動態撮影では姿勢の変化に伴う圧迫の変化を評価可能で，診断あるいは治療法の決定に有用である．また，選択的血管造影の技術の進歩により，外傷による血管損傷のほか，血管閉塞の状況，脊髄の動静脈奇形の診断に用いられている．さらに，出血や腫瘍血管の塞栓術にも応用されている．一方，関節造影は関節鏡の発達とMRIの普及により行われる機会は減少している．

(2) CT (computed tomography；コンピュータ断層撮影法)

放射線被曝量を減少させ，撮像時間を短縮できるヘリカルCTが開発され，臨床に広く応用されている．主に骨の評価に用いられ，解剖学的に複雑な骨折片や脊椎，骨盤の病巣の評価に有効である．造影剤の併用により，神経組織（CT myelography）や血管（CT angiography，図1）の評価にも有用である．また，3D-CTや再構成画像による評価，コンピュータナビゲーションシステムへの応用などが進んでいる．

(3) MRI (magnetic resonance imaging；磁気共鳴撮像法)

優れた組織分解能と任意の断層面が得られる

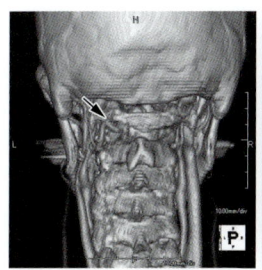

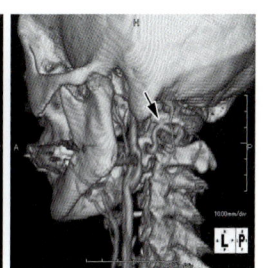

図1 CT angiography
3D-CTにて左椎骨動脈の走行異常が確認できた（矢印）．

ため，広く普及しており，特に軟部組織の評価に威力を発揮する．正常な骨皮質や石灰化ではほとんど無信号となり，コラーゲンの豊富な靱帯，腱，線維軟骨などはT1強調画像，T2強調画像ともに低信号となる．脂肪組織，骨髄はT1強調画像，T2強調画像ともに高信号となる．筋組織は中間ないし低信号である．脳脊髄液や椎間板，関節液はT1強調画像で低信号，T2強調画像で高信号を呈する．炎症や腫瘍性病変もT1強調画像で低信号，T2強調画像で高信号となる．出血に伴う変化は時期に伴って変化し，メトヘモグロビンの増加とともにT1強調画像で高信号を呈するようになる．また，近年ではMRIの解像度の向上に伴い，MRA（MR angiography）やMR myelographyもより詳細な画像が得られるようになってきた．

(4) その他

電気的診断法（筋電図，神経伝導速度測定など），超音波検査法，核医学（シンチグラフィー，ポジトロン断層法（positron emission tomography；PET）），遺伝子検査なども用いられることがある．

文献
1) 播广谷勝三：術前の必須検査とその読み方．骨・軟部腫瘍外科の要点と盲点，岩本幸英編，文光堂，東京，117-119, 2005
2) 岩本幸英ほか：整形外科的診断法．神中整形外科学，第22版上巻，岩本幸英編，南山堂，東京，15-44, 2004

総論 [I. 術前]

2 術前準備，計画

九州大学整形外科 播广谷勝三

1. 術前準備[1]

(1) 記録

より安全で質の高い医療を推進していくために，医療の透明性の確保や医療法に定められているインフォームド・コンセントの理念に基づく医療の実践が重要視されている．診療情報の開示の観点から，診療に関する情報が正確かつ適切に診療録に記載されていることが求められている．また，軟部組織の損傷，骨・軟部腫瘍においては，体表からわかるものに関しては普通写真を撮影しておくとよい．

(2) 合併症を有する患者

① 術中・術後呼吸器合併症軽減のために

術後合併症の一つである呼吸器合併症に対して，適切な対策を行い，その危険性を少しでも軽減することが必要である．特に，呼吸器系の危険因子を有している患者では重要である．

術前の禁煙期間は最低でも8週間必要とされている．また，気道に慢性的な感染が存在する場合には，ネブライザーや気管支拡張剤，去痰剤，抗菌薬の投与などで気道の清浄化を行い，気道感染が鎮静化している時期に手術を行う．喘息患者では気管支拡張薬などの治療を継続し，最終発作後2週間は手術を行わない．

② 抗凝固療法中の患者

脳梗塞や一過性脳虚血発作後，心臓弁膜症（弁置換術後も含む），冠動脈疾患（血行再建術後も含む），深部静脈血栓症，肺梗塞などの患者では抗血小板薬や抗凝固薬による抗凝固療法を受けていることが多い．このような患者に対しては原疾患および内服薬の種類と量について正確な情報を収集し，周術期における継続の必要性について検討する必要がある．

抗血小板薬であるチクロピジンやアスピリンは手術の7〜10日前に中止すべきである．抗凝固薬としてはワルファリンが使用されることが多く，ワルファリン療法のモニタとしてはinternational normalization ratio（INR）が用いられる．周術期において抗凝固療法の継続が必要となる場合には，術前にヘパリンの持続静注あるいはカプロシンの皮下注射に変更する必要がある．

③ 糖尿病患者

糖尿病では細胞での糖利用障害や免疫能低下が存在し，その回復には2週間以上の血糖コントロールが必要とされている．血糖コントロールの指標としてはヘモグロビン A_{1c} が有用である．

術前の血糖コントロールは空腹時血糖80〜150 mg/dl，食後2時間値150〜250 mg/dl，1日尿糖10 g以下または摂取量の5〜10％以下，尿ケトン体陰性で低血糖がないことを目標にする．低血糖とするより高血糖気味の方が安全である．

(3) 絶飲食，下剤・浣腸

術前の絶飲食，下剤や浣腸の使用に関しては，予定手術や麻酔の方法，手術時間，術後の安静臥床の期間などをもとに判断して行う．通常の手術では，術前日夕食後より絶食，深夜0時以降は絶飲食としている．手術が2例目以降で病棟待機となる場合には輸液を行い，特に高齢者では脱水とならないように注意が必要である．

(4) 剃毛

剃毛・清拭に関しては，必要に応じて行う．詳細はp116参照．

(5) 輸血の準備と説明

予定手術の場合，可能であれば術前より自己

◎術前評価に基づいた綿密な術前準備・計画を行うことが重要.
◎術前計画を術中に実行していくことが手術の成功につながる.
◎手術の助手であっても術前にアプローチ法，手術術式などについて予習しておくことが重要.

図1 人工膝関節テンプレート
a 大腿骨コンポーネント
b 脛骨コンポーネント
テンプレートをX線写真に合わせてサイズを決定する.

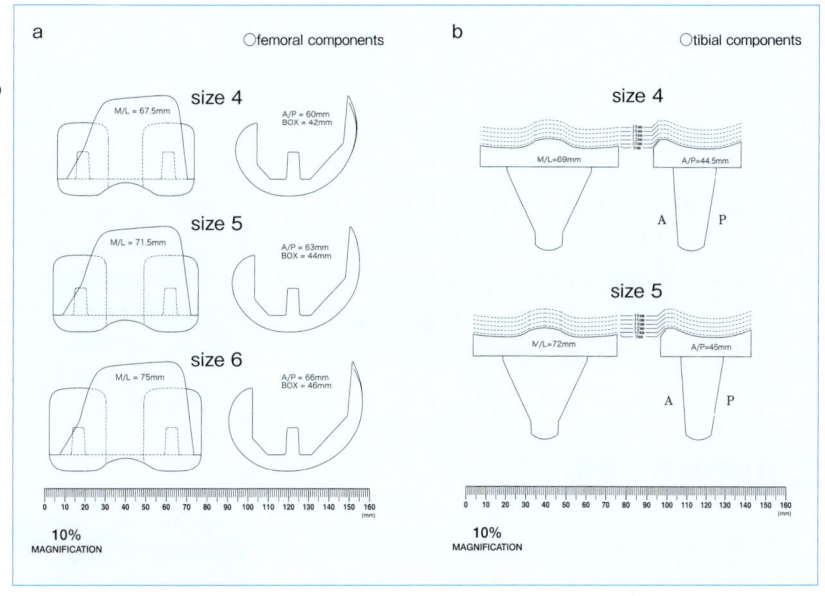

血を採取しておき，出血に備えて貯血しておく．さらに予想される出血量に基づいて，十分な輸血，輸液を準備しておく．その際に，輸血の必要性と危険性について十分に説明し，同意を得ておくことが必要である．詳細はp140参照.

(6) 前投薬

気道分泌の抑制や迷走神経反射などの有害反応を抑制，胃液分泌の抑制や胃液pHの上昇，不安や恐怖の除去，鎮痛・鎮静の目的で使用される．併存疾患によっては使用禁忌となることがあるため，術前に把握しておくことが必要である.

(7) 手術機器の準備

予定手術に応じて手術機器の準備を手術室に依頼する必要がある．術中に慌てることのないように，必要となる可能性のある機器についても準備をしておくとよい．また，インプラントの発注も忘れないよう注意が必要である．これらは施設によってシステムが異なる可能性があり，スタッフとの連携も重要となる.

2. 術前計画

術前検査に基づいて手術計画を立てる．人工関節や骨接合では，術前にテンプレートを用いてサイズを決定する（図1）．インプラントは前後数種類のサイズを含めて準備する必要がある．テンプレートを用いて術前に作図をしておくとよい．また，骨セメントを使用するか否か，骨欠損に対して人工関節の金属補填材料や延長ステム，人工骨や同種骨を準備する必要があるかなどを検討する．個々の術式における術前計画は他稿あるいは成書に譲る.

術式に熟達するまでは助手であっても術者になった時のことをイメージし，手術前日までに手術書や解剖の教科書でアプローチ法，手術術式などについて予習しておくことが重要である.

文献
1) 播广谷勝三：術前の必須検査とその読み方．骨・軟部腫瘍外科の要点と盲点，岩本幸英編，文光堂，東京，117-119, 2005

総論 [I. 術前]

3 自己血貯血

九州大学整形外科 **本村悟朗**

はじめに

自己血貯血とは，輸血する可能性の高い待機的手術に対してあらかじめ自己血液を採取し保存しておくことである．術中・術後に貯血しておいた自己血を戻すことにより，輸血を回避することを目的としており，整形外科領域ではよく利用されている．

[表1] 自己血貯血の適応から除外すべき例

1. 貧血患者（Hb＜10g/dl）
2. 全身状態不良の患者
3. 心機能低下例
4. 細菌感染症または細菌感染が疑われる例
5. 自己血貯血についての理解が得られない例
6. 表在静脈からの採血が困難な例

（文献1）より引用）

1. 自己血貯血の適応

自己血貯血は，ある程度の術中・術後出血が見込まれ輸血の可能性が高いと判断される待機手術例で，手術までの十分な貯血期間と患者の全身状態が良好な場合に適応となる．具体的には，人工股関節・人工膝関節全置換術や側弯症に対する矯正固定術などが対象となる．また，まれな血液型や免疫抗体保有者で同種血の供給が困難な場合にも自己血貯血の適応となる．ただし，適応を判断するうえで最も重要なのは，自己血貯血が安全に行えるかということであり，採血時にリスクを伴うような症例は適応外とすべきである（表1）[1]．

2. 保存方法の種類

おおまかに，液状保存と凍結保存とがある．

(1) 液状保存

一般的な保存方法であり，採血日から3週間保存可能である．特別な器具装置を必要とせず，どの施設でも実施可能である（図1）．800mlの貯血の場合，当科では手術の2週間前と1週間前に400mlずつ貯血するようにしている（図2）．

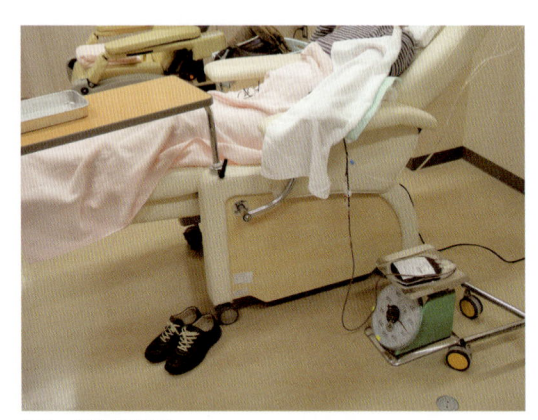

図1 貯血の様子
特別な装置を必要とせずに施行可能である．

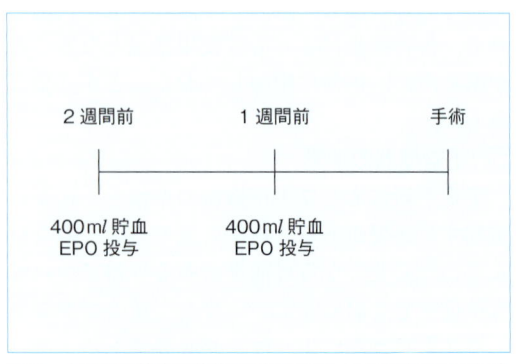

図2 人工股関節全置換術などで800mlの貯血を行う場合のスケジュール例
EPO：エリスロポエチン

2週間前：400ml貯血　EPO投与
1週間前：400ml貯血　EPO投与
手術

◎自己血貯血の適応を判断するうえで最も重要なのは，安全に行えるかということである．
◎貯血量が800ml以上の場合には，エリスロポエチンの投与が行える．

(2) 凍結保存

　貯血量が多い場合や手術日が決定していない場合など，液状保存では期限が過ぎてしまう場合に用いられ，半年間の保存が可能である．自己血を赤血球と血漿に分離した後にそれぞれを冷凍保存する方法であり，処理・保存を赤十字血液センターに委託することが多い．なお，感染症がある場合には冷凍保存はできない．

3. 貯血の手順

　当院では輸血部が中心となり，輸血部で専任医師が貯血を行っている．輸血部がない施設では，各臨床科医師が直接行っている．以下に貯血の手順を簡単に示す．
① 全身状態のチェック，ヘモグロビン（Hb）の確認
② 患者氏名などを明記した採血バッグの用意（図3）
③ 消毒を十分に行った後に静脈穿刺
④ 採血時は採血バッグを随時攪拌しながら採血量の確認（図4）
⑤ 速やかに採血バッグのチューブをシーリング（図5）

4. 貯血後の処置

① 補液：当院では400mlの貯血後に500mlの生理食塩水を点滴している．
② 造血剤の投与：必要があれば，貯血前よりの投与が必要となる．
③ 貯血量が800ml以上の場合，エリスロポエチン24,000単位を週1回皮下注射する．

文献
1) 石田　明ほか：自己血輸血．Medical Technology 34：1125-1129, 2006

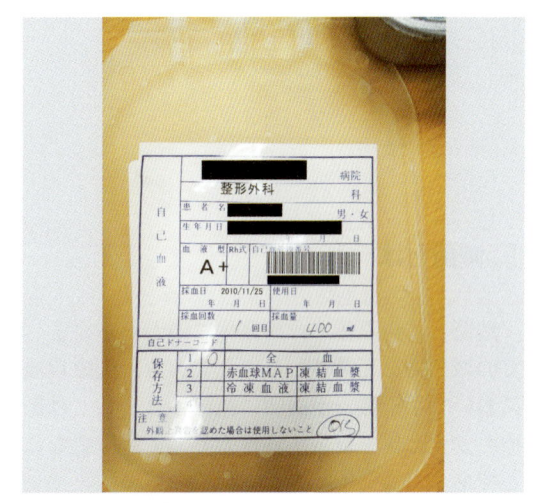

図3　貯血バッグ
バーコード管理されている．

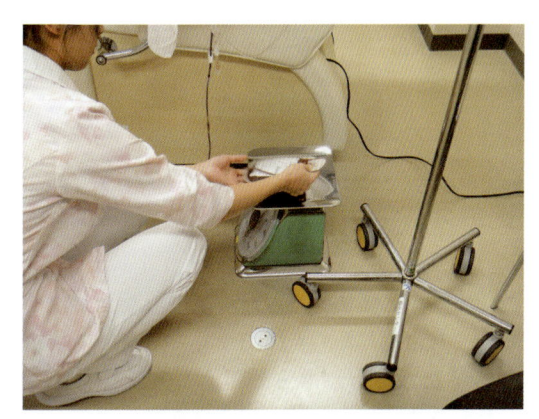

図4　採血バッグを攪拌している様子

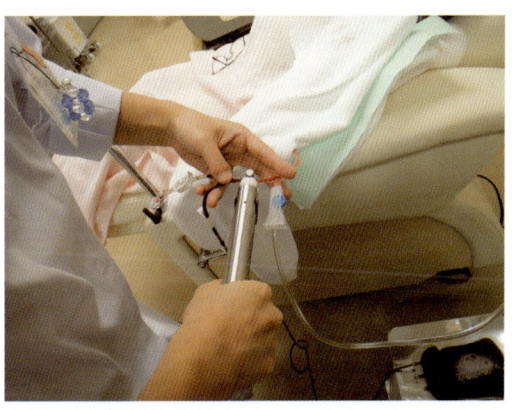

図5　貯血終了後に速やかにシーリング

総論 [I. 術前]

4 手術機器の滅菌

九州大学整形外科 人工関節・生体材料学講座 糸川高史

1. 滅菌とは

滅菌とは病原体，非病原体にかかわらずすべての微生物を死滅させることである．医療現場において手術機器が適切に滅菌されることは医療の安全と質を提供するうえでとても重要なことである．

細菌の死滅の特性は図1に示されるように指数関数で表されるため，理論上完全に微生物を死滅させることは不可能である．そこで無菌性保証水準（sterility assurance level；SAL）が決められており，現在の医療現場では滅菌後の製品に1個の微生物が存在する確率が10^{-6}以下になるように推奨されている[1]．

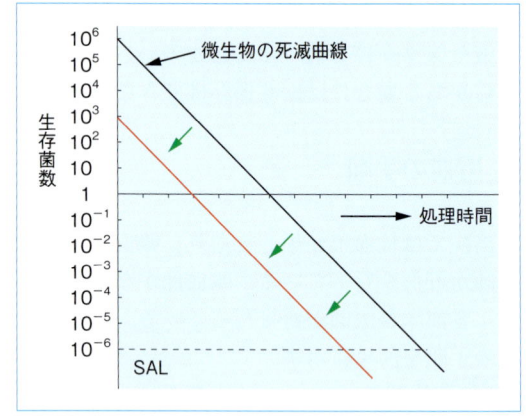

図1 微生物の死滅曲線
滅菌処理により微生物は指数関数的に減少していく（黒線）．滅菌前の汚染微生物数が少ないほど，無菌性保証水準（SAL）に達する時間が短くなり，また滅菌後の微生物の数も少なくなることがわかる（赤線）．

2. 洗浄の必要性

洗浄せずに滅菌すると血液や蛋白などが変性し除去しにくくなるだけでなく，滅菌の効果が無効となる場合がある．図1のグラフを見てもわかるように滅菌前の細菌数を減らすことにより，滅菌の有効性を高め滅菌時間を短縮させることができる．洗浄には強力な熱水ジェット水流と洗浄剤を用いるウォッシャーディスインフェクターなどが使用されている．

3. 滅菌法の種類

医療現場で行われている滅菌法には，高圧蒸気滅菌（オートクレーブ），酸化エチレンガス（EOG）滅菌，過酸化水素低温プラズマ滅菌，濾過滅菌，乾熱滅菌などがあげられる．

現在，高圧蒸気滅菌，酸化エチレンガス滅菌，過酸化水素低温プラズマ滅菌が多く使用されており，これらの滅菌法について説明する．

(1) 高圧蒸気滅菌（オートクレーブ）

微生物が構成する蛋白を熱によって変性させることで滅菌作用を及ぼす．蛋白は湿度が高いほど低温で変性を起こすため，滅菌には飽和蒸気が利用される．飽和蒸気は安価で必要な高温が得られやすく，また浸透性が高くなるため殺菌力が強くなる．ただし高温下での滅菌のため，高熱に弱い素材でできた機器には使用することはできない．

(2) 酸化エチレンガス（EOG）滅菌

酸化エチレンガスは微生物の蛋白をアルキル化し不活化させ，滅菌作用を及ぼす．熱による滅菌法に比べ低い温度や湿度で滅菌処理できるため，耐熱性の弱いプラスチックや精密器械などに利用されている．一方，酸化エチレンガスには毒性があり，吸入や曝露により中毒症状の出現や発癌の危険性が高まる．そのため，強制

◎滅菌前の洗浄は滅菌時間の短縮や滅菌の有効性を高めることができ，重要である．
◎各滅菌法の特性を理解し，滅菌物に応じて適切な滅菌法を用いる．
◎滅菌された滅菌物には有効期限があり，滅菌方法や保存方法によって有効期限が異なる．

的にガス抜きを行うエアレーションが必要となり，滅菌所用時間が長くなる．

(3) 過酸化水素低温プラズマ滅菌

比較的新しい滅菌法で，低温度，低湿度でも滅菌効果があり，残留毒性がないことが特徴である．殺菌効果は過酸化水素自身の作用のほか，プラズマ発生時に出る紫外線およびフリーラジカルなどの活性物質の作用によるものと考えられている．低温での滅菌，安全性の高さ，短時間での滅菌と自然環境や作業環境に対して安全な方法であるが，ほかの滅菌方法と比較して滅菌容量が小さく，費用が高いことが欠点である．

高圧蒸気滅菌，酸化エチレンガス滅菌，過酸化水素低温プラズマ滅菌の特徴を表1に示す（温度，時間は滅菌装置に依存する）．滅菌法を選択する際は高圧蒸気滅菌法を最優先する．

4. 滅菌のモニタリング

滅菌が適切に行われているかを適宜確認する必要がある．確認方法には物理学的方法，化学的方法，生物学的方法がある．

物理学的方法は，滅菌装置の圧力計，記録計，タイマーなどの計器を用いて確認する方法である．

化学的方法は，滅菌前後で色が変化するインジケータを用いて確認する方法である．インジケータには滅菌バッグに印刷されているタイプやテープタイプのものなどがある（図2）．

生物学的方法は，抵抗性の強い細菌芽胞が入った容器を滅菌し，菌の発育状況で確認する方法で，信頼性が一番高い．

5. 滅菌物の滅菌有効期限

滅菌物は不織布や滅菌バッグに入れて滅菌されるが，長期間放置すると滅菌の効果は減弱す

[表1] 各滅菌法の特徴

	高圧蒸気滅菌法	酸化エチレンガス滅菌法	過酸化水素低温プラズマ滅菌法
滅菌温度	高い（135℃）	低い（60℃）	低い（45℃）
所要時間	短い（1時間20分）	エアレーションが長い（13時間）	短い（1時間45分）
滅菌容量	大きい	大きい	小さい
毒性	なし	ありエアレーションが必要	なし
ランニングコスト	安い	比較的高い	高い

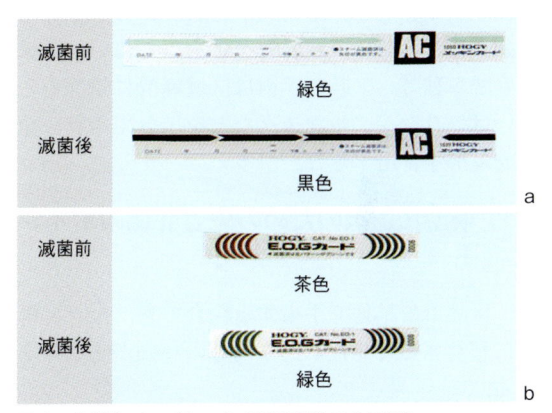

図2 化学的インジケータの滅菌前後の色の変化
a 高圧蒸気滅菌
b EOG滅菌

[表2] 各滅菌法の滅菌有効期限

	高圧蒸気滅菌法	酸化エチレンガス滅菌法	過酸化水素低温プラズマ滅菌法
滅菌バッグ	1ヵ月間	3ヵ月間	3ヵ月間
コンテナ	90日間	90日間	
不織布	10日間	20日間	

る．滅菌された機器には有効期限があり，滅菌方法や保存法によって有効期限が異なることも念頭においておかなければならない（表2）．

文献
1) 小林寛伊：滅菌法とは．医療現場の滅菌，小林寛伊編，へるす出版，東京，6-7, 2008

総論 [I. 術前]

5 麻酔法の選択

九州大学麻酔科蘇生科講師 山浦 健

はじめに

麻酔法は手術内容や患者の状態により全身麻酔，局所麻酔（区域麻酔），全身麻酔＋区域麻酔を選択する．また術後の抗凝固療法，術後鎮痛法，患者の好み，麻酔科医の技量，手術時間，術者の好みも選択の基準となる．

一般に脊椎手術，外傷や腫瘍に対する大手術は全身麻酔単独で，上肢の麻酔は全身麻酔単独，全身麻酔に区域麻酔を併用，あるいは区域麻酔単独で，下肢の手術は区域麻酔に鎮静あるいはラリンジアルマスクなどを用いての軽い全身麻酔を併用することが多い．

1. 麻酔法選択のための患者評価のポイント

区域麻酔単独で手術する場合でも，全身麻酔に移行する可能性があり同等の評価が必要である．

(1) 気道評価

特に関節リウマチ患者では頚椎の不安定性や環軸椎不安定について評価する．環軸椎亜脱臼は頚部の屈曲で悪化するため，気管挿管の方法について十分な準備が必要になる．その他挿管困難が予想される疾患としては強直性脊椎炎，脊椎固定術後，頚椎骨折などのほか，先天性疾患ではDown症候群（環軸椎不安定），小人症（軟骨無形成症），ムコ多糖症，先天性頚椎変形，骨端部形成異常などに注意する．

(2) 心機能評価

心機能評価は「ACC/AHA（米国心臓病学会/米国心臓協会）非心臓手術のための周術期心血管評価と管理ガイドライン―2007」に準じて行う[1]．この中で整形外科手術は中等度リスク（心イベントリスク1～5％）に分類され，活動性心疾患（表1）がある場合には緊急手術以外は心臓の治療を優先する．

活動性心疾患がなければ十分な運動耐容能（4METs：metabolic equivalents以上，階段・坂道を登れる，平地を急ぎ足で歩ける程度の運動）があれば予定手術を実施するが，整形外科手術患者では運動耐容能の評価がむずかしいことが多い．その場合は十分な運動耐容能がない場合と同様に臨床リスク因子（表2）の有無で判断する．リスク因子がある場合は，心臓の非侵襲的検査を考慮し方針決定するか，心拍数コントロール（βブロッカーなど）下に手術を実施する．

[表1] 活動性心疾患

不安定冠症候群	急性（発症から7日以内）あるいは最近（発症から30日以内）の心筋梗塞 不安定狭心症あるいは重症狭心症
非代償性うっ血性心不全	NYHA4度 悪化中あるいは初発心不全
重症不整脈	高度房室ブロック（Mobitz II型，3度） 症候性心室性不整脈 コントロール不良の（100/分）上室性不整脈（心房細動を含む） 症候性徐脈 新たな心室頻拍
重症弁疾患	高度大動脈弁狭窄症（圧較差＞40mmHg，弁口面積＜1.0cm^2, or 症候性） 症候性僧帽弁狭窄症（労作性進行性呼吸困難，労作性前失神, or 心不全）

[表2] 臨床リスク因子

・心疾患の既往（心筋梗塞の既往，心電図上の異常Q波など）
・代償性あるいは明らかな心不全の既往
・脳血管疾患の既往
・糖尿病
・腎機能障害

(3) 術前の抗血小板薬・抗凝固薬と麻酔法の選択

特に区域麻酔は注意が必要である．

① 抗血小板薬と麻酔法

心房細動，脳梗塞後，冠動脈ステント後などで抗血小板薬を服用している場合は休薬するかどうかは患者の状態，手術内容で決定し，麻酔法の選択のためだけに中止する必要はない．中止する際は抗血小板薬の種類により休薬期間が異なるので注意する．

抗血小板薬のうちバイアスピリンのみ服用している場合は必ずしも硬膜外麻酔の禁忌とはならないとする報告もあるが，原則として休薬してから穿刺するのが安全である．一方，休薬できない場合は，必ずしも硬膜外麻酔にこだわることはなく全身麻酔に局所浸潤麻酔や体表に近い末梢神経ブロックを併用することも考慮する．なお整形外科手術患者ではアスピリン以外の非ステロイド性抗炎症薬（non-steroidal anti-inflammatory drugs；NSAIDs）を服用していることが多いが，通常休薬期間を設けていない[2]．

冠動脈ステント留置術と手術：冠動脈疾患の治療に薬剤溶出性ステント（drug-eluting stent；DES）を使用している患者では血栓形成予防に2剤併用抗血小板薬（アスピリンとチエノピリジン系薬物）の投与が不可欠であり，この抗血小板薬中止後の遅発性ステント血栓症による突然死が周術期に問題となる[3]．しかもこの抗血小板薬をヘパリンに切り替えても予防効果はなく，手術・麻酔管理上は患者の状態を循環器内科医と相談のうえや手術内容によりアスピリンの継続を決定する．

② 抗凝固薬と麻酔法

ワルファリンを服用中の区域麻酔は原則禁忌であり，3〜4日前までに中止し必要に応じてヘパリン製剤へ変更する．区域麻酔のうち末梢神経ブロックは抗凝固薬に対する明確な基準はないが深い部位でのブロックは硬膜外麻酔や脊髄くも膜下麻酔と同様に考える[1]．

周術期静脈血栓塞栓症に対する配慮：肺血栓塞栓症/深部静脈血栓症（静脈血栓塞栓症）予防ガイドラインに準じて考慮する（詳細は他項p160を参照）．

合成Xa因子阻害薬や低分子ヘパリン使用予定の場合は区域麻酔，特に硬膜外麻酔の使用およびカテーテル抜去期間について注意する．

(4) 呼吸機能評価

上気道感染や喘息発作直後はリスクが高く全身麻酔を避ける．喫煙は呼吸器合併症のリスクを高めるため8週前，少なくとも4週間以上の禁煙が推奨される．呼吸器疾患を有する患者では区域麻酔が呼吸抑制や肺炎の危険性が少ないが，脊髄くも膜下麻酔による呼吸筋の抑制，腕神経叢ブロック（斜角筋法）による横隔膜神経麻痺や反回神経麻痺，鎖骨上ブロックによる気胸は呼吸状態を悪化させるので注意する．

(5) 整形疾患と区域麻酔困難

強直性脊椎炎では上記の挿管困難以外にも区域麻酔困難（腕神経叢ブロック（斜角筋法），硬膜外麻酔，脊髄くも膜下麻酔）があり，その他区域麻酔をするにあたっては側弯症，椎間板ヘルニアや脊柱管狭窄の有無についても評価しておく．

2. 全身麻酔

全身麻酔は区域麻酔困難症例を含めすべての手術で適応となる．術後痛（詳細は他項（p157）参照）も持続オピオイド投与などによりコントロール可能であるが，呼吸抑制や悪心・嘔吐などの副作用がある場合がある．硬膜外麻酔や末梢神経ブロックの併用は，術後鎮痛法としてもオピオイドの使用量を減らせて有効である．硬膜外麻酔や末梢神経ブロックの併用がむずかしい場合，局所浸潤麻酔を併用すると術後のオピオイドの使用量やその副作用の減少につながる．

① 脊椎手術

特に術前の開口障害，後屈障害など気道評価のほか，歯牙を含めた口腔内や呼吸機能の評価が重要となる．頸椎疾患症例などでは意識下挿管が必要な場合もあり患者の協力を必要とする．頸椎手術後には気道閉塞，側弯症手術では拘束性換気障害が矯正による肋間神経麻痺により悪化することもあり術後の気道・呼吸管理を含めた計画が重要となる．

出血量および同種血輸血を抑えるため，低血

圧麻酔（平均動脈圧を50mmHg），正常体温の保持（凝固系の維持），術前貯血，術前エリスロポイエチンの使用，術中希釈式貯血，回収式自己血輸血装置を考慮する．低血圧麻酔を用いる場合は脈管の緊張が弱くなり少ない外圧で圧迫されるため，神経血管損傷を受ける可能性が高く手術体位には十分注意を払う必要がある．また，腹臥位での眼球圧迫による失明にも注意する．脊髄モニタリング（体性感覚誘発電位（somatosensory evoked potential；SEP），運動誘発電位（motor evoked potential；MEP））時は，吸入麻酔薬よりも測定に影響の少ない完全静脈麻酔（total intravenous anesthesia；TIVA，プロポフォール，レミフェンタニルあるいはフェンタニル）による全身麻酔が望ましく，特にMEP測定時は挿管時以外は筋弛緩薬を用いない．

3. 区域麻酔

区域麻酔としては脊髄くも膜下麻酔，硬膜外麻酔，末梢神経ブロックなど幅広い選択があり，ほかに特殊な方法として静脈内局所麻酔もある．区域麻酔では局所麻酔薬中毒や高位脊髄くも膜下麻酔など緊急処置を必要とすることもあり人工呼吸，循環補助などができるように，麻酔器に呼吸回路を接続し全身麻酔と同様の準備をしておく．いずれの区域麻酔も患者の協力が得られない場合，出血傾向，重症感染症など重症患者では避けるべきである（表3）．

(1) 脊髄くも膜下麻酔

下肢の手術で適応となり少量の局所麻酔薬で効果を得ることができるが，血圧低下が急激で効果時間に制限がある．合併症として硬膜穿刺後頭痛があり，予防には穿刺針をより小さいもの，Quincke針よりペンシルポイント針を使用するのが良いとされている．以前推奨された脊髄くも膜下麻酔後の臥床では硬膜穿刺後頭痛は減らないことが明らかになっており，現在ではむしろ早期の歩行で発生頻度が減る可能性が示されている[4]．

(2) 硬膜外麻酔

頸部，胸部，腰部硬膜外麻酔のほか仙骨麻酔があり，上肢の手術でも可能ではあるが一般的には下肢の手術で腰部硬膜外麻酔を用いることが多い．術後鎮痛法としても有効であるが，硬膜外血腫や神経障害などの重篤な合併症に注意する．特に周術期に抗凝固療法を行う場合は穿刺，およびカテーテル抜去の時期が問題で，特に硬膜外血腫はカテーテル抜去後に多いのでその時期と患者観察には注意を払う必要がある．また，合成Xa阻害薬（フォンダパリヌクス），低分子ヘパリン（エノキサパリン）使用時は硬膜外カテーテル抜去後2時間以上あけてから投与する．

一方，脊柱管狭窄症など脊柱管が狭小化している場合は硬膜外への薬液注入により脊髄が圧迫されて虚血になりやすいなど神経障害を残す可能性があり術前評価が重要である．

(3) 脊髄くも膜下硬膜外併用麻酔（combined spinal-epidural anesthesia；CSEA）[4]

下肢の手術で行い，硬膜外麻酔と脊髄くも膜下麻酔の利点を生かして行う方法である．

低用量の局所麻酔薬（通常の脊髄くも膜下麻酔時の2/3程度の麻酔薬）で速やかに効果発現させ，不足分は硬膜外麻酔で押し上げる．追加投与も可能で術後鎮痛にも使用可能であるが手技がむずかしい．

(4) 末梢神経ブロック

主に上肢の手術に使用され，最近の超音波ガイド下ブロックではその安全性と確実性が格段に上がった．術中は全身麻酔と併用することが多い．手技は原則として非全身麻酔下で行うのが安全である．

① 上肢の手術

腕神経叢ブロックのうち斜角筋間ブロックは肩の手術に用いるが，横隔膜神経麻痺や反回神経麻痺が高頻度で発生するため，呼吸状態が悪

[表3] 血小板数，凝固系検査値と硬膜外穿刺

検査値	穿刺可能	要検討
血小板数	80,000/mm³ 以上	50,000〜80,000/mm³
プロトロンビン時間（PT-INR）	<1.5	1.50〜1.75
活性化部分トロンボプラスチン時間（APTT）	正常上限まで	1〜4秒の延長

（文献2）より引用）

Knack & Pitfalls

◎ 麻酔法は手術内容，患者状態，術後痛対策を考慮して選択する．
◎ 抗血小板療法・抗凝固療法を考慮して麻酔法を選択する．
◎ 区域麻酔時も全身麻酔と同等の準備をしておく．

い患者では必ずしも安全な方法とはいえない．肩より末梢の手術で用いる鎖骨上神経ブロックでは気胸による呼吸障害に注意が必要である．比較的安全な方法とされる腋窩アプローチでは従来むずかしかった筋皮神経のブロックが超音波ガイド下で確実になった．

従来の単回投与に加え持続ブロックも可能であり術後鎮痛法によって選択する．

② 下肢の手術

上肢とは違い神経ブロックだけで手術を行うには複数の神経ブロックが必要なため局所麻酔薬も多くなる．神経刺激装置を併用しながら行うのが確実である．一般的には全身麻酔法に術後痛のために神経ブロックを併用する方法と考えるほうがよい．例えば人工膝関節置換術では肺血栓塞栓症/深部静脈血栓症（静脈血栓塞栓症）予防ガイドラインの高リスク手術であり抗凝固療法の適応となるため術後鎮痛法を考慮して，全身麻酔に大腿神経ブロックを併用する方法がある．硬膜外麻酔による血腫，低血圧，尿閉といった副作用を避けることができるため好まれる傾向にある．この場合でも術中から術後にかけてオピオイドやNSAIDs，アセトアミノフェンなどを併用する必要がある．ルーチンに坐骨神経ブロックを併用する必要はない[5]．

そのほか腰筋コンパートメントブロック，外側大腿皮神経ブロック，坐骨神経ブロック，膝窩ブロック，くるぶしブロックなどが限られた患者，手術では可能である．

注意点：末梢神経ブロックでは硬膜外麻酔と比べ局所麻酔薬の投与量が多くなること，また同じ局所麻酔薬量を使用しても硬膜外麻酔時よりも局所麻酔薬血中濃度が高くなるため局所麻酔薬中毒になることがあり注意を要する．また，高濃度の局所麻酔薬を使用すると運動神経までブロックして術後の評価に影響を与えてしまう．

(5) 静脈内局所麻酔

整形外科領域で特に使用されることのある特殊な区域ブロックとして静脈内区域ブロック（Bierブロック）がある．上肢・下肢とも可能で肘を含む前腕および手，膝以下の下腿の手術で1時間以内の手術が適応になる．作用発現と回復の早さ，筋弛緩効果，麻酔の範囲の調節性などから短時間の手術などに使用されることもある．ターニケットによる痛みや神経障害を考えると90分程度が限度である．上肢での方法は麻酔を行う上肢のできるだけ遠位側に静脈留置針を刺入する．古典的には手術側の上腕に2重カフを備えたターニケットを装着し近位側のカフを収縮期圧+約150mmHgに加圧し，リドカイン2mg/kgをゆっくりと注入する．近位側のターニケットによる痛みがある場合は遠位側のカフを加圧し，近位側のカフを緩める．この方法は常に局所麻酔薬中毒に注意を払う必要がある．

(6) 局所浸潤麻酔法

ほとんどの手術で施行可能であり術後のオピオイドの使用量やその副作用の減少につながるため，区域麻酔ができない場合は考慮するのも良い．今後持続の局所浸潤麻酔による鎮痛法が国内でも導入される可能性がある．ただし，局所麻酔薬の量には注意を払う．

文献
1) 外 須美夫ほか：ACC/AHA非心臓手術のための周術期心血管評価と管理ガイドライン—2007年更新解説．循環制御 29：248-253, 2008
2) 高崎眞弓：硬膜外鎮痛と麻酔：理論から手技の実際まで，文光堂，東京，222-255, 2009
3) 外 須美夫：薬剤溶出性ステント（DES）と周術期管理．臨麻 32：693-699, 2008
4) Sharrock NE et al：整形外科手術の麻酔．ミラー麻酔科学，武田純三日本語版監修，メディカル・サイエンス・インターナショナル，東京，1869-1888, 2007
5) 堀田訓久：抗凝固薬を主体とした肺塞栓症予防における術後鎮痛法．日臨麻会誌 30：209-215, 2010

総論[I. 術前]

6 体位と術野の準備
① 術野の準備

朝倉医師会病院整形外科部長 **大嶋直人**

はじめに

手術部位感染（surgical site infection；SSI）は整形外科医の最も避けたい合併症の一つである．術者はSSIのリスクを最小限にするために最大限の努力をすべきであり，感染防止の手段のすべてを，すべての患者に対して行う必要がある．本稿では，術野の準備（剃毛，ブラッシング，消毒，ドレーピング）に関して日米のガイドライン[1,2]（表1，2）に則して述べる．

1. 剃毛・除毛は行わない

可能な限り術野の除毛は行わない[1〜3]．特にカミソリによる剃毛は行ってはいけない．以前は当然のように剃毛が行われていたが，今日では剃毛・除毛後の皮膚には微細な傷（滲出性の発赤や皮膚の擦過傷）が形成され細菌増殖の場となりSSIの原因となることが指摘されおり，手術の妨げにならなければ原則的に手術部位の除毛は行わない．除毛しない時が最も感染率が低い．患者にも術前に自分で剃らないように指導する．脱毛クリームは剃毛・除毛よりSSIの危険性は低いが，皮膚にアレルギーを起こすことがあり注意を要する．

もし除毛を行う場合，以下の点を遵守する[3]．
・使い捨ての1回使用の刃を用いたサージカルクリッパー（外科用バリカン）を使用する．
・除毛に熟練したスタッフが行う．
・除毛から手術までの時間をできるだけ短くする．（術直前がよい．前日では感染率を増す）
・除毛は手術が行われる部屋以外で行う．
・カミソリを使用する場合は皮膚の損傷を最小にするために皮膚と毛を湿らせておく．
・カミソリ剃毛で使用する器具は，使い捨ての1回使用のものか滅菌されたものを使用する．

[表1] 骨・関節術後感染予防ガイドライン

1. 剃毛で術後感染が減少するという信頼できるレベルの報告はない．むしろ皮膚を損傷する可能性の高い剃毛は，行わないことが勧められている（Grade D）
2. 術野の術直前のブラッシングは，足趾の爪郭 nail-fold 領域に限っては検出細菌数を有意に下げるが（Grade B），他の部位では有用性を示した報告はない（Grade I）
3. 骨・関節手術において，術野に使用する消毒薬（ポビドンヨード，アルコール配合剤，グルコン酸クロルヘキシジン）による術後感染の発生率に関してこれらの効果を正確に比較した報告はない（Grade I）
4. プラスチックドレープで術後感染の発生が減少するというエビデンスはないが（Grade I），ポビドンヨード含有ドレープでは減少する可能性がある（Grade C）

Grade A：行うよう強く推奨する
Grade B：行うよう推奨する
Grade C：行うことを考慮してもよい
Grade D：推奨しない
Grade I：委員会の審査基準を満たすエビデンスがない

[表2] 米国疾病予防管理センター（Centers for Disease Control and Prevention；CDC）による手術部位感染防止のための勧告

1. 手術を妨げない限り除毛を行わない（IA）
2. 除毛が必要な場合，術直前に電気クリッパーを使用して行う（IA）
3. 手術前夜にシャワーあるいは入浴を行う（IB）
4. 皮膚消毒の前に切開部周囲をきれいにし，大きな汚れをのぞいておく（IB）
5. 皮膚消毒には有効な消毒薬を使用すること（IB）
6. 消毒は同心円を描くように中心から消毒すること．消毒する部位は新しい皮膚切開の追加や切開の延長やドレーン挿入に備えて十分な広さを消毒すること（II）

IA：実施を強く勧告，IB：実施を勧告，II：実施を奨励
IAとIBの違いは支持する科学的根拠の強さのみ

2. 手術部位とその周囲をきれいにする

手術部位およびその周囲の皮膚は汚れを落としきれいにしておかなければならない[2,3]．皮

[表3] 消毒薬の適応とスペクトル

| | | | | | 細菌 | | | | | | 結核菌 | ウイルス | | | 真菌 |
| | | | | | グラム陽性菌 | | | グラム陰性菌 | | | | 一般ウイルス | B型肝炎 | HIV | |
消毒薬	商品名	皮膚	粘膜	創傷部位	一般細菌	MRSA	芽胞	一般細菌	緑膿菌						
ポビドンヨード	イソジン	○	○	○	○	○	△	○	○	○	○	○	△	○	○
グルコン酸クロルヘキシジン	ヒビテン	○	×	×	○	△	×	○	△	×	×	×	×	×	△
エタノール	消毒用エタノール	○	×	×	○	○	×	○	○	○	○	○	×	○	△

[表4] 消毒薬の特徴

ポビドンヨード	・微生物に対するスペクトルが広く，皮膚・粘膜に使用できる ・着色するので消毒範囲がわかりやすいが，血液などの有機物に接すると消毒効果が不活化される ・石鹸類は効果を減弱させる ・ハイポアルコールはポビドンヨードの消毒効果をなくすので通常使用しない ・乾燥するときに消毒効果が出るとの誤解があるが，消毒の効果は濃度，温度，時間に影響を受ける
グルコン酸クロルヘキシジン	・グラム陰性菌よりグラム陽性菌に効果がある ・石鹸類や有機物により消毒効果が減弱するのでよく洗い落としておく ・創や粘膜に使用するとアナフィラキシーショックを生じる可能性がある
アルコール（エタノール）	・効果が早くスペクトルが広い ・エタノール単独では即効性はあるが蒸発すると消毒効果はなくなり持続性がない ・創，粘膜に使用できない ・エタノールおよびエタノール入り消毒薬は引火に気をつける

膚表面の細菌の数を減らすとともに，消毒薬の効果を減じる有機物などを除去するために下記のいずれかを行う．
・手術の前日，あるいは当日に入浴またはシャワー浴を行う．
・手術室搬入前に手術部位を洗浄する．
・消毒直前に手術部位を洗浄する．

3. ブラッシングで皮膚を傷つけない[1]

急患手術，汚染がある患者，人工関節手術時など，術前に皮膚のブラッシングを行うことがあるが，手術時手洗いと同様に硬いブラシで強く行うと皮膚に微小な傷を生じ，傷は細菌増殖の場となり，傷から滲出液を生じると有機物のため消毒効果を減じる．ブラッシングは皮膚を傷つけないように行う必要がある．

4. 消毒

消毒とは，物理的・化学的方法で人体に有害な微生物の菌量を少なくすることである．人体は無菌にすることはできない．有機物や界面活性剤は消毒効果を減弱するので，消毒効果を最大にするためにこれらを除去してから消毒しなければならない．適切な消毒薬を使用し，濃度，温度，時間を守る．

(1) 使用する消毒薬

殺菌作用の広いスペクトルをもった消毒薬を使用する（表3）．現在手術時に使用されている消毒薬として，10％ポビドンヨード（イソジン®など），0.5％グルコン酸クロルヘキシジン（ヒビテン®など），およびこれらのアルコール入り消毒薬（イソジンフィールド®，マスキンWエタノール®など）がある．表4にそれぞれの薬剤の特徴を示す．過去に過敏症反応があった患者に同じ消毒薬は使用しない．グルコン酸クロルヘキシジンやアルコールを含んだ消毒薬を粘膜に使用しない．グルコン酸クロルヘキシジンは粘膜への使用でショックの報告がある．アルコール含有製剤は，引火しないように消毒後十分時間をとる．

(2) 消毒の方法[2,3]

・消毒時には滅菌した器具を使用する．

- 十分大きな鉗子を使用する
- 術野を消毒するスタッフは，消毒の知識があり，術野消毒の技術に熟練した者が行う．
- 消毒は原則的に切開を加える中心部から外側に向かって同心円状に消毒し，中心部に戻らない（図1）．
- 2回以上の消毒を行い2回目以降は1回目より内側を消毒する（図2）．
- 消毒を行う範囲は，切開される部分のみでなく，切開の延長やドレーンの挿入にも対応できるよう十分に広い範囲を消毒する．
- 消毒薬の効果を最大にするために十分な時間をとる．
- 消毒中，消毒部位から目を離さない．

消毒を外側から行うと，切開部に十分な消毒液が行き渡らなかったり，皮脂などの有機物が中心にたまり十分な消毒効果を得られない可能性がある．消毒鉗子は十分長く強度のあるものを使用する．鉗子の中心から先端部分は，消毒時不潔な部分に触れていることがあるので手元部分以外は触れない．皮膚消毒後は滅菌手袋は細菌汚染されていることが多いので消毒後あるいはドレーピング後に新しい手袋と交換する．

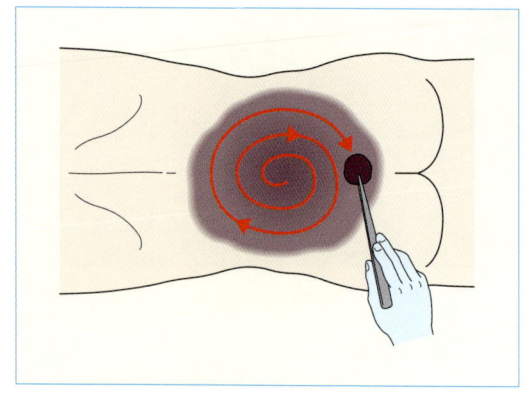

図1 中心から外側に向かって同心円状に消毒する

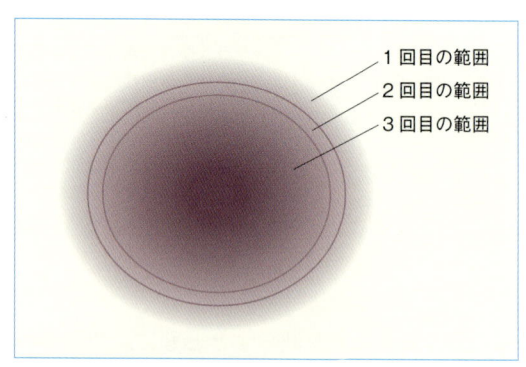

図2 消毒範囲は2回目以降は1回目の内側までとする

(3) 上肢や下肢の消毒

上肢や下肢の消毒の場合，先に述べた中心から外側へ向かった原則どおりの消毒ができない．これらの場合この原則にこだわらない．例えば下肢であれば

- スタッフが下肢を保持した状態で先に大腿・膝関節，下腿，足関節部までを消毒．
- 消毒効果のため十分な時間をとる．
- 滅菌ガウンと滅菌手袋を装着した助手あるいは術者が，滅菌した手持ち用の手袋やタオルで下腿部を保持する（図3）．
- ついで足部の消毒を行う（足部を消毒した綿球で他の部分を消毒しない）．

上肢では肘頭のしわの部分，母指の周囲，指先，手の側面など，下肢では母趾周囲，足背，踵部など，見えにくい部分，消毒しにくい部分で消毒ミスを起こさないようにする．

(4) 消毒の勘違い

ポビドンヨードに関して乾燥時に消毒効果が

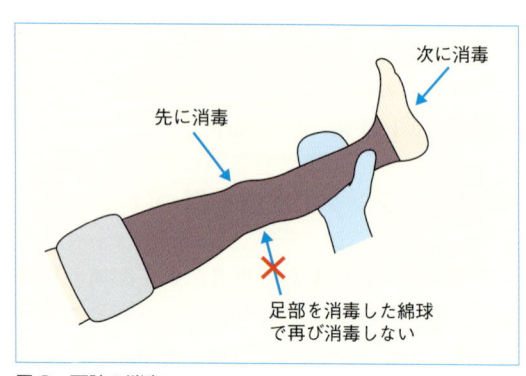

図3 下肢の消毒

出るとの勘違いがある．消毒には消毒薬の十分な量と十分な接触時間が必要なので早く乾燥させるようなことはしない（図4）．

(5) 消毒に必要な時間

十分な消毒時間に関しては，消毒する皮膚の状態がそれぞれ異なるので明確なデータはな

◎可能な限り剃毛・除毛は行わない．
◎消毒の前に皮膚の汚れを落とす．
◎消毒の時間を十分とる．
◎ドレーピング時，消毒部位から目を離さない．

図4 消毒は十分な量を使用し，十分な接触時間をおく
a カスカスの綿球で消毒
b ドライヤーで乾燥

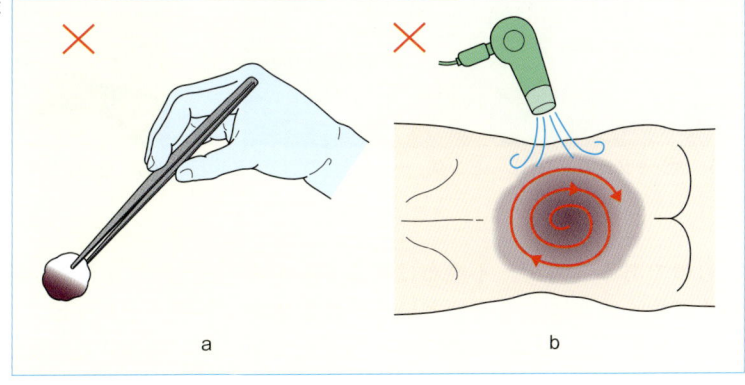

図5 綿布の貫通孔（50μm）は細菌（1μm）より大きい

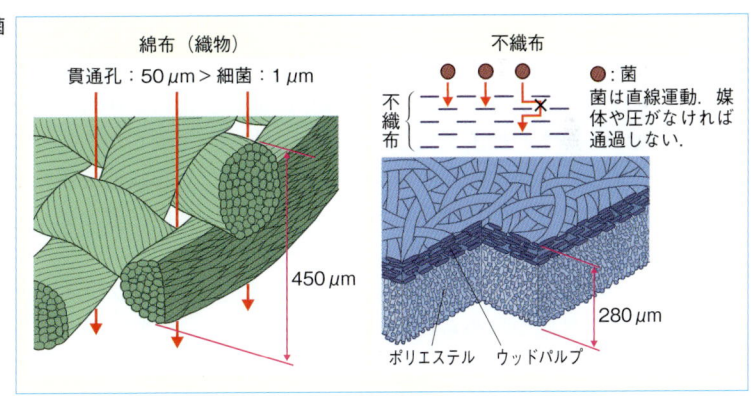

い．添付文書上では理想的な環境（*in vitro*）で30秒から1分程度と書いてあるが99％の効果に10分かかる細菌もいる．実際の手術では2分以上必要というのが一般的なようである．われわれの施設では，消毒薬のスペクトルが広く消毒効果も10％ポビドンヨードより早いアルコール入りの10％ポビドンヨード（イソジンフィールド®）を使用し，塗り残しを防ぐとともに消毒の時間を確保するため3回以上の消毒を指導してる．

5．ドレーピング

外科手術の際，術野以外の身体表面を手術用布シーツ（手術用ドレープ）で覆うことをドレーピングという．ドレーピングの目的は術野の清潔状態を保つことであるが，患者の血液などの拡散を防止する機能もある．

(1)手術用ドレープ

手術用ドレープには「綿布」と「不織布」がある．綿布は素材の強度と柔軟性から作業性がよいが，繊維の間に大きな間隙があり細菌に対してバリア機能を有さないため防御用の素材として適さない（図5）．

不織布は英語では non woven fabric（織らずにつくられた布）といい，繊維を糸状にせず織らずに化学的・物理的に絡ませてシート状にし

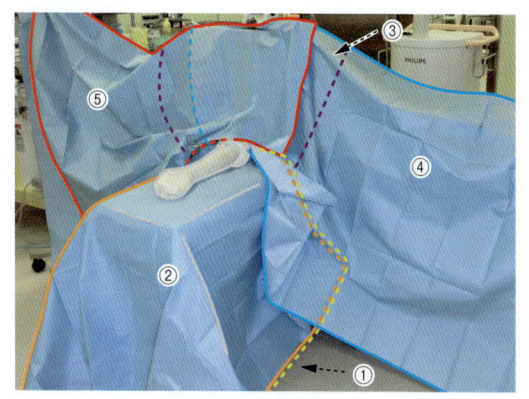

図6　大シーツ5枚でのドレーピング

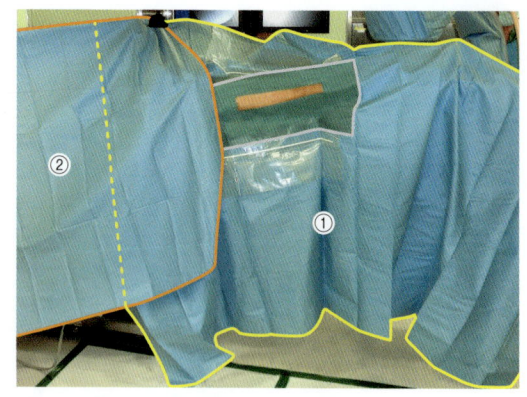

図7　全面ドレープと補助シーツ1枚によるドレーピング

たものである（図5）．不織布は紙よりも柔らかくて強く綿布よりも安価という特徴を生かし，シングルユースの手術用ドレープとして使用されている．

(2) 防水と撥水

手術用ドレープには液体およびウイルスをしみ通さない性質が要求されるため，不織布には用途別に防水，撥水の加工が施されている．防水加工が望ましいが防水のものは柔軟性・作業性が悪く，発汗性もないため手術用ドレープとしても手術用ガウンとしても使いにくい．そのため防水性の不織布は通常出血が予想される部分や，よりバリア性が求められる部分に使用される．

防水：ラミネート加工により，水を通さない．
撥水：水をはじき高いバリア性を持っているが，強い圧力がかかると液体が通過する可能性がある．

(3) ドレーピングの仕方

ドレーピングは大小の四角いシーツを組み合わせて行う方法（図6）と，各術式に合わせた全面ドレープを用いる方法がある（図7）．全面ドレープはほぼ1枚で術野を確保でき（必要に応じて下地のシーツを使用），各術式に応じて開窓部の位置が専用に開けられ，用途に応じた付属品（補強，ポケット，テープ，ポーチなど）を組み合わせたものがある．通常の使用で破損の恐れがある部位は，ドレープを複数枚重ねるか補強されたドレープを使用し，一部破損しても清潔が保てるようにしておく．

ドレーピングの際は各施設で手順を決め，手順通りの方法でスムーズに行い清潔操作が保たれるようにする．ドレープを外回りのスタッフに手渡す際は滅菌手袋が触れて不潔にならないようにする．消毒部位から決して目を離さない．全面ドレープは，シーツが大きくハンドリングがむずかしいことがあり消毒部位から目を離しがちになるので気をつける．最初から不潔な状態で手術を始めることにならないよう細心の注意を払う．

(4) プラスチックドレープ

粘着性のプラスチックドレープを使用するときはポビドンヨード含有のものを使用する[1]．

おわりに

SSIの防止は整形外科医だけで達成できるわけではない．手術に関係するスタッフ全員の参加が必要である．術者は感染防止の基本に精通し常に積極的な対策をとる必要がある．

文献

1) 日本整形外科学会診療ガイドライン委員会ほか編：骨・関節術後感染予防ガイドライン，南江堂，東京，27-32, 2006
2) Mangram AJ et al : Guideline for prevention of surgical site infection, 1999. Infect Control Hosp Epidemiol 20 : 247-278, 1999
3) Association of Operating Room Nurses : Recommended practices for skin preparation of patients. AORN J 75 : 184-187, 2002

総論 [I. 術前]

6 体位と術野の準備
② 上肢

光安整形外科 光安廣倫

はじめに

　手術を行ううえで最も重要なことは，病歴，診察所見から，適切な手術適応を判断し，手術目的を明確として，手術に臨むことであることはいうまでもない．手術を行うことは，治療における最終の手段として，保存療法をないがしろにすることなく，日々の診療に臨むべきである．本稿においては，上肢の手術に際しての術野の準備について述べる．上肢の手術においては，仰臥位，側臥位，腹臥位で行われるが，前腕以遠の手術では仰臥位で行われることが多く，仰臥位での手術について述べる．

1. 手術前の注意

　予定手術で，術野予定部位周囲に感染所見や，切創が生じた場合には，手術を延期することも考慮すべきであり，このため工場などで働く患者を手術する場合には，手術前に怪我をしないように手を防御すべきであることを十分に注意しておく必要がある．また工場労働者などでは，手が油で汚れている場合も多く，予定手術前の数日は労働後毎日石鹸で洗うように指導するべきである．

2. 体毛の処理

　上肢の手術の前に体毛を剃るように指導する術者もいるが，現在では必要はないとされている．理由としてはどんなに注意深く処理を行っても，皮膚の傷を生じ，体毛の処理と手術までの時間が長くなれば，感染の危険性が上がるためである．このため必要ならば剃毛については，手術室で予定手術部位の限局した部分のみ行うことが推奨されている[1]．

　その他の体毛の処理としては脱毛があげられるが，処理に時間がかかること，時折アレルギーのような反応を生じることがあること，開放創では炎症を生じることがあることから，使用されることは少ない．

3. 術野の準備

　麻酔がかかった後に，ターニケットを装着する（図1）．この際ターニケットが機能するかあらかじめ確認しておく必要がある．次に指尖より上肢全体を消毒する（図2）．われわれはターニケットの遠位をテープを用いて完全に覆うように巻きつけている．このことで，ターニケットに消毒薬が直接かからないようになるばかりでなく，ターニケットが動かなくするメリットがある．その後ストッキネットを用いて指尖よりターニケットまで上肢全体を包み込むようにして，シーツをかける（図3）．感染以外の手術を行う場合には，ストッキネットの上よりEsmarch駆血帯を指尖より肘上まで巻き込み，ターニケットを適切な圧まで加圧する．感染に対する手術を予定する場合には，Esmarch駆血帯を巻くことで感染を広げる危険性を考え，Esmarch駆血帯は巻かずに上肢を1分程度挙上した後に，ターニケットを加圧する．

4. ターニケットの使用について

　ターニケットは上肢の手術には必要不可欠であるといっても過言ではないが，"post-tourniquet syndrome"と呼ばれる虚血に伴う腫脹，こわばり感，皮膚色調の蒼白，脱力，しびれ感や，加圧による直接的な神経の損傷など，合併

症が生じる危険性がある手技であることを認識し，使用するべきである．

(1) ターニケットの加圧時間

ターニケットの加圧時間についてはさまざまな報告があるが，絶対の安全域を示したものは現在のところない．安全域については45分から4時間までの報告があるが，Wilgisの研究でターニケット使用後2時間で静脈内がアシドーシスに傾くことを根拠に，加圧時間は2時間が最も受け入れられている上限である[2]．

しかし，手術時間が長くなることも多く，その場合にターニケットの加圧時間を延長するためにさまざまな方法が報告されている．ダブルターニケットの使用も報告されているが，ダブルターニケットは虚血されたままであり，単にターニケットを巻いた直下の組織を圧迫から開放しているにすぎないことに注意すべきである．日常でターニケット時間を延長するために，ターニケットをいったん開放することが行われている．しかし，どの程度ターニケットの加圧再開までの時間をとるかについての見解はない．Wilgisはターニケット解除後の静脈のpHが正常に戻るまでの時間を計測し，2時間のターニケット加圧後では15～20分，1時間30分の加圧後であれば10～15分，60分の加圧後であれば5～10分かかることを報告した．この研究を根拠として，1時間30分程度ターニケットを使用した場合には15分は再加圧まで待つことにしている[2]．

(2) ターニケット圧

ターニケット使用後のしびれについては，ターニケットの加圧による直接の影響と虚血による影響が考えられており，そのためターニケットのカフの大きさならびに加圧の適正使用が問題となる．カフの大きさについては，できるだけ大きなものが使用されるべきであるが，各々の患者によって適切な大きさのものを使用するようにすべきである．ターニケット圧については，術者はできるだけ低い圧で無血野を獲得すべきであり，安全域については，大人で250～300 mmHg，小児で150～250 mmHgとしている文献もあるが，各々の症例で安全な圧を

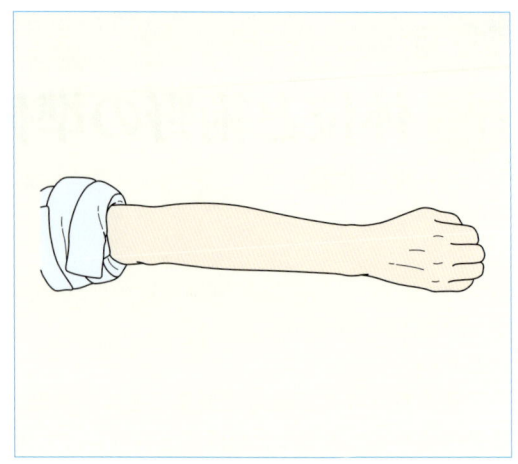

図1　体位のとり方（1）
ターニケットは一般的に上腕に巻き，われわれは消毒薬がかからないように，動かないようにテープで固定している．

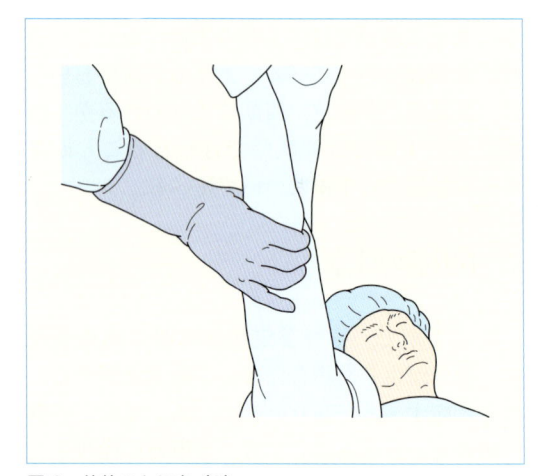

図2　体位のとり方（2）
ストッキネットにて指尖より上肢全体を覆う．

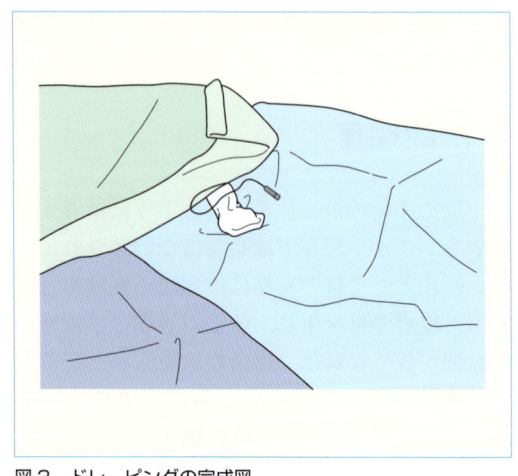

図3　ドレーピングの完成図

◎上肢の手術を施行する前の注意点について把握する．
◎上肢の手術を施行する際の術野の準備について把握する．

設定すべきである[2]と考えられる．このため術前の収縮期血圧を目安に設定している報告も多く，収縮期血圧より20～100mmHgを加えて加圧している．われわれは術前の収縮期血圧に80mmHg程度加えた圧をかけるようにしている．

(3) その他のターニケットの使用方法

上腕にターニケットを装着し，使用されることが多いが，前腕にターニケットを装着し，使用することもある．上腕骨内側上顆より5cm遠位でターニケットを装着し，収縮期血圧より75～100mmHgを加えて加圧する方法が用いられており，安全性も高い有用な方法である．前腕ターニケットは少なくとも透析のシャントが前腕の近位にあるような症例では上腕ターニケットではシャントトラブルを生じる危険性もあり，非常に有用であると考えられる．

その他のターニケットとしてfinger tourniquetがあげられる．シリコンのドレーンで指をしばる方法などさまざまな方法が報告されているが，われわれは手袋の指を1本切りその両端を切った後，手術指に装着し，指尖より手袋を近位に巻き上げるようにしている．finger tourniquetの問題としては，圧がコントロールできないこと，ターニケットを外すことを忘れる危険性があげられるため，できるだけ短時間に限って使用するようにすべきである．

(4) その他

局所麻酔にて手術を行った際に，ターニケットをどれくらい併用できるかについは，一定した知見はないが，上腕ターニケットで250mmHg加圧し，20分程度，前腕ターニケット30分程度まで併用が可能であるとされている．

5. 上肢の固定，展開

仰臥位で上肢の手術を行う場合，肘関節の手術の場合では胸の上に手をおくような体位をとることで外側や後方からの進入は容易になり，内側より進入する必要がある場合や前腕以遠での手術の場合には，肩を外転し手術台の外に手術する上肢を手台の上に固定して，行うことが多い（図1）．上肢の手術においてもX線透視装置を使用することが多いため，手台については木製のものや，プラスチック製のものが使用されることが多い．

特に手の展開においては，解剖を熟知し術野に展開される神経や血管は，十分に剥離保護しなければならず，低侵襲手術にこだわるために筋鈎で無理やり創を広げるようなことは慎むべきであり，十分な視野を確保するための皮切を加えるべきである．また手の手術においては，麻酔導入後は指が曲がるため，掌側の手術の場合指を伸展し固定を行い手術をするために，レッドハンド（手の形に切り抜いた鉛製の器具）を用いることも必要であり，指の側正中切開を行う場合には，指が重なり不安定になることを避けるために，シーツなどで十分に指を固定することが必要である．

6. 上肢の外科手術を行うにあたって

上肢の外科手術を行うにあたって，できるだけ愛護的atraumaticに行うことを心がけなければならない．このため必要に応じて顕微鏡やルーペの使用に躊躇すべきではない．ルーペは2.5～4.5倍までの倍率のものが使用され，術者の座位位置からの焦点距離も重要であり，適切なものを使用するようにすべきである．顕微鏡も6～15倍，さらにそれ以上のものも使用されるが，使用に際しては十分なトレーニングを受けた後にあせらずに使用するようにしなければならない．

文献
1) Green DP et al eds : Green's Operative Hand Surgery, 5th ed, Elsevier Churchill Livingstone, Philadelphia, 3-24, 2005
2) Wilgis EFS : Observations on the effects of tourniquet ischemia. J Bone Joint Surg 53A : 1343-1346, 1971

総論 [I. 術前]

6 体位と術野の準備
③ 下肢

九州大学整形外科 **田代泰隆**

1. 膝・足関節および下肢手術のための体位

　術中の患者体位は患者の安全を確保しつつ，術者が操作を行いやすいように設定することが重要で，予定している術式に応じて，術前計画の段階で体位を決定しておく．手術はチームで行われ，ベッドや器材の準備も必要なため，麻酔科医や手術室ナースへの連絡も前もって忘れずに行っておく．具体的には術前手術指示録のような形の様式にしたものを渡すよう，ルーチン化しておくとよい．以下に各体位での代表的な整形外科手術術式を膝関節・足関節手術を中心にあげる．

(1) 仰臥位

　骨接合術・抜釘術や人工膝関節置換術（total knee arthroplasty；TKA），関節鏡手術など下肢手術の基本的な体位で合併症も少なく，多くの術式が行われる．TKAでは脚支持側板（図1a）や可変式レッグホルダー（図1b）を使用することで，安定した膝保持の下に手術操作が可能である．また膝関節鏡下に内側半月板の切除や縫合を行う場合，外反ストレスをかけて内側関節腔を開大するが，大腿外側に側板をあてることにより，術者1名でも外反ストレスを負荷することができる（図1c）．一方，外側半月板への操作では胡坐肢位により外側関節腔が開大できる（図1d）．前十字靱帯（anterior cruciate ligament；ACL）や後十字靱帯（posterior cruciate ligament；PCL）の再建術では側板で下腿を下垂させることで膝を90°に保持できる（図1e）．ただしACL再建の際は側板のために前方引き出しにならないよう，拳一つ程度のスペースを開けておくように注意する．足関節鏡手術では関節スペースが狭いため，内視鏡機材に加えて牽引器具が通常用いられる（図1f）．外反母趾に対する矯正骨切り術や関節リウマチに対する足趾形成術などの足部手術で足背よりアプローチを行う場合，三角枕や巻き枕を膝の下にあてがうと，足部が安定する（図1g）．

(2) 腹臥位

　アキレス腱縫合術，腱延長術，筋解離術など下肢屈筋群の筋腱に対する手術は腹臥位にて行われる．また大腿後面や膝窩部，腓腹部，足底の腫瘍切除術や感染症手術，PCL再建術を関節切開にて行う場合やPCL付着部剥離骨折の骨接合術，踵骨骨折の骨接合術も腹臥位にて行われる（図2）．

2. 体位をとる際の注意点

　術中は麻酔や体位の固定のため，体位変換が困難であり，長時間になると仰臥位では肩甲部や仙尾骨部・踵部に，腹臥位では眼球や腸骨稜部・膝前面・足背などの骨突出部に皮膚障害や循環障害・褥瘡を生じやすい[1]．また肘後内側を走行する尺骨神経は手術台や手台の端などにより，一方，膝後外側の腓骨頭後方を走行する腓骨神経は外旋肢位時の手術台や不適切に設置された固定具などにより骨に押し付けられて圧迫を受けやすいため，神経麻痺を合併する可能性がある．これらの予防のため，パッドや褥瘡防止マット，クッション生地の敷布などを使用して局所の圧迫を予防する．

　術野の十分なブラッシングと消毒の後，シーツかけを行う（ブラッシング・消毒については他の項（p116）を参照）．代表的な下肢手術の体位の例を図1，2に示す．

Knack & Pitfalls

◎下肢手術の体位には仰臥位と腹臥位があり，術式に応じて選択する．
◎体位の準備は必ず手洗いや清潔シーツかけの前に行う．
◎循環障害や神経障害を起こさないよう局所の圧迫を避ける．

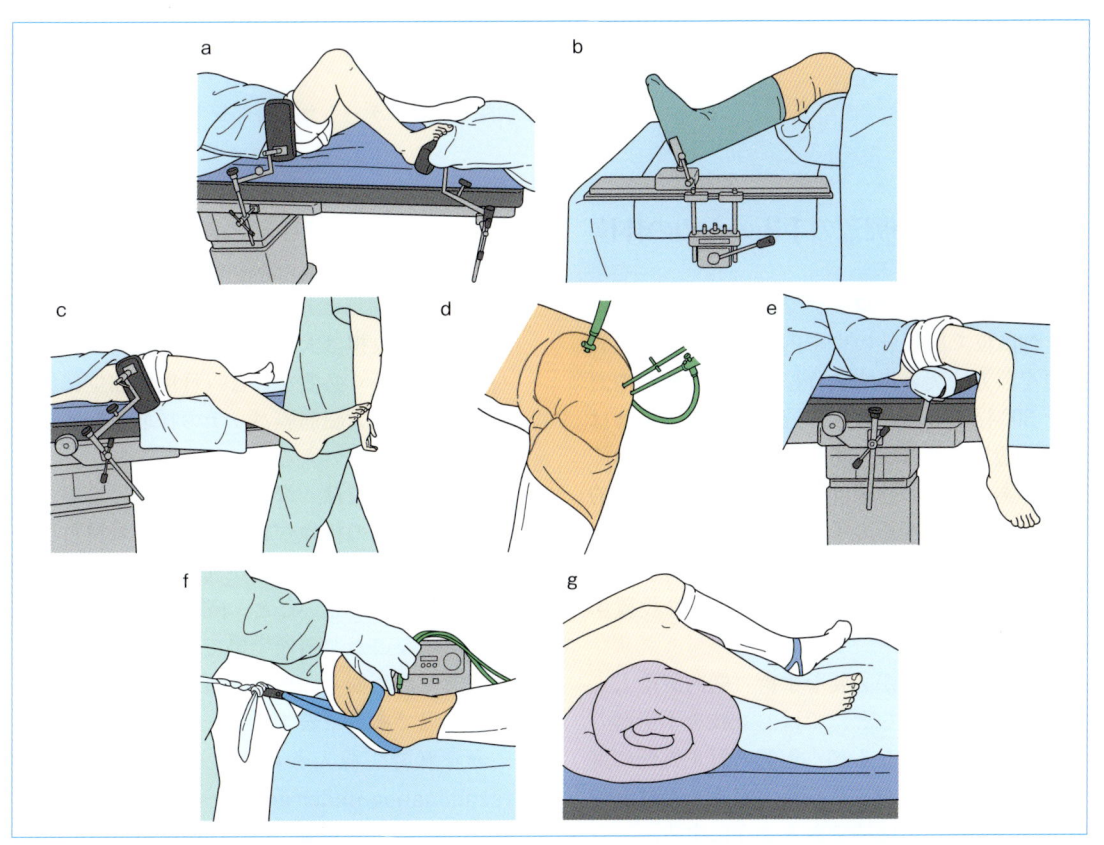

図1　術式に応じた体位と器具の利用
a　TKA で用いる脚支持側板．膝屈曲約 90～110°で安定するよう足部と大腿部に一つずつ支持器を添える．
b　TKA で用いる可変式レッグホルダー．膝屈曲 0～120°程度までの屈曲伸展や内外旋など随意の角度での安定した脚保持が可能で，少人数で手術を施行する際などにも有用．
c　膝関節鏡で内側半月切除や縫合を執刀医 1 名で行う場合の，外反ストレスを負荷するための側板の使用．
d　膝関節鏡での胡坐肢位．外側コンパートメントの鏡視や外側半月切除・縫合の際，および靱帯再建術の骨孔作製などで深屈曲を要する際に有用．
e　十字靱帯再建術の際の膝屈曲 90°での下垂姿位．ACL 再建では支持器との間に拳一つ入るスペースを残しておく．
f　足関節鏡におけるトラックバンドを用いた牽引．
g　足趾形成術での体位．三角枕もしくは巻き枕を用いて膝を曲げ，足部を安定させる．

図2　腹臥位での体位例
腸骨稜前面や膝前面のパッドを用いて褥瘡を予防し，足関節前方にクッションを用いて下肢を安定させる．

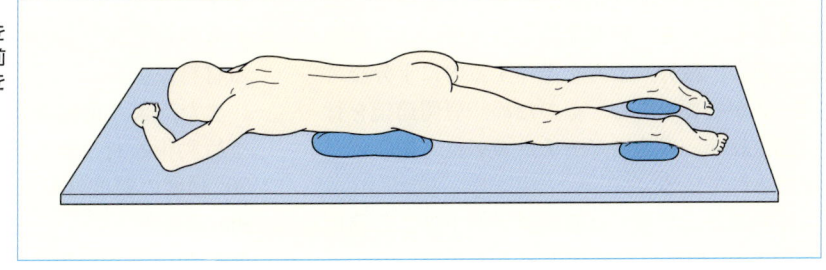

文献
1) Crenshaw AH Jr. : Surgical techniques. Campbell's Operative Orthopaedics, vol. 1, Canale ST et al eds, 11th ed, Mosby, Philadelphia, 6-7, 2007

総論[I. 術前]

6 体位と術野の準備
④ 肩関節

九州厚生年金病院リハビリテーション科部長 山口智太郎

1. 肩関節および周辺の手術のための体位

　肩関節の前方アプローチで手術を行う場合には，仰臥位で肩甲骨のやや内側に枕を入れ患側の肩を前方に突き出すようにする．手術台の頭側を30°程度挙上させる．透視が必要な場合は術野が透視で映るか，あらかじめ確認しておく必要がある．この体位は肩関節の多くの観血的手術および肩鎖関節の手術や鎖骨遠位端骨折の手術の場合などに用いられる．鎖骨骨幹部骨折の場合は肩枕をより正中に近い位置に設置する．

　術中に肩の伸展が必要な手術（髄内釘や人工肩関節，人工骨頭など）では，上肢を手術台の外側にくるようになるべく患側の肩を外側に寄せる．手台を肘頭が支えられるできるだけ遠位につけ，前腕部を保持できるようにする．

　上腕骨近位端骨折で整復が必要な場合にはあらかじめ透視下に容易に徒手整復できるか確認した方がよい．肩関節の後方アプローチが必要な手術を行う場合には，側臥位で行う．

2. 肩関節鏡のための体位

　肩関節鏡は近年目覚ましい進歩を遂げ，急速に普及している．肩関節鏡を行う際には，肩関節の前方，後方，上方を操作するのに十分なスペースが必要である．そのため，肩関節鏡を行う体位は，一般的にビーチチェア位と側臥位が用いられている．

　ビーチチェア位では脳灌流圧低下による脳血管障害[1]，側臥位では牽引による神経麻痺が重大な合併症として報告されている[2]．

　ビーチチェア位は，解剖学的位置関係がそのまま画面上に現れ，初心者には位置が確認しやすいこと，動的な評価（インピンジメントなど）ができること，mini-open法への移行がスムーズなことが利点としてあげられるが[3]，麻酔科医にかかる負担は大きいこと，手術スタッフの人数が1人多く必要なこと（軽度屈曲位に保持するため）や大腿筋膜パッチの採取がむずかしいことが欠点といえる．

　一方，側臥位は，牽引をするために肩甲上腕関節の下方部の操作が容易なこと，麻酔科医への負担が少ないことなどが利点であるが，動的な評価がむずかしいこと，mini-open法への移行が煩雑なこと，前傾姿勢で手術をしなければならないため術者の体力的負担は大きいことなどが欠点である（表1）．

　全身麻酔が導入されたら，麻酔下徒手検査（examination under anesthesia；EUA）を行う．完全な除痛や筋弛緩が得られている状況下で，患者の状態把握が行えるので省略すべきではない．

　検査する項目は，可動域（前方挙上，外転，下垂位外旋，水平位外旋，下垂位内旋）と関節の動揺性（下方動揺性（内旋位，外旋位，中間位），前後動揺性（30°外転位，90°外転外旋位・中間位））を行う．可動域は入院時のものと比較することによって，可動域制限が疼痛のためのものかそれとも拘縮のためのものかを判断する材料になる．

　また，より拘縮の強い方向を確かめ関節鏡視下授動術を行う際に役立つ．動揺性の評価は，30°程度の軽度外転位では中関節上腕靱帯 middle glenohumeral ligament（MGHL）が前方制動機能の多くを担っており，30°外転位での前方動揺性がある場合は前方〜前上方の不安定性を疑わせる．一方90°外転位では下関節上腕靱

[表1] ビーチチェア位と側臥位の比較

	利点	欠点
ビーチチェア位	動的評価ができる mini-open法への移行が容易 解剖学的位置が把握しやすい	麻酔のリスクあり（脳灌流圧低下） 大腿筋膜パッチの採取がむずかしい
側臥位	麻酔のリスクが少ない 大腿筋膜パッチ採取が容易 肩甲上腕関節の下方の操作がしやすい	牽引により一過性神経麻痺 動的評価がしづらい 術者の体勢が非生理的

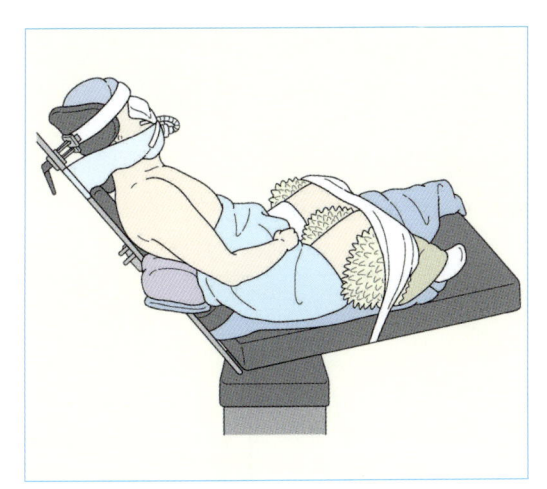

図1　ビーチチェア位の固定

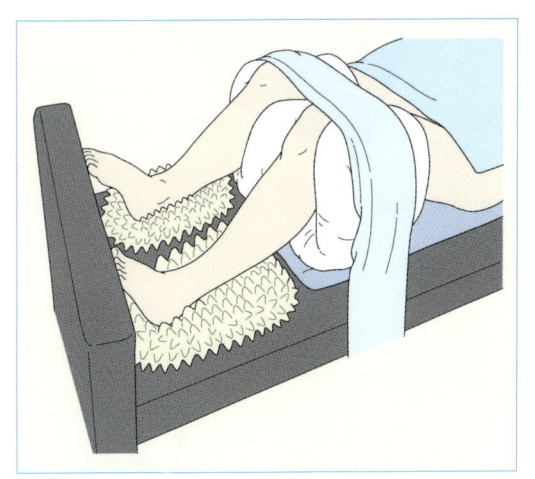

図2　膝窩部の除圧

帯（inferior glenohumeral ligament；IGHL）の前方線維がその機能を担っている．そのため，90°外転・外旋位での前方動揺性が強い場合は前下方の不安定性を疑わせる．また90°外転・回旋中間位での後方動揺性が強い場合には，腋窩嚢 axillary pouch や IGHL の後方線維まで破綻している場合か，動揺肩を疑う[4〜6]．

(1)ビーチチェア位

専用のビーチチェア台を使用する（図1）．あらかじめビーチチェアの専用台を平坦な状態とし患者をその上に臥床させた状態で麻酔（全身麻酔）を行う．挿管（気管チューブと胃管）した後に頭部をストラップで固定する．下顎の固定をこの段階で行うと，きつく締まりすぎたり，ずれたりすることがあるので，筆者はビーチチェア位に起こしてから，幅広のテープで行っている．体幹の固定はビーチチェア台に付属しているストラップを用いる．薄いスポンジを入れて腹部の圧迫に注意する．ビーチチェア位にすると，通常は下腹部が膨隆するため，その位置で適切な固定となるように調整する．下肢の固定は膝窩部にロール枕（スポンジなどで作製）を置き，外側から押さえるように下肢の位置を保つ（図2）．足底には固定板を置き，マットレスなどで圧迫に注意して固定する（図3）．

準備ができたらビーチチェア台を50°前後に挙上する．挙上する際に下顎部を徒手的に把持し，挙上したところであらためて下顎部を固定するようにすると，ずれや過緊張が起きにくい．体幹のストラップも同様に調整し，過緊張が起きないように注意する（図1）．

消毒は前方は胸肋関節の外側まで，上方は頸部まで，後方は肩甲棘，下方は腋窩より10cm程度，上肢は手指尖まで十分に消毒を行う．ドレーピングは市販の肩関節鏡視下手術用ドレープセットが使いやすい．手に入らない場合は関節鏡用の中心がゴムシートになっているものを上肢が入るように切って調整し，2枚目の敷布には泌尿器科の経尿道的切除術（TUR）セットのビニールの袋とホースがついたものを用いるとよい．関節鏡の灌流液で浮腫が起こった際にドレープの位置が変わらないように皮膚とドレープを縫合しておく（図4）．

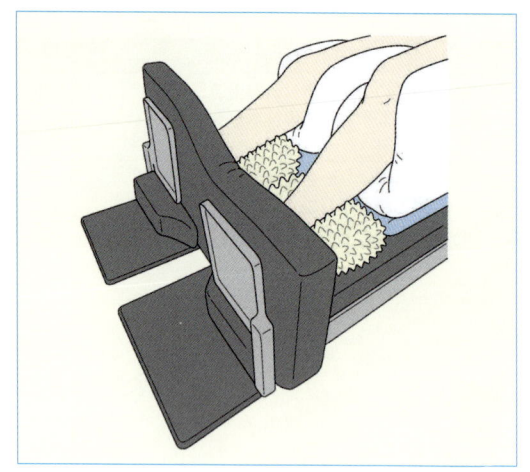

図3　足底の固定

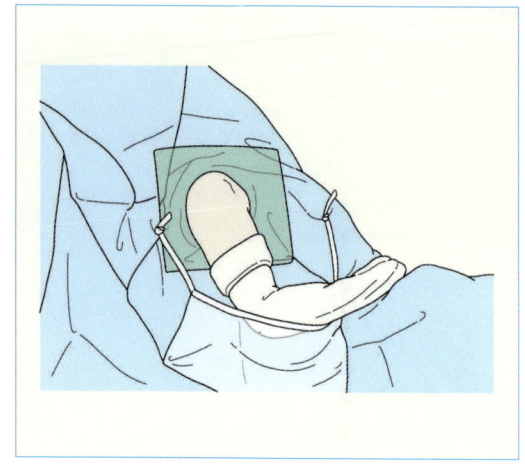

図4　ビーチチェア位のドレーピング

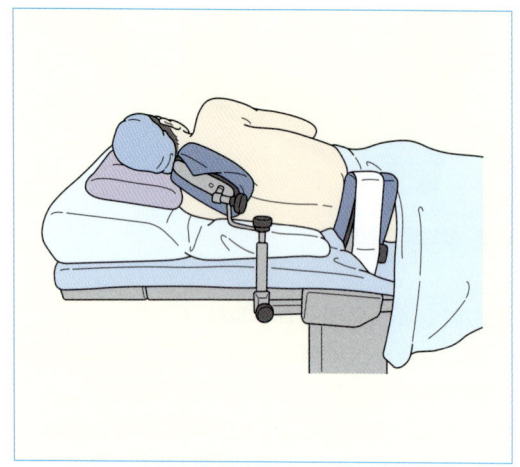

図5　側臥位の肩枕と固定

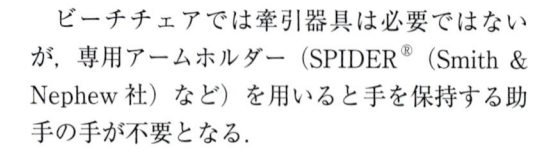

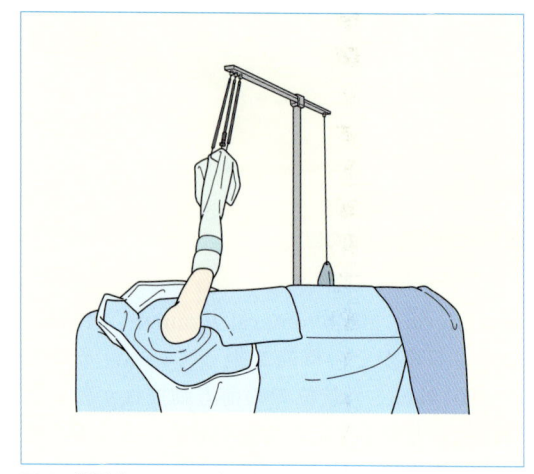

図6　側臥位のドレーピング

　ビーチチェアでは牽引器具は必要ではないが，専用アームホルダー（SPIDER® （Smith & Nephew 社）など）を用いると手を保持する助手の手が不要となる．

(2)側臥位

　股関節手術などに用いる支腰器で固定する．頭部と健側腋窩の下に十分な高さの枕を入れる．大転子部や腓骨頭，足関節果部にもそれぞれマットやスポンジを入れて除圧を確認する．肩甲臼蓋が水平面に近くなるように，完全側臥位より20〜30°程度倒した半側臥位で固定する．支腰器は前方は胸骨部で，後方は胸椎と腰椎にそれぞれ支腰器で固定する（図5）．

　消毒法はビーチチェア位に準じる．スピードトラックを当て弾力包帯で巻く，さらに手術用粘着性透明被覆剤（ドレープ）を2個使用し，スピードトラックがずれないように固定する（図6）．牽引に使う紐はあらかじめ滅菌しておく．

　市販のものでは1点式（下方牽引のみ）と3点式（外側へも牽引が可能）がある．外転角度は50°前後，屈曲は20°程度で3〜4kg程度で牽引する．3点式牽引は反復性脱臼など肩甲上腕（glenohumeral；GH）関節内の操作が主である場合に有用で，腋窩部から外側方向に3kg前後の側方牽引を追加する．上肢の一過性の痺れの原因となるので外側牽引は必要な場合にのみ行い長時間の使用は避ける．

◎肩関節鏡にはビーチチェア位と側臥位があり,病院の環境に応じて選択する.
◎ビーチチェア位も側臥位もそれぞれリスクがあり,合併症予防に注意する.
◎麻酔下徒手検査は必ず行い病態の把握に努める.

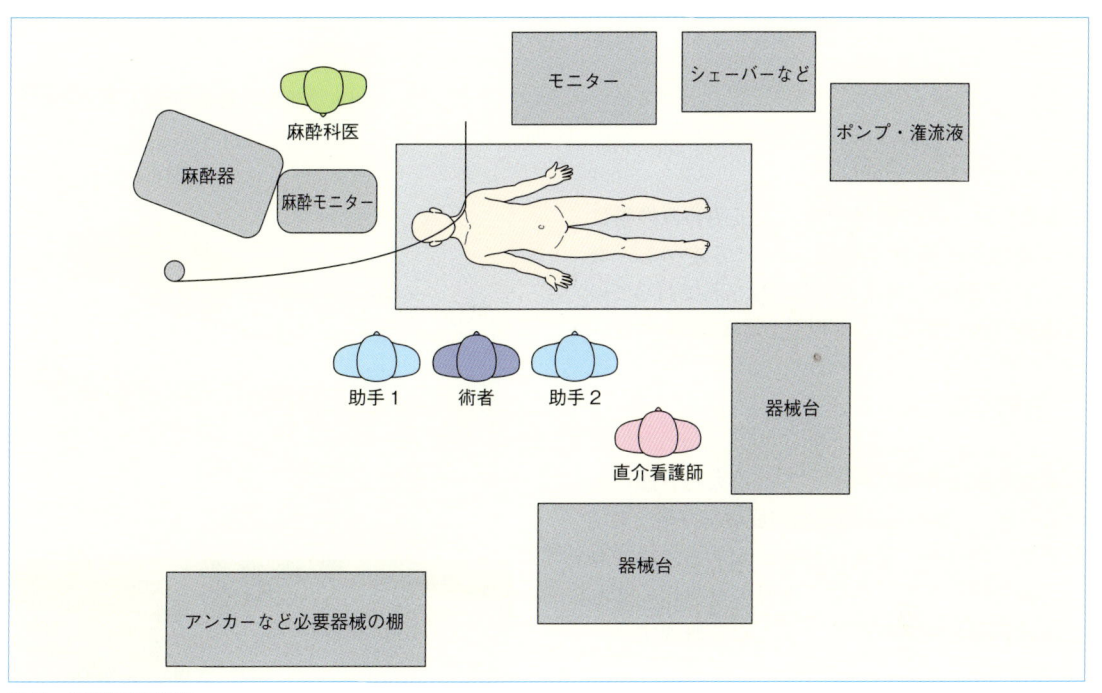

図7　全体的な配置図

(3)全体的な配置

　ビーチチェア位では患側に術者と助手,直介看護師と清潔手術機械台を配置する.アンカーなどの手術に必要な物品は患側の棚に置いて,必要な場合にすぐに確認できる方がよい.

　麻酔科医,麻酔器,モニター類は頭部で健側に位置する.健側には関節鏡本体,モニター,光源,記録装置（DVDレコーダーなど）を1台のラックに収めて設置する.これは術者が見やすい位置となるので患者の腹部の位置くらいとなる.

　次に灌流システム,電気蒸散器（VAPR®など）,シェーバー,電動ドリル本体などを収めたラックを置く.灌流ポンプを使わない場合は,灌流液をつるす架台を足元に置く.スムーズな操作を行うために,電気蒸散器およびシェーバーはフットスイッチを用いている（図7）.

　側臥位では,頭側に被さって作業をすることが多く,頭側の麻酔器,モニター類はより頭側に移動しスペースを確保する.

文献
1) Pohl A et al : Cerebral ischemia during shoulder surgery in the upright position : A case series. J Clin Anesth 17 : 463-469, 2005
2) Berjano P et al : Complications in arthroscopic shoulder surgery. Arthroscopy 14 : 785-788, 1998
3) Fu FH et al : Overview of shoulder arthroscopy : Procedure selection. Oper Tec Orthop 1 : 123-125, 1991
4) 横田淳司ほか：肩関節鏡のための麻酔,麻酔下徒手検査,体位.肩関節鏡,米田　稔編,メジカルビュー社,東京,67-76, 1999
5) 武　靖浩：肩関節鏡手術のための麻酔と麻酔下徒手検査.肩関節鏡下手術,米田　稔ほか編,文光堂,東京,28-32, 2010
6) 菊川和彦：肩関節鏡手術のためのベーシック・セットアップ.肩関節鏡下手術,米田　稔ほか編,文光堂,東京,33-37, 2010

総論 [I. 術前]

6 体位と術野の準備
⑤ 股関節，骨盤

九州大学整形外科講師 山本卓明

はじめに

本稿では，主に骨切り術，人工関節置換術に対する体位と術野の準備について述べる．なお，人工股関節置換術に対しては当科で行っている後側方進入で用いる側臥位について述べる．

1. 骨切り術

対象となる骨切り術としては，大腿骨頭回転骨切り術，大腿骨転子間弯曲内反骨切り術，大腿骨外反骨切り術，寛骨臼移動術がある．いずれの手術に対しても，体位と術野の準備はいずれもほぼ共通しているため，まとめて概説する．

(1) 術野の準備

あらかじめ，ヒビテン®にて下肢全体を消毒した後，イソジン®にて消毒している．
皮切をマーキングした後，イソジン®ドレープを用いてドレーピングを行う．この際，皮切部のみならず，陰部まで完全に覆われるよう大きめのサイズを使用している．術中に下肢の肢位の操作が必要となるので，下肢全体を清潔にしておく．滅菌したストッキネットにて下肢を覆うと便利である（図1）．

(2) 体位

完全側臥位で，陰圧式固定具マジックベッドおよびX線透過性のある側臥位固定器を使用している（図2）．術中にX線撮影が必要なため正確な骨盤正面像が得られるよう確実に固定する．また，転子間稜の展開の際には下肢を内旋位とする必要がある．その際，メイヨー架台は高さも自由に調節できるので，便利である．これに足背部をのせて内旋位を保持する（図3）．この際，足部が直接メイヨー架台の角に当たら

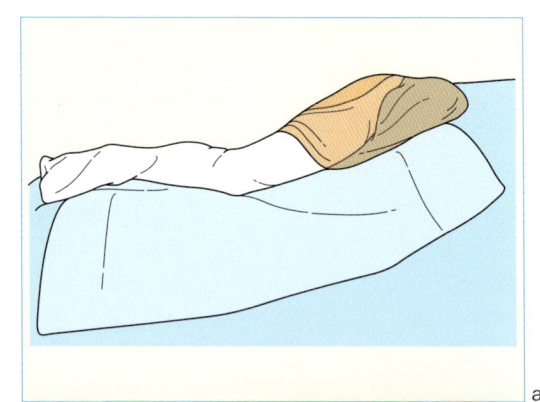

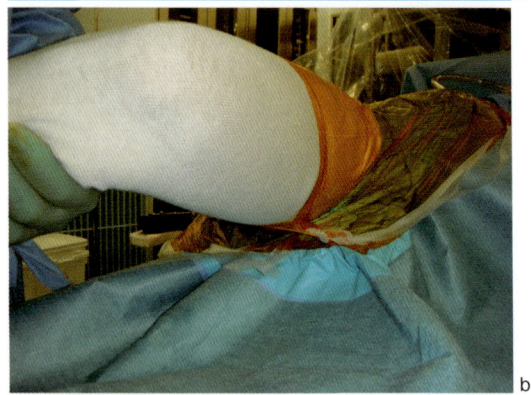

図1 術野の準備
術中は，下肢の肢位の操作が必要となるので，下肢全体を清潔にする．滅菌したストッキネットにて下肢を覆うと便利である（aは前方から見た図）．
ドレープは，陰部まで完全に覆われるよう大きめのサイズを使用する（b）．

ないように，シーツなどで保護する．下肢の外旋が必要な際は，大の膿盆を清潔な大シーツにくるんで体位を保持している（図4）．
また，大腿骨頭回転骨切り術の際は，骨切り後に整復位を得るために内転位にする必要があるため，患肢を十分に内転できるように，シーツの下（健側の下肢の上）に枕などは敷かないようにしておく．

◎骨切り術では，術中コントロール写真が必要になるため，正確な骨盤正面X線像が得られるように固定する．
◎人工関節置換術では，骨盤の傾きを術前に把握しておく．また，できるだけ正側面になるよう確実に固定する
◎下肢全体を完全に消毒しておく．

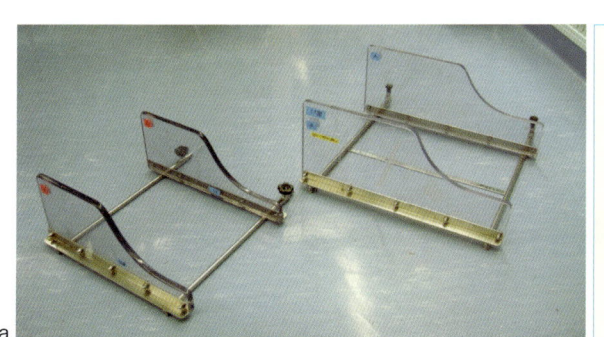

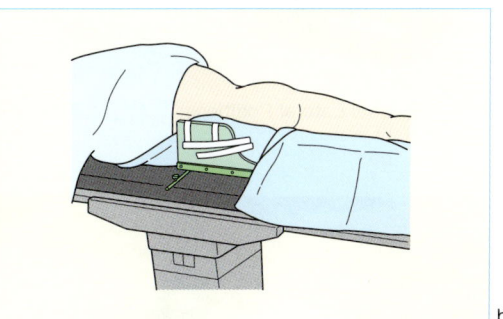

図2　X線透過性のある側臥位固定器（大，小の2種類）（a）と，それを用いた実際の固定（b）

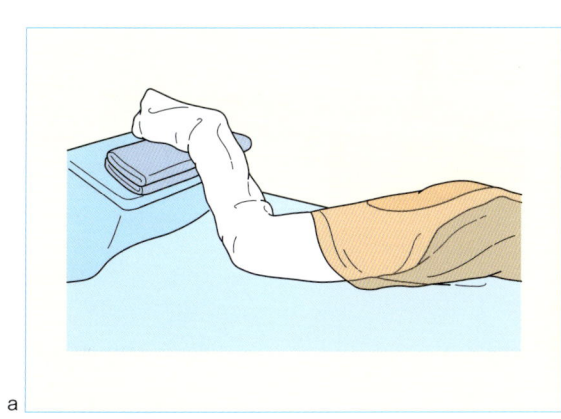

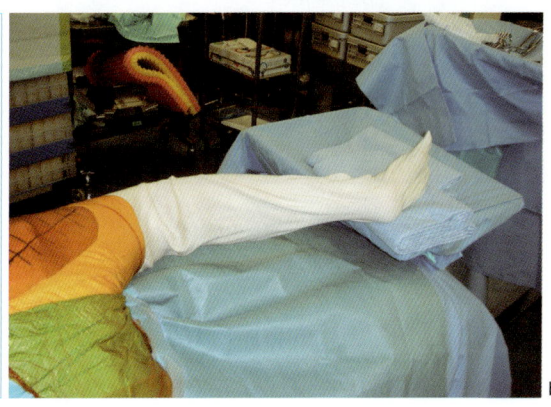

図3　内旋位の保持
　下肢を内旋位に保持する必要があるときは，Mayo架台は高さが自由に調整できるため便利である．これに足背部をのせて内旋位を保持する．この際，足部が直接Mayo架台の角に当たらないように，シーツなどで保護する（前方から見たのがa，後方から見たのがb）．

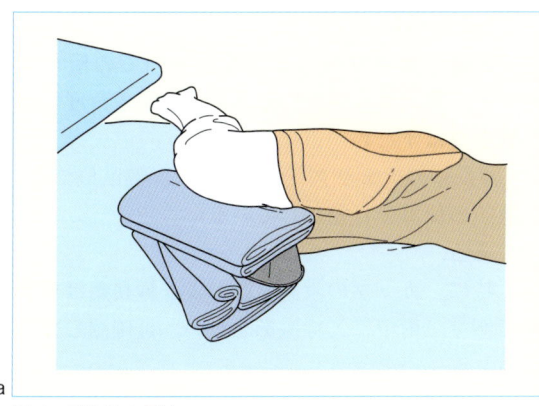

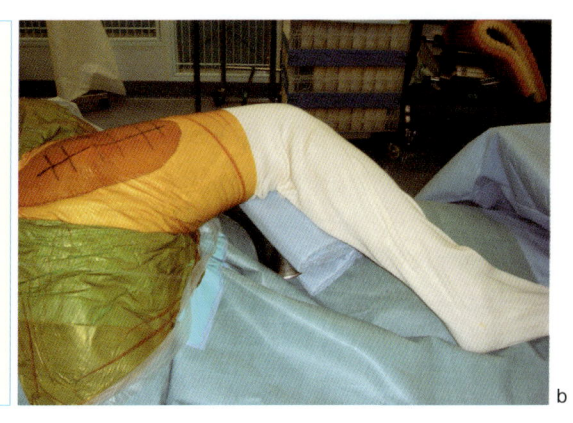

図4　外旋位の保持
　下肢の外旋が必要な際は，大の膿盆を清潔な大シーツにくるんで体位を保持する（前方から見たのがa，後方から見たのがb）．

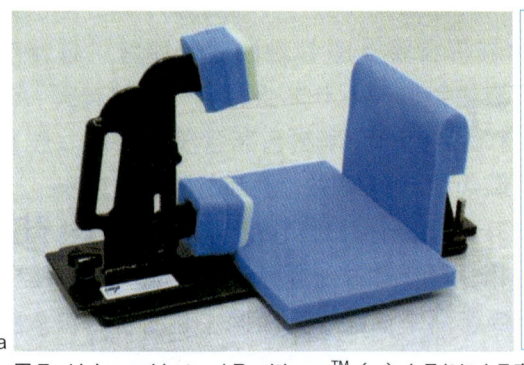

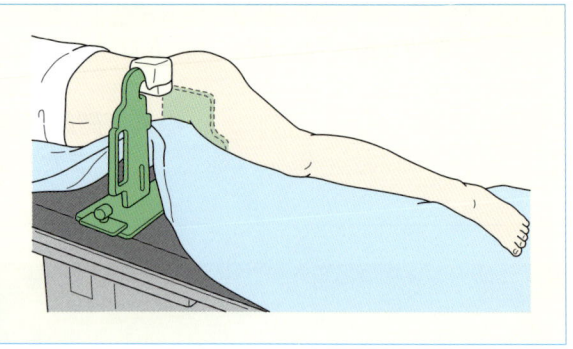

図5 Universal Lateral Positioner™（a）とそれによる実際の固定（b）

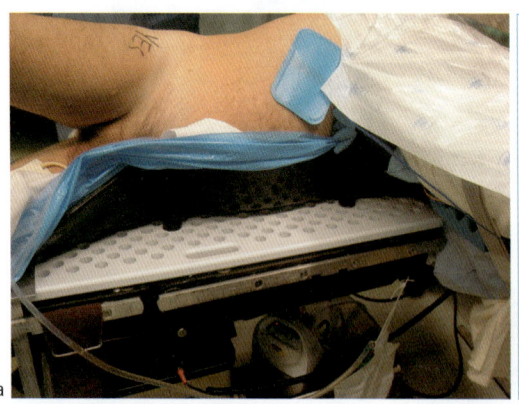

図6 ペグを用いた固定器
（前方から見たのがa，後方から見たのがb）

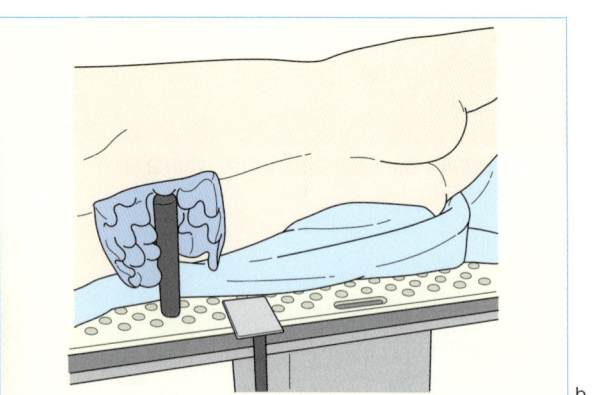

2. 人工股関節置換術

人工骨頭，人工関節全置換，人工関節再置換術は，原則として完全側臥位で行っている．

(1)術野の準備
骨切り術と同様に行っている．

(2)体位
当科では側臥位固定器を使用している（図5）．骨盤をしっかりと固定できるメリットがある．その他にも色々な固定器具が市販されている（図6）．この際，骨盤の傾きを水平方向と垂直方向の2方向で確認しておく．さらに，手術台の傾きにも注意しておく（麻酔の際に頭部を挙上するなどして台が傾いている可能性があるため）．

以上，人工関節置換術の際，側臥位を取った後の最終チェック項目をまとめると，
・側臥位の際，下方に心電図モニターが敷きこまれていないか
・手術台の傾きは水平か
・骨盤の水平方向および垂直方向での傾きのチェック（カップの外転角度，前開き角度に影響を及ぼすため）
・脚長差のチェック（われわれは，側臥位での，膝頭の位置を目安としている）
である．

特に，カップの設置位置および脚長差は重要であり，術中にX線撮影を行い，再確認している．

総論 [I. 術前]

6 体位と術野の準備
⑥ 大腿骨骨折

九州大学病院救命救急センター **赤崎幸穂**

はじめに

　大腿骨骨折に対する骨接合術には，整復位を保持するために，牽引手術台がよく用いられる．特に大腿骨近位部と骨幹部の骨折に対してよい適応となる．牽引手術台を使用する手術では，術中に良好な整復位が保持でき，計画した手術操作が行えるように，手術体位のセッティングを行うことが最も重要となる．本項では，牽引手術台の基本的な使い方と大腿骨骨折の手術体位について概説する．

1. 牽引手術台の基本的な使い方

　牽引手術台は，ベッド本体，股間支柱，牽引装置，レッグホルダーなどで主に構成される[1]（図1）．これらを操作することによって，下肢を牽引し，固定することが可能で，さらに内外転，内外旋，屈曲伸展し，整復位にて保持することができる．骨折部位によっては，仰臥位もしくは側臥位での手術が選択可能である．

(1) ベッド本体

　電動で上下，頭尾側方向にスライドできる．腰部を含む上半身はベッド本体上に乗せるが，患側の殿部は手術操作の支障になるため，ベッドの一部をはずして浮かせるようになっている．必要に応じて上半身がベッドからずり落ちてこないように，牽引側の側胸部を支持器などで固定する（図1A）．

(2) 股間支柱

　股間支柱は患肢側に設置する（図1B）．スポンジ包帯など巻いて支柱部を保護しておくと皮膚トラブルを予防することができる．男性であれば陰嚢が支柱と恥骨に挟まれないように注意する．この部位での圧迫が強すぎると陰部神経麻痺などの神経麻痺を起こす可能性があるため

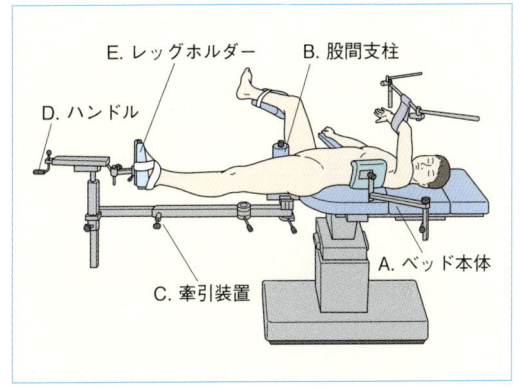

図1　牽引手術台の基本構造
牽引手術台は，ベッド本体，股間支柱，牽引装置，レッグホルダーなどで構成される．

注意する[2]．

(3) 牽引装置

　長さを調節することで牽引，固定を行う部位である．牽引は徒手的に牽引を加えてロックする部位（図1C）とハンドル（図1D）を回して調整する部位がある．また，各連結部を動かすことで，内外転，屈曲伸展方向の操作を加えることができる．

(4) レッグホルダー

　足部を保持して内外旋，底背屈方向の調節ができる（図1E）．この部位では，主に骨折部に対して内外旋の操作を行うことができる．足部はレッグホルダーにバンドで固定するようになっているが，牽引にて足部の皮膚の圧迫を防ぐため，スポンジ包帯で保護し，はずれないように包帯で追加補強する．

(5) 透視装置

　透視装置は，肢間より入れ，側面像で透視野に健肢が入らないように，開脚位や外転位で行うことが多い（図2）．健肢に関節拘縮がある場合や，多発外傷例で両下肢の骨折がある場合

は閉脚位で行うことも可能である．側面像が重ならないように患肢を上に，健肢を下に向けて段違いに牽引する．透視装置の挿入や大腿骨遠位の真側面像を得るのに有用である[3]．

2. 大腿骨骨折の手術体位

(1) 大腿骨近位部骨折
① 大腿骨頚部骨折
　大腿骨頚部骨折に対する cannulated cancellous screw（CCS）や compression hip screw（CHS）の手術体位は，仰臥位で牽引手術台を使用する．股関節中間位もしくは軽い外転位で牽引し，内旋させることで整復位を得られることが多い（図2b）．手術操作は，大腿外側から骨頭方向へのスクリューの刺入が主であるため，内外転はより整復位となるポジションで，特に制限はない．

② 大腿骨転子部骨折
　大腿骨転子部骨折は，安定型骨折であればCHSなどの sliding hip screw でも可能であるが，不安定型骨折であれば，ガンマネイルなどの髄内釘法が適応となる．髄内釘法の手術体位も，牽引手術台を使用して仰臥位で行う．整復方法は頚部骨折と同様に，まず股関節中間位もしくはやや外転位で牽引し，内旋させることで整復位とする．大転子頂部よりネイルを挿入しないといけないため，インプラントデバイスの形状にもよるが，腸骨稜に当たらないように中間位より10〜15°の内転が必要である（図3）．

(2) 大腿骨骨幹部骨折
　大腿骨骨幹部骨折の骨接合術は，髄内釘法がよい適応であり，牽引手術台にて仰臥位もしくは側臥位で行う．仰臥位と側臥位では，それぞれ長所と短所があるが，一長一短であり慣れた方で行うとよい．
　側臥位（図4）では，刺入口が確認しやすく，髄内釘の刺入が容易で，遠位横止めスクリューの挿入がしやすいなどの利点はあるが，骨折部が下方に落ち外反変形を生じやすく，整復位の確認保持が困難で，また体位の確保，呼吸管理の面では不利である[3]．
　仰臥位では，牽引台上での整復，アライメントを調整しやすく，麻酔などの全身管理を行い

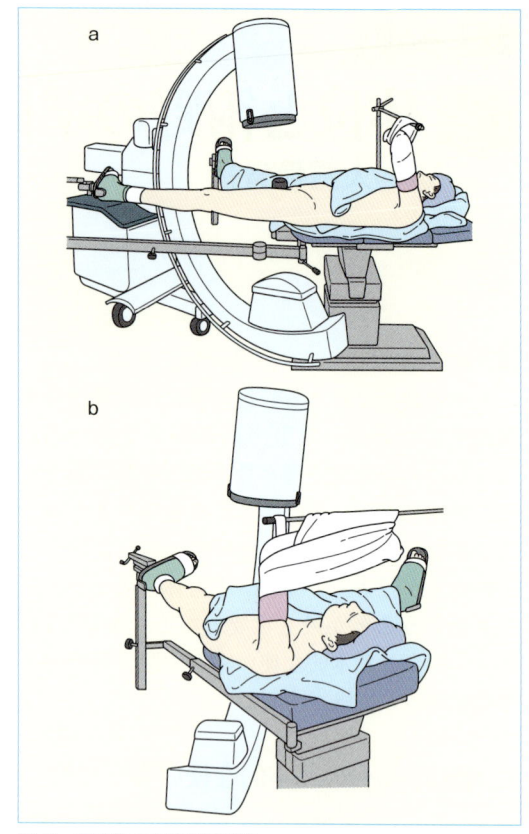

図2　仰臥位での牽引手術台
患者肢位と透視の入れ方を考えて，骨折部の正面像と側面像を術中に透視できるように術前にセッティングする．透視装置が術中に牽引台に当たらないように確認しておく．

やすい点や，多発外傷，特に反対側にも骨折がある例，骨盤骨折の合併した例などにも対応できる点で有利である．しかしながら，髄内釘挿入のために患肢を十分に内転しないといけないため，仰臥位開脚位では遠位の横止めのときに健肢が邪魔になってイメージが真側面から入らないという欠点がある（図5）．そのため，遠位横止めスクリュー挿入時には内転を緩めないといけないが，アライメントや整復位の変化に注意を要する．特に粉砕骨折例では，回旋転位が起きやすく，遠位スクリュー刺入に夢中になり回旋方向の確認がおろそかにならないように注意する．
　大腿骨骨幹部骨折の髄内釘では，特に回旋転位が強く残ると問題となるため，遠位のスクリュー挿入時には必ず確認する．確認方法としては，膝関節正向位での小転子の見え方で確認するのが簡便である（図6）．

◎牽引手術台を使用した大腿骨骨折の骨接合術では，手術体位のセッティングが肝である．
◎使用するインプラントと骨折部位に応じて，手術体位や肢位を調節する．
◎粉砕例などの不安定骨折では，回旋転位が生じないように特に注意する．

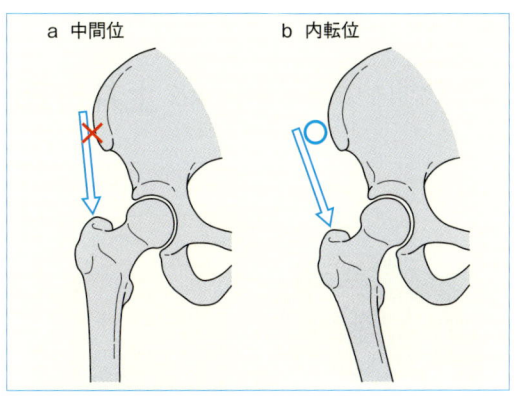

図3　髄内釘の挿入時の内外転の影響
中間位もしくは外転位では，デバイスが腸骨稜に当たって刺入しにくい．軽度内転させると刺入しやすくなる．

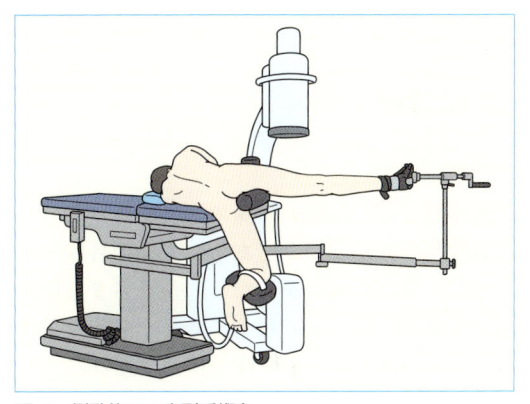

図4　側臥位での牽引手術台
大腿骨骨幹部骨折に対しては側臥位で行うことも可能であり，仰臥位よりも手術操作がしやすい利点がある．

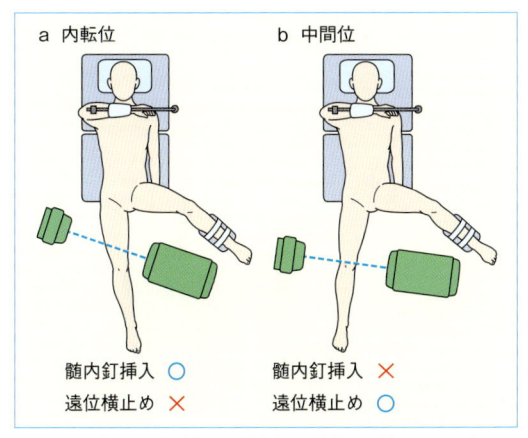

図5　骨幹部骨折に対する髄内釘の体位と透視の入れ方の問題点
内転位で行えば，髄内釘の挿入はしやすいが，遠位横止めはそのままでは挿入しにくい．逆に中間位からやや外転位にすると遠位横止めスクリューは挿入しやすいが，髄内釘が挿入できない．

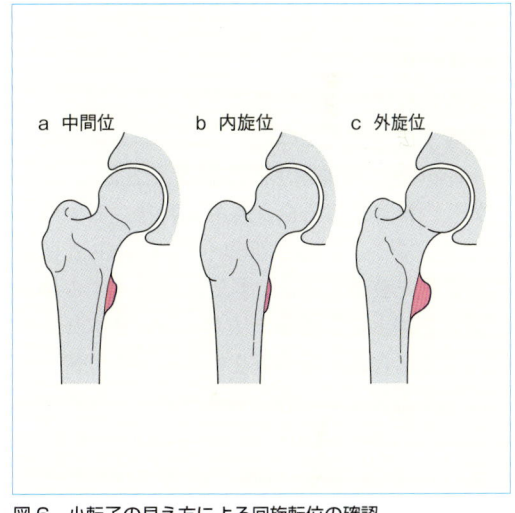

図6　小転子の見え方による回旋転位の確認
膝蓋骨正向位での小転子の形状を確認する．内旋位では小転子は小さく見え，外旋位では大きく見える．

(3) 大腿骨遠位部骨折

大腿骨遠位部骨折の場合は，プレートや逆行性髄内釘が適応となり，牽引手術台ではなく，通常の透視台で行う．膝関節を完全伸展で牽引すると，腓腹筋により反張を起こすため，三角枕などの膝枕を使用して，膝関節を45～60°程度に屈曲する．三角枕で後方より押し上げるようにして，屈曲，牽引を加えると整復される．

文献
1) 加畑多文：牽引手術台の使い方のコツ．股関節外科の要点と盲点，久保俊一編，文光堂，東京，158-160，2005
2) France MP et al : Pudendal nerve palsy following fracture table traction. Clin Orthop Relat Res 276：272-276, 1992
3) 大西純二ほか：大腿骨骨幹部骨折に対する髄内釘ねじ横止め法．骨折 25：245-247, 2003

総論[I. 術前]

6 体位と術野の準備
⑦ 脊椎

九州大学別府病院整形外科准教授 **土井俊郎**

はじめに

　腹圧を下げ，硬膜外静脈の怒張を防ぐことが腹臥位手術のポイントである．手術の目的に応じ前弯・後弯の調節が異なり，さまざまな手術台が工夫されている．患者に応じた病態を考慮し，麻痺を増強させるような体位は避ける．

1. 頚椎，上位胸椎後方手術

(1)術前準備
　前日，耳の高さまで後方頭髪を散髪する．
(2)麻酔導入
　手術台に平行に並べたストレッチャー上で気管挿管する（図1）．
(3)Mayfield 頭蓋固定器の設置（図2）
　気管内挿管による全身麻酔施行後，ピン刺入部をイソジン®消毒し仰臥位でMayfield頭蓋固定装置を装着する．1本ピンを刺入する場合は耳介先端から2横指上方の位置，2本ピンを刺入する場合は耳介から2横指上方の位置で前後が等距離になる位置に刺入する[1]．こめかみを避ける．ピン刺入圧は65 poundとするが，頭蓋骨がうすい場合，刺入しすぎての硬膜損傷を生じることがあるため注意する．
(4)体位取り（図3）
　Mayfieldのフレームを術者が保持して体位変換する．介助者は一方から2人が持ち上げて，他方で2人が体を受けて保持しながら腹臥位とする．胸腹部には左右にロールパッドを置き腹部の圧迫を避け術中出血を減らす工夫をする（図4）．体の前後左右の位置を合わせ，腹部が圧迫されていないことを確認する．体の位置が決まったら，Mayfieldを手術台と固定する．頚部はあごを引き軽度屈曲位とすると展開などが行いやすいが，脊髄圧迫病変が強い症例

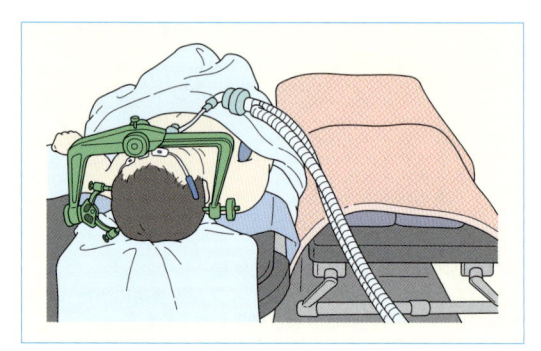

図1　体位変換
ストレッチャーの上で挿管，Mayfield装着まで行う．

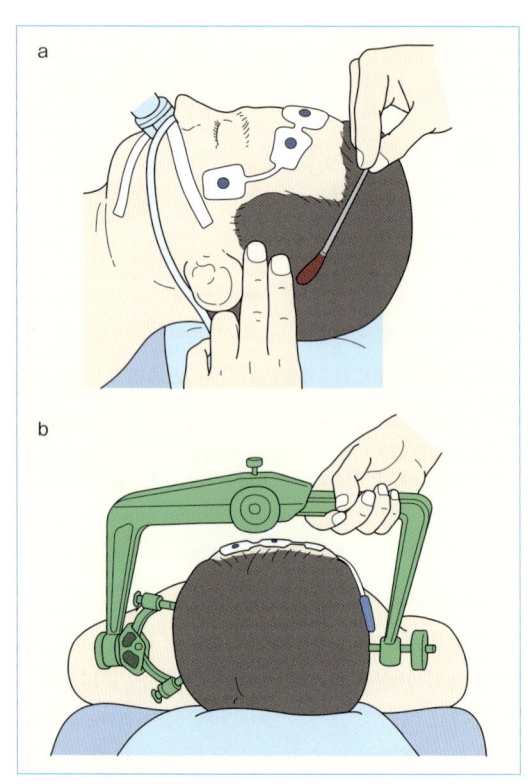

図2　Mayfield装着
a　耳介先端2横指上がピンの刺入位置となる．
b　2本ピンを刺入する場合，1本の場合と同レベルで前後に等距離とする．

Knack & Pitfalls

◎出血コントロールには十分な腹部除圧が重要.
◎体位による眼球圧迫,神経障害を起こさないことに注意.
◎腰椎手術においても頸椎過伸展を避けることに留意.

では麻痺が進行することがあるため過度の屈曲は避ける.著しい脊髄圧迫を伴う症例では,術前ベッド上で術中体位を再現し,神経症状の悪化がないことを確認しておく.

Magerl法を行う場合,頸椎中間位とし,X線透視でC2棘突起を押さえ込むことで整復されることを確認しておく.頸椎後屈位をとりすぎると,スクリュー刺入の方向がとりづらい.また,ガーゼを口腔内に挿入するなどして開口位でC1/2正面像が得られることを確認する.

両側上肢を伸展位で体幹横に固定し,膝を屈曲させ三角枕を設置し手術中に尾側に体が移動しないよう固定する.坐骨を太い布絆創膏でベッドに補強固定する.手術台をヘッドアップし,術野が水平になるようにする.弾性ストッキングまたは間欠的空気圧迫法による深部静脈血栓症の予防を行う.

(5) 最終確認
・Mayfieldフレームで鼻が圧迫されていない.
・Mayfieldの固定が弛んでいない.
・腹部が十分除圧されている.
・男性であれば,陰部の圧迫がない.
・あごが手術台で圧迫されていない.
・透析であればシャントが圧迫されていない.
・頸椎は軽度屈曲位である.

(6) X線撮影
必要に応じX線撮影を行う場合は側面像を得るため肩をテープなどで尾側に引く.過度な牽引は避ける.

(7) ドレーピング
後頭部から胸椎上部までをヒビスクラブ®でブラッシングする(図5).イソジン®消毒後,頭側,尾側にそれぞれ小シーツを掛け,その後,四角穴のシーツで覆う.さらに,イソジン®ドレープで皮膚を覆う.

2. 腰椎・中下位胸椎手術の準備

胸腰部の後方手術に際しては,4点フレーム

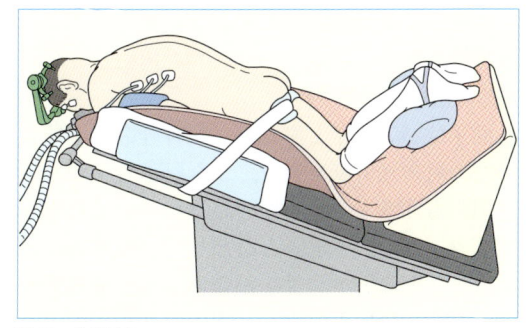

図3 体位取り
① Mayfieldの固定がしっかりされていること,② Mayfieldのフレームで鼻などが圧迫されていないこと,③ 腹部が十分除圧されていること,④ あごが手術台で圧迫されていないこと,などをチェックする

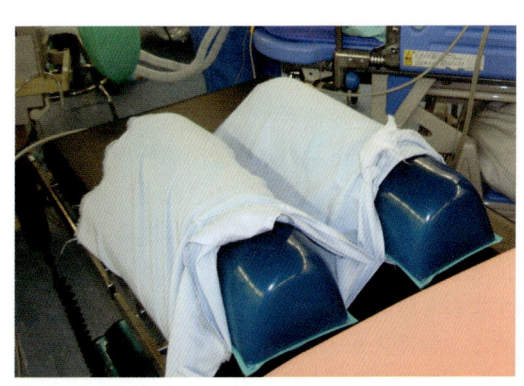

図4 ロールパッド
腹部を浮かせるため,両脇から側腹部にかけて支えるパッドを用意する.

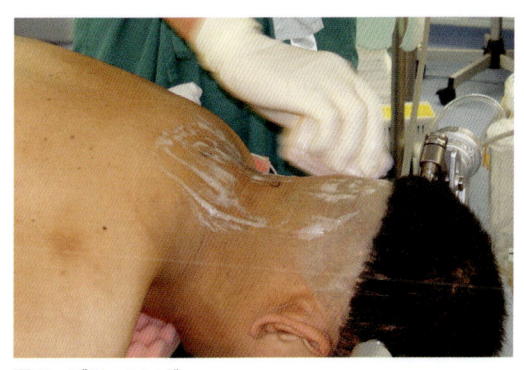

図5 ブラッシング
皮脂など汚れを除去するため,消毒に先立ちブラッシングを行う.

（図6）などを使用する．人工肛門設置例や，腎移植後の症例では圧迫を避けるため胸膝位とする．術中X線撮影やX線透視に対応できるよう工夫された手術台が望ましい．

(1) 準備

手術台に平行に並べたストレッチャー上で気管挿管する．

(2) 体位取り（図7）

両手はバンザイとするが，腕神経叢麻痺防止のため肩の過外転を避け，また肘部管での神経圧迫にも注意する．頭部の支持については専用マスク（図8）を用いるなどして，眼球の圧迫による失明などの合併症がないよう十分注意を図る．麻酔科医と協力し，術中眼球の圧迫がないかを定期的に確認する．確実な腹圧の除去ができたかどうかを腹壁の緊張により確認する．腰椎手術の場合，頚椎疾患を合併する頻度も高く，頚椎を無理な体勢としないよう注意する．大腿前面も体重を支持するようスポンジなどを当て，腸骨部に加わる圧力の軽減を図る．

下位腰椎の手術では坐骨神経を弛緩させるため膝関節を十分屈曲させておく．上位腰椎の場合には大腿神経弛緩のため膝関節伸展位が望ましい．胸腰椎の広範囲固定術を行う際は，矢状面バランスを目的に応じたものにするため，立位をとった体勢に近い状態で体位取りをする．すなわち股関節，膝関節とも軽度屈曲位にとどめる．弾性ストッキングまたは間欠的空気圧迫法による深部静脈血栓症の予防を行う．

(3) 最終確認

・腹部が十分除圧されている．
・男性であれば，陰部の圧迫がない．
・眼球の圧迫がない．
・肩が過外転になっていない．
・肘での尺骨神経の圧迫がない．
・頚椎が過伸展されていない．
・透析であればシャントが圧迫されていない．

(4) レベル確認

18G針を棘突起に打ち込み皮膚レベルでカットした後，X線撮影を行い，高位の確認および全体のアライメントを把握しておく．内視鏡，顕微鏡手術など小切開の場合，X線透視下にペンでマーキングを行う．

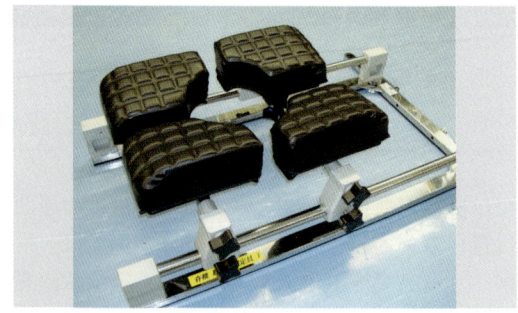

図6 4点フレーム
X線フィルムをおけるスペースが工夫されているものなど各種ある．

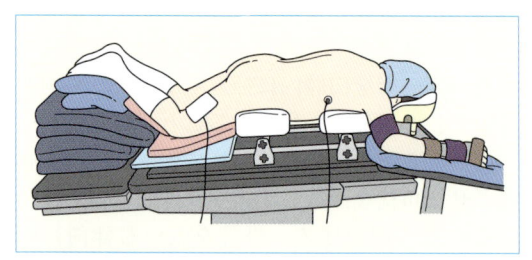

図7 体位取り
① 腹部が除圧されていること，② 眼球圧迫のないこと，③ 肩が過外転になっていないこと，④ 肘部管の圧迫のないこと，⑤ 頚椎が過伸展されていないこと，などをチェックする

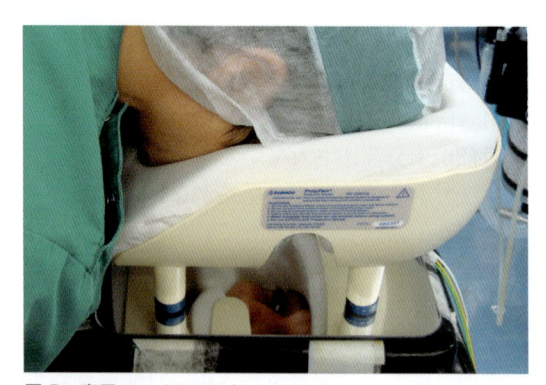

図8 専用フェイスマスク
写真は眼球圧迫のないことが鏡で確認できるよう工夫されているもの．

(5) ドレーピング

ブラッシングの後，イソジン®消毒を行う．頭側，尾側にそれぞれ小シーツを掛け，その後，四角穴のシーツで覆う．さらに，イソジン®ドレープで皮膚を覆う．

文献
1) 立原久義ほか：Mayfield型頭蓋三点固定器の設置における安全域 解剖学的検討．臨整外 45：527-531, 2010

【総論：検査・周術期管理】

Ⅱ．術中管理

Ⅲ．術後

Ⅳ．社会的問題

総論 [II. 術中管理]

1 輸液・輸血の基本

九州大学病院救命救急センター **松浦 傑**

はじめに

手術中の輸液管理は病棟での輸液管理と大きく異なる．術中輸液管理の目的は，循環血液量の維持により，血流，酸素運搬，組織の酸素化という3つのパラメータを正常化することである．

[表1] 輸液量を判断するための評価項目

1.	血圧：循環血液量減少により低血圧や脈圧の減少をきたす
2.	脈拍：循環血液量減少により頻脈となる
3.	皮膚，粘膜の乾燥程度：皮膚蒼白と冷汗
4.	頸静脈の怒張：静脈灌流のうっ滞をきたしている
5.	尿量：尿量が0.5ml/kg/時未満の場合は乏尿と評価

1. 術中輸液の考え方

手術では出血によって体液を喪失するが，それを補充するために輸液を行うことになる．血液は約30〜40％の喪失にて生命に危険の及ぶ循環不全の状態となるが，そのような状態を回避するためには輸液モニター（表1）を総合的に評価し，適切な輸液管理が必要である．

2. 術中輸液管理の実際

術中の輸液管理は，患者の術前状態（既往歴，絶飲食時間），年齢，手術法，麻酔法などで異なるものであることは念頭に入れておく必要がある．

① 出血により循環血液量が減少すると，細胞外液の回復のためにまず細胞外液製剤（乳酸リンゲル液，ブドウ糖加乳酸リンゲル液）を投与する．しかしながら，500mlの出血に対して500mlの輸液を行えばよいという問題ではなく，投与した細胞外液製剤は体液区分に従って輸液量の1/4のみが血管内にとどまり，残りは細胞間質に移行してしまう．したがって，循環血液量を維持するためには出血量の4倍の細胞外液を必要とするが，組織間液がStarlingの法則により血管内へ移動することを考慮に入れ，3倍量を輸液すればよいとされる．

② 出血が続く場合には，細胞外液製剤のみでは循環血液量を保てないばかりか間質浮腫の問題が生じる．そのため次に人工膠質液（ヒドロキシエチルデンプン（HES），デキストラン）を20ml/kg（1,000ml）まで投与する[1]．

③ 出血による循環血液量の喪失を細胞外液製剤と人工膠質液だけで補充すると貧血が生じ，組織への酸素運搬量が低下するため赤血球輸血を行う．一般的にはヘモグロビン（Hb）濃度が6.0g/dl以下を輸血開始の決定因子にする場合が多いが，輸血適応に関して根拠のある開始Hb濃度は存在しない．

④ 循環血液量の50〜100％の出血では，細胞外液補充液，人工膠質液および赤血球濃厚液の投与だけでは血清アルブミン濃度の低下（3.0g/dl以下）による肺水腫や乏尿が出現する危険性があるので，適宜等張アルブミン製剤を投与する．

⑤ さらに，循環血液量以上の大量出血（循環血液量の100％以上）時または100ml/分以上の急速輸血をするような事態には，凝固因子や血小板数の低下による出血傾向（希釈性の凝固障害と血小板減少）が起こる可能性があるので，凝固系や血小板数の検査値および臨床的な出血傾向を参考にして，新鮮凍結血漿や血小板濃厚液の投与も考慮する．

以上の流れを図1に示した．

◎輸液量の調節は，バイタルサインなど身体所見から判断する．
◎術中出血量を予測し，自己血輸血の準備を怠らないことが大切．

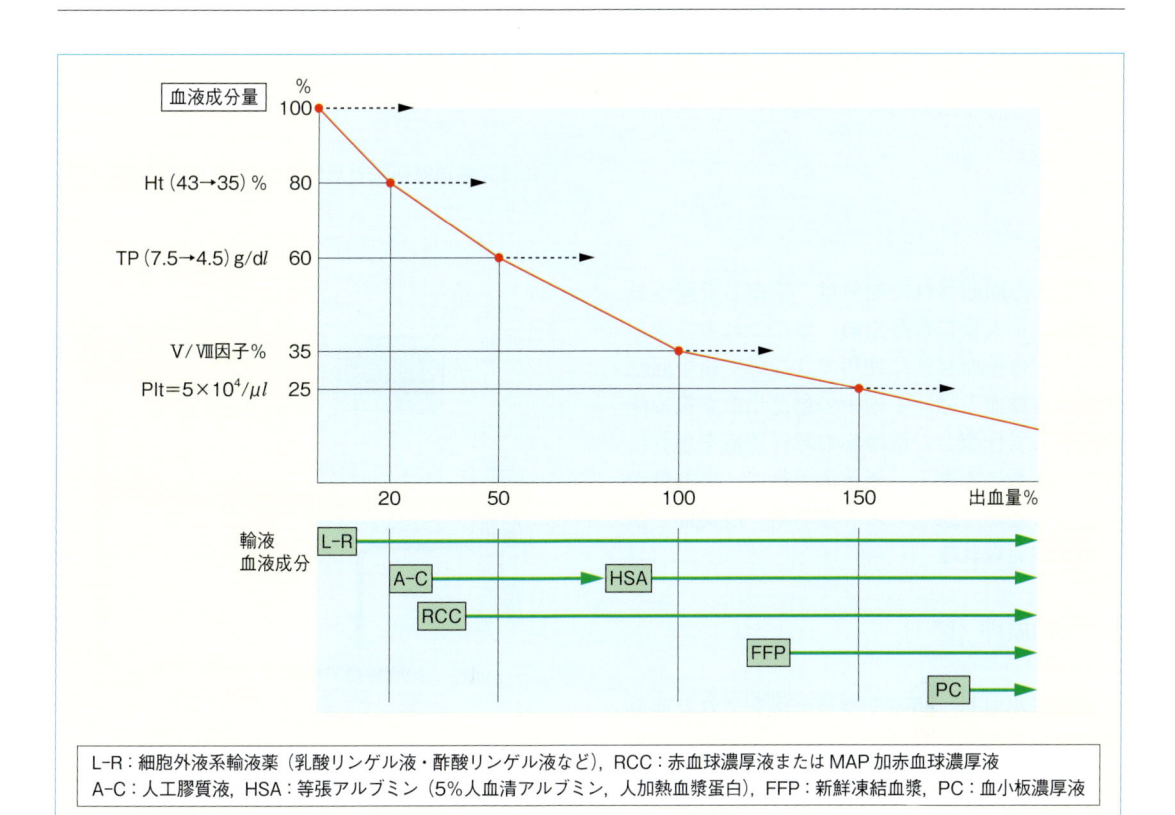

図1　出血患者に対する輸液・輸血療法の適応
(文献2) より引用)

L-R：細胞外液系輸液薬（乳酸リンゲル液・酢酸リンゲル液など），RCC：赤血球濃厚液またはMAP加赤血球濃厚液
A-C：人工膠質液，HSA：等張アルブミン（5％人血清アルブミン，人加熱血漿蛋白），FFP：新鮮凍結血漿，PC：血小板濃厚液

3. 輸血について

同種血輸血の安全性は飛躍的に向上したが，いまだに感染性ウイルスなどの伝播・感染や免疫学的な合併症が生じる危険性があり，自己血輸血を積極的に推進することが適正使用を実践するためにも推奨される[2]．

(1) 自己血輸血

自己血輸血には術前貯血式自己血輸血（p108参照），血液希釈式自己血輸血，回収式自己血輸血（p142参照）がある．待機的手術において貯血式が最も安価で普及している方法であり，約6週間まで保存が可能である．

(2) 同種血輸血

MAP加赤血球濃厚液（RCC），新鮮凍結血漿（FFP），血小板濃厚液（PC）の成分輸血を行う．輸血前にはABO型，Rh型の判定，血清不規則抗体検査，交差適合試験を積極的に導入し，溶血性輸血副作用の予防に留意するべきである．

文献
1) 高田真二：輸液と輸血．スーパーローテータの周術期循環管理，森田茂穂ほか監，真興交易医書出版部，東京，349-357, 2006
2) 厚生労働省医薬食品局血液対策課：血液製剤の使用指針，改訂版，http://www.mhlw.go.jp/new-info/kobetu/iyaku/kenketsugo/5tekisei3.html, 2005

総論 [Ⅱ. 術中管理]

2 回収式自己血輸血装置の使い方

九州大学別府病院整形外科准教授 **土井俊郎**

はじめに

術野から回収された血液は，溶血し遊離ヘモグロビンを大量に含むため，単にこれを濾過したのみでは輸血目的に使用できない．術中回収式自己血輸血とは，手術中の創部出血を集め洗浄濃縮して作製した洗浄赤血球浮遊液を患者に返血するものである．無菌的手術で，出血量が増えることが予想される脊椎手術，股関節手術などで用いられる．

1. 作動原理（図1）

術野に出血し，組織や空気と混在された血液を，血液凝固防止目的にヘパリンを添加した生理食塩水とともに回収する．この血液には，組織片，骨屑，また吸引により溶血した遊離ヘモグロビンが含まれている．まず，フィルタで大きな異物を除去し，リザーバーに血液が蓄えられる．一定量リザーバーに貯まると，専用の「自己血回収装置（図2, 3）」（セルセーバー，オーソパットなど）の運転が開始される．リザーバー内の血液は，自己血回収装置のローラーポンプにより遠心ボウルに導入され，高速回転する遠心ボウル内の血液成分は，その比重の違いにより遠心分離され，濃縮される．さらに，ローラーポンプから生理食塩水が導入され，赤血球の洗浄が行われる．この洗浄操作により，回収血中の遊離ヘモグロビンやヘパリンはほとんどが取り除かれる．最終的に濃縮された血液成分（Ht 50〜70％）は，回収血として返血バッグに貯められる．回収血は微小凝血塊を含んでいる可能性があるため，輸血の際にはフィルタを使用して当該手術患者に輸血する．処理した血液の溶血，細菌繁殖を防ぐため6時間以内に使用する．

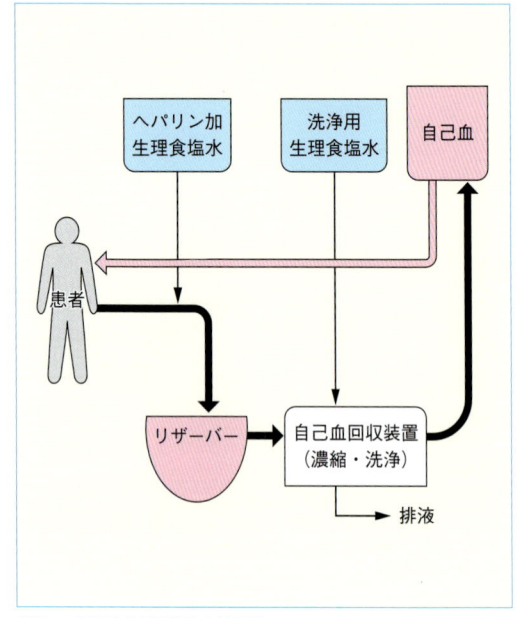

図1　自己血回収装置の仕組み

2. 必要物品

専用の自己血回収装置を準備する必要がある．

3. 適応

無菌的手術で出血量の多いことが予測される症例で用いる．具体的には脊椎手術（側弯症手術などの固定術例），骨盤手術，股関節骨切り術などである．

保険では，術中出血が600 ml以上（12歳未満の患者においては10 ml/kg）の場合に，術中術後自己血回収術を算定できる．

◎腫瘍, 感染症例では使用しない.
◎自己回収血は6時間以内に輸血する.
◎ほかの患者に用いない. 術中に使うことでリスクを減らせる.

4. 禁忌

　腫瘍では完全に腫瘍細胞を取り除くことが困難であり, 転移の危険があるため禁忌. 汚染創での使用も細菌を完全に除去することは困難であり, 敗血症を引き起こす可能性があるため使用すべきでない. その他止血剤を吸引すると回路内に凝集塊を作る可能性また輸血後に肺塞栓を起こすことがあり注意する. ポピドンヨード, メタクリル酸メチル (新鮮骨セメント) は溶血を引き起こす可能性があり, 吸引しないよう注意する.

5. 使用の実際

　セッティングは自己血回収装置の取扱説明書に従い, 返血バッグ, 遠心ボウル, 排液バッグ, 洗浄用生理食塩水, リザーバー, バキュームラインと吸引嘴管, ヘパリン加生理食塩水などを接続する必要がある.

　手術中は, 吸引嘴管を用いて術野の出血を回収すると, 順次リザーバーに蓄えられる. あとは自動的に, 洗浄濃縮が行われる. 回収された洗浄赤血球浮遊液の濃度がある程度高くなる (Ht 50〜70％) と返血バッグに自動的に貯められる.

　返血バッグ内の洗浄赤血球浮遊液をフィルターを用いて輸血に用いる. 手術終了時点で術中回収血と貯血血液がある場合には, 細菌感染の危険性から術中回収血を先に輸血する.

　出血量のカウントには, リザーバー内の血液量および処理された血液量からヘパリン加生理食塩水の使用量を差し引いて計算する必要がある.

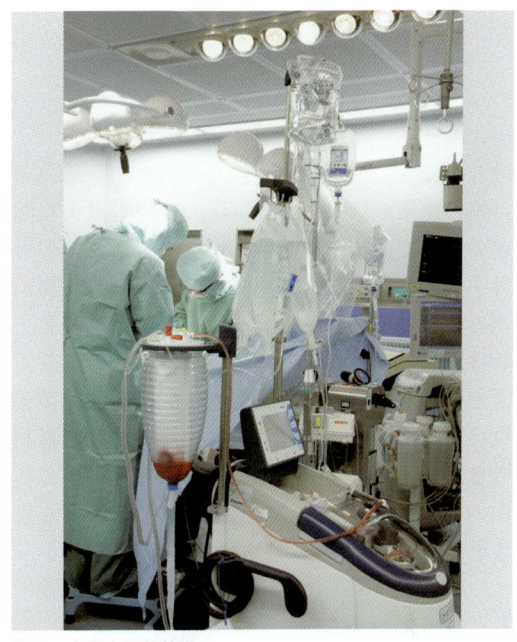

図2　自己血回収装置

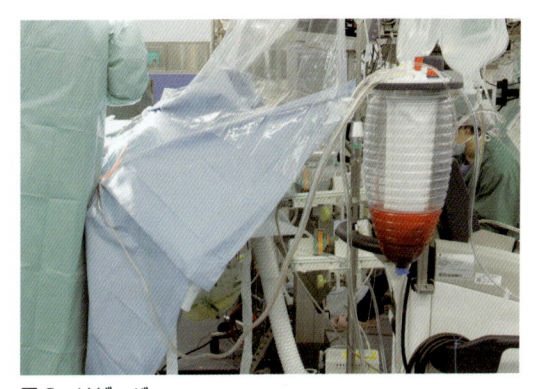

図3　リザーバー

文献
1) 冨士武史：回収式自己血輸血. 新自己血輸血, 改訂第3版, 高折益彦編, 克誠堂出版, 東京, 121-143, 2006
2) 黒田早苗ほか：洗浄式自己血装置の比較・検討. 自己輸血 18：19-23, 2005

総論 [II. 術中管理]

3 感染対策
① 抗菌薬の使い方

九州大学病院救命救急センター **松浦 傑**

はじめに

術後感染症は，手術合併症の中でも重大な問題の一つである．無菌手術が原則である整形外科手術においても術後感染の危険に晒されていることに細心の注意を要する．周術期抗菌薬投与は，適切に行われれば手術部位感染の予防方法として大変有効な手段である．予防的抗菌薬投与を成功させるには，投与する抗菌薬の選択もさることながら，投与開始のタイミングや術中の追加投与などを注意して使用することが必要とされる．

1. ターゲットに考える病原菌

1999年に米国疾病予防管理センター（Centers for Disease Control and Prevention；CDC）より発表された，手術部位感染（surgical site infection；SSI）の予防に関する勧告では，SSIから表1に示したような病原菌が報告された[1]．病原菌として黄色ブドウ球菌，コアグラーゼ陰性ブドウ球菌（表皮ブドウ球菌など），腸球菌，大腸菌が多く検出されているが，これは外科なども含めた結果である．整形外科手術に限定すると，起炎菌の60〜90％は黄色ブドウ球菌を中心としたグラム陽性球菌であるとの報告もあり，そこを中心にターゲットとする病原菌と考える[2]．

2. 抗菌薬の選択

近年，各種抗菌薬の開発・使用に伴いメチシリン耐性黄色ブドウ球菌（methicillin-resistant *Staphylococcus aureus*；MRSA）などの多剤耐性菌の出現が問題となっている．CDCの勧告にも示されているが，予防的抗菌薬の選択には，

[表1] 全米病院感染サーベイランス（National Nosocomial Infections Surveillance；NNIS）システムによるSSIから検出された病原菌（1986〜1996）

病原菌	分離率（%）	
	1986〜1989 (N=16,727)	1990〜1996 (N=17,671)
黄色ブドウ球菌	17	20
コアグラーゼ陰性ブドウ球菌	12	14
腸球菌属	13	8
大腸菌	10	12
緑膿菌	8	8
エンテロバクター属	8	7
プロテウス	4	3
クレブシエラ肺炎桿菌	3	3
他の連鎖球菌	3	3
カンジダ	2	3
D群連鎖球菌	*	2
他のグラム陽性好気性菌	*	2
バクテロイデス	*	2

＊：2％以下の検出は除外　　（文献1）より引用）

安全かつ安価でありターゲットとする病原菌に有効な抗菌薬を使用する．第一選択としては，βラクタム系の第1世代セフェム系薬（セファゾリン；CEZ），第2世代セフェム系薬（セファチアム；CTM，セファメタゾール；CMZ）が推奨されるが，グラム陽性球菌への抗菌活性の面から考えると第1世代セフェム系薬の使用が妥当である．これらの薬剤により，グラム陽性球菌と大腸菌などの一部のグラム陰性桿菌をカバーすることが可能である．

3. 抗菌薬投与のタイミング

βラクタム系のセフェム系薬は，時間依存性殺菌作用にて抗菌効果を得る薬剤である．つまり，最小発育阻止濃度（minimum inhibitory

◎ターゲットとなる病原菌を理解することが大切である．
◎予防的抗菌薬の使用には第一世代，第二世代セフェム系薬が推奨される．
◎耐性菌を出現させない抗菌薬の使用方法に心掛ける．

concentration；MIC）を超える血中濃度が維持されている時間において殺菌作用を有する（図1）．抗菌薬による有効な殺菌効果を期待することを考慮すれば，皮膚切開時に抗菌薬の血中濃度をMICまで高めておく必要があり，結論として手術開始の30分前投与となる．薬物動態学の見地からすると，抗菌薬血中濃度は最高血中濃度に達すると徐々に代謝・排泄により低下する．そのため，手術が長時間に及ぶ場合にはMICを維持するために抗菌薬の再投与を考慮すべきである．第1世代セフェム系薬のセファゾリンの場合であれば，血中半減期が約100分であるため2～3時間での再投与を行い，創閉鎖後3時間は血中濃度を維持できるように投与する．

4. 抗菌薬投与量

抗菌薬の予防的投与という点から，投与量を増減させる必要はなく，病原菌を殺菌する有効な血中濃度を得る量を投与することが原則である．そのため，体格の大きい患者には投与量を増やしたり，腎機能障害などが認められる場合には，半減期が長くなるために投与回数を減らすことも考慮することが必要である．小児の場合では，抗菌薬はすべて体重当たりの投与量が決まっており，医師は患者の体重，年齢から投与量を算出する．したがって年齢が同じでも体重が異なれば，投与量が変わってくることを念頭におく必要がある．

5. 抗菌薬投与期間

手術部位感染の予防において抗菌薬の長期投与は，術当日のみの投与と有意差はないことが報告されている．実際に，術後抗菌薬の投与期間は短縮される傾向にあり，術当日のみの抗菌薬の予防投与が推奨されている．

処方例を示す（図2）．

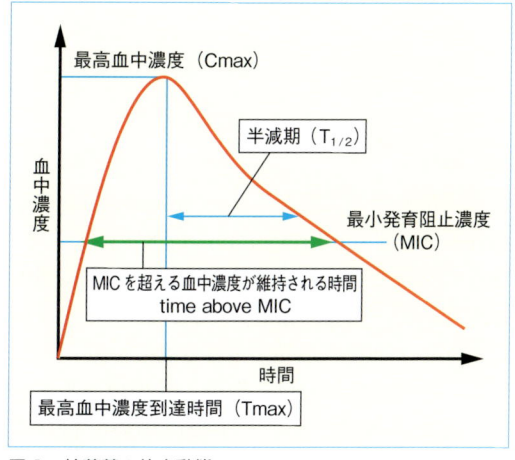

図1 抗菌薬の体内動態

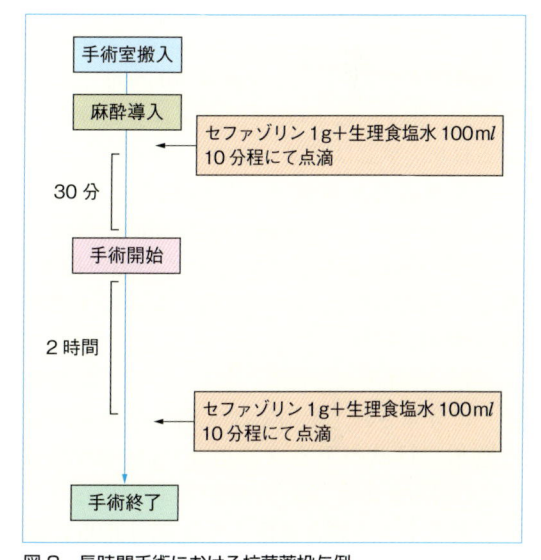

図2 長時間手術における抗菌薬投与例
40歳，男性．170cm，65kg．骨接合術．

文献
1) Mangram AJ et al：Guideline for prevention of surgical site infection, 1999：Infect Control Hosp Epidemiol 20：247-278, 1999
2) 毛利靖彦ほか：予防的抗菌薬．整形外科SSI対策 周術期感染管理の実際，菊地臣一ほか編，医学書院，東京，24-27, 2010

総[Ⅱ. 術中管理]

3 感染対策
② 術着，手袋

九州大学整形外科 馬渡太郎

はじめに

米国疾病予防管理センター（Centers for Disease Control and Prevention；CDC）によると，術者の服装と手術部位感染の関係に関する報告は少ないが，毛髪，術者の呼気，露出した皮膚などが落下細菌に影響するとされている．本稿では，術者が身につける術着，手術用ヘルメット，また手術時手洗いと手袋について紹介する．

1. 術着，手術用ヘルメット

国内では，手術に際した術着 surgical gown，マスク，帽子，靴下は，「アパレル」と分類されており，承認は必要でない．その評価には，米国医療器具振興協会（Association for the Advancement of Medical Instrumentation；AAMI）PB70 基準が用いられている（図1，表1）．術着は製品のバリア性によって4段階のレベルに分けられている．

一方，欧米では，術着，ドレープは「医療機器」に分類され，米国では AAMI 基準に，また欧州では欧州医療機器指令（The Medical Device Directive，93/42/EEC）に定められた必須要求事項の適合規格である EN13795 に適合した製品が使われている．

(1)不織布性ガウン

術着に求められる特性としては，柔軟性，発塵が少ない，強度（引き裂き強度，引っ張り強度，破裂強度，摩擦強度，など），液体防御性，撥アルコール性，難燃性，通気性，制電性，皮膚刺激性が少ない，細胞毒性がない，異物混入がない，破れがない，などさまざまな条件があげられる．

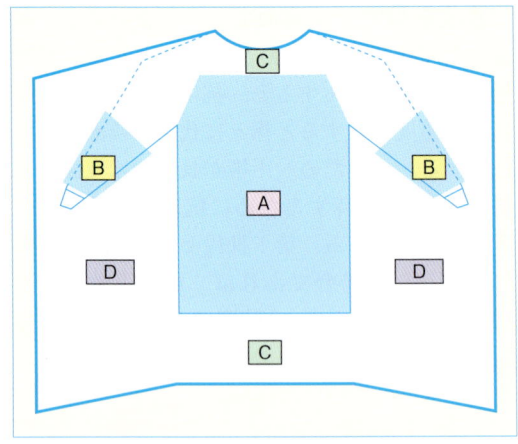

図1 クリティカルゾーン
術着のクリティカルゾーン critical zone は，少なくとも，エリアA（front）とB（sleeve）を含む部位をさし，これらのバリア性能の低い方をそのガウンのレベルとする．エリア ABC は，レベル1以上のバリア性能を持つことが必要．エリアD（back）は防護性がなくてもよい．
(ANSI/AAMI PB70)

JIS 定義によると，不織布 nonwoven fabric とは，「製織しないで各種方法により繊維をシート状にしたもの」とされ，繊維間に異物が入りにくく，裂けにくいという特徴がある．

人工股関節置換術において，全スタッフが綿製ガウンを着用した場合と不織布製ガウンを着用した場合を比較した臨床研究では，不織布ガウンを着用したほうが空気中および手術創内の細菌数が有意に少なかったとの報告がある[1]．また綿製では，湿潤環境で細菌の浸透を防げないとされている[2]．

特に人工関節置換術においては，綿製ガウン使用により，不織布製ガウンを用いた場合に比べて，手術部位感染のリスクが上がる可能性があると考えられ[3]，使い捨ての滅菌済み不織布ガウンの使用が一般的になってきている（図2）．

Knack & Pitfalls

◎人工関節手術においては滅菌済み不織布ガウンが勧められる.
◎垂直層流方式の空調と手術用ヘルメットの効果が期待される.
◎手袋は二重装着と適切な術中交換が勧められる.

[表1] AAMI基準

AAMI	Level 1	Level 2	Level 3	Level 4
衝撃透過性（g）	≦4.5	≦1.0	≦1.0	・人工血液非透過テスト合格
耐水圧（cm）	≧10	≧20	≧50	・血液媒介性ウイルス非透過テスト合格
適応手術		・2時間以内の手術 ・血液接触が手指	・2時間以内の手術 ・500mL以下の感染物への接触 ・血液接触が手指と前腕	・2時間以上の手術 ・500mL以上の感染物への接触 ・血液接触が胸部や上下肢に及ぶ ・ウイルス病原体への接触が予想される

(2) ボディエキゾーストガウン body exhaust gowns

　空気清浄度の確保をより確実にする目的で，宇宙服様の閉鎖性全身排気スーツ（body exhaust suits）が臨床応用されている．全身排気スーツは，手術部位感染を減少させる可能性はあるが[3]，過去の報告は層流方式空調との組み合わせた場合の効果であり，単独での効果については十分な報告があるとはいえない[4]．また，ホース装着の煩雑さや体動の制限からあまり用いられていない[5]．

(3) 手術用ヘルメット（steri-shield filtered exhaust helmet）（図2）

　近年軽量化され，換気ファンが内蔵された手術用ヘルメットが用いられている．その期待される効果は，頭部から肩までドレープが覆い頭髪や皮膚の露出面積が減少し，呼気も術野へは向かわないことから，感染防止に寄与すると考えられている．模擬手術での検討では，層流方式の空調下では通常の帽子よりも手術部位感染防止効果があり，ボディエキゾーストガウンと同等であると報告されている[6]．垂直層流方式の空調下での模擬人工股関節置換術による検証では，通常のフードおよびマスク着用時に比べて，細菌排出を減少させたとする報告もある[7]．また，術野から眼への予期せぬ血液などへの曝露を防ぐには，眼鏡のみでは不十分という報告があり[8]，術者の感染予防についても手術用ヘルメットは有用である．

2. 手術時手洗い

　2002年にCDCより，「医療現場における手指衛生のためのガイドライン Guideline for Hand Hygiene in Health-Care Settings」が公開された．このガイドラインは，消毒薬を用いたブラッシングと流水による手洗いから転換し，アルコールベースの手指衛生を基本としている．
　従来行われてきたブラシによる長時間のスクラビングはかえって皮膚を傷つけて細菌を増殖させるとされる．現在過渡期ではあるが，米国整形外科学会（American Academy of Orthopaedic Surgeons；AAOS）でもブラシの使用は勧めず，その日最初の手術や汚れている場合は，石鹸と流水で擦り洗いし，十分に乾燥させ，その後，速乾式擦込式消毒用アルコール製剤による3分間のラビングを行うことを推奨している[9]．国内でも2005年に従来の消毒用スクラブ製剤とともにアルコール製剤を推奨する厚生労働省医政局指導課長通知が出された．アルコール製剤の特徴は，作用が即効性で広い抗菌スペクトルを持つことであり，擦込により急速に95％の皮膚常在菌を除去し，繰り返し用いることで99％の除去が可能である[10]．指先まで十分に擦り込み，完全に乾燥させてから手袋を着用する．使用する水に関しても，2005年医療法施行規則が一部改正され，水道水でも良いことになっている．

3. 手袋

手袋の穿孔は意外に多く，特に非利き手の示指と母指に多いとされ（図3）[11]，硬い組織を扱い，手術器械の多い整形外科では特に多いことが知られている．人工股・膝関節置換術後の手術部位感染発生の危険因子に関する前向き研究で，手袋の穿孔が統計学的危険因子として指摘されている[12]．人工関節置換術時の手袋の穿孔は25%に及ぶとする報告もある[13]．手袋の適切な術中交換と二重装着は，手術部位感染と術者感染の二つのリスクの低減のために，CDC手術部位感染ガイドライン，AAOS[14]でも推奨されている．また外手袋は少なくとも2時間ごとに取り替えるべきとされている[14]．

近年，ピンホール検出機能を持つ手袋の有用性も報告されている[15]（図4）．

一方，手袋装着を容易にするためのパウダーは，とうもろこし由来のコーンスターチであり，異物肉芽腫や創治癒遅延の原因となることや，水溶性ラテックスアレルゲン蛋白を吸着してキャリアとなり，ラテックスアレルギーの原因となることが知られている．近年，内面コーティングにより装着を容易にしたノーパウダー手袋[9]やラテックスフリーの合成ゴム製手袋も開発されている．

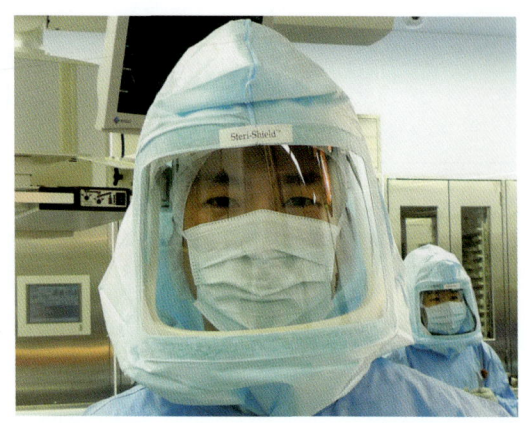

図2 使い捨ての滅菌済み不織布ガウンと換気装置付きの手術用ヘルメット

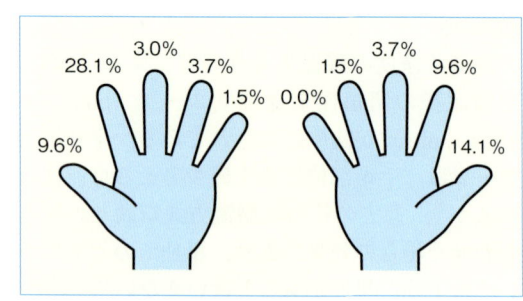

図3 指別ピンホール部位の発生率（n = 135）
（文献11）より引用）

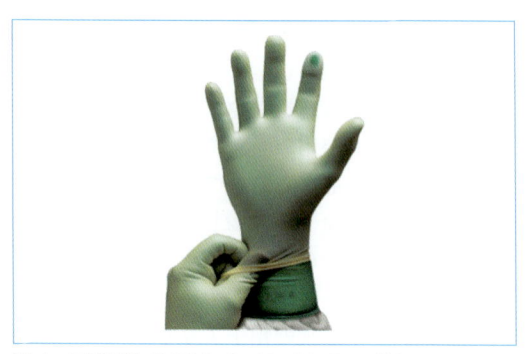

図4 二重手袋（Mölnlycke Health Care 社）
ピンホールが生じると，1枚目の手袋の色が見えて発見しやすい．

文献

1) Blomgren G et al : J Bone Joint Surg 72B : 985-987, 1990
2) Blom AW et al : J Hosp Infect 52 : 52-55, 2002
3) 日本整形外科学会診療ガイドライン委員会ほか編：骨・関節術後感染予防ガイドライン，南江堂，東京，35-36, 2006
4) The American Academy of Orthopaedic Surgeons Patient Safety Committee and Evans RP : J Bone Joint Surg 91A : 2-9, 2009
5) Pasquarella C et al : J Hosp Infect 54 : 2-9, 2003
6) Hubble MJ et al : J Hosp Infect 32 : 1-7, 1996
7) Michla Y et al : J Bone Joint Surg 88B (suppl Ⅱ) : 236, 2006
8) Mansour AA 3rd : J Bone Joint Surg 91A : 1050-1054, 2009
9) Bosco JA Ⅲ et al : J Bone Joint Surg 92A : 232-239, 2010
10) Ayliffe GA : Infect Control 5 : 23-27, 1984
11) 遠藤 完ほか：手術医学 21 : 305-307, 2000
12) Wymenga AB et al : Acta Orthop Scand 63 : 665-671, 1992
13) Chiu KY et al : J Orthop Trauma 7 : 354-356, 1993
14) American Academy of Orthopaedic Surgeons : Advisory Statement－Preventing the Transmission of Bloodborne Pathogens, http://www.aaos.org/about/papers/advistmt/1018.asp, 2007
15) Tanner J et al : Double gloving to reduce surgical cross-infection. Cochrane Database of Systematic Reviews, Issue 3, 2006

総論 [Ⅱ. 術中管理]

3 感染対策
③ バイオクリーンルーム

九州大学整形外科 **馬渡太郎**

はじめに

手術室の清浄度に関しては，医療法などに規定はなく，学会などの推奨する指針によるしかないが，特に感染の危惧される人工関節などを行う手術室としては，一般の手術室より清浄度の高い，いわゆるバイオクリーンルームであることが望ましい．清浄度を保つには，粉塵を，① 持ち込まない，② 発生させない，③ 速やかに排除する，④ 堆積させない，ことが重要であり，手術室の設計，適切なエアフィルターの設置と空調環境の整備に加え，それらの管理や清掃の頻度，出入りの制限など，保守運用面での配慮も重要である．

1. 空気清浄度[1〜3]

人工関節置換術後の深部感染発生率と手術室を空気汚染する細菌個数が相関するとされることから[4]，手術室の落下細菌は手術部位感染の原因の一つである．超清浄空気の使用により落下細菌数は減少したと報告されている[5]．

空気清浄度は，一定体積中のある大きさ以上の塵埃の数で示される．いくつかの規格が混在している状況である．

FED-STD 209D，E：規格の原本は1963年のアメリカ連邦規格 Federal Standard 209 であるが，1988年に FED-STD-209D へ改訂された．これが $1ft^3$（28.8l）中に，0.5μm 以上の粒子数という最も一般的に用いられてきた表示法であり，クラス 1, 10, 100, 1,000, 10,000, 100,000 と示される．その後，メートル法を採用した FED-STD-209E に改訂され，2001年に廃止された．

例えば，クラス 100 とは，FED-STD-209D での清浄度の表し方で，$1ft^3$ 中に，0.5μm 以上の粒子が100個以下であれば「クラス100」とする．同様に，1,000個以下であれば「クラス1,000」，10,000個以下であれば「クラス10,000」とする．数字が小さいほど，塵埃の少ない空間であり，晴天時の外気はクラス1,000,000 程度といわれている．

ISO 14644-1（表1）：1999年に国際規格 ISO 14644-1 が制定された．基準粒子径は 0.1μm，基準体積は $1m^3$ であり，クラス1〜9に分類される．FED-STD-209D との関係を示す．

JIS-B 9920：国内では，JIS-B 9920 が 1975年に制定され，2002年に改訂されている．基準粒子径は 0.1μm，基準体積は $1m^3$ であり，クラス1〜9に分類される．ISO規格とJIS規格は厳密には異なるが，実用上はほぼ同様と考えて良い．

NASA規格（表2）：バイオクリーンルームは菌の制御を目的としているため，NASA（米国航空宇宙局）規格では，FED-STD-209D と同様な空気清浄度基準のほかに，落下菌に対する基準がある．落下菌は1週間に $1ft^3$ 当たり落下する菌のコロニーをカウントして，colony forming unit（CFU）で示される．

手術室に求められる空気清浄度としては，通常の手術室でクラス 1,000〜10,000（ISO 14644-1 クラス6〜7）程度，バイオクリーンルームとしてはクラス100（ISO 14644-1 クラス5相当）程度が望ましい．

いまだに日本や米国では FED-STD-209D の呼称が一般的であるが，今後は ISO，JIS 基準を用いていく必要がある．

2. ゾーニング[1,2]

「空調設備を基準とした清浄度によるゾーニ

[表1] ISO 14644-1 清浄度クラスの上限濃度（個/m^3）

粒径 （μm）	クラス1	クラス2	クラス3	クラス4	クラス5	クラス6	クラス7	クラス8	クラス9
0.1	10	100	1,000	10,000	100,000	1,000,000	-	-	-
0.2	2	24	237	2,370	23,700	237,000	-	-	-
0.3	-	10	102	1,020	10,200	102,000	-	-	-
0.5	-	4	35	352	3,520	35,200	352,000	3,520,000	35,200,000
1.0	-	-	8	83	832	8,320	83,200	832,000	8,320,000
5.0	-	-	-	-	29	293	2,930	29,300	293,000
粒径範囲	0.1~0.2	0.1~0.5	0.1~1.0		0.1~5.0			0.5~5.0	
FED 209D との関係	-	-	クラス1	クラス10	クラス100	クラス1,000	クラス10,000	クラス100,000	

ング」については，日本医療福祉設備協会規格（HEAS-02-2004）「病院空調設備の設計・管理指針」2004年版[2]に詳述されている．

手術部門のレイアウトは，空気汚染が少なくなるように廊下や隣接区域を配置すること，部門内部の空調機械室は，部門外部から保守が可能な構造とすること，手術部門が他の区域と動線的に接続する場合には内部の空気清浄度を乱さない処置を講ずること，などが求められる．

医療ゾーンとしては，清浄度クラスとしてⅠ~Ⅴまで分類される．

清浄度クラスⅠ（高度清潔区域）：バイオクリーン手術室や易感染患者用病室などが該当する．高度清潔区域においては，層流 laminar air flow の特徴に配慮し，周辺諸室に対して陽圧を維持しなければならない．

清浄度クラスⅡ（清潔区域）：一般手術室が該当する．清潔区域では高性能フィルタを使用して空気浄化を行い，周辺諸室に対して適切な空気圧と気流の方向を維持しなければならない．

清浄度クラスⅢ（準清潔区域）：手術手洗い場所，NICU，ICU，CCU，未熟児室，分娩室などが該当する．準清潔区域では，中性能以上のフィルタを使用するとともに，清浄度クラスⅣ以下の区域に対し陽圧を保ち，適切な空気圧と気流の方向を維持しなければならない．

清浄度クラスⅣ（一般清潔区域）：一般病室，診察室，待合室が該当する．中性能以上のフィルタを使用することが望ましく，感染防止対策上も適切な気流が得られるように考慮する．

清浄度クラスⅤ（汚染管理区域）：感染症病室，RI管理区域や細菌検査室，解剖室などが該当する．室内圧を周辺区域よりも陰圧に維持し，室内の汚染空気が室外に漏出することを防止しなければならない．特に空気感染する疾患を持つ患者を隔離する感染症病室では，前室を設けることを考慮する．

3. 空調[1,2]

手術部門空調に関しても，日本医療福祉設備協会規格（HEAS-02-2004）「病院空調設備の設計・管理指針」2004年版[2]に詳述してある．

一般的な手術室の空気の流れは，天井面より吹き出した清浄空気が術野および医療従事者の周りを包み込み，速やかに手術台下に流れる．その空気は部屋の壁面に設置されたリターンガラリ（図1）より吸い込まれ，一部外部の新鮮な空気と混合し，空調機により温湿度がコントロールされ，天井面の high efficiency particulate air（HEPA）フィルタを通して，再び手術室に清浄空気を送り出すシステムとなっている（図2）．HEPAフィルタは，直径 $0.3\mu m$ 以上の粒子を99.97％以上の効率で除去できる性能を持つ．クリーンルームは外部汚染空気の進入を防ぐため，常に陽圧を保っており，微差圧ダンパー（図3）から余分な空気を外に出し，扉を開いて陽圧が下がったら，ダンパーが閉まり外部汚染空気を入れないしくみとなっている．

手術室内の空気が入れ替わる回数が多いほど清浄な環境が保たれる．手術室内部のHEPAフィルタによる換気設定は，一般手術室では，全風量で最小風量の目安として，換気回数は少なくとも15回/時が必要であり，うち3回/時

◎粉塵を，① 持ち込まない，② 発生させない，③ 排除する，④ 堆積させない．
◎バイオクリーンルームではクラス100（ISOクラス5）程度が望ましい．
◎バイオクリーンルームでは層流方式による高度な清浄度が求められる．

は外気の導入が求められる．同時に室内の空気清浄度や温湿度に留意するとともに，周囲より陽圧を維持する必要がある．

バイオクリーン手術室では，より高い空気清浄度を確保するとともに，HEPAフィルタを使用した発塵させない垂直層流方式または水平層流方式のバイオクリーンシステムを適用する[3]．手術台，術者，清潔器械台へ正常な空気が流れるように，HEPAフィルタを設置し，吹き出し速度は，水平層流で0.45m/秒，垂直層流で0.35m/秒を目安とする．近年では垂直層流が主流となっている．空気溜まりゾーンを作らないことも重要である．

4. 新しい流れ

米国疾病予防管理センター（Center for Disease Control and Prevention；CDC）による1996年の隔離予防策のガイドライン，1999年の手術部位の感染予防に関する勧告，わが国における1999年の感染症新法の改正などにより，近年，感染管理の考え方に新しい流れが起きている．

「空調は天井から吹き出して床付近で排気することとし，空気清浄度と室内の陽圧が確保されている限りにおいて，環境からの感染はない」，とされ，靴の履き替えや，患者の搬入方式にも見直しの動きがある．「感染はスタッフの手からの接触感染が主であり，環境からの感染は無い」，「床はそもそも不潔である」という概念により，清潔・不清潔ゾーニングの根拠が薄れ，一足性や患者乗せ替え撤廃などが導入されつつある．

[表2] NASA規格による空気清浄度のクラス分類

清浄度クラス	空気中浮遊菌(CFU/ft^3)	落下菌(CFU/ft^2・週)
100	0.1	1,200
10,000	0.5	6,000
100,000	2.5	30,000

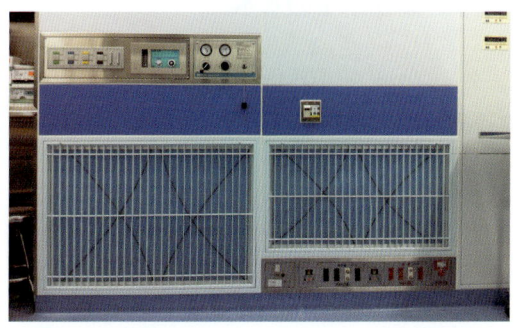

図1 壁面に設置されたリターンガラリより空気が吸い込まれる

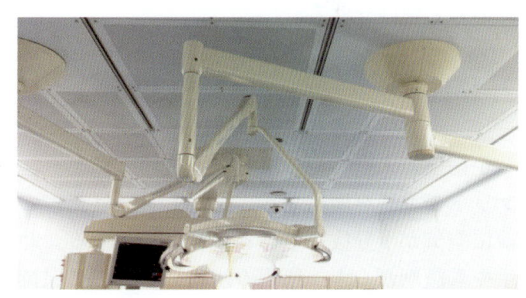

図2 HEPAフィルターが設置された天井部吹き出し口

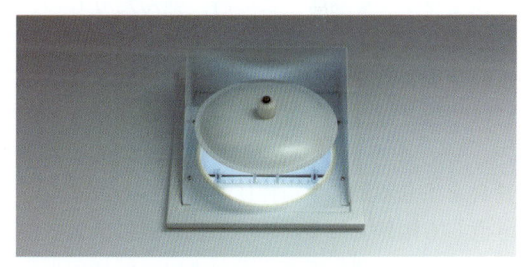

図3 室内の空気圧調整を行う微差圧ダンパー

文献
1) 手術医療の実践ガイドライン作成委員会：手術医療の実践ガイドライン，日本手術医学会，http://jaom.umin.ne.jp/new1001013.html，2008
2) 病院空調設備の設計・管理指針検討委員会：病院空調設備の設計・管理指針 HEAS-02-2004，日本医療福祉設備協会，東京，2004
3) 日本整形外科学会診療ガイドライン委員会ほか編：骨・関節術後感染予防ガイドライン，南江堂，東京，39-40，2006
4) Lidwell OM：Clin Orthop 211：91-102，1986
5) Bergman BR et al：Scand J Infect Dis 17：421-426，1985

総論 [Ⅱ. 術中管理]

4 ターニケットの使い方

九州大学整形外科 田代泰隆

1. ターニケットの基本

　ターニケット（図1a）は適正に使用することで手術視野を確保し，四肢の手術を容易にするのに有用である．しかしながら使用法を誤れば危険を生じることもあるため，操作に習熟しておく必要がある．近年では正確な圧力計を備えた安全性の高い空気加圧式のエアーターニケットが用いられることが多く，タイマー式のものもある（図1b）．サイズには成人の下肢・上肢用や小児の四肢など数種類があり，大きさに応じて使い分ける．

2. 準備

　手術室に入室したら，麻酔の施行後にターニケットの準備を開始する．まず止血帯は装着の前に空気が十分抜けていることを確認する．助手や看護師が一人，術側の四肢を挙上して保持しておく．皮膚障害を避けるため，下巻き材のオルソラップを巻き，この時，弛んだりしわになったりせぬよう注意する（図2a）．その上に止血帯を密着させながら巻きつけ，加圧時にはじけてほどけぬよう，紙テープで補強する（図2b, c）．ドレッシング後にターニケットの不具合を生じると，手術操作がしづらく，また巻き直しも困難であるため，手洗い前にテスト加圧を行って確認しておくのがよい．同様の理由で，一連の準備は操作に習熟した者や十分な指導を受けた者が実施すべきと考えている．一方，肘関節部の手術では，滅菌済みのターニケットのほうが有用で，この場合は消毒処置やドレッシングの後で止血帯の装着を行う．術前の抗菌薬の投与は止血帯の加圧前に実施すべき

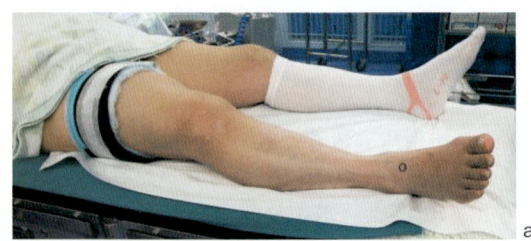

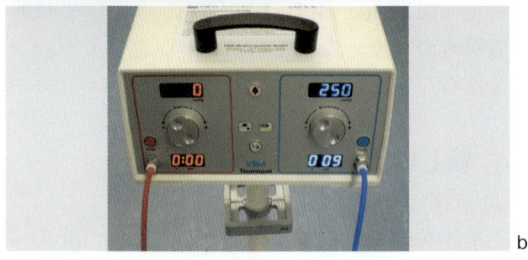

図1　ターニケット使用の実際
a　空気加圧式のエアーターニケット．下巻き材のオルソラップを巻いた上に止血帯を巻く．加圧時にはじけてほどけぬよう，紙テープで外巻き補強している．
b　タイマー式のターニケット．2ヵ所に使用できるタイプ．

であり，通常は執刀の30分程度前に投与されることが多い．

　肥満の患者や，下肢がいわゆる円錐形で近位が太く，遠位が細いような症例では，止血帯が遠位にずれ落ちて弛みやすいため注意する．具体的には，止血帯を巻いた後，付近の軟部組織を手でつかみ，止血帯よりも遠位にたぐり寄せておくとずれにくくなる．関節リウマチや全身性エリテマトーデス（systemic lupus erythematosus；SLE）などステロイドを使用中で，皮膚が極端に脆弱な症例では，不用意な操作により皮膚が剥がれてしまうことがあるため，特に愛護的に扱うよう注意する．

3. 適応禁忌・相対禁忌

　ターニケット使用が望ましくない疾患や術式

◎非滅菌のターニケットでは手洗い前にテスト加圧を行っておく．
◎加圧値は上肢で約200 mmHg，下肢で約250～300 mmHg程度でよい．
◎連続2時間を超えないよう，一定時間でアラーム設定するとよい．

図2　ターニケットの巻き方
a　助手／看護師に患肢を保持させ，下巻き材のオルソラップを巻く．弛まないように注意する．
b　備え付けのベルトと紐を引っ張り，下巻きの上に止血帯を緊張をかけて巻きつける．
c　ベルトと紐を締めて，止血帯を締結する．この後，止血帯の上に紙テープで補強して出来上がり．

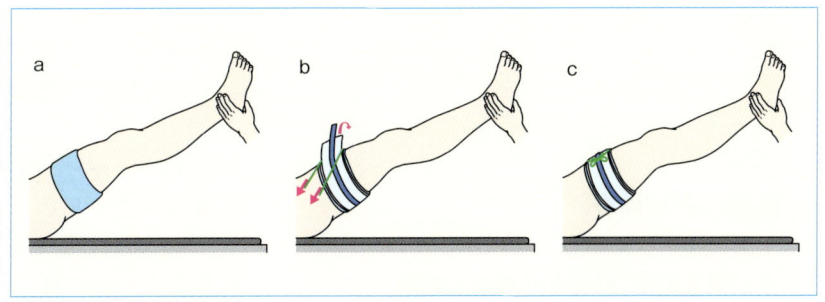

としては閉塞性動脈硬化症（arteriosclerosis obliterans；ASO）や高度の動脈硬化，人工血管の使用患者があり，末梢血流保護の観点から，原則としてターニケットを使用しない．また糖尿病性壊疽や強皮症などにおける切断術でも，同様の理由でターニケットを使用しないことが多い．血管腫の手術では駆血により腫瘍病変がわかりにくくなるため，しばしば使用せずに行われる．術前のイソジン®消毒の際，消毒液が止血帯の下に貯留してしまうと化学熱傷が発生する危険性があるため，注意を要する．

4. 加圧値と使用時間

手術開始時に止血帯の加圧を行う．加圧に時間を要してしまうと，その間静脈灌流のみが遮断され，うっ血によりかえって術中出血を助長してしまうため速やかな加圧が必要である．止血帯の加圧値については正確な値は定められていないが，ドップラー聴診器で末梢拍動が消失する圧力に側副血行の遮断と血圧変動を加味して50 mmHgを加えた研究によると上肢では約190±25 mmHg，下肢では約230±25 mmHgを用いたと報告されている[1]．一方Estersohnらは下肢手術において神経の圧迫や障害を防止する観点から加圧したところ，必要最低限の加圧値として上腕での収縮期血圧に90～100 mmHgを加えた値で止血が可能で，その結果平均210 mmHgが必要であったと報告して

いる[2]．筆者は通常，上肢の手術で収縮期血圧＋100 mmHg程度の約200 mmHg，下肢の手術で収縮期血圧＋150 mmHg程度の約250 mmHgの加圧を行っており，高度の肥満や筋肉質の下肢手術症例では約300 mmHgの加圧を行っているが2時間以内の使用であれば術後の神経障害はほとんどみられない．ターニケットによるしびれや疼痛は過剰な加圧や長時間の使用が原因と考えられ，連続使用はできるだけ2時間を超えないことが望ましい．2時間以上要する場合，10～15分程度止血帯を解除して再加圧する方法が用いられることも多いが，術後のしびれや疼痛がしばしばみられるためなるべく短時間の使用を心がける．

おわりに

このようにターニケットは適切に用いることで無血視野が得られ，手術のスムースな進行に有用であるが，不適切な使用は有効な止血が得られないばかりか，合併症の発生も起こしうる．使用法を十分に理解し，習熟しておくとともに普段から研修医や手術看護師の教育を行っておくことが重要である．

文献
1) Reid HS et al : Clin Orthop Relat Res 177 : 230-234, 1983
2) Estersohn HS et al : J Foot Surg 21 : 281-284, 1982

総論[Ⅲ. 術後]

1 術後管理

九州大学整形外科准教授 **松田秀一**

1. 術後の必須検査

(1)術直後手術室での必須の検査と処置
　血圧，尿量，脈拍，体温などのバイタルサインと心電図，非観血的酸素飽和度のほかに，一般採血，必要があれば局所および胸部のX線検査を行う．

(2)術後急性期(1〜4日目)の必須検査と処置
　骨盤の手術など，大きな手術侵襲が加わった手術の術後急性期においては，38℃以上の発熱，10,000以上の白血球増加と左方移動，脈拍数，呼吸数の増加がみられることは珍しくない．持続的心電図および非観血的酸素飽和度モニター下に血圧，尿量，脈拍，体温などのバイタルサインとドレーンの排液量を頻回にチェックし，一般採血，血液生化学，検尿などを術当日の夕方，術翌日，術後4, 7日目に検査する．また患者の状態に応じて検査回数を追加することも必要となる．白血球，白血球分画，CRP, AST, ALT, ALP, Crなどの値に留意し注意深い経過観察が必要であるが，術後急性期には血中AST, ALT, LDH, ALPなどは軽度上昇し，血清総蛋白，血清アルブミン，血清総コレステロール，血清カルシウムなどは減少する傾向にある．これらの検査データから呼吸循環状態，腎機能，肝機能などを的確に評価し，合併症の発生を早期にみつけ，対応することが重要である[1]．

2. 術後の輸液

(1)輸液の実際
　術後急性期には，細胞外液に類似している乳酸加リンゲル液(ラクテック®, ハルトマン®, ソルラクト®など)[Na：130mEq/l, K：4mEq/l]を主として用いる．基本的に輸液量は2〜3ml/kg/時間程度で，尿量は1ml/kg/時間が得られることをおおよその輸液量の指標とするが，術前の絶飲食の時間も含めた不感蒸泄量(15ml/kg/日)，術中および術後の出血量，および尿量の総和と総輸液量の関係，血圧，脈拍数などを経時的に評価しながら，輸液量を調節していく．

(2)細胞内液/細胞外液
　体液は，細胞内外に存在する液全体のことで，体重の約60％を占めており，細胞内液に40％，細胞外液に20％分布している．さらに，細胞外液は循環血漿(5％)と組織間液(15％)からなる．電解質(Na, K)などの小分子は，毛細血管を通じて組織間へ移行するため，循環血漿と組織間液の電解質組成はほとんど同じである．アルブミンやデキストランなどは分子量が大きく毛細血管を介して組織間へ移行せず，循環血漿中の膠質浸透圧を維持する．手術中に輸液された細胞外液は膠質浸透圧をもたないため，比較的短時間で血漿量：組織間量の比率1：3に従って血管外へ漏れることになる．例えば細胞外液を1,000ml輸液しても膠質を含まないので血漿量：組織間液量の比率に従い，750mlは血管外に移行することになる．よって出血量が多く，細胞外液の輸液のみでは循環血液量の維持が困難な場合はアルブミン製剤などの使用を考える必要がある．

(3)輸血について
赤血球濃厚液輸血：厚生労働省の「血液製剤の使用指針」によると，循環血液量の約20％(1,000ml)の出血は，赤血球濃厚液輸血の適応となる．しかし，心疾患などがない限りヘモグロビン(Hb)が7.0〜8.0g/dlで十分な酸素

◎術後急性期にはバイタルサイン，出血量，酸素飽和度などを頻回に確認する．
◎輸液の組成，輸血の危険性を理解し，目的に応じた輸液，輸血を行う．
◎創の状態，四肢の麻痺の発生には十分留意して経過観察する．

供給が可能であるので，膠質液，アルブミンの使用で循環血液量が維持できていれば，赤血球濃厚液の輸血は必要ない．

アルブミン製剤：循環血液量の確保，重度浮腫の治療に使用する．通常，循環血液量（70m*l*/kg）の50％を超える出血が術中にみられたときに使用を考慮する．

新鮮凍結血漿：凝固因子の不足による出血傾向のある患者に投与する．投与の目安はPTが凝固因子活性30％以下，APTTが施設基準の1.5倍延長時である．

血小板：術前の化学療法などの影響で，血小板が50,000/μ*l*以下の場合は術前に血小板輸血を行っておく．また，骨盤の手術などで24時間以内に循環血液量の1.5倍以上の出血があった場合は血小板輸血を考慮する．

(4) 維持輸液

術後急性期から回復後，経口摂取が不能，または不十分な場合は，維持輸液を行う．これは，1日に必要な水および電解質を補充するために行う輸液であり，維持輸液剤には血清よりも電解質濃度の低いものが用いられる．

1号液（ソリタT1号®）：乳酸加リンゲル液と5％ブドウ糖を1：1で混合したものであり，カリウムを含んでいない．

2号液（ソリタT2号®）：1号液にカリウムを加えたもの

3号液（ソリタT3号®，フィジオゾール®）：成人が1日に必要とする水分は2*l*，電解質はNa：60mEq/*l*，K：40mEq/*l*とされている．この維持量を混合したものがソリタT3号®などの維持液に相当する．

3. 感染症対策

(1) 抗菌薬投与

術後感染予防目的の抗菌薬は，感染の原因となる術野汚染菌に感受性を示し，術後感染症を発症しても分離菌を治療しうる別の抗菌薬が存在する薬剤が選択される．整形外科の手術の場合は，皮膚に常在する黄色ブドウ球菌，表皮ブドウ球菌に感受性がある薬剤（第1〜2世代セフェム系など）を選択する．予防投与の期間は3日以内で十分とする報告が多い．術直後からの術後3〜4日以内の発熱は正常な生体反応であって感染によるものではなく，わずかでも下降傾向にあれば問題はない．まれに抗菌薬による発熱もあるので，創がきれいで，尿路，呼吸器系にも発熱の原因がない場合には，抗菌薬を中止してみることも一つの方法である．発熱のために漫然と抗菌薬を継続投与することは，耐性菌の出現や偽膜性腸炎，汎血球減少，肝腎機能障害などを起こす危険性を高めるだけである．

(2) 創の管理

ドレーンは長期留置すると刺入部の感染を起こすこともあるので，術後48時間を目安に抜去する．術後早期で創からの出血が予想される場合は，創をガーゼで覆うことが多いが，その際は包帯を巻ける部位であれば包帯を巻き，巻けない部位では，密封するようなかたちでテープを貼る．ガーゼと皮膚の間に間隙があると，そこから細菌が入ってくる可能性が出てくる．創からの出血がほとんどみられなくなったら，テガダームなどの密封性のあるフィルムドレッシングを貼っておいたほうが，感染予防効果が高いとされている．創は覆うだけではなく，密封しておく．

4. 合併症の管理

(1) 深部静脈血栓症

ときに致死的な肺血栓を生じることより，社会的な問題ともなっている．下肢深部静脈血栓の発生には常に留意し，必要に応じて血液検査，超音波検査，CT検査などを施行する．

(2) 四肢の麻痺

手術側をはじめとした四肢の自動運動，感覚

の状態に対しては細心の注意を払い，経過を観察する．肢位により腓骨頭を圧迫して腓骨神経麻痺を生じることはときにあり，術後の肢位には十分留意する．ギプス，シーネなどの外固定を行っている場合は，圧迫がないか常に確認しておくことが必要である．ターニケットを長時間使用した場合は，患肢のしびれ感が出現するが，ほとんどは徐々に改善してくる．

(3) 血腫

創内にドレーンを留置している場合は，排液状態をチェックし，ドレーンにほとんど吸引されない場合は，ドレーンの閉塞の有無，ガーゼへの出血を確認する．脊椎手術後の硬膜外血腫による麻痺が疑われる場合は，緊急手術の適応となる．

(4) 精神症状

手術によるストレスなどにより，術後せん妄状態が生じることがある．高齢者，アルコール・薬物常用者に多く発症する．抑うつ状態はせん妄状態よりやや遅れて出現する．不眠，食欲低下，不安などがみられ，治療に対する意欲が低下する．症状がうまくコントロールできない場合は，精神科医師に診察を依頼し，向精神薬投与などの治療を行う．

(5) 消化器合併症

ストレスあるいは消炎鎮痛薬の投与による胃・十二指腸潰瘍の発生に注意する．発生が疑われた場合には，便潜血反応，内視鏡検査を行い，治療を行う．また，腰椎手術では麻痺性イレウスの合併頻度も高いので，腸管の蠕動運動は常に聴診にて確認しておく[2]．

おわりに

術後指示の1例を表1に示す．

文献

1) 松田秀一：術後の必須検査とその読み方．骨軟部腫瘍外科の要点と盲点，岩本幸英編，文光堂，東京，125, 2005
2) 米 和徳：術後管理のポイント．脊椎外科の要点と盲点：胸腰椎，芝 啓一郎編，文光堂，東京，106-108, 2006

[表1] 術後指示の1例（人工股関節置換術後）

バイタルサイン：
帰室時より翌朝8時まで2時間ごと

心電図モニター：
翌朝8時まで（異常あれば12誘導心電図施行および担当医へ連絡）

安静度：
術当日はベッド上安静

飲水，食事：
術後4時間以上経過し，腹鳴確認後，飲水可．（麻酔科指示があれば，それを優先）翌日より食事可

疼痛時：
① ボルタレン®坐薬50mg（1日3回まで．6時間以上間隔をあける）
　内服希望時はロキソニン®1T＋セルベックス®1cap
② ロピオン®1A＋生理食塩水100m*l*点滴静注
③ ペンタジン®（15mg）1A＋アタラックスP®（25mg）1A筋注

発熱時：
① 38.5℃以下：クーリングで経過観察
② 38.5℃以上：ボルタレン®坐薬50mg

不眠時：
アタラックスP®（25mg）筋注，内服可能であればマイスリー®（5mg）1T内服

不穏時：
セレネース®（5mg）1/2A筋注もしくはセレネース®（5mg）1/2A＋生食水50m*l*を30分で点滴静注

嘔気時：
① プリンペラン®1A静注
② ナウゼリン®坐薬（60mg）

血圧上昇時：
・収縮期200mmHg以上または拡張期100mmHg以上のとき
　頭痛，吐き気，意識障害など，創部痛以外の症状があるときは担当医連絡
　創部の疼痛がある場合は，疼痛時指示に従い再検．鎮痛後も血圧上昇続けば担当医連絡
（投薬例）ペルジピン®5V（50mg/50m*l*）を1γ（μg/kg/分）から開始（体重50kgなら3m*l*/時間）．5分ごとに血圧測定し，収縮期180mmHg以下，拡張期100mmHg以下になるまで5分ごとに1m*l*/時間ずつ増量し，目的血圧になるように増減する．

血圧低下時：
・収縮期80mmHg以下のとき
　冷感，吐き気，意識障害などの症状があれば担当医連絡と同時に下肢挙上，輸液スピードを全開へ増量
（投薬例）カコージン®D注を5γより開始
・収縮期90mmHg以下のとき，1γずつ増量

尿量低下時：
・尿量が3時間で100m*l*未満のとき
　尿比重測定し，1.025以上なら（正常値：1.010〜1.030），ヴィーンD®500m*l*を100m*l*/時間で負荷．改善なければ担当医連絡し，カコージン®D注を3γより開始

胸痛時：
12誘導心電図をとり，担当医連絡．ニトロペン®1T舌下し，5分後12誘導心電図を再検

総論 [III. 術後]

2 術後疼痛管理

九州大学病院救命救急センター講師 **藤村直幸**

1. 術後疼痛管理

近年，周術期の抗凝固，抗血小板療法が進歩し，術中麻酔管理や術後鎮痛方法が大きく変遷している．以前は硬膜外麻酔による術後鎮痛が一般的であったが，抗凝固，抗血小板療法中断が不可能な症例や，術後早期から抗凝固療法が必要な症例に対しては，自己調節鎮痛（patient-controlled analgesia；PCA）や持続末梢神経ブロックによる術後鎮痛も積極的に行われるようになった．

2. 術後疼痛管理方法

(1) 複合的術後鎮痛法 multimodal analgesia

術後鎮痛は数種類の薬物，数種類の投与方法を組み合わせることが推奨されている．

オピオイド系鎮痛薬は安静時痛や内臓痛に対して，局所麻酔薬は体動時痛や体性痛に有効である．また，非ステロイド性抗炎症薬（non-steroidal anti-inflammatory drugs；NSAIDs）は術後痛の原因となる疼痛誘発物質産生を抑制する．これらの特性を理解し併用投与することで，副作用が少なく，安全性と質の高い鎮痛を行うことができる[1]．

3. 投与方法

(1) 全身投与法

NSAIDs，オピオイド投与がある．

① 非ステロイド性抗炎症薬

NSAIDsは，プロスタグランディン産生を抑制し，炎症性疼痛に対し鎮痛効果を発揮する．鎮痛は一般にオピオイドよりも弱く，侵襲の小さな手術の術後鎮痛には単独で用いられるが，侵襲の大きな手術では，他の鎮痛薬の併用が必要となる．利点として，循環抑制がない（脱水，発熱，高齢者などを除く）．オピオイドでみられる呼吸抑制，腸管運動抑制がない．意識レベルを替えないことがあげられる．欠点として，アスピリン喘息患者では使用できない．また消化管潰瘍，肝腎不全のある患者では注意が必要である．処方例を表1に示す．

② オピオイド

オピオイド受容体に結合して，鎮痛効果を発揮する．麻薬性鎮痛薬，非麻薬性鎮痛薬に分けられる．NSAIDsよりも作用発現が早く，鎮痛効果も強力である．副作用として呼吸抑制，嘔気・嘔吐，瘙痒，尿閉，傾眠などがあげられる．

③ 非麻薬性鎮痛薬

ペンタゾシンが代表的な薬剤であり，麻薬性鎮痛薬を使用する際の手続きの煩雑さがないため，術後に頻用されている．特にペンタゾシン，塩酸ヒドロキシジン併用による筋肉内投与がよく行われている．

ペンタゾシン30mgの鎮痛作用がモルヒネ

[表1] NSAIDs処方例

① 静注
フルルビプロフェンアキセチル（ロピオン®）
通常，成人には1回50mgを，患者の状態に注意できるだけゆっくり静脈内注射する．その後，必要に応じて反復投与する

② 挿肛
ジクロフェナクナトリウム（ボルタレン®），インドメタシン（インダシン®，インテバン®）
通常1回25〜50mgを1日1〜2回，直腸内に挿入する．6〜8時間の投与間隔をあける

③ 経口
ロキソプロフェンナトリウム（ロキソニン®）
成人に1回60mg，1日3回経口投与する．頓用の場合は，1回60〜120mgを経口投与する

10mgに相当する．ペンタゾシンは鎮痛効果が3時間程度と短く，反復投与する必要性がある．また天井効果があるため，一定以上投与しても鎮痛効果が得られないだけでなく，副作用が増える点にも注意が必要である．処方例を表2に示す．

④ 麻薬性鎮痛薬

モルヒネ，フェンタニルが代表的な薬剤である．フェンタニル100μgの鎮痛作用が，モルヒネ10mgに相当する．用量依存性に鎮痛効果を得ることができる．

近年，抗凝固療法継続などの理由で硬膜外鎮痛方法を行えない症例に対して，モルヒネ，フェンタニルによる経静脈的PCAにて術後鎮痛を行う症例が増えている．

⑤ 経静脈的PCA

PCAとは，効果的な鎮痛を得るために，患者自身による鎮痛薬の少量投与を可能にした疼痛管理方法で，専用の電気制御式注入ポンプや，ディスポーザブルポンプが用いられる．従来の患者が疼痛を感じたときに医療従事者が鎮痛薬を投与する方法に比べ，速やかな鎮痛を得ることが可能であり，患者の満足度は高い．

基本的設定：電気制御式注入ポンプを用いた場合，持続投与量，ボーラス投与量，ロックアウト時間，設定時間枠内制限投与量の設定が必要である．使用薬剤により，効果発現の時間が異なるため，設定内容が異なる点に注意が必要である．

投与薬剤：フェンタニルもしくはモルヒネを用いるのが一般的である．腎機能低下がある場合はフェンタニルが第一選択である．注意点として，嘔気・嘔吐，瘙痒感，過鎮静，譫妄，呼吸抑制などの副作用の発症に注意する．呼吸回数が8回/分以下になったら，投与減量あるいは一次中止を行う．術当日はパルスオキシメーターを装着し，経皮酸素飽和度を持続的に観察するのが望ましい．処方例を表3に示す．

(2) 硬膜外鎮痛法

硬膜外に留置したカテーテルから，局所麻酔薬やオピオイドを投与し鎮痛を行う方法である．

硬膜外鎮痛法の利点として，分節性に痛みをとることが可能であり，オピオイドの静脈内投与に比し，体動時の鎮痛効果に優れている点が

[表2] 非麻薬性鎮痛薬処方例

筋注
ペンタゾシン15mg（ソセゴン®，ペンタジン®）＋塩酸ヒドロキシジン25mg（アタラックスP®）
併用投与する塩酸ヒドロキシジンは抗不安，緊張緩和，鎮痛増強作用があるが，注射部位に疼痛と硬結を残す場合があること，70歳以上の高齢者では術後譫妄を起こす頻度が高くなるため注意が必要である[2]

[表3] 経静脈的PCA処方例

フェンタニル　経静脈的PCA
術中からフェンタニルを投与し，麻酔覚醒後に疼痛が「ない」または「弱い・軽い」状態からPCAを開始する．覚醒時に疼痛が強い場合，フェンタニル20〜50μgを5〜10分間隔で投与し，疼痛が軽減するのを確認した後にPCAを開始する．なお投与薬液に，嘔気・嘔吐予防目的にドロペリドール（ドロレプタン®）を混注する
PCA設定
① 薬液（フェンタニル濃度　10μg/ml）
　　100ml用　フェンタニル　　　　　　1,000μg　20ml
　　　　　　　ドロペリドール（ドロレプタン®）2.5mg　1ml
　　　　　　　生理食塩水　　　　　　　　　　　　　79ml
　　　　　　　　　　　　　　　　　　　　　　計100ml
をカセットに注入し，電気制御式注入ポンプに接続する
② 持続投与量；20〜50μg/時．体格が小さい患者，高齢者，オピオイドによる副作用が予想される患者では，持続投与量を減じる
③ ボーラス投与量；10〜20μg
④ ロックアウト時間；5〜10分
⑤ 設定時間枠内制限投与量；5〜10回

あげられる．欠点として，局所麻酔薬による四肢脱力，しびれ感，血圧低下，ふらつきなどがみられる．特に局所麻酔薬濃度が高いと，低血圧の頻度が高くなる．さらに，オピオイドを併用した場合は，嘔気・嘔吐，呼吸抑制，尿閉，瘙痒感などがみられる．他の注意点として，出血傾向や抗凝固薬を使用している患者，循環血液量が減少している患者，穿刺部位の近傍に感染がある患者，脊椎に悪性腫瘍の転移がある患者に対しては禁忌となる．

使用薬剤：局所麻酔薬とオピオイドの併用投与が推奨されている．併用により，相乗的な鎮痛作用を得ることができ，また，おのおのがもつ副作用が軽減される．

局所麻酔薬は，アミド型長時間作用性局所麻酔薬であるロピバカインが主に用いられている．ロピバカインは，運動神経遮断作用に比べて，感覚神経遮断作用が強い．術後鎮痛には一般的に0.1〜0.2％濃度を用いる．オピオイド

◎術後鎮痛は，数種類の薬物，数種類の投与方法を組み合わせることで，副作用が少なく，安全性と質の高い鎮痛を行うことができる．
◎オピオイドの副作用として，呼吸抑制，嘔気・嘔吐，瘙痒，尿閉，傾眠に注意する．
◎硬膜外鎮痛法は，体動時の鎮痛効果に優れている．
◎末梢神経ブロックにより，副作用が少なく質の高い鎮痛を得ることができる．

は調節性に優れているフェンタニルを用いることが多い．フェンタニルの作用部位は，脊髄と上位中枢の両者が考えられている．フェンタニルは脂溶性が高いため，モルヒネに比し効果発現が早く，作用時間が短いので持続投与が必要である．また遅発性の呼吸障害をきたす可能性が少ないという特徴を持つ．投与方法として1回注入，持続投与，硬膜外PCAがある．術後鎮痛は持続投与により行うことが多い．具体的には，0.1～0.2％ロピバカインと2～4μg/mlフェンタニルの混合液を3～6ml/時で投与する．処方例を表4に示す．

低用量未分画ヘパリン，フォンダパリヌクス，エノキサパリン使用時の硬膜外鎮痛方法[3]：低用量未分画ヘパリンを用いる場合，①針の刺入操作はヘパリン投与から4時間あける，②ヘパリン投与は刺入操作から1時間あける，③カテーテルの抜去は，ヘパリン投与1時間前またはヘパリン投与から2～4時間あけることが必要である．また，カテーテル挿入の際には，直前にAPTTを測定し，正常値への回復を確認することが望ましい．

フォンダパリヌクス，エノキサパリン投与は，手術後24～36時間以降に開始し，そして，その2時間以上前に硬膜外カテーテルを抜去する．また，エノキサパリンに関しては，やむを得ず併用する場合には，投与後10～12時間経過した後にカテーテルを抜去する．いずれの方法においても，出血性合併症には細心の注意を払う必要性がある．

(3) 末梢神経ブロック

超音波装置の精度向上により，超音波ガイド下に末梢神経ブロックが行われる症例が増えている．上肢では腕神経叢ブロック，下肢では大腿神経ブロック，坐骨神経ブロックが術後鎮痛として行われている．

末梢神経ブロックは，循環動態，呼吸状態に及ぼす影響が軽微である．硬膜外麻酔と同様の鎮痛効果を持ち，鎮痛の質に優れている．硬膜外麻酔と異なり，片側のみの神経遮断が可能であり，非手術側のしびれ，運動麻痺をきたすことは稀である点が利点としてあげられる．欠点として，局所麻酔薬中毒，神経損傷があげられる．

使用薬剤：単回投与の場合，0.375％ロピバカインで半日程度の鎮痛効果が持続する．短回ブロック施行による鎮痛効果の消失後，NSAIDs投与にて鎮痛が十分に得られることも多い．処方例を表5に示す．

[表4] 硬膜外鎮痛法処方例

持続硬膜外投与
薬液　フェンタニル4ml（200μg）＋0.2％ロピバカイン（アナペイン®）96ml　計100ml ディスポーザブルポンプに注入し，3～6ml/時で持続投与

[表5] 末梢神経ブロック処方例

① 単回投与
0.15～0.375％ロピバカイン（アナペイン®）10～30ml投与
② カテーテルを留置した場合
Ⅰ　0.15～0.25％ロピバカイン（アナペイン®）（10～20ml）を間欠的投与
Ⅱ　0.15～0.25％ロピバカイン（アナペイン®）を3～6ml/時で持続投与

文献

1) Practice guidelines for acute pain management in the perioperative setting : an updated report by the American Society of Anesthesiologists Task Force on Acute Pain Management. Anesthesiology 100 : 1573-1581, 2004
2) 濱口眞輔ほか：術後鎮痛療法の基本的な考え方．麻酔科診療プラクティス 16．これだけは知っておきたい術後管理，稲田英一ほか編，文光堂，東京，46-49, 2004
3) 堀田訓久：抗凝固薬を主体とした肺塞栓症予防における術後鎮痛法．日臨麻会誌 30：209-215, 2010

総論 [III. 術後]

3 深部静脈血栓症に対する対策

福岡整形外科病院 真鍋尚至

1. 病態

　筋膜より深部の静脈内に血栓が発生した状態を深部静脈血栓症（deep vein thrombosis；DVT）といい，その血栓が血管壁より遊離して血流にのって心臓を経由し肺へ到達し，肺動脈を塞栓した状態が肺血栓塞栓症（pulmonary thromboembolism；PTE）である．DVTとPTEとを合わせて静脈血栓塞栓症（venous thromboembolism；VTE）と総称される．

　血栓が形成される要因として，Virchowの3徴（血流の停滞，血管内皮障害，血液凝固能の亢進）がよく知られている．下肢深部静脈の血流は筋肉のポンプ作用によって増強されるため，術前後の安静や外固定，疼痛による不動は血流を停滞させDVT形成の要因となる．術中の肢位や空気止血帯の使用も血流停滞や血管内皮への障害を引き起こすと考えられる．また，外傷や手術に伴う出血により血液過凝固状態となることによっても血栓形成が促進される．

(1)発生部位

　DVTのほとんどは膝窩静脈よりも遠位の腓腹部（遠位型DVT）に初発し，膝窩静脈を含む近位側（近位型DVT）に発生する頻度は低い．なかでもヒラメ静脈は筋肉内静脈で洞構造を呈して拡張しやすいうえ，静脈弁が不完全で血流が停滞しやすいため血栓が形成されやすく，遠位型DVTの中でも発生頻度が最も高い静脈である．整形外科領域における致死性PTEの原因となるDVTのほとんどがヒラメ静脈を発生源（一次血栓）とし，それが後脛骨静脈や腓骨静脈，膝窩静脈といったヒラメ静脈灌流路に沿って増大して大きな遊離しやすいフリーフロート血栓（二次血栓）となり，下肢の運動をきっかけにその一部が遊離して肺に塞栓化した結果PTEが引き起こされると考えられる[1,2]（図1）．

(2)危険因子

　DVT発生の危険因子については先天性素因と後天性素因の二つに分かれる．先天性素因の多くは凝固因子や線溶機能の異常によるものである．後天性素因としては，血液疾患や内分泌疾患，自己免疫疾患，悪性腫瘍のほか，整形外科領域で関連が強いのは，下肢の大きな外傷や大手術の既往，高齢，長期臥床，肥満などがある（表1）[3]．

2. 症状

　DVTの症状は，疼痛，圧痛，腫脹，Homans徴候（足関節背屈強制すると腓腹部の疼痛が生じる），Lowenberg徴候（腓腹部をマンシェットで加圧すると健側より20〜30mmHg低圧で疼痛が生じる）などである．またPTEの症状は，息苦しさや胸部不快感，胸痛をはじめ，冷汗，失神，チアノーゼ，頻呼吸，頻脈などである．しかし，DVT・PTEの多くが無症候性で，症候性となることはまれであるが，無症候性に広範囲に及ぶ血栓が形成された結果，急性広範性PTEを発症することがある．急性広範性PTEは急激な右心不全を生じて心原性ショックとなる危険性があり，ショックを伴う場合の死亡率は30％に達する[2]．離床開始直後の初回歩行時には特に注意が必要で，患者を注意深く観察し，PTEを疑わせる症状があれば早急に対処する．

3. 対策

　VTE対策の根幹は，いかに致死性PTEを起

こさせないかということである．DVT が存在しても無症状のまま経過して突然 PTE を発症する危険性があることから，初期病変である DVT の発生を抑えるための予防と，早期発見のためのスクリーニングが二つの大きな柱となる．2008 年に刊行された「日本整形外科学会静脈血栓塞栓症予防ガイドライン」では，手術別に VTE リスクを階層化し，そのリスクレベルに応じた推奨予防法をあげており，ガイドラインに沿ったリスクマネジメントを行っていくことが基本となる（表2，3）[3]．

(1) リスク評価とインフォームド・コンセント

VTE 対策の第一歩として，ガイドラインに基づいて症例ごとのリスク評価を術前にあらかじめ行っておく必要がある．また，術前に患者およびその家族に対して VTE に関する十分な説明を行い，理解・承諾を得ることも大切である．VTE の基本的知識とその患者が有するリスク，予防を行わなかった場合の危険性，具体的な予防方法とその有効性，予防に伴う出血合併症などのデメリット，そして VTE が発生した場合の対処法などをわかりやすく説明するとともに，これらの内容を記載した同意書にて承諾を得る必要がある．

(2) 予防

① 理学的予防法

早期離床して歩行を促していくことが最も望ましいが，それがむずかしくベッド上での臥床を余儀なくされる場合は，患肢を軽度挙上した状態に保ち，できる限り下肢の自動運動（足関節底背屈，下肢挙上）を行って静脈血流を促すことにより DVT の発生を防ぐ．弾性ストッキングは下腿全体を圧迫することにより深部静脈の拡張を防いで血流促進させる効果があるが，高リスク以上の症例に対しては効果が不十分なので，間欠的空気圧迫法（intermittent pneumatic compression；IPC）の使用が推奨される．ただし，すでに DVT が存在する場合には間欠的空気圧迫法は禁忌であるとされている（図2）．

② 薬物的予防法

高リスク以上の症例に対しては薬物的予防法，すなわち抗凝固療法を行うことが推奨される．DVT は術中より生じる可能性があるため，術後早期より抗凝固療法を開始することが望ま

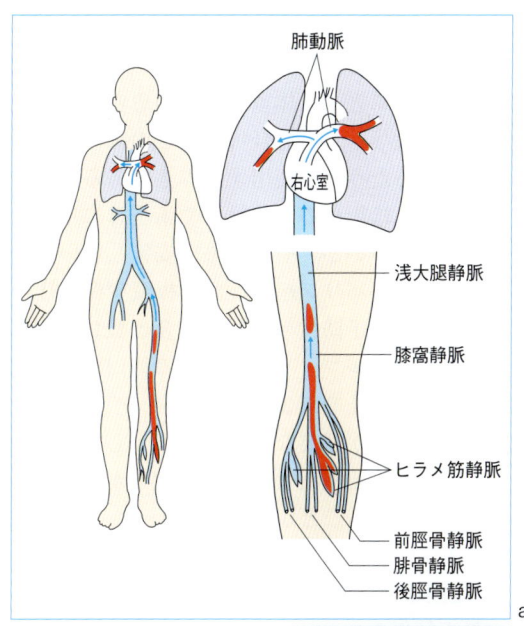

図1 VTE の病態
a　DVT と PTE
主にヒラメ静脈から発生したDVT が近位へ増大し，遊離して肺動脈を塞栓する
（日本骨折治療学会：骨折に伴う静脈血栓塞栓症エビデンスブック，全日本病院出版会，東京，2，2010 より引用）
b　右肺動脈を閉塞する大きな血栓塞栓子
（呂　彩子：Pharma Medica 25（suppl）：6，2007 より引用）

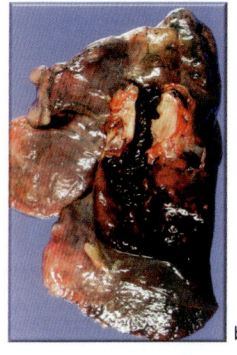

[表1] VTE の危険因子

・先天性血栓性素因	・静脈血栓症の既往
・手術	・骨盤および股関節周囲部骨折
・下肢ギプス包帯固定	・外傷
・長期臥床	・麻痺
・悪性腫瘍	・悪性腫瘍化学療法
・年齢	・肥満
・ホルモン療法	・抗リン脂質抗体症候群

（文献3）より引用）

しいが，わが国では出血リスクのため術当日の使用は認められておらず，術翌日から投与を開始する．抗凝固薬としては，合成 Xa 阻害薬であるフォンダパリヌクス，低分子量ヘパリンであるエノキサパリン，未分画ヘパリン，ワルファリンがある．2007 年にフォンダパリヌクス，2008 年にエノキサパリンがわが国で発売されて以来，優れた DVT 予防効果からその2

剤が主に用いられている．いずれも日本人における有効性・安全性が確認されているが，腎障害や重度肝障害，低体重，高齢の患者に対しては慎重に投与し，出血合併症などの副作用を十分に理解したうえで使用するべきである．未分画ヘパリンは術前の予防投与や術当日に用いられることが多いが，その効果は安定しない．副作用としてヘパリン起因性血小板減少症（HIT）があるため，予防投与を行う場合は数日以内にとどめる．ワルファリンは唯一の経口薬であるが，効果発現までに3～5日を要しPT-INRによる用量調節が必要なため予防薬としては不向きで，むしろ治療薬として長期投与が必要な場合に用いられることが多い．

(3) スクリーニング

① 凝固線溶系分子マーカー

最も簡便なスクリーニング方法として，血中の凝固線溶系分子マーカー測定があり，主にD-ダイマーや可溶性フィブリンモノマー複合体（SFMC）が用いられる．なかでも最も一般的に用いられているD-ダイマーは，血栓すなわち安定化フィブリンがプラスミンによって分解された際に生じるフィブリン分解産物で，二次線溶活性化を意味する．正常値であればDVTの存在は否定できるが，異常高値だからといって必ずしもDVTが存在するとは限らない．手術侵襲や測定する術後日数などにも影響を受けるが，およそ$10\mu g/ml$前後が術後のカットオフ値とされる．SFMCは血中のフィブリノーゲンがトロンビンの作用で活性化した物質であり，血栓形成の初期段階を直接反映しているため，異常高値であれば凝固亢進状態を意味する．DVTの早期発見に有用であるとされるが，変動が早いため正確なモニタリングがむずかしく，D-ダイマーと比較してエビデンスがまだ少ない．

② 画像スクリーニング

画像診断法として，超音波検査，造影CT，静脈造影，MRベノグラフィー，RI（肺血流シンチグラフィ）などがあげられる．超音波検査は非侵襲的で，ベッドサイドにて短時間で繰り返し行えるという簡便さから，画像スクリーニングの第一選択として最も一般的に行われている（図3）．造影CTは造影剤による侵襲性や

[表2] VTEリスクの階層化

リスクレベル	手術
低リスク	上肢手術
中リスク	腸骨からの採骨や下肢からの神経や皮膚の採取を伴う上肢手術 脊椎手術[*1] 脊椎・脊髄損傷[*2] 下肢手術 大腿骨遠位部以下の単独外傷[*3]
高リスク	人工股関節置換術・人工膝関節置換術・股関節骨折手術（大腿骨骨幹部を含む） 骨盤骨切り術[*4] 下肢悪性腫瘍手術 重度外傷（多発外傷）[*5]・骨盤骨折[*5] 下肢手術にVTEの付加的な危険因子が合併する場合
最高リスク	「高リスク」の手術を受ける患者にVTEの既往あるいは血栓性素因の存在がある場合

[*1]：下肢麻痺があれば高リスクとなるが，抗凝固療法は出血リスクのため適応の是非は不明
[*2]：脊椎脊髄損傷は中リスクあるいは高リスクに分類されると考えられるが，急性期の抗凝固療法は出血リスクのために適応の是非は不明
[*3]：エビデンスのある報告は少ないためリスクの階層化は困難であるが，報告されている発生率からは中リスクと判断される
[*4]：Chiari骨盤骨切り術や寛骨臼回転骨切り術など
[*5]：重度外傷と骨盤骨折は高リスクと考えられるが，安全で効果的な予防法を指摘できない
（文献3）より引用）

[表3] 各リスクレベルにおいて推奨される予防法

リスクレベル	推奨予防法
低リスク	早期離床および積極的下肢運動
中リスク	弾性ストッキングあるいは間欠的空気圧迫法
高リスク*	間欠的空気圧迫法あるいは抗凝固療法**
最高リスク	抗凝固療法（間欠的空気圧迫法あるいは弾性ストッキング併用）

*高リスク：高リスクに対しては間欠的空気圧迫法あるいは抗凝固療法を推奨するが，間欠的空気圧迫法にはすでに形成された血栓を遊離させてPTEを惹起する可能性やコンパートメント症候群をきたす可能性が存在し，抗凝固療法には出血性リスクが存在するので，症例に応じて予防法を選択するあるいはこれらの予防を行わないという選択も存在する．
**抗凝固療法：
エノキサパリン：（クレキサン®皮下注キット2,000IU）2,000単位を1日2回皮下注．術後24時間経過後投与開始．術後11～14日間投与
フォンダパリヌクス：（アリクストラ®皮下注2.5mg；腎機能低下例は1.5mg）を1日1回皮下注．術後24時間経過後投与．術後10～14日間投与
未分画ヘパリン：（商品名「カプロシン」）5,000単位（1バイアルは20,000単位）を1日2～3回皮下注．開始時期・投与期間未記載
未分画ヘパリン：APTTでモニタリングして使用
ワルファリン：PT-INRでモニタリングして使用
（文献3）より引用）

◎いかに致死性PTEを起こさせないかということがVTE対策の根幹である．
◎DVTの発生予防と，早期発見のためのスクリーニングが二つの大きな柱である．
◎リスクレベルに応じたVTE対策をガイドラインに沿って行う．

被曝に問題があるが，検出能に優れており，DVTとPTEの診断を短時間で同時に行うことができる．超音波検査にて近位型DVTが見つかった場合や症候性DVT・PTE，D-ダイマー異常高値の場合には造影CTを行い，肺動脈から下大静脈，腸骨静脈，下肢静脈全体を検索する．静脈造影はカテーテル挿入や造影剤による侵襲性，ヒラメ静脈内のDVT検出が困難であることなどから最近ではあまり行われなくなっている．RIはPTEの診断や肺予備能評価などに有用であるが，時間を要するため緊急の場合は有用性が低い．

③ 検査タイミング

術前スクリーニングは必須ではないが，リスクの高い症例に対しては少なくともD-ダイマー測定を行い，できれば超音波検査を術前に行っておくことが望ましい．特に下肢外傷で術前に安静臥床期間のある場合は，すでにDVTが形成されている可能性があることを念頭におく必要がある．術後に関しては，術翌日にはすでにDVTが発生している可能性があることから[4,5]，安静解除直後の急性PTE発症を未然に防ぐために，リスクの高い症例に対しては離床開始前に超音波検査によるスクリーニングを行うことが望ましい．その後はそれぞれのリスクレベルや抗凝固療法を行う期間に応じたタイミングで，一次スクリーニングとしてD-ダイマーを測定し，二次スクリーニングとしてまず超音波検査を行い，必要があれば造影CTを行っていく．

(4) DVT発生時の対策

無症候性DVTが遠位にとどまっているのであれば臨床上問題ないが，まれに遠位型DVTが足場になって急速に近位へ増大することがあるため注意深い経過観察が必要である．実際にはD-ダイマーが高値であれば正常化するまで定期的にモニタリングを続け，超音波検査にてDVTが消失ないし安定化するまでフォローする．症候性DVTや近位型DVTの場合は治療

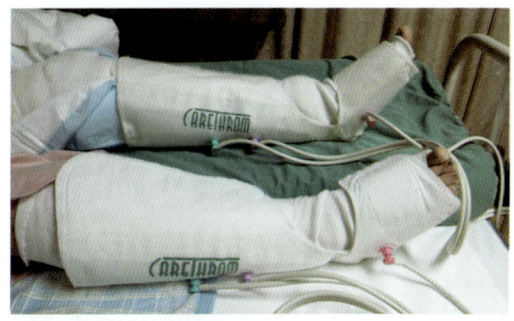

図2　間欠的空気圧迫法

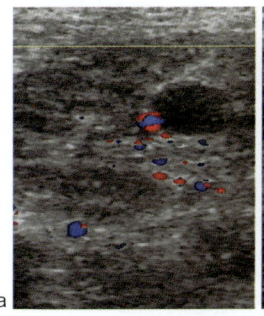

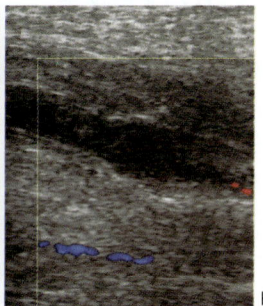

図3　ヒラメ静脈DVT像
a　横断像，b　縦断像

目的の抗凝固療法を行っていくが，未分画ヘパリンとワルファリンに加え，2011年にフォンダパリヌクスも治療目的に使用可能となった．ただし，DVTのサイズが大きい場合や少しでも症候性PTEを疑う所見があれば早急に循環器科へ相談し，抗凝固療法や血栓溶解療法，下大静脈フィルター設置などを検討する．

文献
1) Kageyama N et al : Ann Vasc Dis 1 : 35-39, 2008
2) 呂　彩子：整・災外 53 : 105-110, 2010
3) 整形外科学会肺血栓塞栓症/深部静脈血栓症（静脈血栓塞栓症）予防ガイドライン改訂委員会編：日本整形外科学会静脈血栓塞栓症予防ガイドライン，南江堂，東京，2008
4) Maynard MJ et al : Clin Orthop 273 : 125-130, 1991
5) 真鍋尚至ほか：日人工関節会誌 39 : 270-271, 2009

総論 [III. 術後]

4 術後リハビリテーション

九州大学病院リハビリテーション部診療准教授 **高杉紳一郎**

はじめに

本稿では，整形外科手術後のリハビリテーション（以下，リハ）に関して，運動療法や物理療法を処方・オーダーする際の要点や注意事項，装具療法や生活指導の概要について述べる．

1. リハオーダー

クリティカルパス（以下，パス）が適用されている定型的な疾患については，パスを最大限に活用して明確なリハオーダーを出す．経過良好なケースであれば「以上の経過であり，パスどおりお願い致します」とのシンプルな文面だけでも十分である．一方，慎重に後療法を進めるケースや，種々の合併症を有するケースでは，個別に詳細な指示を行う．いずれにせよ，パスの有無にかかわらず，術前から術後まで計画的に円滑なリハオーダーを行う．

2. 運動療法

(1)筋力増強

術後は早期からベッド上で足関節の自動運動や大腿四頭筋セッティングを開始し，全身的なトレーニングへと進める．主動筋と拮抗筋のバランスを考慮して総合的に強化を図る．負荷抵抗は，自重負荷から始めて，軽い重錘ベルトやゴムバンドを用いた自動抵抗運動へと進める（図1）[1]．離床が進めば，ウェイトマシンによる積極的な筋力強化を行い，自転車エルゴメータや水中歩行を用いて心肺持久力の増大を図る．

深部静脈血栓症の予防：「早期離床と積極的な運動」が基本的に重要であり，弾性ストッキングや間欠的空気圧迫法（図2）も有用である．特に足関節の自動運動による筋ポンプ作用は，静脈血流を安静時の3〜5倍に増加させる効果がある（図3）[2]．

下肢伸展挙上の功罪：下肢の伸展挙上（straight leg raising；SLR）運動は，臥床時期に必要ではあるが，股関節への負荷は驚くほど大きい．自重によるSLRでさえ起立時と同等の負荷が大腿骨頭にかかり，徒手抵抗を加えれば歩行時と同等の負荷（体重の2.5倍）が加わるので要注意[3]．したがって，可能な限り早期に計画的な部分荷重（閉鎖運動連鎖*1）に移行すると良い[4]．

(2)関節可動域拡大

術後早期には，膝関節用の持続的関節他動運動（continuous passive motion；CPM）を用いたり，ベッド上でスリングやpulleyを用いた自動介助運動を行い（図4）[5]，さらに理学療法士による徒手的訓練を加えて可動域を拡大する．

(3)歩行練習

平行棒や歩行器，各種杖を使用して，荷重歩行を進めていく．完全に正確な部分荷重の設定は，特殊な体重免荷装置を用いたトレッドミル（BWSTT*2）や水中歩行用のプールがあれば可能であるが[6]（図5，6），体重計2台を用いた簡便な方法もある（図7）[2]．

バランス訓練の創意工夫：バランスボード（不

---

*1 閉鎖運動連鎖（closed kinetic chain；CKC）：足底や手掌を接地・固定して行う運動方法．関節周囲筋群の同時収縮が生じて動的な関節安定性が高まるのが特徴．代表的なCKC運動は，スクワットや腕立て伏せ．

*2 BWSTT：body-weight supported treadmill training
体重免荷装置を用いたトレッドミルによる歩行訓練

図1 床上での下肢・体幹筋力増強訓練例

1. 大腿四頭筋セッティング
   （膝下のボールやタオルを押さえつける）

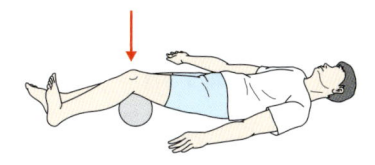

2. 骨盤傾斜運動
   （殿部を軽く持ち上げる）

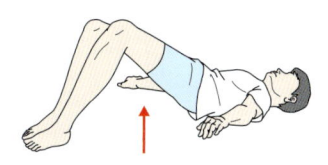

3. 股関節内外転運動
   （膝上に Thera Band® を巻いて外転，膝でボールをはさんで内転を行う）

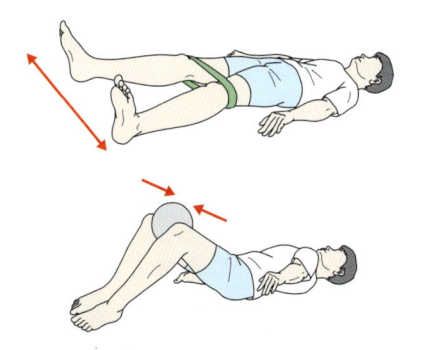

4. 股関節屈伸運動
   （自重または Thera Band® による抵抗）

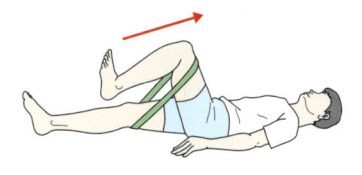

5. 腹筋運動（肩甲骨が浮く程度）

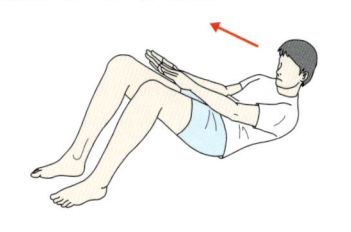

図1 床上での下肢・体幹筋力増強訓練例
疾患や術式に応じて適切に選択して，メニューを組む．各運動は通常 10～30 回/セットで，3 セット/日程度．いずれも 3～5 秒間停止し，ゆっくり戻す方法で行うが，「呼吸まで止めないように」注意する．（文献 1）より引用

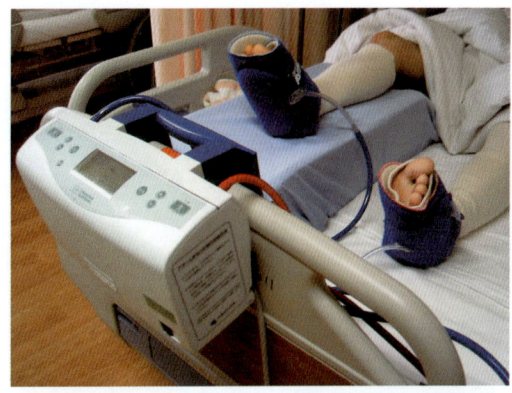

図2 間欠的空気圧迫法の装置（AV impulse, Orthofix® 社）
足底静脈洞に対して間欠的にパルス的な圧迫を加えて深部静脈血栓症を予防する．

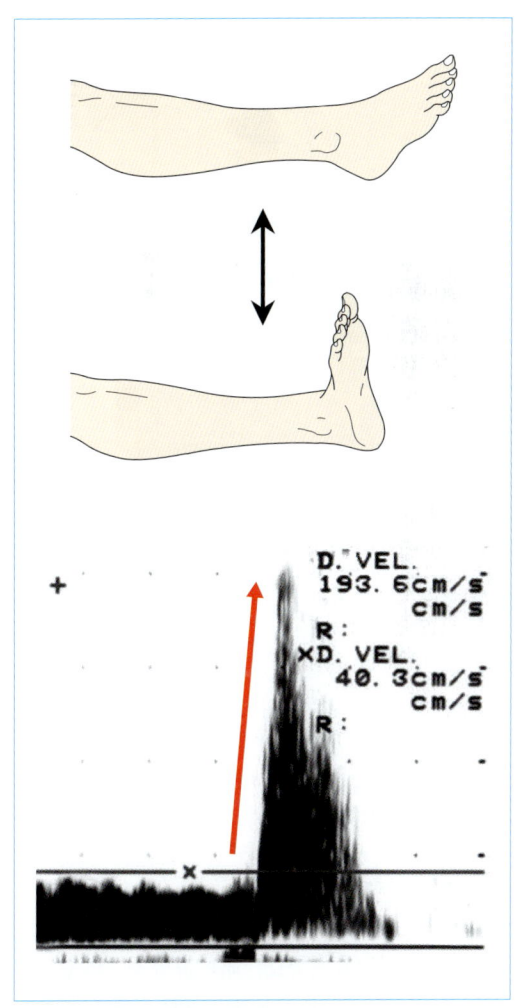

図3 足関節自動運動による大腿静脈血流の増加
足関節の自動底背屈運動を行うと，大腿静脈の血流ピーク速度は安静時の 3～5 倍に増加する（超音波カラードップラー法を用いて健常成人男女を測定した結果）．
（文献 2）より引用

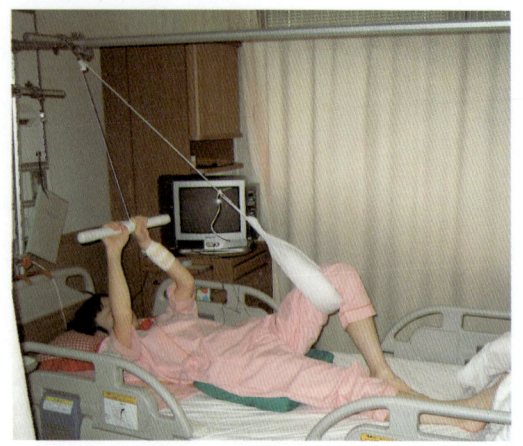

図4 ベッド上での関節可動域訓練の例
pulleyを用いて患者自身の手により自動介助運動または他動運動を行う.（文献5）より引用）

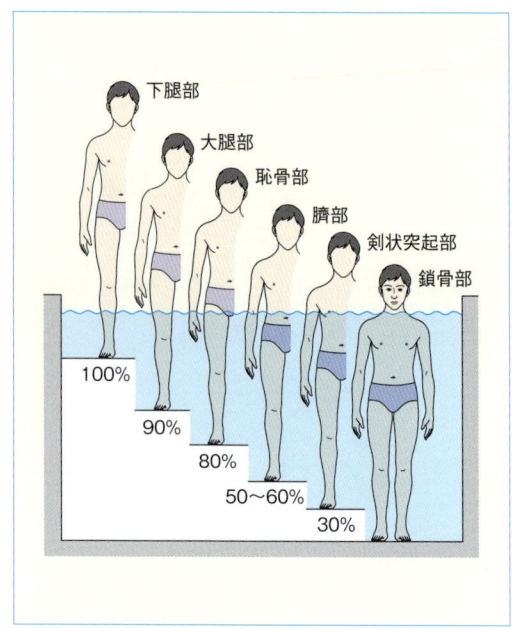

図5 水深レベルと足底荷重
水深が「臍位」では50％部分荷重，剣状突起部の「胸位」では30％部分荷重となる.
（Samuel, 1980）

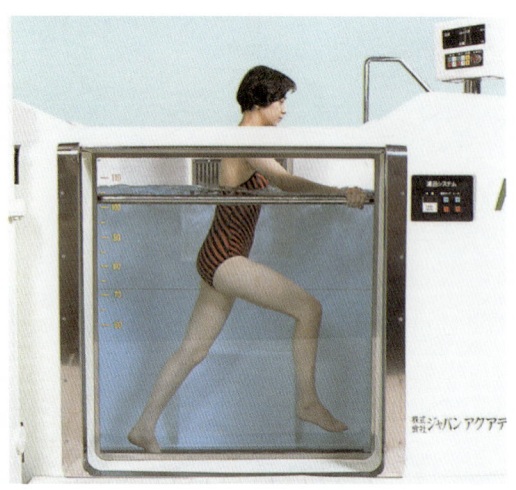

図6 水中歩行（水中トレッドミルの例）
水流速度と床ベルト駆動速度とを，別個に独立制御できる運動療法装置（フローミル，ジャパン・アクアテック社）.（文献5）より引用）

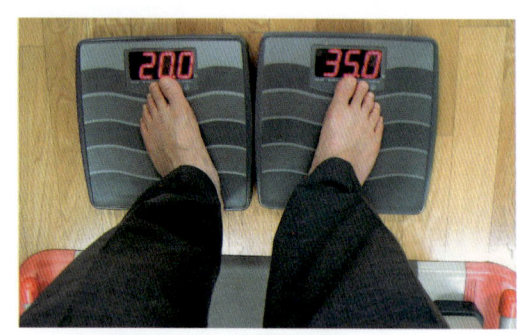

図7 体重計2台による荷重感覚の習得
（文献2）より引用）

安定板）などを用いた平衡機能訓練も重要であり（図8），ゲーム機を用いた創意工夫も運動継続の動機づけとなろう（図9）.

(4) 日常生活動作の拡大

病院環境で実施できる動作が，自宅でも実施できるよう，退院までに，階段昇降や，浴室，トイレ，和室などの自宅環境に適応できるような日常生活動作（activities of daily living; ADL）訓練を行う．特に畳生活への適応が必要となる．また，人工股関節置換術では，脱臼防止に関する生活指導を徹底する．

自助具の活用：靴下の着脱や足の爪切りは，多くの股関節症や膝関節症患者にとって困難である．このようなケースでは，ストッキングエイドやリーチャーなどの自助具が有用となる（図10）.

3. 運動処方

ここでは運動強度に絞って処方のポイントを述べる．

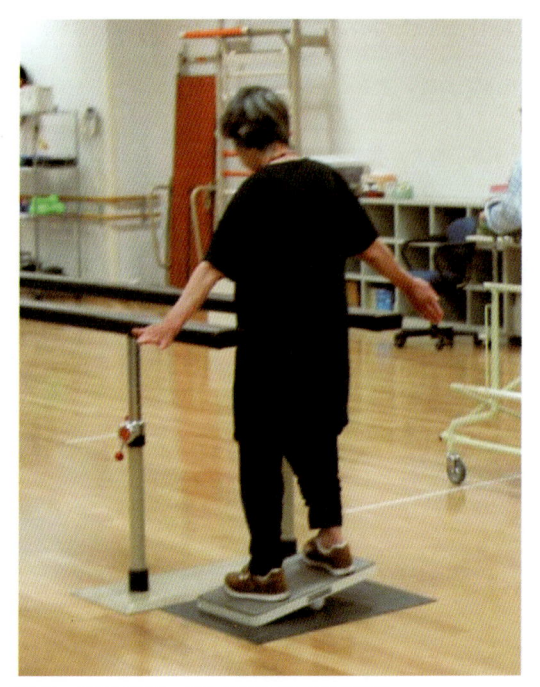

図8 バランスボードを用いたバランス訓練

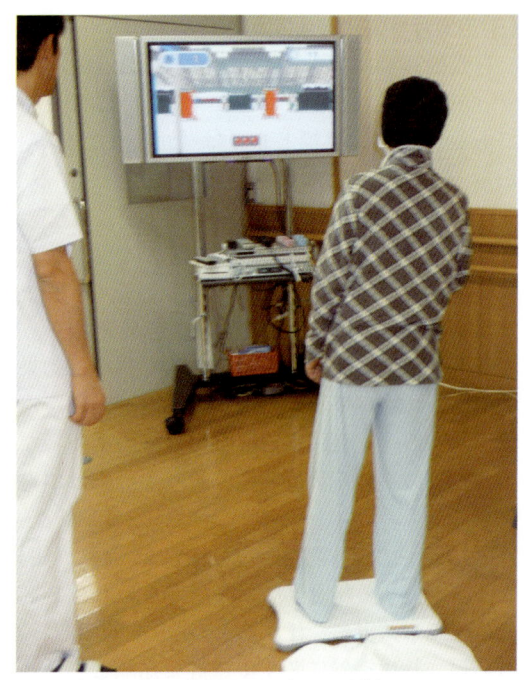

図9 市販のゲーム機を用いたバランス訓練
Wii Fit™ Plus（バランス Wii ボード，任天堂）

(1) レジスタンストレーニング（無酸素運動）

ダンベルや重錘での等張性運動を何回反復できるかを示す「最大反復回数（repetition maximum；RM）」という指標を用いる．

筋肥大を目的とする場合は10RM（最大挙上重量の約80％）で行うが，術後のリハにおいては，20～30RMほどの軽い負荷（最大挙上重量の約50％）から開始して筋持久力の向上を目指す．効果が認められれば，反復回数を増やし，次いで負荷抵抗を増して過負荷を加えていく．

(2) 有酸素運動

「カルボーネンの式」を用いて心拍数により設定するのが基本であるが，かなり難解である（表1）．そこで図解により簡単に目標心拍数を求めると良い（図11）．

ただし，合併症を有する高齢患者では，自ら抱え込まずに循環器専門医にコンサルトする．また，水中運動では，末梢血管が圧迫されて，陸上運動よりも心拍数が10拍/分ほど低くなるため，過負荷になりやすい点に注意が必要である．

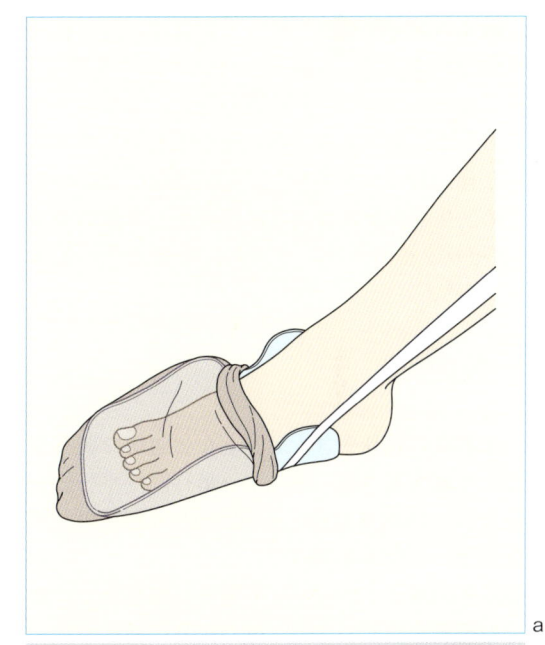

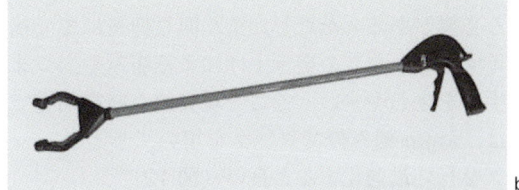

図10 ストッキングエイド（a）とリーチャー（b）

167

(3) 自覚症状による設定

自覚的運動強度として，Borg 指数（ratings of perceived exertion；RPE）を用いると便利である（表2）．目標としては「11：楽である」から「13：ややきつい」を目安に適宜増減する．

4. 物理療法

疼痛緩和や血行改善，筋弛緩効果をねらって，温熱や低周波などの物理療法を行うと効果的である．物理療法は，温熱，寒冷，光線，電気，超音波，牽引，水治療など，極めて多様な手段が用いられる治療体系であり，詳細は他書に譲る[7]．

「任せて・活かす」物療処方：例えば「温熱療法」をオーダーする場合，特に禁忌がなければ「詳細はセラピストに一任する」方法も有効である．彼らは，物療機器に関する豊富な知識と実地経験を活かして，ホットパック，マイクロ波，超音波，赤外線，渦流浴，パラフィン浴などから最適な手段を駆使できる．

注意すべき温熱療法：概して安全性の高い物理療法ではあるが，「ホットパックによる熱傷」や「マイクロ波による衣類の発火」も報告されており要注意である．特に後者は電子レンジと同じ極超短波（周波数：2,450 MHz）を用いるため，生体内金属は言うに及ばず，着衣の金属（チャックやベルト，ラメ糸）も発火する危険がある[8]．

5. 装具療法

上下肢の装具やコルセットなど適切な装具を用いて離床を進め，車いす→歩行器や平行棒→松葉杖（両側→片側）→T字杖へと適切な手段を用いて荷重を進めていく．

脚長差の補正：2〜3 cm を超える脚長差は，跛行や腰痛を生じやすく，靴や装具に補高を加える必要がある．ただし，全く同じ脚長にまで補正すると，患肢の突き上げによる痛みや，つまずきを生じやすい．そこで現実的な補高調整では，5 mm 刻みのブロックを用いて歩行チェックを行い最適化すると良い（図12）[2]．

[表1] カルボーネンの式 Karvonen Formula

目標心拍数＝（最高心拍数－安静時心拍数）×k＋安静時心拍数

（最高心拍数は「220－年齢」で予測される）

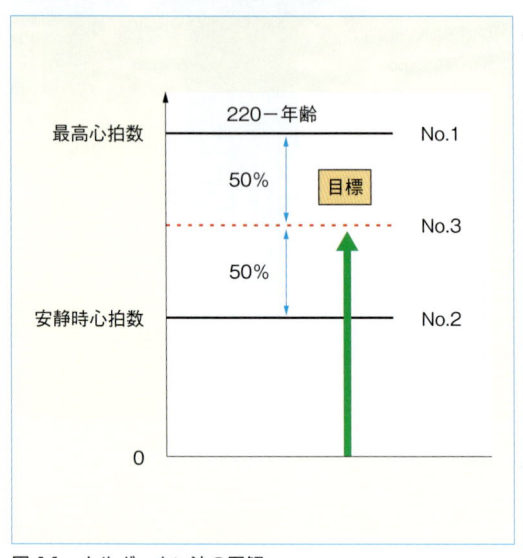

図11 カルボーネン法の図解
220 から年齢を引いて最高心拍数を求め（No.1），安静時心拍数を測定し（No.2），その中点（50％）を目標心拍数とする（No.3）．ただし，対象者の体力や条件に応じて係数 k を適宜増減する（k＝0.4〜0.6）．

[表2] Borg 指数
Borg の主観的運動強度（Borg scale）

20	
19	非常にきつい
18	
17	かなりきつい
16	
15	きつい
14	
13	ややきつい
12	
11	楽である
10	
9	かなり楽である
8	
7	非常に楽である
6	

◎クリティカルパスを活用して，術前から術後まで計画的に円滑なリハオーダーを行う．
◎患部局所の機能改善のみならず，全身持久力向上から退院後の日常生活まで見据えて指揮を執る．
◎多職種スタッフとの意思疎通を心がけ，職能を活かし，リハ室にも顔を出してチーム医療を築く．

6. 生活指導

　最終的には，自宅で行えるエクササイズの指導により，筋力や可動域の維持と，体重や体調の長期的管理が基本的に重要であり，スポーツや職業，家事などのアドバイスも行う．さらに身体面の指導に加えて，自宅のトイレや浴室，階段など環境整備や履き物選択のアドバイスも必要となる．

7. チーム医療を築く

　リハは，理学療法士や作業療法士など多職種のマンパワーで行うチーム医療であり，医師はチームリーダーとして，スタッフの職能や専門性が大いに活かせるよう，連携・協力体制をつくると理想的である．例えば，日頃からごく短時間でもリハ室に顔を出し，患者に声をかけ，スタッフとコミュニケーションをとる習慣をつけ，「顔の見える信頼関係」を築くことが理想であろう．カルテ電子化の時代にあっても，文書では伝えきれない情報は多くあり，face to faceで意思疎通を図れるようにしておきたい．

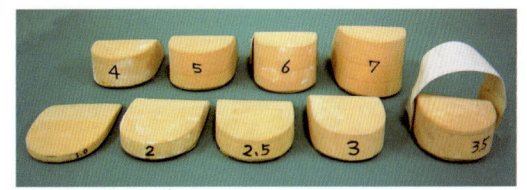

図12　補高調整用のヒールブロック各種
5mm刻みで高さが異なるものを準備．バンドで足底に固定して，歩行チェックを行う．
（文献2）より引用）

文献
1) 野口康男ほか：変形性股関節症に対する大腿骨骨切り術とそのリハビリテーションの実際．MB Med Reha 11：38-48, 2001
2) 高杉紳一郎ほか：変形性股関節症に対する運動療法．臨床スポーツ医学 22：673-683, 2005
3) 志波直人ほか：変形性股関節症の保存療法としての運動療法．整形外科運動療法実践マニュアル，白土修ほか編，全日本病院出版会，東京，67-74, 2002
4) 井原秀俊：なぜ荷重感覚が必要か．下肢疾患の加速的リハビリテーション—在院日数短縮への道標，井原秀俊編，南江堂，東京，37-51, 1999
5) 高杉紳一郎ほか：リハビリテーション．神中整形外科学 上巻，岩本幸英編，843-896，南山堂，東京，2004
6) 萩原博嗣：新しいプール治療装置（フローミル）の開発とその応用．別冊整形外科 24：53-57, 1993
7) 高杉紳一郎：新時代の運動器リハビリテーション；物理療法．整形外科 56：895-904, 2005
8) 川村次郎ほか：物理療法による事故と機器保守点検制度について．日整会誌 76：489-491, 2002
9) 日本医師会編：運動療法処方せん作成マニュアル，日本医事新報社，東京，1998

総論 [IV. 社会的問題]

1 手術を巡るリスクマネジメント

九州中央病院整形外科部長 **有薗 剛**

1. リスクマネジメントとは

リスクマネジメントとは潜む危険を系統的に評価して，それに対策を講じることで，危険が具現化した際にそれによる被害を最小限に抑える活動（クライシスマネジメント）を含めて広義のリスクマネジメントと呼ぶ[1]．元来は医療事故に伴う病院の経済的損出を最小限に抑えることを目的として1970年代にアメリカで提唱された病院管理技術である．わが国においては1998年に日本医師会より医療事故対策の目的で米国流のリスクマネジメントが導入されたが[2]，導入後は医療事故を未然に防ぐために医療の質を確保することに主眼が置かれるようになった．医療事故の多くは個人のエラー単独に起因するものではなく，医療システム全体の未整備や人的要素などが複合的にかかわって発生することがわかってきた．エラーが生じる根本的原因を分析し，予防を図る中で業務工程をいかに管理して実践していくかというのが現在の医療のリスクマネジメントである．手術においても手術手技のみならず，術前の準備，術中，術後の管理など数多くのスタッフがかかわる業務が対象となる．

2. 基本用語の定義

医療事故とは診療行為の過程で発生し，通常の経過から逸脱した事象を呼ぶ．通常の治療経過とは現在の医療水準で最善と判断される治療を行った際の平均的な経過を指す．医療過誤は医療事故の中で医療従事者が注意を怠ったために生じたトラブルで，医療水準に適した十分な注意が払われていれば生じていない事象を指す．医療事故をわが国ではアクシデントと呼び，医療行為の中で患者に障害が及び，損害が生じている状態を指す．患者に障害は及ばなかったが医療事故になる可能性があったものをインシデントと呼び，いわゆるヒヤリ・ハットと呼ばれる出来事を指す[3]．

3. 医療事故の原因

医療事故の原因はスタッフの連携不足，医療技術不足，労働能力を超える仕事量，設備や機器の欠陥，ヒューマンエラー，確認システムの不足など複数の要素が関係していることが多く，真の発生原因は判然としないことも少なくない．Reasonら[4]によると複数の防御システムが破られて事故は発生し，その中でもヒューマンエラーによる事故が70〜80％を占めているという．整形外科では手術は治療の中でも最も大きなイベントであるが，手術そのものが重要な構造物への侵襲であり，潜在的に数多くの事故の危険性が含まれていることを常に念頭に入れておくべきである．

4. リスクマネジメントの導入

(1) リスクの把握

報告書を通じてインシデントやアクシデントの情報を収集し，系統的に分類をしていく．結果的に障害につながらなかったインシデントは等閑にされやすいが，これらを繰り返すうちに大きなアクシデントとなる可能性が高く，徹底した報告システムの構築が重要である．具体的にはリストを作りチェックをさせて，業務におけるリスクを見つけることが大事である．

◎術中にトラブルが生じ，冷静になれない場合は一時的でも同僚や上級医の支援を要請するべきである．
◎アクシデントが起こったら必ず医療事故対策委員長や病院長に報告し，判断を仰ぐ．事故発生後の説明は早い方が良いが，準備を行わないまま説明を行うとかえって不信を募らせるので，説明を行う時間を伝えてその時刻を守ることが基本である．

（2）リスクの分析

把握されたリスクに対して発生の頻度，結果の重要性，原因，発生しやすさなどを解析する．原因は個人の問題と片づけるよりもシステム全体の問題として捉え，複数のチェック機構を講じる方が発展性があり，再発も起こりにくい．

（3）リスクの処理

分析したリスクは全職員に周知徹底し，事故防止につなげることが重要で，具体的には合併症と死亡に関する症例検討会や安全対策委員会などで対応策を十分に協議して決める．決定された対策をどのように周知徹底するかも検討しなければならない．

（4）教育研修および再評価

リスク分析，処理の内容から適宜教育や研修を行い，職員のレベル向上，再発防止，意識の改革を図るのは当然であるが，対策の実施後，一定の期間を置いてその効果を再評価することも重要である．

5. 外科医が精神的に最も脅かされる術中トラブルへの対応

一般に行われている手術手技は多くの先人が改良してきたものであるが，すべての過程が工業製品のように合理化されているわけではなく，術者が解剖書，手術書，文献などで得た知識とそれまで培った経験や受けた指導内容から自分でイメージを描き，実践するという個人レベルの技量に委ねられる部分が多い．術中にトラブルが生じた際にどのような対応をすべきか経験があれば状況に応じた判断ができる可能性が高いが，いかなる術者もすべての合併症を経験しているわけではなく，基本技術を磨き，知識を備えていく以外に対処法はない[1]．合併症が生じ，冷静になれない場合は一時的でも同僚や上級医の支援を要請するべきで，最低限の冷静さを獲得することがまず必要である．冷静さを欠いた状態での対応は更なる状況の悪化を招きかねない．

6. 医療事故発生後の対応

医療事故が発生したら当事者のみならず，関係者が素早く協力しあって対応をとることが必要である．重大な医療事故では直ちに医療事故対策委員長もしくは病院長に一報を入れ，病院全体の医療事故対策委員会の適切な判断や助言が得られるようにする必要がある．医事紛争となって弁護士に相談する患者や家族の口からは「先生からの説明がなかった」とか，「説明が良くわからなかった」などがよく聞かれ[5]，適切な説明がいかに紛争を避けるためにも重要であるかを物語っている．対応は早い方が良いが，準備を行わないまま説明を行うとかえって患者や家族の不信を募らせる結果となるので，説明を行う時間を伝えて，その時刻を守ることが基本である．説明を行う際に内容がぶれないことも重要で，そのためにも関係者との協議を行ってから対応すべきである．説明に際してはしばしば医療従事者側の正当性を主張する釈明になりがちであるが，患者や家族が聞きたいことや知りたいことは何であるかを十分配慮すべきである．誠実な対応に心がけ，真実を明らかにすることを恐れてはならず，事実の隠蔽は最も行ってはならない行為である．

文献
1) 米延策雄：脊椎外科におけるリスクマネジメント．日脊椎脊髄病会誌 20：802-812, 2009
2) 熊谷孝三：リスクマネジメントのあり方．医療安全学，日本放射線技術学会監，医療科学社，東京，17-41, 2005
3) 出沢 明ほか：医療事故防止の基本．脊椎脊髄 19：246-251, 2006
4) Reason J：Human error：models and management. Brit M J 320：768-770, 2000
5) 森谷和馬：法曹界からみた医事紛争事例から学ぶ安全対策．日整会誌 84：S348, 2010

総論 [IV. 社会的問題]

2 インフォームド・コンセント取得

九州中央病院整形外科部長 有薗 剛

1. インフォームド・コンセントとは

　インフォームド・コンセント（IC）とは医療行為の対象者（患者）が，治療や検査などの内容について十分な説明を受けて理解し（informed），その方針に合意（consent）することである．ここでの合意は双方の意見の一致という意味で，医療従事者が説得して方針に同意させるような場合や，患者が十分な理解をせずに「お任せします」と言って署名するような態度は十分な IC とはいえない．IC は従来の医師の権威主義に基づいた医療を改め，患者の権利や自由意思を尊重するという理念に基づいている．わが国では医療法第 1 条の 4 第 2 項に「医師，歯科医師，薬剤師，看護師，その他の医療の担い手は医療を提供するに当たり，適切な説明を行い，医療を受ける者の理解を得るように努めなければならない」と規定されており，法的根拠となっている．すべての医療行為に IC が必要とされるわけではないがある程度の侵襲を伴う処置や危険性を伴う行為などでは必ず必要となる．したがって IC を得ずに医療行為を行えば，たとえ行った医療行為に医療過誤が存在しない場合でも，医療従事者や医療機関の経営者は損害賠償責任を問われることがある．実際の医療行為では術後合併症のように不可抗力によって患者が望まない結果になった場合，裁判となることが多い．そのような事例では「今回のような結果が起こりうることの十分な説明は受けていない．十分な説明がなされていれば同意しなかった．したがって今回のような損害を被ることはなかった．」と患者が主張して争いとなる場合が多い．医師が説明を怠ったのか，患者が説明を忘れたのか説明文に記載され

ていれば無駄な争いは避けることができる．通常の医療における IC は上記のように裁判所の判例などによりその必要性が確立していったが，医学研究における IC はニュルンベルグ綱領やヘルシンキ宣言に基づいている．これまでのさまざまな残虐な人体実験や被験者の同意を得ないまま行われた研究などの反省に基づき，各種の宣言や行政指針，法律が出され，医学研究における IC が確立してきた[1]．

2. IC の成立要件

　前述のごとく，患者の意思の尊重が IC の基本であることからその成立には以下の 4 項目が必要である．
(1) 患者の同意能力（なされた説明を理解し，判断できる能力）があること．
(2) 患者への適切な説明が行われること．
(3) 患者による説明の理解が得られること．
(4) 患者の自発的同意が得られること．

3. 説明の実際

　医療従事者が医療行為を行う際には患者に合併症や副作用などを中心に説明する場合が多いが，それだけでは不十分で，代替可能な治療があれば，その治療と予想される経過およびリスクについても説明する必要がある．IC をめぐる裁判は多数発生しており，IC の原則を根拠に医療従事者の損害賠償責任を認める判例も数多く出されている．裁判所は IC で説明すべき事項として下記の項目をあげている．
(1) 患者の病名と状態
(2) これから行う医療の目的と必要性
(3) 医療の内容

◎ICとは説明（informed）に基づく，合意（consent）であり，その基本理念は患者の意思の尊重である．
◎医療従事者が説得して治療方針に同意させるような姿勢では十分なICは得られない．

(4) 医療に伴うリスクとその発生率
(5) 代替可能な治療とその治療の成果およびリスク
(6) 何も治療を受けなかった場合の経過

説明文書を作成する際には専門知識のない一般の人が理解できるように，できるだけ専門用語は避け，やむを得ず使用する場合にはその解説を述べることや平易な言葉を使用し，わかりやすく記載することなどが重要である[1]．

4. 望ましいICを得る方法

(1) 対等の立場で説明する
見下したり，へりくだったりすることなく，同意者と同じ目線で説明することが重要である．臥床している同意者には高い位置から見下ろすことがないようにこちらも低く腰掛けるなどの配慮が望ましい．

(2) 平易な言葉遣いで説明する
できるだけ専門用語を避け，日常的な言葉に置き換えてわかりやすく説明するように心がける．

(3) 言葉以外の図などを用いた説明で理解を深める
可能な限り言葉だけではなく，図や模型，ビデオなど同意者の視覚に訴えながら理解できるよう努める．

(4) 同意者の理解状況を確認する
説明にあたっては，節目ごとに説明の理解ができているかを確認し，その都度質問を受けるように心がける．医学的知識がない一般の人にとっては，すべてが初めて聞くような内容であり，説明内容の把握は難しく，1回の説明で十分理解することは通常困難であるので，必要に応じて繰り返し説明する．また，相手の理解度に応じて説明のスピードや説明回数を変える必要がある．

5. ICが免除される場合

(1) 患者が自発的にICを拒否した場合
患者が細かい説明を拒否した場合．

(2) 緊急事態
生命の危機に瀕している場合などの緊急事態ではICに時間をかけている余裕がないためICは免除される．

(3) 患者に同意能力がない場合
① 未成年者：子供には未来を得る権利があるため，その時点での自己決定権を制限されるという考えがあり，例えば，注射を嫌がる幼児では子供の自己決定権は保護者によって代替されている．

② 意思疎通ができない患者：意識障害や認知症などのために判断能力がない患者では家族などの代理人の同意にて診療を行う．同意能力がない患者で親族などの身寄りのない成人に対する対応は予め病院で取り決めを行い，それに従って複数のスタッフによる合議にて治療方針を決めざるを得ない．

③ 強制処置：精神疾患の場合，病状によっては，同意を得ることが困難な場合がある．また，正確な病名を告知すると病状が悪化して自傷，他人に危害を加える可能性がある場合には病名や治療法を知らせず，保護者や家族にのみ病名などを知らせることもある．医療は個人の利益のみではなく，公益も目的としているため，精神障害者福祉に関する法律に規定されているような場合にもICは免除される．

文献
1) 前田正一：医療におけるインフォームド・コンセントとその法律上の原則．インフォームド・コンセントその理論と書式実例，前田正一編，医学書院，東京，1-15, 2005

【各論：個別のテクニック】
Ⅰ．感染症

1 各論 ▶ 個別のテクニック ［I.感染症］

感染症の処置の基本方針

佐賀県立病院好生館整形外科 竹内直英

1. 感染症診断のプロセス[1]

(1) 理学所見
　腫脹，発赤，熱感，疼痛の炎症の4徴と発熱の有無をチェックする．脊椎や股関節などの深部感染では，疼痛だけしか症状として現れないことも多いので注意を要する．

(2) 検査
① 血液検査
　感染症の初期評価では，白血球数と好中球分画の増加（核の左方偏位），赤血球沈降速度（ESR），C反応性蛋白（CRP）の上昇が重要である．

② 画像検査
単純X線撮影：骨吸収・骨萎縮像・骨膜反応の有無を確認するが，これらの異常所見は感染後1～2週経過しないと出現しないことが多い．またガス壊疽を疑わせるような軟部組織のガス像の有無も確認する．
超音波検査：表層の膿瘍の簡便な評価のほか，検体を採取する際のガイドの役割として有用である．四肢では，リニア式（中心周波数10MHz）探触子を使用するのが一般的である．
MRI：早期診断に有用である．関節液や膿瘍の貯留，骨髄浮腫，病巣範囲の診断に有用である．病巣は典型的には，T1強調像で低信号，T2強調像で高信号，Gd（ガドリニウム）造影像でenhanceされる．
CT：腐骨や骨破壊像の診断に有用である．
骨シンチグラフィー：感染病巣の全身検索に有用である．

③ 細菌学的検査
　細菌培養検査と感受性検査が重要である．感染部位の検体（膿瘍，関節液）のほかに血液培養（敗血症の有無）も必須である．細菌感染の診断法としてはグラム染色が重要である．結核菌感染の診断には，ツベルクリン反応，塗抹・培養，核酸増幅法（PCR），QuantiFERON-TB2G検査を用いる．真菌感染の診断には，カンジダ抗原やβ-Dグルカンを用いる．前医ですでに抗菌薬投与を行われている場合は，起炎菌が検出されない可能性があるため，48時間抗菌薬を中止し，その後，検体を採取する．
　関節液を採取した場合は，培養検査のほかに関節液成分の解析を行う．関節液の白血球が5万以上で糖値が40mg/dl以下の場合は，感染を念頭におく．また結晶性関節炎（痛風，偽痛風）を鑑別するために，ピロリン酸カルシウム（CPPD）や尿酸結晶の検査も同時に行う．

④ プロカルシトニン検査（PCT）
　敗血症か，単なる炎症反応の高値かを鑑別する補助診断の一つである．基準値（0.5ng/ml未満）を超えた場合は感染が強く疑われる．細菌性感染の有無を反映するが，真菌感染には無効である．

(3) 既往歴のチェック
　糖尿病，透析患者，肝硬変，ステロイド・免疫抑制薬・抗癌薬を内服している患者は感染のハイリスク群である．

(4) 鑑別疾患
　腫瘍性疾患，結晶性関節炎，疲労骨折などとの鑑別が重要である．検体を採取する際は，病理組織学検査も行う．
　以上の検査をもとに皮膚，皮下脂肪組織に限局した表層感染か，または筋膜・筋層・関節・骨組織への深部感染かを判断し，さらに感染範囲を同定する．

2. なぜ外科的処置が必要か？
・皮下・筋層内の膿瘍は被膜を形成しているた

め，抗菌薬が到達しにくい．
・関節内は血行がないため，経口もしくは経静脈的に投与した抗菌薬は病巣に届かない．
・慢性骨髄炎で腐骨や骨柩が存在する部位は，周囲との血行が途絶えており，抗菌薬が到達しにくい．
・人工関節や骨接合材料に細菌が付着すると，細菌は凝集して多糖体と蛋白からなる膜を形成する．これをバイオフィルムと呼ぶが，これに包まれた細菌は抗菌薬に対する抵抗性が高い．

3. 外科的処置の目的

・デブリドマンによって微生物を減少させ，細菌や滲出液，壊死骨などの有害物質を除去すること．
・敗血症などの重篤な全身合併症を予防すること．

4. 手術適応

　表1に示す．
　感染を疑った場合は，一般的には検体を採取した後，まず抗菌薬治療を行う．抗菌薬の選択は，培養検査と感受性検査が判明するまでは，表層であれば第1世代セファロスポリン系もしくはペニシリン系抗菌薬の静注を，深部感染であれば広域スペクトラム（第4世代セファロスポリン系もしくはカルバペネム系）抗菌薬を第一選択とする．また局所の安静と固定を行う（ギプスシーネなど）ことも重要である．48～72時間の抗菌薬治療を行っても治療効果に乏しいときは外科的処置の適応となるが，その間に炎症反応が急激に上昇していたり，敗血症が疑われる場合は，緊急手術が必要になる．また，重症軟部組織感染症（ガス壊疽，壊死性筋膜炎）では診断確定し次第，手術を行うことが望ましい．起炎菌がわかった段階で，感受性のよいスペクトラムの狭い抗菌薬に変更する．
　感染症を疑ったときの治療手順は図1参照のこと．

5. 外科的処置の step

(1) デブリドマン
① 目的
　骨髄や軟部組織内の膿瘍の排除や減圧，腐骨・壊死組織の掻爬，死腔や瘻孔の除去．

[表1] 感染症の手術適応

1. 可及的早期の外科的処置が必要になる疾患
　膿瘍（皮下組織，筋層内）
　化膿性関節炎
　慢性骨髄炎（腐骨を伴うもの）
　人工関節置換術後の感染
　四肢，脊椎骨固定材料挿入後の感染
　運動麻痺を伴う化膿性脊椎炎
　重症軟部組織感染症（ガス壊疽，壊死性筋膜炎）
　糖尿病性壊疽
2. 抗菌薬の治療が奏効しないときに外科的処置を考慮する疾患
　急性化膿性骨髄炎
　化膿性脊椎炎で運動麻痺を伴わないもの
　化膿性指屈筋腱腱鞘炎

② 種類
切開排膿：膿瘍を切開し，病巣を体外へ排出する方法である．排膿後は，皮下膿瘍であれば開放のままとし，ガーゼやビニールドレーンを用いてドレナージを行う．深部の膿瘍であれば，十分に洗浄・掻爬した後にドレーンを留置し，閉創する方法が一般的である．
病巣掻爬：不良な軟部組織もしくは骨組織を掻爬し除去すること．鋭匙などで壊死組織を可及的に除去する．
適応：膿瘍，急性・慢性骨髄炎
骨掻爬：骨内の腐骨や不良肉芽組織を除去すること（図2）．
骨切除：病巣が広範囲のときに両端の骨の連続性が断たれるまで分節状に骨を切除すること．骨欠損性偽関節となるため，創外固定で固定する．

(2) 洗浄
　細菌を物理的，機械的に除去するのに有効である．通常，3～10lの生理食塩水で行うのが一般的である．高圧パルス洗浄器の使用は，真空管シリンジでの洗浄に比べて，有意に感染率を減少させる[2]．

(3) 死腔の管理
　デブリドマンの後，骨や軟部組織を切除した部位は，空洞が形成され死腔となる．ここに血腫が形成され貯留すると，感染の再発の原因となりうる．そのため，死腔を充填する必要がある．以下の方法がある．

① 開放骨移植術（Papineau法）
　病巣掻爬後，創を開放とし，連日洗浄を行う．その後，肉芽組織の増生を待ち，海綿骨移植を行う．さらに肉芽が形成された後に，植皮術な

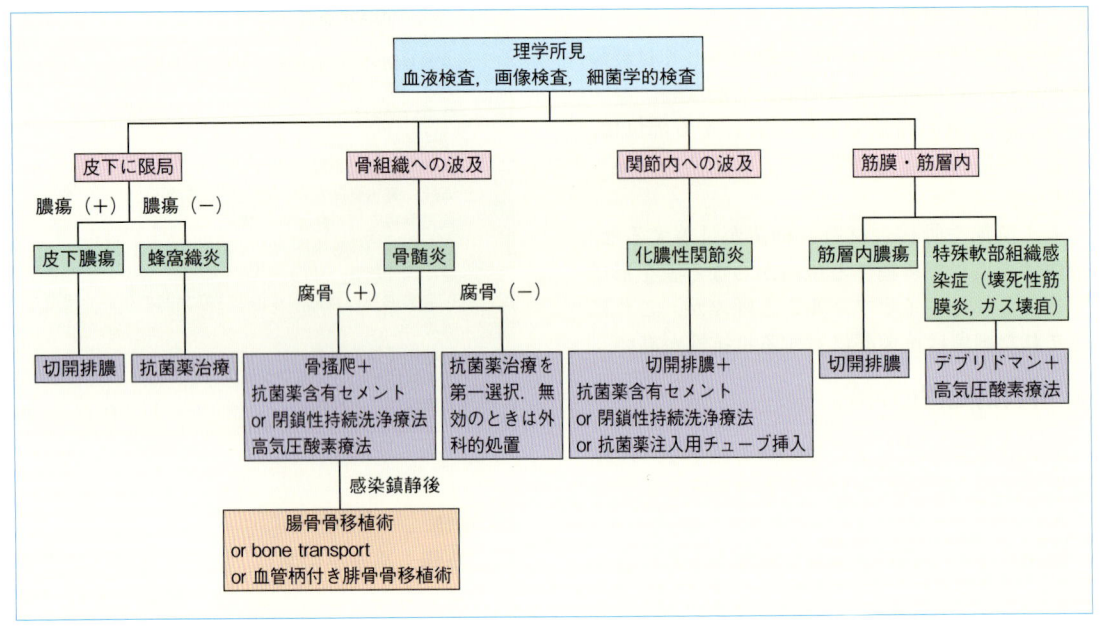

図1 感染症を疑ったときの治療手順

どで被覆する方法である．
適応：慢性骨髄炎
長所：創を開放しているので，局所の状況を直接観察することができ，不良な組織があれば容易にデブリドマンを追加することができる．
短所：治療期間が長い．

② 抗菌薬含有セメント antimicrobial-loaded acrylic cement

人工関節用骨セメントである polymethylmethacrylate（PMMA）に抗菌薬を混ぜて，死腔に充填する方法である．セメント内から徐々に抗菌薬が拡散することで，感染巣に対して持続的な効果が期待できる．
適応：急性・慢性骨髄炎，化膿性関節炎，人工関節置換術後感染
長所：管理が容易であり，出血が少ない．
短所：PMMAに混ぜた抗菌薬の局所濃度が漸減的である．

使用可能な抗菌薬の条件は，① 広範囲抗菌スペクトラムを有すること，② セメント重合時に熱に安定であること，③ 短期間に高濃度流出すること，④ 水に安定していることである．国内では，骨セメント 40g に対してメチシリン耐性黄色ブドウ球菌（MRSA）感染症では，vancomycin hydrochloride（バンコマイシン®）1〜2g を，その他の細菌に対してはアミノグリコシド系抗菌薬（gentamicin sulfate（ゲンタマイシン®），amikacin sulfate（アミカシン®），dibekacin sulfate（パニマイシン®）などを用いることが多い．使用量は，セメント 40g に対して 0.05〜2.0g と明確な基準は定められていない[3]．アミノグリコシド系の利点は，濃度依存性であるため本治療の原理に合致していること，PMMA から溶出しやすいことがあげられる．ビーズもしくはスペーサーを挿入する方法がある（図3〜5）．使用するセメントは，Simplex®，CMW®，Cemex RX®，Osteobond® などがある．Cemex RX® は重合熱が低い．抗菌薬含有セメントは 3〜6 週間で摘出するのが一般的である．

③ 閉鎖性持続洗浄療法 closed suction irrigation

創を閉鎖させ大量の洗浄液で感染巣を 24 時間持続的に洗浄することで，細菌，壊死組織，血腫を排出させる方法である．
目的：血腫や挫滅組織片 debris の除去，ドレナージの促進
適応：化膿性関節炎，急性・慢性骨髄炎

国内では，川嶌式持続洗浄チューブセット（コーサンメディカル社）が広く普及している[1,4]．二重管セーラムチューブと胸腔ドレナージ用の持続吸引バッグを用いて行う（図6, 7）．
長所：持続的な洗浄効果で感染治癒が高く，再

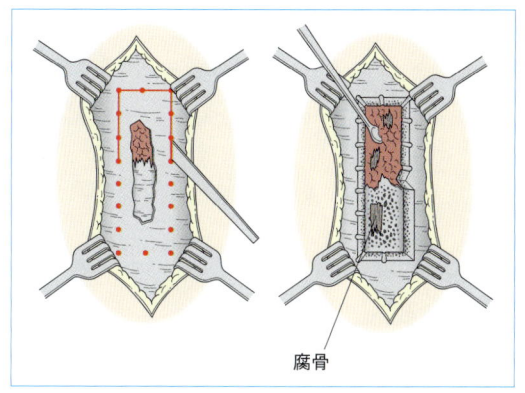

図2 腐骨除去と病巣掻爬
長軸方向に骨膜を切開し，骨皮質から髄腔に向けて Kirschner 鋼線で小孔を作る．その後ノミで小孔をつなぎあわせて骨皮質を開窓する．骨皮質の変色部分はすべて除去し，骨髄内の腐骨，壊死組織を鋭匙などで徹底的に除去する．正常海綿骨から出血が認められるまで掻爬する．

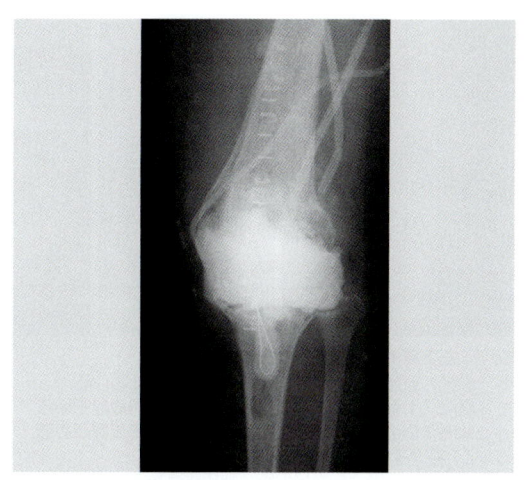

図5 セメントスペーサー
人工膝関節置換術後感染に対して，ゲンタマイシン含有セメントスペーサーを荷重が可能な形状に作製し，死腔に充填した．

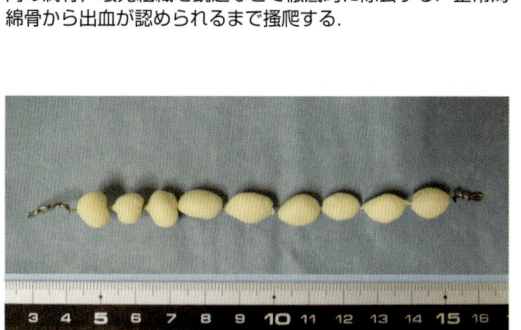

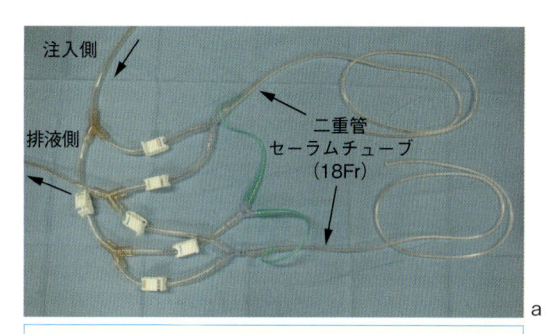

図3 骨セメントビーズ
人工関節用骨セメント1袋（40g）に感受性のある抗菌薬を混ぜて約1cm大のビーズ状にし，約1mm径のソフトワイヤーに数珠状に付ける．

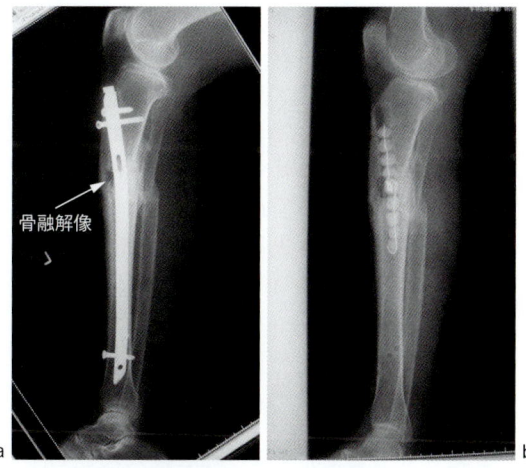

図4 下腿髄内釘術後骨髄炎（59歳，女性）
a 単純X線撮影：脛骨近位に骨融解像を認める．穿刺にてMRSAが検出された．
b 髄内釘を抜去し，バンコマイシン含有セメントをビーズ状にして髄腔に挿入した．5週間後に抜去し，感染は鎮静化した．

図6 閉鎖式持続洗浄療法
a 局所持続洗浄チューブセット（コーサンメディカル社）．二重管セーラムチューブと3回路からなる閉塞防止回路により構成される．
b 閉塞防止回路（文献1）より引用改変）．通常は緑をクランプした緑回路を用いる．緑が閉塞した場合は，青をクランプした青回路を用いる．それでも閉塞が解除されないときは，非常用として赤をクランプした赤回路を用いる．

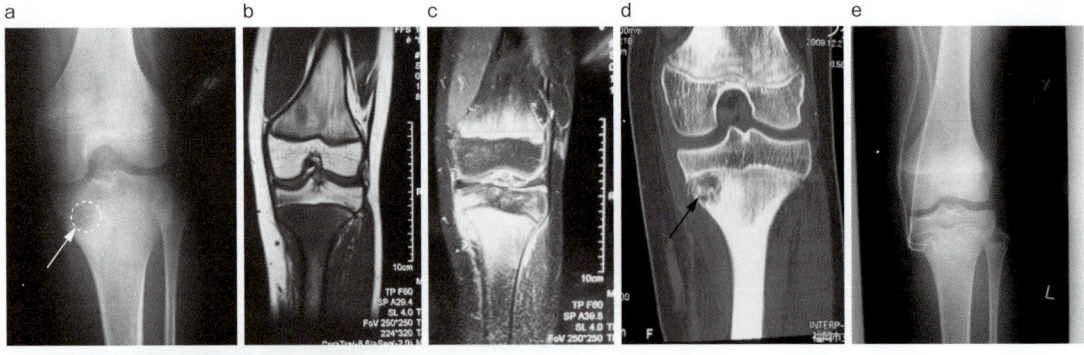

図7 左下腿化膿性骨髄炎（10歳，女児）
a 単純X線撮影．脛骨近位内側に骨吸収像を認める．
b MRI T1強調像．脛骨近位骨幹部に低信号域を認める．
c MRI T2強調像．脛骨近位骨幹部に高信号域を認める．
d CT 脛骨近位内側に骨融解像を認める．
e 単純X線撮影．病巣掻爬後，持続洗浄を行い，感染は鎮静化した．

発が少ない．
短所：血腫・debrisによるチューブの閉塞，洗浄液の漏れ，出血の助長，臥床を要する．
方法：
① 1,000 ml の生理食塩水に感受性のあるアミノグリコシド系抗菌薬（amikacin sulfate（アミカシン®），isepamicin sulfate（イセパマイシン®），もしくは tobramycin（トブラシン®））を1アンプル混注する．また，1,000 ml の生理食塩水に 10 ml のポビドンヨード液を混ぜたものを 2,000 ml，合計 3,000 ml／日を用いて洗浄する．小児では 1,000～2,000 ml／日とする．
② 胸腔ドレーン用の吸引バッグを用いて 20 cm H_2O で持続的に吸引する．注入量と排出量を定期的に記録して出血量や漏出量をチェックする．
③ 培養検査は3日目より行う．施行前の洗浄液は生理食塩水のみの洗浄液とし，排液側を5分ほどクランプし，チューブのゴム管から検体を採取する．3回連続して培養が陰性であれば持続洗浄を終了する．持続洗浄の期間は一般的に10～14日程度である．また，感受性のある抗菌薬の経静脈的投与も同時に行う．
④ 高濃度抗菌薬の局所注入療法 high-dose antibiotic infusion
　デブリドマン，掻爬・洗浄後に，太さ10Frのヒックマンカテーテル（中心静脈栄養用カテーテル（メディコン社）を病巣に留置し，抗菌薬を注入する方法である（図8）．炎症反応が改善するまで1日2回，1～4週間注入を行う．amikacin sulfate（アミカシン®）400 mg／日）

を第一選択とするが，感受性のない場合には，gentamicin sulfate（ゲンタマイシン®）80 mg／日もしくは arbekacin sulfate（ハベカシン®）200 mg／日のいずれかを使用する．
適応：人工関節，腫瘍用人工関節置換術後の感染で，弛みを伴わない症例
長所：局所に高濃度の薬物を注入することができる．臥床を要しない（車いす移動可能）．
短所：筋注用の薬剤しか使用できない．
　人工膝関節，腫瘍用人工関節の感染例12関節に対して，全例で人工関節を温存し感染を鎮静化することが可能であったと報告されている[5]．

(4) 閉創
　皮膚に過度の緊張がかからない程度に疎に縫合する．縫合糸はナイロン糸を用いると創合併症を起こしにくい．皮膚が欠損し，創を閉鎖することができない場合は無理に閉創せず，開放創のままとし，ガーゼやイソジン®ドレープなどで被覆する．そして48～72時間後に創を再度評価し，必要があれば追加でデブリドマンを行う．

6. その他の治療法

(1) 高気圧酸素療法（hyperbaric oxygen therapy；HBO）
　2絶対気圧まで加圧後に純酸素吸入を1日1回60分間行い，計20～30回行う方法である．
適応：化膿性骨髄炎，ガス壊疽，壊死性筋膜炎
　HBOの効果は，① 細菌に対する静菌的作用，② 白血球の殺菌作用の亢進，③ 抗菌薬の殺菌

> ◎骨・関節感染症の診断と病巣範囲の同定においては，MRI が有用である．
> ◎治療の成否を決めるのはデブリドマンの質であり，徹底的な病巣掻爬を行う．
> ◎病巣掻爬後，持続洗浄・抗菌薬含有セメントなどで，感染の鎮静化を図る．

作用の増強，④ 虚血性軟部組織の wound healing，⑤ 壊死骨の吸収，⑥ 骨形成能の促進である．HBO の有効性としては，骨髄炎において，閉鎖性持続洗浄療法単独での再感染率が9％であったのに対して，閉鎖性持続洗浄療法＋HBO では，再感染率が1.4％と有意に低下することが報告されている[4]．

(2)切断術

四肢の感染で，種々の外科的治療や抗菌薬治療でコントロールが不良なときや，敗血症を合併し全身状態が急激に悪化したときに適応となる．

適応：糖尿病性壊疽，壊死性筋膜炎，ガス壊疽など

(3)人工関節置換術後の感染の治療方針

人工関節置換術後の感染では，人工関節の弛みを生じていなければ抜去せず，抗菌薬含有セメントや持続洗浄での治療が可能である．もし弛みがあれば，人工関節を骨セメントとともに抜去し，抗菌薬含有セメントスペーサーを挿入する．そして感染が鎮静化してから二期的に人工関節再置換術を行う．しかし，関節破壊が高度で膝関節機能を残して治癒する見込みのない患者では，関節形成術や関節固定術の適応となる．

7. 感染鎮静後の骨・軟部組織欠損に対する処置

(1)筋皮弁術 musculocutaneous flap

病巣掻爬により欠損した軟部組織を充填する方法．有茎皮弁（回転皮弁，VAF flap など）と遊離皮弁（広背筋皮弁，腹直筋皮弁など）による方法がある．

(2)腸骨骨移植術 iliac bone graft

腸骨を骨欠損部に移植する方法である．
適応：慢性骨髄炎，感染性偽関節で6cm 未満の骨欠損例

(3)血管柄付き腓骨骨移植術 vascularized fibula graft

健側の腓骨を動静脈・皮弁とともに採取し，欠損部に腓骨移植ならびに血管吻合を行う方法である．
適応：慢性骨髄炎，感染性偽関節で6cm 以上の骨欠損例

(4)骨移動術 bone transport

健常部での骨延長を行うことで，骨欠損部を少しずつ短縮しながら骨癒合を目指す方法である．感染巣を除去後に骨癒合が得られるまで骨移動を行う．
適応：慢性骨髄炎，感染性偽関節で6cm 以上の骨欠損例

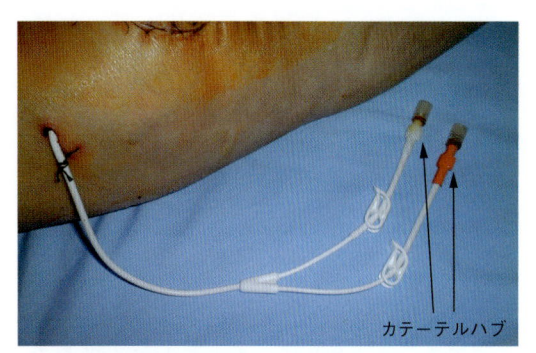

図8 人工膝関節置換術後感染に対するヒックマンカテーテルを用いた治療
カテーテルはデュアルルーメンとなっているため，一方のカテーテルハブからシリンジで滲出液を吸引し，他方のカテーテルハブから抗菌薬を注入することが可能である．

文献
1) 川嶌眞人：骨の感染症．神中整形外科学上巻，第22版，岩本幸英編，南山堂，東京，410-430，2004
2) Cierny G III et al：Orthopaedic Knowledge Update：Musculoskeletal Infection, Musculoskeletal Infection Society. American Academy of Orhopaedic Surgeons, 87-116, 2009
3) 日本整形外科学会インプラント委員会：抗菌剤入り骨セメントのアンケート結果について．日整会誌 78：957-961, 2004
4) 川嶌眞人ほか：整形外科領域における感染症の診断と治療．日整会誌 83：1010-1021, 2009
5) Fukagawa S et al：High-dose antibiotic infusion for infected knee prosthesis without implant removal. J Orthop Sci 15：470-476, 2010

各論 ▶ 個別のテクニック ［I. 感染症］

開放創の処置

九州大学病院救命救急センター 赤崎幸穂

はじめに

　外傷患者における開放創は，清潔下で行われる整形外科手術の切開創に比べ，さまざまな程度で汚染，挫滅されている点で大きく異なる．そのため，外傷性開放創の治療過程で最も重要となるのは，創部感染のコントロールであり，初療時の適切なデブリドマン debridement をはじめとする創処置が予後を左右する．また，適切で十分な処置を行うためには，処置前に開放創の状態，汚染，挫滅の程度をしっかりと評価し，術前計画を立てることも重要である．本稿では，開放創の処置におけるデブリドマンの必要性と基本的な初期治療の進め方について概説する．

1. デブリドマンは開放創の感染防止のために最も重要で不可欠な処置である

　開放創の創感染を防止するために最も重要なことは，できるだけ受傷後早期に（golden time は受傷後 6 時間以内），創内および周囲の皮膚から泥や砂などの異物や挫滅組織を取り除き，徹底的に清浄化することである．消毒薬や抗菌薬を使用するだけでは，創感染をコントロールすることはできない（図 1）．

　開放創を清浄化するための処置は，創内・周囲の洗浄，ブラッシング，挫滅組織の切除からなるが，一般的にはこれら一連の操作を広義のデブリドマンと呼ぶ．創の大きさにかかわらず汚染した開放創に対しては，まず創およびその周囲を大量の洗浄水とブラシやガーゼを使って洗浄，ブラッシングし，できるだけ機械的に創表面に付着した泥や油などの異物をきれいに洗い流すことが必要である．もし洗浄だけでは除去できない異物の組織への迷入があるときには，外科的に創面を切除しなければならない．

また，創に強い挫滅があるときには，壊死に陥ると思われる組織も切除する必要がある．これは血行のない組織は残しておくと感染した場合に，血行性の免疫機構や抗菌薬の効果が期待できず，細菌が成育するうえで絶好の培地になるからである．

　このように，開放創の初期治療は，あくまで洗浄，ブラッシング，挫滅組織の切除からなるデブリドマンを創部が清浄化するまで繰り返すことが主体となる．

2. 開放創の処置前評価と準備

　創処置に先立ち，開放創を評価し，治療方針を決定することが重要である．通常，開放創は外傷などの急患であり，緊急処置になるため，すばやく的確に準備を進めていく必要がある．特に軟部組織損傷（血管神経，腱，皮下組織）の有無や異物の迷入の可能性などは意識しないと見落としやすい．以下に具体的な手順を示す．

① 創の観察
② 軟部組織損傷の評価
③ 異物，骨折の有無の確認
④ 輸液，抗菌薬投与
⑤ 麻酔・手術室や手術機械の準備・手配

(1) 創の観察

　開放創の種類は，外力の種類による呼称が一般的であり[1]，創縁の状態や軟部組織の損傷の程度に違いがある（図 2）．受傷機転により診断は通常容易であり，デジタルカメラなどで撮影した創の普通写真とともにカルテに記載する．おおよその創部の長さや範囲とともにどういった開放創であるかを他者にも伝えられるようにする．

　創部は二次汚染を防ぐため，観察時以外は多

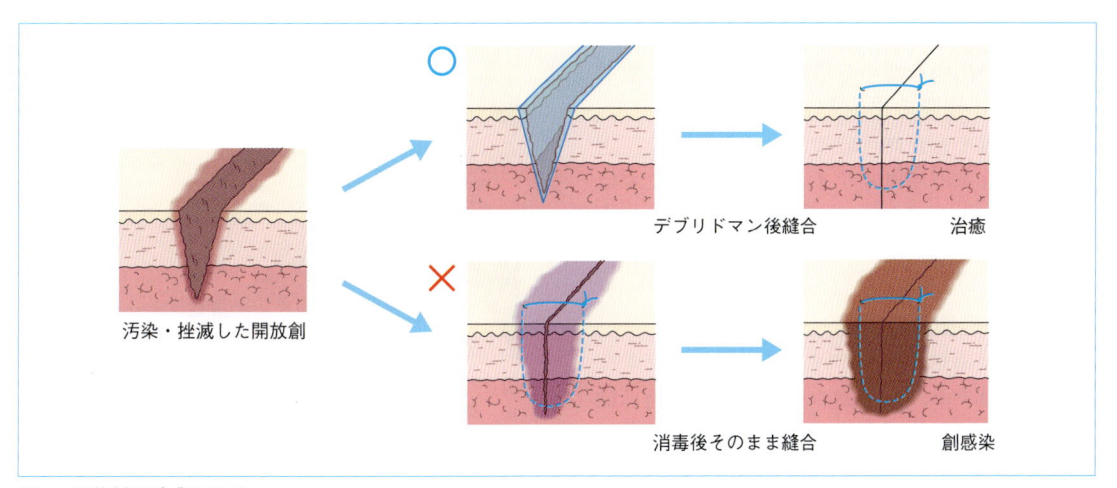

図1　開放創のデブリドマン
開放創の感染防止には，デブリドマンが必要である．

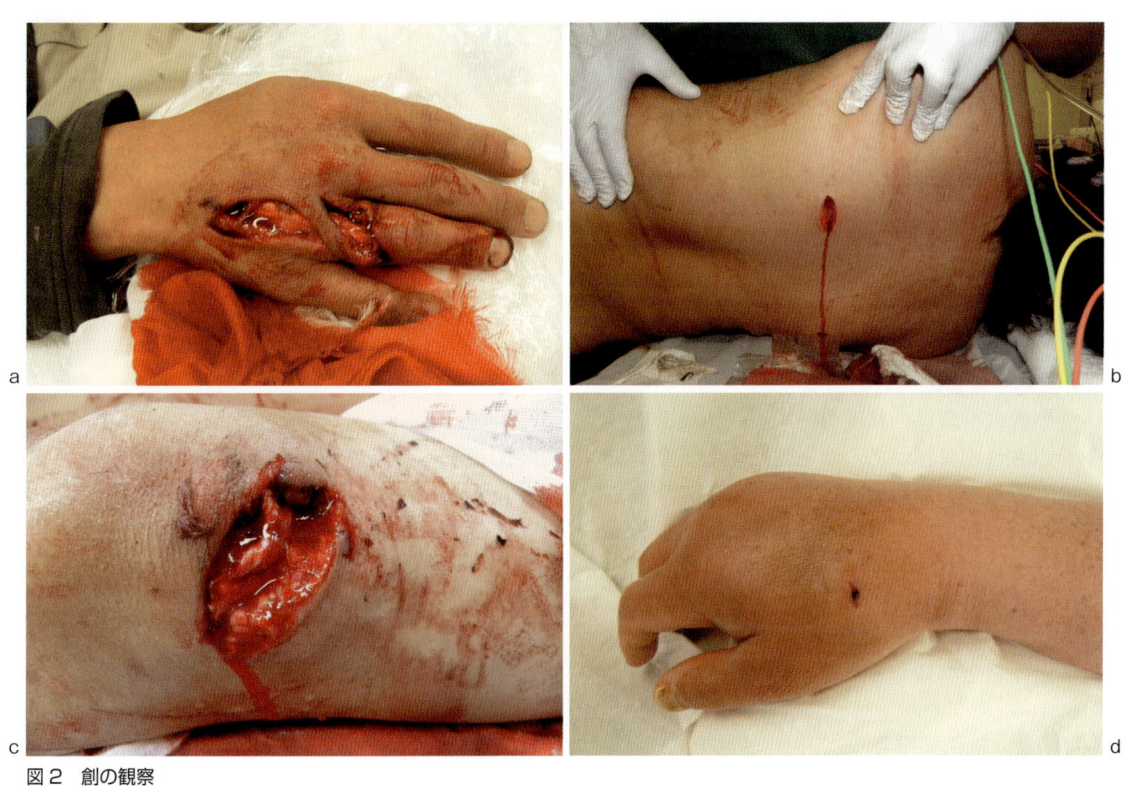

図2　創の観察
　a　切創
包丁，カッターなどの鋭利なものによって切られ生じた創である．創縁はシャープで挫滅は少なく，汚染がなければ洗浄のみで縫合可能である．
　b　刺創
先端が鋭利なもの（ナイフなど）による創で，創の入口部は狭いが奥行きは深いものである．単に見た目の創の処置だけの問題ではなく，血管，神経などの軟部組織損傷の程度の評価が重要となる．
　c　挫創，割創
打撲などの鈍的な外傷によって発生する皮膚や皮下組織の挫滅を伴う開放創で，創縁は挫滅組織によって不整となる．壊死組織，血行障害などによって感染を発生しやすい．範囲や汚染の程度によるが，挫滅組織のデブリドマンが治療上最も重要となる．
　d　咬傷
犬や猫などの動物に咬まれることにより生じる創である．唾液中は細菌が多数存在し，消化酵素も含んでいるため，創周囲の発赤や腫脹を伴いやすい．創は小さくても感染は高率であるため，十分なデブリドマンが必要であり，一次閉鎖しない場合が多い．

めの滅菌ガーゼと包帯で被覆しておく．創部より活動性の出血を認める場合があるが，一般的には5～10分間の出血部位のガーゼ圧迫で，動脈性出血でも止血可能である．効果的な圧迫を行っても，バイタルサインに変動をきたすほどの出血がある場合は，この時点での結紮止血などを考慮する[1]．

(2) 軟部組織損傷の評価

次に主要動脈損傷や神経，腱損傷の合併がないかを確認する．もし認める場合は，術前に縫合や再建の必要性，方法を検討しておかなければならない．

動脈損傷は，損傷部位より末梢における主要動脈の触知や毛細血管再充満時間 capillary refilling time（図3）の異常などで疑う．もし，再建が必要な動脈損傷の疑いがあれば，血管造影やCTアンギオグラフィなどで早急に確定診断する．神経損傷と腱損傷は，末梢での感覚障害，運動障害を診察し，診断する．

これらは必ず術前の状態として陰性所見を含めてカルテに記載しておく．術後に症状がわかった場合，受傷時からあるものかどうかの判断ができなくなるからである．特に神経，腱損傷は，麻酔後では評価できなくなる．

(3) 異物，骨折の有無の確認

受傷機転や現場の状況を聴取し，汚染の程度や予想される異物があるかを判断する．受傷機転にもよるが，骨折や摘出すべきガラス片などの異物混入が疑われる場合は必ず処置前にX線撮影を行う（図4）．小さい木片など写らないものもあるので注意する．骨折がある場合は，開放骨折の治療に準じて行い，必要であれば創外固定などを準備する．

(4) 輸液，抗菌薬投与

開放創からの出血は，活動性出血でなくても時間の経過とともに多量になっていることがある．細胞外液の輸液ルートを確保して適宜輸液をする．抗菌薬の投与は，グラム陽性球菌を主に感受性のある第1世代セフェム系やペニシリン系を予防投与し，汚染の程度が強ければ，グラム陰性桿菌などもカバーするアミノグリコシド系の追加を検討する．予防投与は3日間までとする．

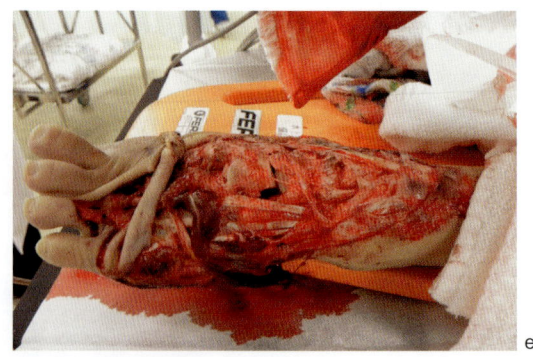

図2　創の観察（続き）
e　皮膚剥脱創
デグロービング損傷とも呼ばれるが，回転体などに巻き込まれた場合に生じる．皮膚と皮下組織が挫滅剥離され，広範囲で血行途絶し，遅発性に壊死，感染に陥る．最も治療に難渋する創である．

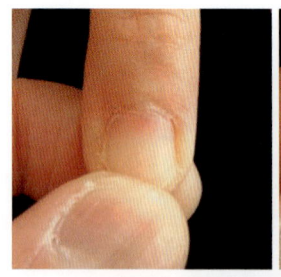

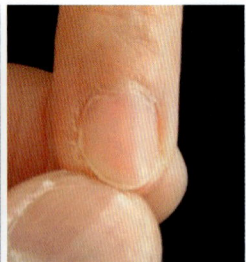

図3　毛細血管再充満時間 capillary refilling time
爪床を5秒間圧迫し解除後，爪床の赤みが回復するまでの時間．正常は1秒以内であり，2秒以上なら異常と判断する．

(5) 麻酔・手術室や手術機械の準備・手配

golden time の6時間以内での創処置のために律速段階となりやすいのが，手術室や手術道具の準備であるため，早めに手配しておく．創が小さく汚染が軽度であれば外来で局所麻酔下に行える場合もあるが，汚染の程度が強ければ手術室で全身麻酔下に行う方が無難である．創閉鎖が困難である場合は，人工真皮などの被覆材も準備する．

3. 開放創の処置（デブリドマン）

開放創を清浄化するための処置は創内・周囲の洗浄，ブラッシング，挫滅組織の切除からなるデブリドマンである．以下にその手順を示す．
① 麻酔
② 洗浄，ブラッシング
③ 挫滅，汚染組織の切除
④ 創閉鎖

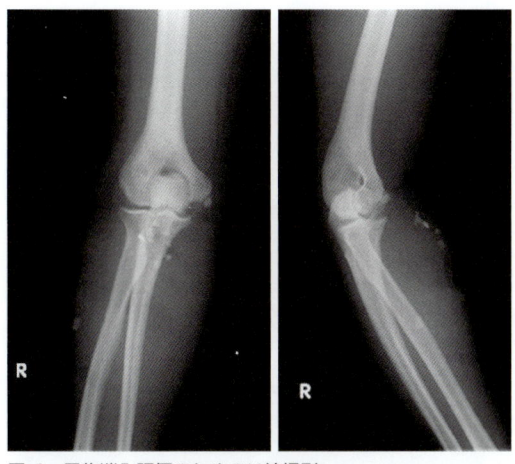

図4 異物迷入評価のためのX線撮影
特に高エネルギー外傷の際には，深部へガラス片などが迷入していることがある．

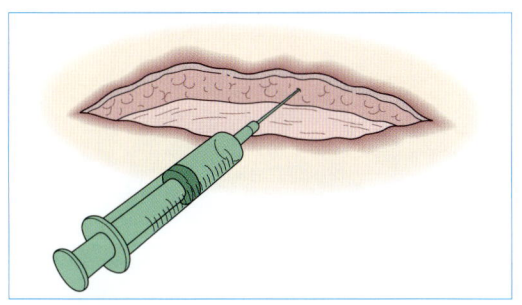

図5 局所麻酔
創面から可及的に細い針を用いて浸潤させると疼痛が少ない．

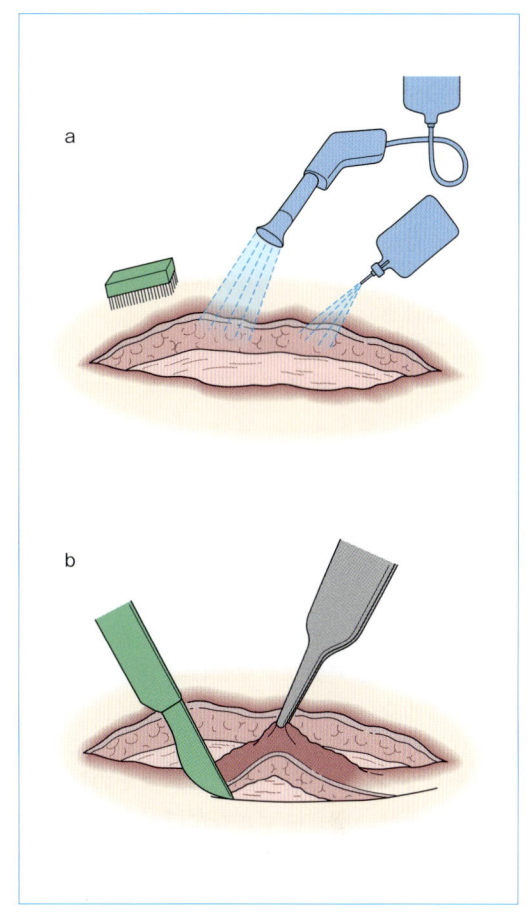

図6 創洗浄（a）と創面切除（b）

（1）麻酔

麻酔は，全身麻酔または神経ブロックが望ましい．創が小さく，汚染が少ない場合のみ局所麻酔（図5）で行ってもよい．

（2）洗浄，ブラッシング

開放創では汚染の程度にかかわらず，効果的な洗浄，ブラッシングは，創内の細菌数を減少し，異物を除去することで創感染のリスクを低下させる[2]．創面を大量の滅菌生理食塩水と消毒したブラシやガーゼで十分に洗浄，ブラッシングし，創腔内の異物や血腫を除去する（図6）．洗浄水については，ポビドンヨード混入生理食塩水や抗菌薬入り生理食塩水などさまざまな処方も考えられるが，その効果について明らかなエビデンスはないと思われる．滅菌の生理食塩水で十分であり，むしろその量や創部に噴射する圧力が重要である．特に決まりはないが，汚染された創部については原則として2l以上，開放骨折を伴うときは4l以上の生理食塩水で十分と判断できるまで洗浄する．水圧については，広範な創であれば通常の注射シリンジやボトルでは不十分なため，できればパルス洗浄器を使用するのが望ましい[3]．創周囲に擦過傷がある場合は，付着した砂などをそのまま放置すると，刺青として生涯残存するので，ブラッシングを行い除去する．

（3）挫滅，汚染組織の切除

洗浄では除去しきれない壊死組織や異物で汚染された組織に対する最も効果的なデブリドマンは切除である．これを行うことで創面が損傷していない清潔な組織になり創治癒が早くなる．メスによる切除が最もよく，切除時の組織損傷が最も少ない（図6）．切除ラインで血流が十分にあるかどうかが問題であり，その意味

でもデブリドマンの目標は創縁に正常な組織が露出され，治癒しやすい組織同士が接触し，治癒機転が働くようにすることである．一見清潔そうであっても血流の乏しい壊死組織は，感染を助長して周囲の組織をさらに進行性に壊死させる．したがって積極的に取り除く必要がある．創内を十分に観察，デブリドマンできない場合は，切開を延長する[3]．十分に創部を清浄化した後に縫合を行う（図7）．

ここで問題となるのが，デブリドマンをどの程度まで行うか，組織の切除範囲をどうするかを決定することであり，意外とむずかしく迷うところである．「徹底的な」デブリドマンというあいまいな言い方をすることが多いが，過剰な切除により，神経，血管損傷や大きな死腔ができてしまっては，創治癒としてはかえって望ましくない場合もある．特に手・顔面などの組織が欠損すると二次修復が困難になるような部位は原則としてデブリドマンは必要最小限の切除にとどめなければならない．外傷に伴う開放創の程度はさまざまであり，個々の症例によって判断しないといけないが，おおよその目安としては，神経，血管はできるだけ温存し，死腔を作らずに一次縫合することを目標にする．迷う場合は開放創のままで，後日に再評価する判断も必要である．止血さえしっかりしていれば特に問題はない．また，術者の軟部組織再建の技量によっても初期のデブリドマンの範囲は変わってくる．

(4) 創閉鎖

縫合糸は創底部まで通し，死腔の形成を避ける．死腔があると，血腫形成や感染の原因となる．死腔，皮下ポケットができる場合は必ずドレーンを留置する．縫合糸は，炎症反応の少ないナイロンやポリディオキサノン（PDS）などのモノフィラメント糸を用いる．

創閉鎖ができない創は，デブリドマンによって十分に清浄化できた場合は，人工真皮などの被覆材を使用してもよい（図8）．皮下の軟部組織の欠損が多く，凹面の創の場合は，植皮や二次縫合まで肉芽の再生を待つ必要がある．欠損が大きい場合は陰圧閉鎖療法を行うことも有効である．

包交は創の観察を目的とする．創周囲に発赤がないか観察することを主眼とする．縫合創は，

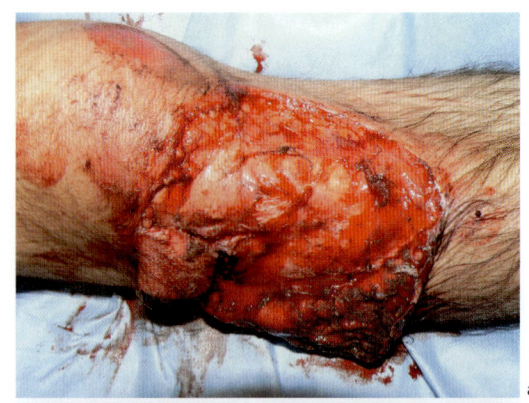

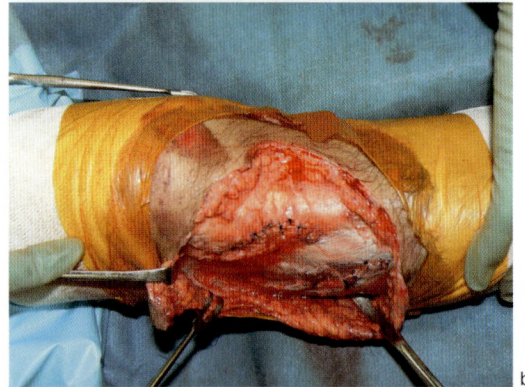

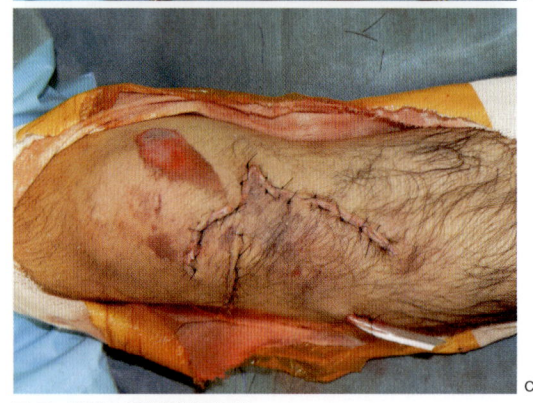

図7 挫滅，汚染組織の切除
a 受傷時
皮弁化を伴う開放創．皮下組織の汚染が高度である．
b デブリドマン後
洗浄と挫滅組織の切除により清浄化を行う．
c 創閉鎖
死腔ができないように縫合し，皮下ポケット部にはドレーンを留置する．

48時間で上皮化するので，その後の消毒処置は不要と考えられている．創周囲に発赤がある場合，発赤部の縫合糸を抜糸し，創内の再デブリドマンを行う．感染により創が離開した場合も，躊躇せずに再デブリドマンする．

Knack & Pitfalls

◎開放創の重症度はさまざまであり,処置前に創部の評価を十分に行う.
◎汚染された開放創の感染防止には,計画的なデブリドマンが必要である.
◎創感染を起こした場合は,躊躇せずに再デブリドマンを繰り返す.

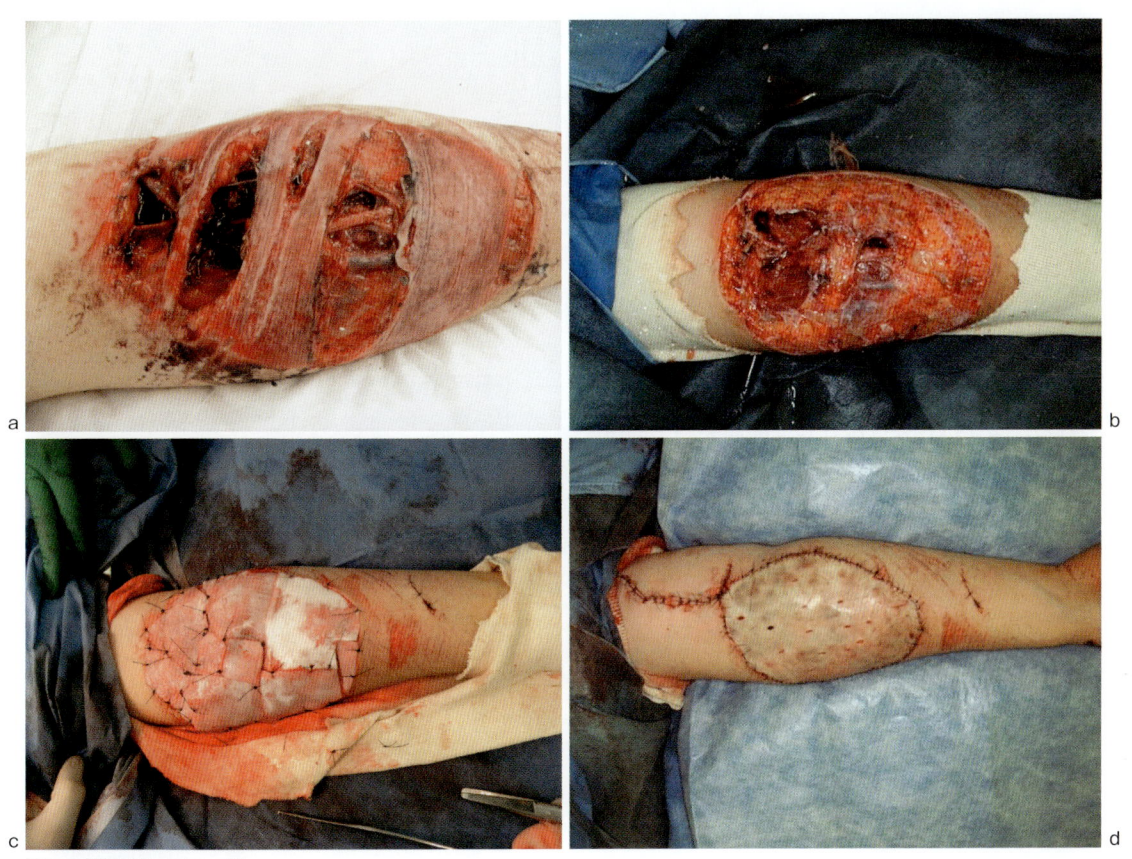

図8 創部再建までの一例
 a 受傷時
周囲の皮膚の強い挫滅を伴う開放創.汚染も高度である.
 b デブリドマン後
洗浄,挫滅組織の除去を繰り返し,創面の新鮮化を行う.
 c 人工真皮で一時的に被覆
創部の十分な清浄化を行えたため,植皮まで人工真皮で被覆する.
 d 植皮後
感染兆候なければ,鼠径部などより採皮し植皮する.植皮の時期は早いほどよい.

　ポビドンヨードやクロルヘキシジンなどの消毒薬で創部の周囲を消毒することで,健常な皮膚の細菌の成長を抑制する.気をつけなければならないのは,これらの薬剤が創部の中に入らないようにすることである.露出した正常な組織を損傷し,創傷治癒を遅らせるからである.創部周辺の健常な皮膚のみを消毒するようにしなければならない.

文献
1) 池田弘人:創傷処置.救急診療指針,改訂第3版,日本救急医学会専門医認定委員会編,へるす出版,東京,421-425,2008
2) 登坂直規ほか:創の洗浄とデブリードマン.救急医 30:1390-1395,2006
3) 萩原博嗣:新鮮創傷処置.外傷の初期治療の要点と盲点,岩本幸英編,文光堂,東京,253-257,2007

3 各論▶個別のテクニック［I．感染症］

関節炎に対する処置

福岡逓信病院整形外科部長 喜名政浩

■化膿性関節炎

化膿性関節炎では治療が遅れると関節軟骨破壊や可動域制限のなどの重大な機能障害を残す可能性が高いため，より早期からの治療が求められる．まずは保存療法として関節穿刺や局所安静，抗菌薬の全身的投与などを開始するがほとんどの場合，これら保存療法だけでは治癒が期待できない．通常は保存療法を行いつつ，可能な限り早期に手術療法を行うべきである．

手術療法：手術療法は単独というよりもあくまで抗菌薬投与との併用療法であることを認識すべきである．基本的には関節内の洗浄とデブリドマンであるが発症からの時間経過や症状の進行度合によって対処の仕方が多少異なってくる（図1）．以下に代表的部位である膝関節について記述する．

1．化膿性膝関節炎

(1) 鏡視下洗浄およびデブリドマン

膝関節は鏡視下手術が最も行われている部位であり，開放創や瘻孔形成などがなければまずこれを試みる．早期に診断され適切に施行されれば非常に有効な治療選択法であることが報告されている[1]．手術に際しては空気止血帯を使用してもよいがEsmarch・ゴム駆血帯は使用せずに患肢を3～5分程度挙上して駆血を開始する．通常の関節鏡手技に従って以下の手順で施行している．

① 刺入口の作製と洗浄

外側膝蓋下に刺入口を作製し関節鏡を刺入し膝蓋上嚢に置く．関節内は混濁する症例が多いため，ある程度の視野が得られるまでしばらくは洗浄を繰り返す．焦らず5～10分程度，場合によっては関節用潅流液1パック（3,000 m*l*）

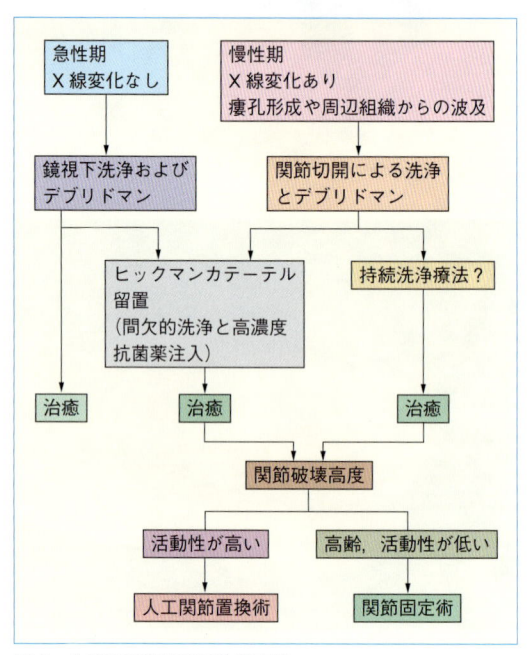

図1 化膿性膝関節炎の治療方針

使用するくらいでもよい．

② 関節内各部位の観察・評価

鏡視を膝蓋大腿関節周辺から内側コンパートメント，顆間部，外側コンパートメントへと行っていく．顆間部周辺では滑膜が増生していると鏡視が困難となるので，この段階で新たに内側膝蓋下にも刺入口を作製し視野を妨げる滑膜を切除しておく．滑膜切除にはシェーバーを用いるが前十字靱帯をシェーバーで損傷しないよう最初は視野確保だけに留める．

③ デブリドマンの施行

増生した滑膜や壊死組織は十分に除去されなければならない．特に滑膜の増生が顕著となる膝蓋上嚢や顆間部前方周辺でのシェーバーによる滑膜切除が主となる（図2, 3）．顆間部前方

図2 膝蓋上嚢
 a　滑膜切除前
 b　滑膜切除後

増生した滑膜

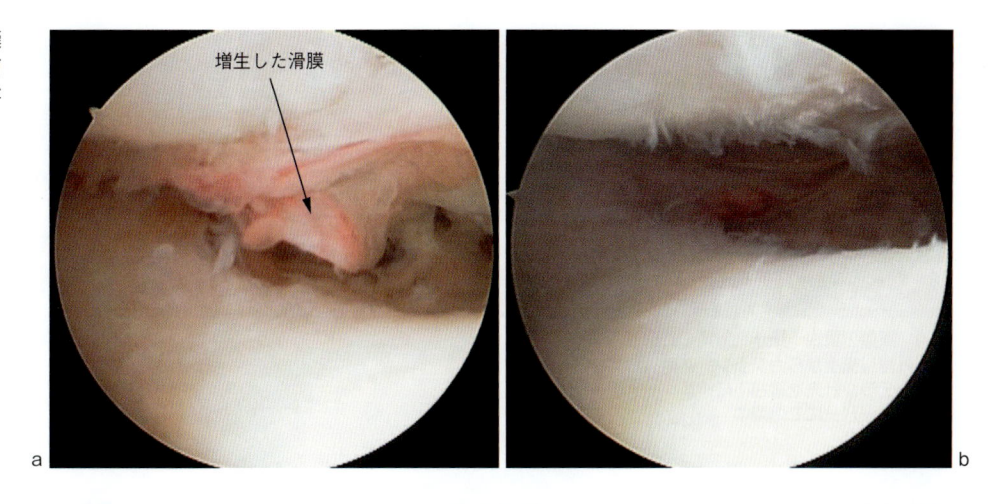

図3 顆間部
 a　滑膜切除前
 b　滑膜切除後

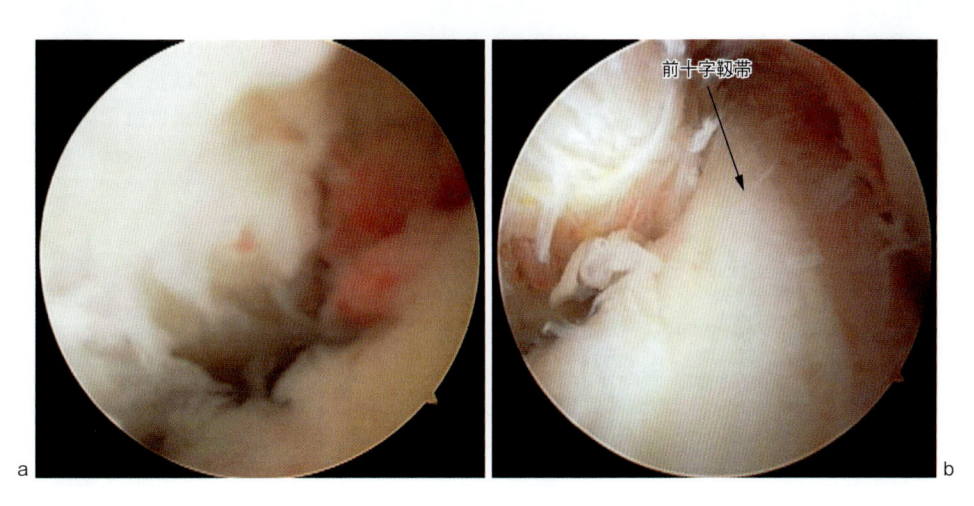

前十字靭帯

では前十字靭帯の線維が視野に入ってきたら，その周辺は鋭匙鉗子などで滑膜切除するのが安全である．関節包周辺は助手に皮膚上からカウンターをかけてもらうと滑膜切除がしやすくなる．内外側の谷部は鏡視と操作をそれぞれの膝蓋上方あるいは下方から行うが膝蓋上方の刺入点はシェーバーの挿入をイメージして，カテラン針を用いてその針先を操作部位に持ってくるように刺入して決定すると確実である（図4）．また関節軟骨表面には混濁した膜様物が付着していることがあるのでプローブで軟骨表面を軽く擦りながら付着を取り除くとよい．手術中は十分に洗浄を行うという意識が重要であり，関節鏡視下手術用の潅流液は1パックが通常3,000mlとなっているが最低でも3パックは必要と考える．洗浄，デブリドマンを終え，すでに培養結果が判明していたら感受性のある抗菌薬を生理食塩水20mlで溶解し関節内に注入する．関節内の感染による混濁や滑膜増生が顕著でなく十分に処置ができたと判断したらドレーンの留置の必要はないが，顕著であった症例に対しては鏡視下処置に使用した上外側の刺入口を利用して後述するカテーテル留置を行う．

(2) 関節切開でのデブリドマンと術後洗浄療法

慢性化しX線にて骨変化をきたしたり，骨髄炎などの周辺組織からの波及や瘻孔がみられる症例で対象となる．関節切開でも鏡視下同様に十分な滑膜切除と壊死組織除去，洗浄が必要なことはいうまでもない．皮切は通常，内側傍膝蓋切開とする．関節包を切開し滑膜切除を行い生理食塩水5,000～6,000mlにて洗浄を繰り返す．駆血を行っている場合には，最後に駆血を開放し丁寧に止血を行う．創閉鎖後の持続洗浄

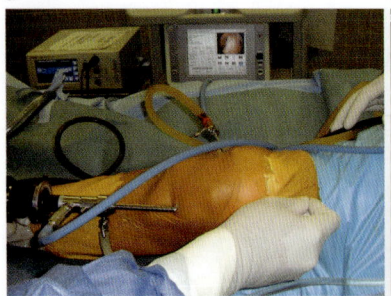

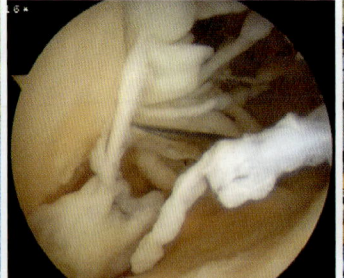

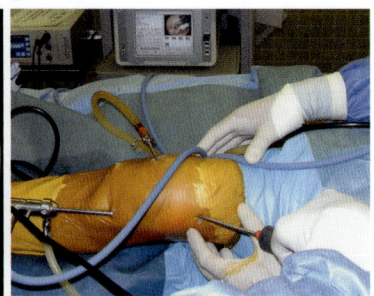

図4 実際の鏡視下操作（外側の谷部での処置例）
a 外側膝蓋上からカテラン針を刺入しているところ
b カテラン針先を鏡視下に確認
c シェーバーにて処置中

療法はよく知られた治療法であるが，セーラム二重管を用いた持続洗浄は操作が複雑であり持続洗浄中は洗浄液交換操作などでの二次感染や排液チューブの詰まりがないよう注意深く管理しなければならない．最近ではそれに代わる治療選択肢として中心静脈栄養での留置を目的として開発されたヒックマンカテーテルを用いた高濃度抗菌薬注入療法を行っている[2,3]．この治療法では手術後にヒックマンカテーテルを留置し1日に朝，夕の2回感受性のある抗菌薬必要量を生理食塩水数 ml に溶解し注入している．またその際，必要であれば間欠的に洗浄を行うことも可能である．カテーテル抜去は洗浄液の培養が連続で3回陰性となった時点としている．この方法は持続洗浄よりも管理がしやすくカテーテル刺入部の二次感染が起こりにくい利点があり，筆者は現在この方法を行っている（図5）．

炎症が慢性化し鎮静化が困難になったり，炎症が鎮静化しても関節破壊が高度になった症例では歴史的には膝関節固定術が広く施行されてきたが，今日では高齢者や活動性の著しく低下した症例に限られる．上記の治療を繰り返して炎症の鎮静化に努め，血液生化学検査や関節穿刺液培養検査が十分な期間陰性であることを確認した後に二期的に人工関節置換術を行う．

2. 人工関節置換術後の感染への対応

近年，人工関節置換術例の増加に伴いその感染例も増加してきている．起炎菌の同定や関節置換術後の弛みの有無によって処置も異なってくる．

(1) 起炎菌が判明し人工関節に弛みがない症例

感受性のある抗菌薬の全身的投与と鏡視下デブリドマン併用は試みてよい．術後のカテーテル留置による高濃度抗菌薬注入療法も有効である．鏡視下処置と持続洗浄療法との併用は管理上注意を要し二次感染の懸念もあるため，筆者は行っていない．

(2) 人工関節の弛みや瘻孔形成のある症例

人工関節の弛みが明らかであれば人工関節を抜去する．手順としては初回と同じ皮切を用いる．膝蓋骨の反転が困難な場合には脛骨粗面骨切りにて展開することもある．関節切開後は関節前面に存在する滑膜を切除する．さらに人工関節抜去中には内外側側副靭帯や骨をできるだけ温存するよう心がける．骨とセメント間の操作では薄刃のノミで対処する．人工関節を抜去後は残存したセメントを除去しデブリドマンを行い，大量の洗浄を繰り返す．人工関節抜去およびデブリドマン後には dead space が生じるため，抗菌薬混入のセメントスペーサーやビーズを作製し関節内に留置する（図6）．近年は人工関節の形状に近似させたセメントスペーサーモールド（Biomet 社）での作製が便利であるが，サイズバリエーションが少なく保険適応外であることが難点ではある．感染が鎮静化したら数週後に再置換を行う．

■結核性関節炎

結核性関節炎は今日では発症数も減少し遭遇する機会はまれとなっている．単関節で股関節，膝関節が好発部位である．治療は保存療法が主体となり手術は併用治療としてかなり限定され

Knack & Pitfalls

◎早期の化膿性関節炎は鏡視下の洗浄とデブリドマンにて十分対処可能である．
◎カテーテル留置による高濃度抗菌薬注入療法は有効で管理しやすい．
◎結核性関節炎では骨関節破壊が高度になれば関節固定術もやむを得ない．

図5 ヒックマンカテーテルによる高濃度抗菌薬注入療法
a　ヒックマンカテーテル
b　デュアルルーメンになっており赤と白のどちらか一方を注入用とし，他方を排液用とするとよい．

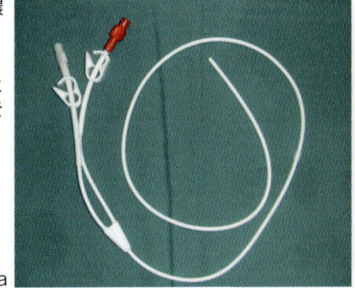

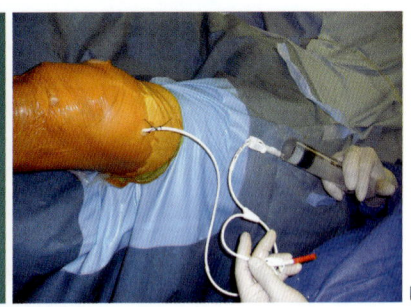

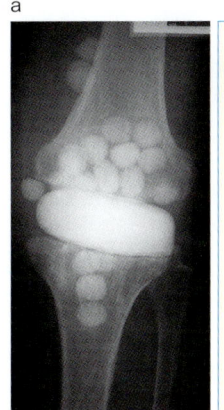

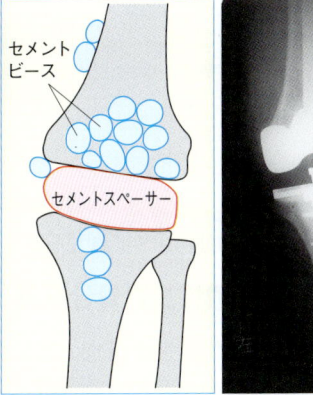

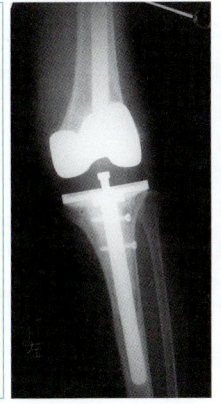

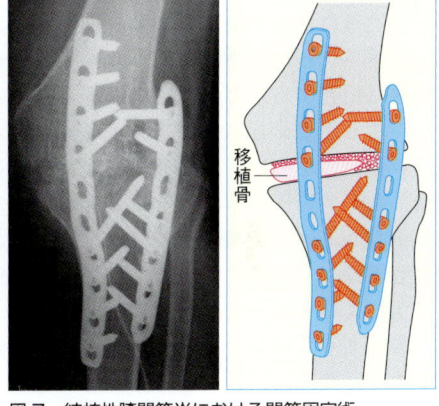

図6 人工関節感染に対する抗菌薬混入セメント留置とその後の人工関節再置換
a　円柱状セメント塊およびセメントビーズ留置
b　人工関節再置換後

図7 結核性膝関節炎における関節固定術
骨移植＋プレート固定

る．抗結核薬の投与でも改善せず，瘻孔を形成する場合には病巣掻爬，滑膜切除を行う．進行し骨関節破壊が高度になり，関節の動揺性をきたし支持性が失われると関節固定術もやむを得ない．固定術では不良肉芽組織などを含めた病巣の掻爬を十分に行い，関節端は1cm程度と薄く切除する．掻爬に伴って生じたgapには骨移植を行い強固な固定（double platingや創外固定など）を行う（図7）．人工関節置換に関しては感染の鎮静化後の報告はある[4]．しかし，結核性関節炎では感染が鎮静化して数十年後でも再燃する症例にしばしば遭遇することがあり，その適応は非常に慎重とならざるを得ない．

文献
1) Wirtz DC et al : Septic arthritis of the knee in adults : treatment by arthroscopy or arthrotomy. Int Orthopaedics 25 : 239-241, 2001
2) 寺原幹雄ほか：化膿性関節炎および人工関節置換術後深部感染症に対するヒックマンカテーテルを用いた高濃度抗生剤注入療法の有用性．日整会誌 78：S437, 2004
3) Whiteside LA et al : Methicillin-resistant *Staphylococcus aureus* in TKA treated with revision and direct intraarticular antibiotic infusion. Clin Orthop Relat Res 469 : 26-33, 2010
4) Kim YH : Total knee arthroplasty for tuberculous arthritis. J Bone Joint Surg 70 A : 1322-1330, 1988

4 各論 ▶ 個別のテクニック［I．感染症］

骨髄炎に対する処置

福岡東医療センター整形外科部長 中家一寿

はじめに

骨髄炎は，若い整形外科医も遭遇する可能性があり，ひとたび発症すると非常に難治性であり初期治療が予後を左右する．最良の結果を得るには，初期治療にあたる整形外科医が早期発見し的確な初期治療を行い，長期的観点に立った推奨される治療指針を知ったうえで迅速に専門医に紹介するなどの対応をできるようにしておくことが望ましい．

骨髄炎の原因は，血行性，外傷性，骨接合術後，人工関節置換術後，脊椎インストゥルメンテーション固定術後など多岐にわたり，起炎菌としては，一般細菌（化膿性）のほか，結核菌，真菌によるものなどがある．

診断上も，腫瘍との鑑別，起炎菌の同定，病巣の波及範囲の決定などで議論となることがあり，専門医でも治療法の選択に苦慮することや，再燃，再発し難治性となり多数回手術が必要になることも多く，治療が長期にわたり患者や医師を悩ませる．

治療においては，全身状態を改善させ，適切な抗菌薬の投与のもと，完全な病巣掻爬（血流改善）を行い，人工物温存の可否，骨の安定化と軟部組織の再建方法，一期手術か二期手術かなどを考慮して綿密な長期的治療計画を作成する必要がある（表1）．

代表として脛骨骨幹部骨髄炎と結核性脊椎炎を取り上げ，化膿性と結核性の違い，長幹骨の骨幹部，骨端部，脊椎など部位による特徴に触れ，脊椎カリエス手術で必要となる前方アプローチについても付け加える．

表1　骨髄炎の治療原則

1. 抗菌薬
2. 掻爬
3. 安定化
4. 再建

全身状態を改善させ，適切な抗菌薬の投与のもと，完全な病巣掻爬（血流改善）を行い，人工物温存の可否，骨の安定化と軟部組織の再建方法，一期手術か二期手術かなどを考慮して綿密な長期的治療計画を作成する

■化膿性骨髄炎

1．化膿性長管骨骨髄炎

・急性化膿性骨髄炎：開放創からの直接感染のほか，小児期の骨幹端部の血行性感染があり，起炎菌として黄色ブドウ球菌が多い．膿の貯留がある場合，即座に切開，排膿する．
・慢性化膿性骨髄炎：初期治療に失敗したり起炎菌が弱毒菌の場合，慢性骨髄炎に移行する．
・感染性偽関節
・人工関節の感染に伴う骨髄炎

2．化膿性脊椎炎

・化膿性脊椎炎：尿路感染症から静脈血行性に波及し下位腰椎に多い．起炎菌として，ブドウ球菌，大腸菌などが多く，4週間程度の経静脈的抗菌薬とそれに引き続く3ヵ月以上の経口抗菌薬，装具で治癒することが多い．
・脊椎インストゥルメンテーションに伴う化膿性脊椎炎

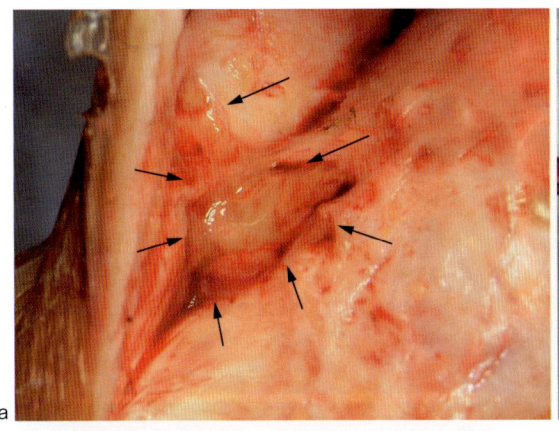

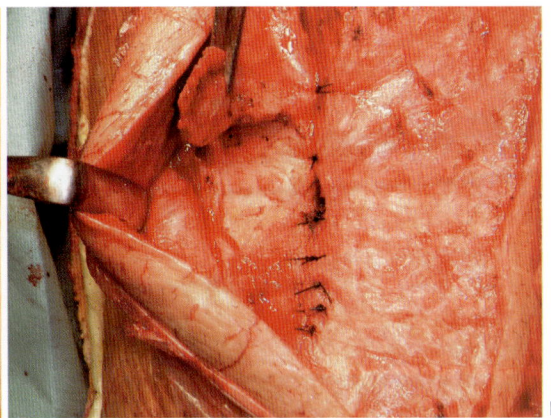

図1　軟部組織（色調が変わった弱い不良肉芽組織）搔爬
a　不良肉芽組織は，髄核鉗子で軽くつまんで引っ張ると取れるが，健常組織は残る．矢印は不良肉芽組織
b　不良肉芽切除後

3. 感染性偽関節などの脛骨骨髄炎に対する手術

(1) 第一期手術：病巣搔爬，洗浄

① 術前処置：術直前にブラッシングを行う．手術手袋は二重にして，術野をポビドンヨードアルコールで消毒後，ドレープで被覆する．

② 皮膚切開と皮下，深部の展開：皮下組織の少ない脛骨内側皮下直上を避けて縦切開を行う．皮下も愛護的な操作で，できるだけメスで鋭的に切開し，メスでなでるように剥離し，神経血管腱周囲ははさみを使用する．ペアンなどによる不要な剥離で血流のない軟部組織を増やさないように注意する．

③ 軟部組織搔爬：完全な病巣搔爬が大切である．固定困難を心配して切除不足になったり，術前に病変を過大評価して切除しすぎることを避けなければならない．感染の有無は肉眼所見での判断困難で，抗菌薬が到達すると考えられる血流のある組織，明るく色調変化がない組織はできるだけ温存する．瘻孔にピオクタニンを注入し染まった壁は汚染されていると判断し完全に切除する．色調が変わった弱い不良肉芽組織（図1）は髄核鉗子で軽くつまんで引っ張ると取れるが，健常組織は残る．瘢痕組織であっても血流があれば温存できる．自在に曲げた鈍匙を使用すると不十分になりがちな裏面も安全に搔爬できる．搔爬後に健常にみえる搔爬面をメスでさらに一層薄く切除することで，表面を平滑にしかつ切除をより完璧にすることができる．

④ 固定材料抜去：ごく早期で固定力が十分な場合を除いて固定材料抜去が必要である．

⑤ 骨搔爬：骨を縦長に開窓し，髄腔を露出すると直視下に搔爬できる．この際，ボーンソーを使用すると熱による障害を起こす可能性があるため，Kirschner鋼線で骨孔を開けてからノミを使用する．開窓が幅広すぎて骨折を生じないように注意する．髄腔内の搔爬は鋭匙，曲げた鈍匙，曲がった髄核鉗子を使用する．腐骨など硬化した骨はノミかエアトームで削開切除する．髄内釘固定術後の感染は髄腔全長に波及しており髄内釘刺入部，偽関節部から，髄腔リーマ，長い鋭匙，人工関節再置換術用器具や曲げたKirschner鋼線などで，髄腔内の軟部組織をできるだけ完全に搔爬する（図2）．

⑥ 洗浄：ジェット洗浄器を使用して大量の生理食塩水で洗浄する．ブドウ球菌の場合，1,000 ml にポビドンヨード 30 ml の割合で混入した生理食塩水 5,000 ml 以上で洗浄し，最後にポビドンヨード混入なしの生理食塩水で洗浄する（図3）．

⑦ 術衣，手袋，手術器具を更新し，再消毒後に，新しいシーツで術野を被覆する．

⑧ 再洗浄，止血：大まかな止血後にターニケットを解除して，出血部位があれば電気メスなどで丁寧に止血する．

⑨ 抗菌薬添加骨セメント留置：死腔を減らし，局所の抗菌薬濃度を高く保つために一時的に抗

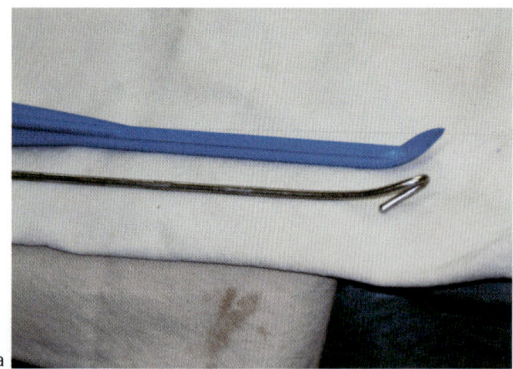

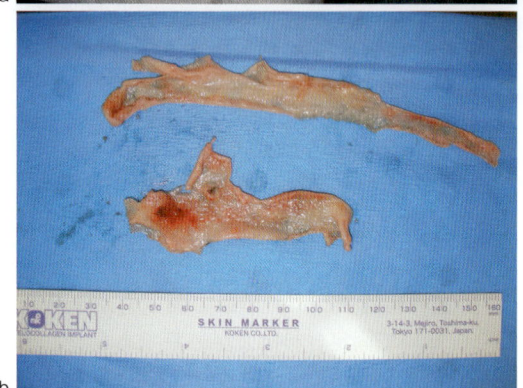

図2 髄内釘固定術後の感染
髄腔全長に波及しており髄内釘刺入部，偽関節部から，髄腔リーマ，長い鋭匙，人工関節再置換術用器具や曲げたKirschner鋼線などで，髄腔内の軟部組織をできるだけ完全に掻爬する．
 a 髄内掻爬器具
 b 掻爬組織

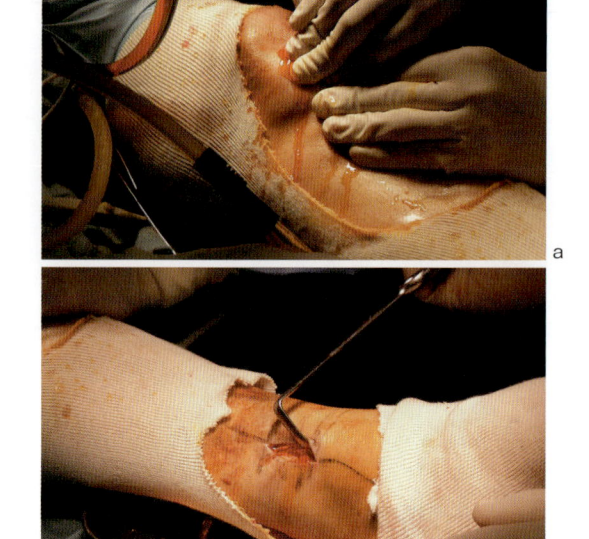

図3 洗浄
ジェット洗浄器を使用して1,000m*l*にポビドンヨード30m*l*の割合で混入した生理食塩水5,000m*l*以上で洗浄し，最後にポビドンヨード混入なしの生理食塩水で洗浄する．
 a 髄内釘挿入部よりジェット洗浄
 b 螺子穴より洗浄液噴出

菌薬添加骨セメントスペーサを挿入しておく．抗菌薬は骨セメント40gにゲンタマイシン1～2g（バンコマイシン，テイコプラニン，アルベカシン）を混入する．溶出期間は約3週間とされ摘出は約1ヵ月後に行う．

⑩ 注入カテーテル，吸引ドレーン留置：ヒックマンカテーテルを留置し（図4），間欠的に吸引したうえで，局所に高濃度の抗菌薬を陽圧注入する．われわれは洗浄液漏出や閉塞などが起こりうる持続洗浄より管理が容易であるためヒックマンカテーテルを好んで使用している．必要に応じて別に吸引ドレーンも留置する．

⑪ 偽関節部の安定化：骨の不安定性があると炎症が鎮静化しないので，創外固定を行い安定化させる．ユニラテラル，ホフマン，リング型（Ilizarov），ハイブリッド型があり適宜選択する．貫通ワイヤー刺入時に神経血管損傷を起こさないように神経血管の走行に注意し鋼線刺入部位，方向を決定する．生じた骨欠損のために短縮が必要な場合，腓骨を切除すると5cm程度まで一期的に短縮可能である．

⑫ 閉創：縫合にはバイクリル®プラスなどの抗菌薬を含有する縫合糸かナイロン糸を使用する．撚り糸，絹糸は感染に弱いので縫合糸は抗菌薬を含有した単線維糸の使用が望ましい．創閉鎖時には筋膜をしっかり寄せることで，できるだけ皮膚に緊張がかからないようにする．もし皮膚の緊張が強くて閉鎖できない場合，骨直上は局所皮弁などで極力被覆に努めるが，他の部位はためらわずに一部開放したままにする．創が開かない程度の最小限の緊張でマットレス縫合，結節縫合を交互に行う．いずれも締めすぎないように注意し少しでもきつすぎる場合は縫合部をペアンで広げて十分弛める．

⑬ 術後併用療法（高気圧酸素療法）：難治性と考えられる場合，術後に病巣部で健常骨髄の約半分に低下している酸素分圧を上げることによって，白血球の抗菌作用，線維芽細胞のコラーゲン産生能促進などにより治癒機転が改善するといわれている高気圧酸素療法を追加することもある．2気圧1日60分で20〜30回が1クールである．
⑭ ヒックマンカテーテルの管理：1日1〜2回吸引し高濃度抗菌薬の局所注入をする．

(2) 第二期骨，軟部再建手術

感染鎮静化（表1）後に，遊離（腸骨，肋骨，橈骨，尺骨），血管柄付き腓骨移植，腸骨，骨移動術，仮骨延長などにより再建する．

骨直上の皮膚切開を避け皮膚切除は必要最小限にして，軟部組織で被覆する．free flap，局所皮弁，筋移行術や筋，筋膜皮弁を行い被覆する．

■結核性骨髄炎

結核は全身感染症の一部であり，肺結核，腎結核，脳結核腫を合併することもある．結核菌は空気感染で移るので，排菌のない脊椎カリエスのみの患者は隔離の必要はない．排菌のある肺結核患者は換気のよい個室に隔離が必要で，スタッフは入室時にN95マスクを着用する．肺結核では強力化学療法開始3週後には95％の患者で菌量は約100分の1に減少する．
・結核性長管骨骨髄炎：骨端部に初発し関節に波及することや関節結核の波及によることが多い．
・結核性脊椎炎：椎体破壊，膿瘍形成が強く，造影MRIでの辺縁増強像を伴う場合，化膿性脊椎炎より結核性脊椎炎を疑わせる．結核性脊椎炎も抗結核薬投与による保存療法が原則であるが，感染巣を根絶し，脊髄圧迫によるPott麻痺や脊柱後弯変形を改善させるため，もしくは抗結核薬抵抗性の場合などに手術が必要になる．抗結核薬投与開始後2週以降に手術を行う．抗結核薬は耐性菌の出現を抑制するために副作用に注意して3〜4剤併用の標準治療を行う．肺結核初回標準療法では，最初2ヵ月間，4剤併用療法（INH/RFP/PZA/SMまたはEB），その後4ヵ月間，INH/RFPの2剤またはINH/RFP/EBの3剤併用療法を行う．結核性脊椎炎

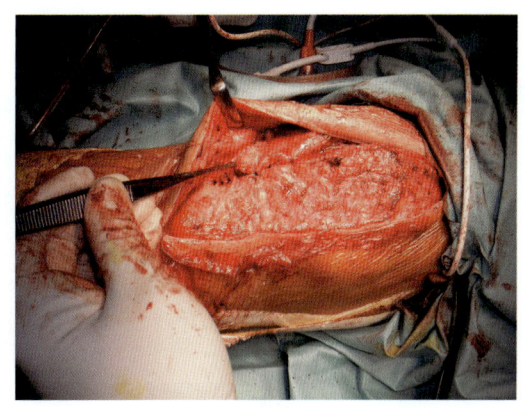

図4 ヒックマンカテーテル留置

では投薬期間が1年半以上になることも多いため，副作用に注意する．

1. 結核性脊椎炎に対する前方掻爬固定術

手術は陰圧手術室でN95マスクを装着して行う．結核菌には，ポビドンヨード，エタノールなどは有効であるが，グルコン酸クロルヘキシジンは無効である．

(1) 罹患椎体レベルごとの手術アプローチ

① 頚椎：仰臥位で頭部を右に回旋軽度後屈する．胸鎖乳突筋前縁に沿い斜切開．広頚筋を同様に切開し，気管，食道を前方に，胸鎖乳突筋，頚動脈鞘を後方によせ椎体前方を露出．椎体中央を横断する血管を凝固止血しながら，頚長筋を左右に剥離し，椎体前面を露出する．掻爬後，ノミ，エアートームで四角形に形成し，シーツを更新する．採取した半層腸骨片を背中合わせに移植する．

② 上位胸椎（胸骨柄縦割）（図5）：頚椎アプローチを胸骨柄中央を通り胸骨結節まで下方に延長する．胸骨柄後面にへらを挿入保護し，中央部をボーンソーで縦割する．大血管をよけた後，腫脹を触診する．膨隆した前縦靱帯を左右に開大後，病巣を掻爬し，脊髄の圧迫をとる．スプレッダーで椎間を拡大し，打込み棒で移植骨片を打ち込んだ後，胸骨柄を縫合する．

③ 中位胸椎（胸膜外もしくは開胸）（図6）：左側臥位で第5肋骨に沿って皮膚切開する．広背筋，僧帽筋を切開し，肩甲骨を頭側に牽引しながら第5肋骨を露出する．肋間筋，骨膜を剥離後，できるだけ前方で切離し，肋骨を持ち上げ

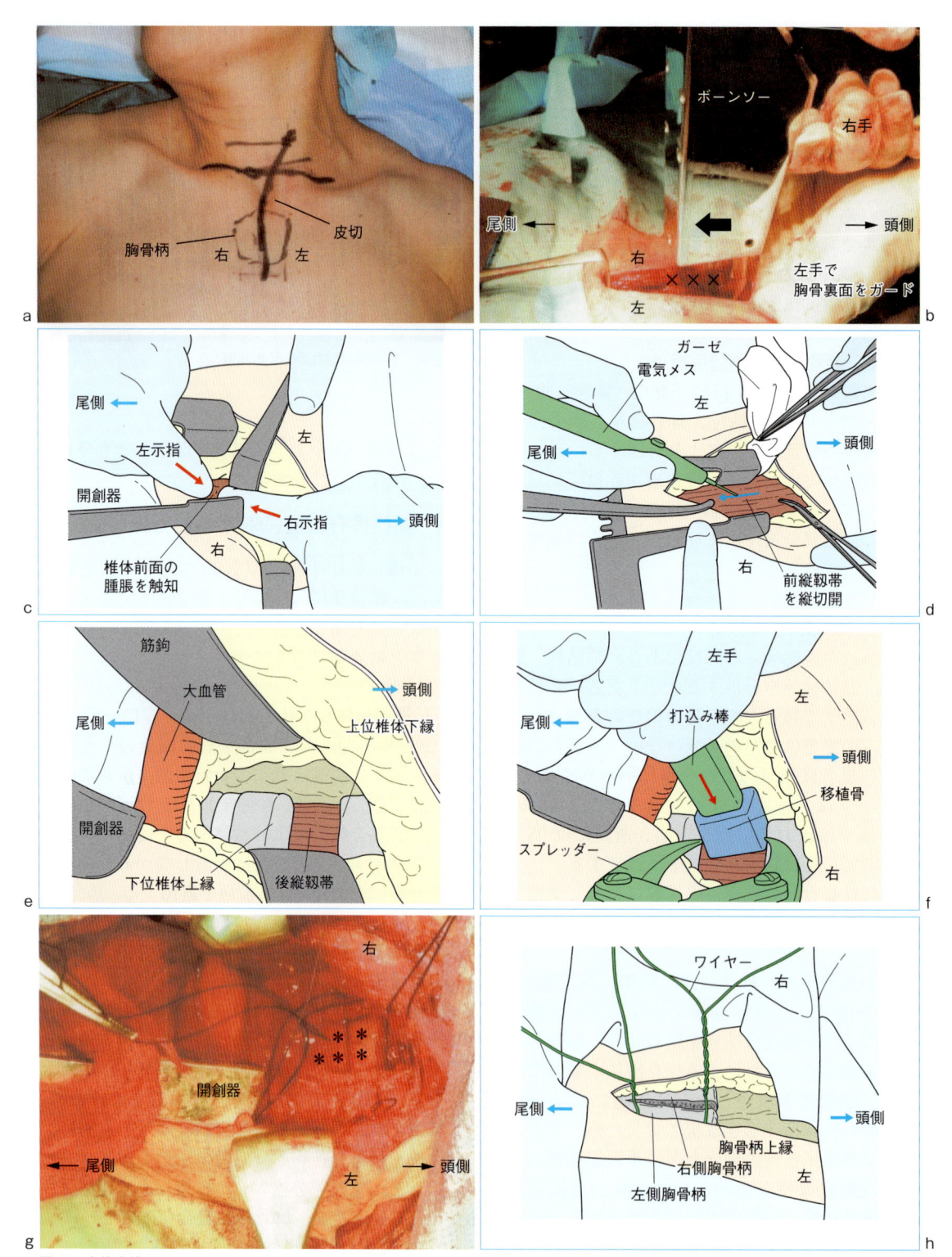

図5 上位胸椎カリエス
頸椎アプローチを胸骨柄中央を通り胸骨結節まで下方に延長する（a）．胸骨柄後面にへらを挿入保護し，中央部をボーンソーで縦割する（b）．大血管をよけた後，腫脹を触診（c）する．膨隆した前縦靱帯を左右に開大後（d），病巣を搔爬し，脊髄の圧迫をとる（e）．スプレッダーで椎間を拡大し（f），打込み棒で移植骨片を打ち込む（g）．胸骨柄を縫合する（h）．
a 皮切，b 胸骨柄縦割（×胸骨柄），c 触診，d 前縦靱帯切開，e 郭清後，f 骨移植，g 前縦靱帯縫合（＊移植骨），h 胸骨縫合

196　各論 ● 個別のテクニック

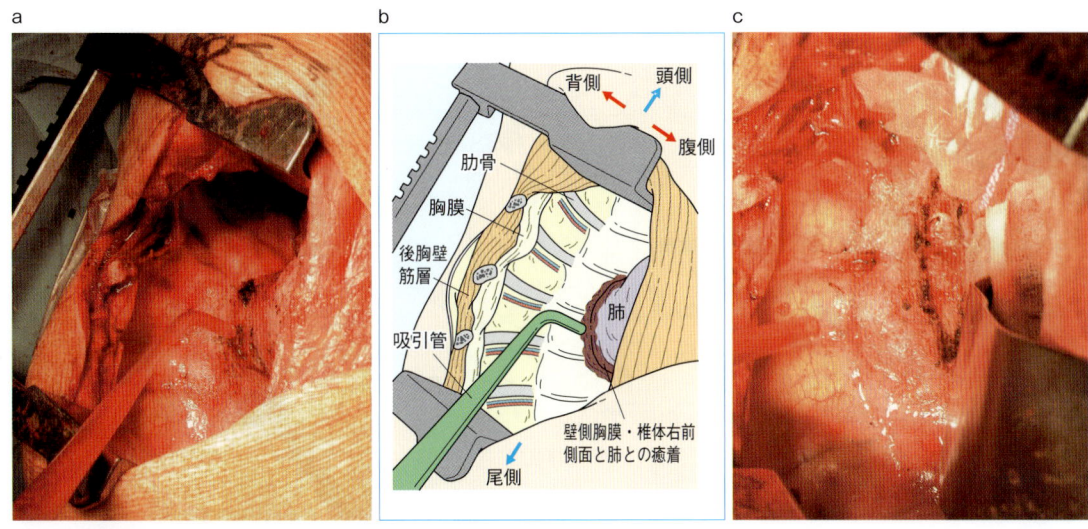

図6 中位胸椎カリエス
片肺換気にして肺を前方によけた後，奇静脈および分節動静脈を結紮切離し，肋骨頭，椎体側面を露出する．肋骨頭を一部含めて罹患椎体を切除する．この例のようにまれに椎体と肺の癒着が強く（a, b），肺部分切除（c）を行わないといけないことがあるため，呼吸器外科医と共同で手術することが望ましい．
a 中位胸椎カリエス癒着
b シェーマ
c 中位胸椎カリエス癒着剥離，肺部分切除

ながら後方に向かって肋骨角後方まで剥離，できるだけ後方で切離し，骨移植に使用する．片肺換気にして肺を前方によけた後，奇静脈および分節動静脈を結紮切離し，肋骨頭，椎体側面を露出する．肋骨頭を一部含めて罹患椎体を切除する．まれに椎体と肺の癒着が強く肺部分切除を行わないといけないことがあるため，呼吸器外科医と共同で手術することが望ましい．

④ 下位胸椎（胸膜外もしくは開胸）：右側臥位で，術前罹患椎体を透視で確認しマーキングする．その直上を走る肋骨（通常罹患椎の二つ上位）に沿って斜切開する．肋骨を前方は肋軟骨移行部で切離，持ち上げながら後方に向かって剥離，肋骨角まで展開，できるだけ後方で切離し，骨移植に使用する．

⑤ 胸腰椎移行部（胸膜外もしくは開胸）：掻爬予定椎体の1〜2椎上位の肋骨を肋軟骨から肋骨角まで切除する．癒着がひどくない場合には胸膜外アプローチを採用する．胸膜は前方で薄く，後方で厚いので，指先，手掌全体で丁寧に圧迫するようにして剥離する．十分に展開できたら開胸器をかける．高齢者の胸膜は薄く破れやすいので，丁寧に時間をかけて行う．横隔膜アプローチを併用すると後腹膜腔と連続し腰椎まで展開できる．肋骨切除端から内包脚，椎体に向かって横隔膜脂肪組織を剥離，支え縫合stay sutureをかけ切離，大腰筋まで展開する．肋軟骨を縦切，肋骨骨膜剥離，外内腹斜筋切開，後腹膜腔展開，脂肪組織を前方に剥離，大腰筋に覆われた上位腰椎，大腰筋を全縁から後方に展開し椎体を露出する．経胸膜アプローチの場合は骨膜，壁側胸膜小切開，肺を保護し開胸器をかけ，膿瘍壁を切開し上下に延長する．

⑥ 腰椎（腹膜外）（図7）：右側臥位で，術前罹患椎体を透視で確認しマーキングする．その直上の少し左前方に斜切開とする．外腹斜筋，内腹斜筋，腹横筋を順に線維方向に分割して後腹膜腔を展開する．腎，尿管，腹膜を脂肪組織とともに右に圧排し腰筋に覆われる椎体側面を露出する．分節動静脈に注意して，結紮切離．膨隆する膿瘍壁に小切開を加えると内容が溢れ出てくる．これを採取し培養検査に提出する（図7）．

⑦ 腰仙椎：仰臥位で正中切開し経腹膜アプローチにより正面より観察する．正中仙骨動静脈を結紮後，凝固止血．膨隆する膿瘍壁と静脈壁とはいずれも押すとへこむため区別しにくく微妙な色調の違い程度であり，膿瘍壁の切開時には青色調の静脈壁でないことを十分注意する．

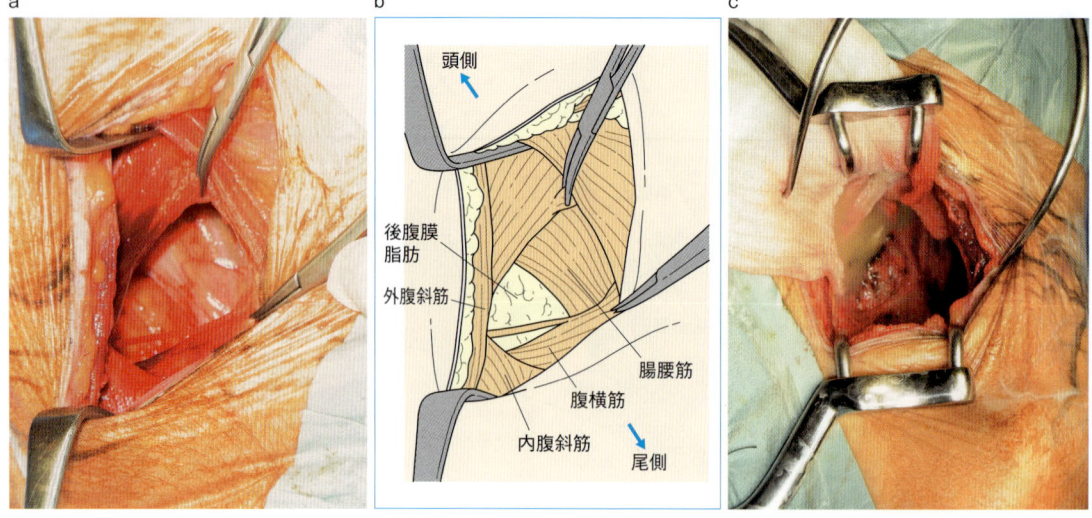

図7 腰椎カリエス
右側臥位で，外腹斜筋，内腹斜筋，腹横筋を順に線維方向に割いて後腹膜腔を展開する（a，b）．腎，尿管，腹膜を脂肪組織とともに右に圧排し腰筋に覆われる椎体側面を露出する．分節動静脈に注意して，結紮切離膨隆する膿瘍壁に小切開を加えると内容が溢れ出てくる（c）．これを採取し培養検査に提出する．
a 腰椎カリエス胸膜外アプローチ
b シェーマ
c 噴出する膿瘍

(2) 病巣掻爬，洗浄

深い部分の操作ではヘッドライトを使用する．膿瘍を吸引し培養に提出する．不良肉芽組織（図8a），腐骨（図8b）を摘出後，洗浄する．術中X線撮影で掻爬レベル，掻爬範囲を再確認する．腐骨，不良肉芽組織は鈍匙，椎間板鉗子などを用いて十分に切除する．特に椎間板はできるだけすべて摘出するように努める．深層である右側に向かって掻爬を進める際，椎体が破壊され癒着していて椎体の右端が確認しにくいことも多く血管を損傷しないよう十分注意して丁寧に行う．

対側の膿瘍は用手的に圧迫し膿瘍排出後，点滴チューブを用いて生理食塩水を注入し，十分洗浄するにとどめる．後方の硬膜外腔に突出する脊髄を圧迫する組織は手で曲げた鈍匙を使用して後縦靱帯直前まで掻爬し，除圧する．後縦靱帯周辺の出血点はバイポーラー型電気メスで凝固止血する．

(3) 洗浄

ジェット洗浄器を使用して大量の生理食塩水で洗浄する．ブドウ球菌の場合，洗浄液生理食塩水1,000mlにポビドンヨード30mlの割合で混入し，5,000ml程度洗浄し，最後にポビドンヨード抜きの生理食塩水で洗浄する．

(4) 器具更新

再消毒後に，手袋と手術器具をすべて更新し，新しいシーツで術野を被覆する．

(5) 骨移植

移植床を形成し，スプレッダーで椎間を拡大し採取した腸骨片，肋骨片を移植固定する（図9）．

(6) 再洗浄

出血部位があれば電気メスなどで丁寧に止血する．出血時はむやみに血液を吸引しないで，まず指で圧迫し，続いて周囲を圧迫しながらバイポーラーで止血する．抗結核薬ストレプトマイシンを局所散布することもある．

(7) 閉創

胸腔内と脊椎側面に吸引ドレーンを留置する．閉胸器をかけ強固に閉胸する．筋膜をしっかり縫合後，皮膚縫合する．

文献
1) 勝呂　徹ほか：骨・関節感染症治療ハンドブック

◎必要十分な搔爬の範囲，人工物温存の可否，骨安定化の方法や骨軟部組織の再建方法を十分に考慮した綿密な長期的治療計画が必要である．
◎愛護的なアプローチで組織血流障害を最小限にし，血流良好な組織を温存する．
◎十分な洗浄後，全く別の手術を行うつもりで手術器具，手袋，シーツを更新する．

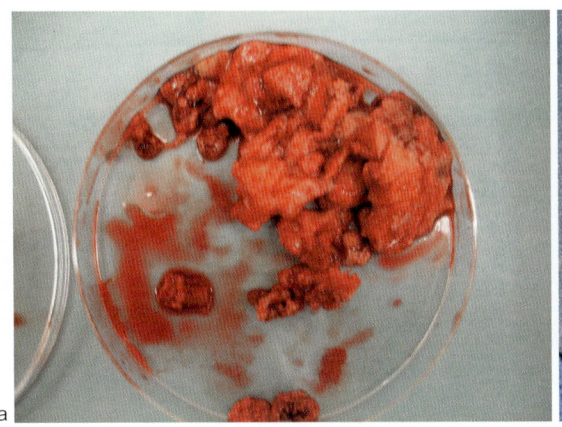

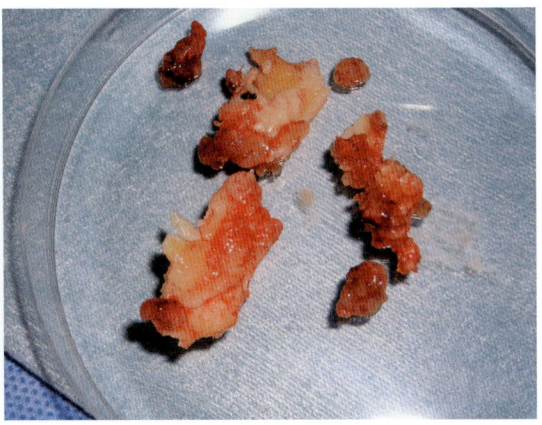

図8 不良肉芽組織（a）と腐骨（b）

図9 骨移植

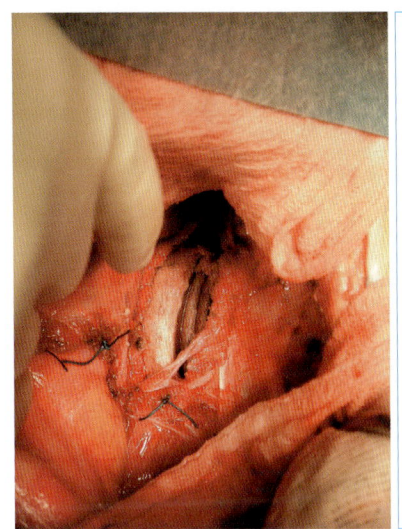

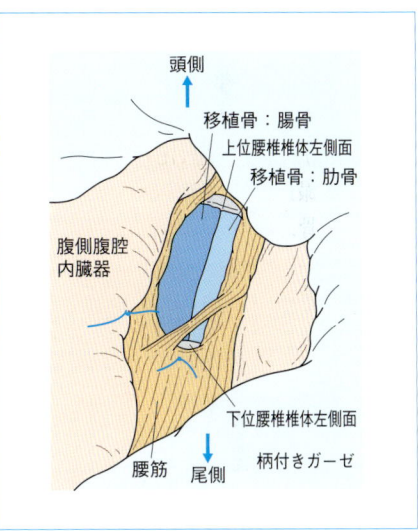

予防・診断・治療，南江堂，東京，2010
2) 中瀬尚長ほか：感染性偽関節の再建法 bone transport，新 OS Now No.5 広範囲欠損の再建手術，阿部宗昭編，メジカルビュー社，東京，38-43，2000
3) 大谷 清訳：脊椎外科学―局所解剖と手術進入路，シュプリンガー・フェアラーク・東京，東京，1985

【各論：個別のテクニック】
II. 骨

各論 ▶ 個別の**テクニック** [Ⅱ.骨]

骨接合術の基本手技
①観血的整復の基本手技

佐世保共済病院副院長 萩原博嗣

はじめに

骨折の整復とは受傷時に骨折部で転位が生じた過程を逆行させることにほかならない．そのためには骨折の起こった機序，エネルギーの大きさ，転位・変形・嵌入の方向と程度などの正確な分析，理解が大切であり，既存の骨折分類法などを参考に術前に整復法をイメージしておくことを怠ってはならない．

骨折の整復は可能であれば非観血的に徒手的操作によって行うことが原則であるが，整復位の保持の必要性ともあいまって観血的操作が必要な場合が多い．ただし骨折の部位によっては必ずしも解剖学的整復が必要なわけではなく，どこまで整復するべきかは，そのために必要な侵襲と，遺残する転位との得失および自家矯正の及ぶ範囲などを判断したうえで決定されるべきものである．さらに求められる整復の程度は年齢，活動性，全身状態などによっても異なり，これらを総合的に勘案して決定される．

どこまで整復が必要か，逆にいえばどこまで転位が許容されるかを見極めることこそが，むしろ整復操作そのものよりもエキスパート整形外科医の技量の反映される点であることを認識しておくことが大切である．

1. 観血的整復の原則

できるだけ侵襲を少なくし，骨膜を剝離しないようにするとともに丁寧な操作に心がけて軟部組織，骨の血行を温存すべきである．プレート固定を行う場合の整復には近年 minimal invasive plate osteosynthesis（MIPO）法や less invasive stabilizing system（LISS）が導入されており，習熟しておくべきである[1,2]．

2. 骨折転位の許容範囲は条件によって異なる

・関節内骨折では解剖学的整復が求められる（一般に関節軟骨の厚さの2分の1の転位は許容範囲とされる）．
・長幹骨の骨幹部および骨幹端部では解剖学的整復は求められないが長さ，回旋，軸アライメントの修復が必要である．
・小児では自家矯正能力が高い．

3. 整復方法

(1) 直接的整復

骨折部を観血的に展開して直視下に整復を行う方法．転位のある関節内骨折，橈骨遠位端など骨端部で厳密な整復を要する部位，骨片間に介在物が嵌入して整復できない場合，受傷後の期間が長く直視下以外の整復が困難な場合などに選択される．各種の整復鉗子，レトラクター，joystick（整復操作棒），鋼線締結器などを駆使して可及的正確な整復を行う．整復にはテコ作用の応用や骨片の引き寄せ操作など経験に基づくテクニックが要求される．直視下なので整復を的確に行ううえでは有利である反面，組織侵襲は大きくなるので，低侵襲手術に心がける必要がある．

(2) 間接的整復

骨折周囲の軟部組織を介して骨片に張力を加え，ligamentotaxis（靱帯性整復）などによる間接的な応力を利用して骨片のアライメントを整える方法である．骨幹部骨折，転位の少ない関節内骨折，大腿骨近位部骨折などで多く行われる．典型的には大腿骨骨折を牽引手術台にて整復し，イメージ透視下に髄内釘固定を行う閉

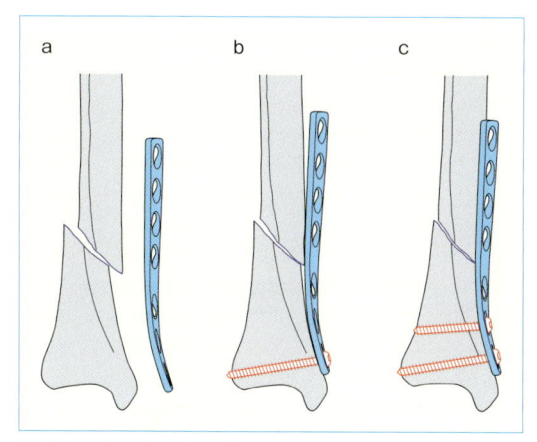

図1 antigrade plate 法
a 転位のある骨折の整復後の状態を想定しプレートをそれに合わせて成型する.
b プレートから離れた骨片に遠位から順にスクリューを挿入する.
c 挿入するにつれて近位骨片の転位は整復される.
(文献4）より引用）

鎖的手術などがこれに当たる．間接的整復は必ずしも非観血的という意味ではなく，Kirschner鋼線やjoystickなどの器具を経皮的に操作しての整復法や，一方を固定したプレートを支持として離れている骨片をスクリューで引き寄せるantigrade plate 法（図1）などもこれに含まれる．解剖学的整復は困難な半面，侵襲を最小限にし血行を温存するうえで有用である[1,3,4].

4. 整復に用いる器具

さまざまな種類の整復鉗子や鉤，特殊な整復器具などの用途と使用方法に習熟する必要があり，以下に解説する[1,4].

(1) 整復鉗子

整復鉗子は骨把持部の面積が大きくなると骨膜，軟部組織を傷めるので，できるだけ先端の小さい，尖ったものを用いるべきである．

ポイント型整復鉗子：先端が尖っているので骨膜を剥離せずに軟部組織を通して骨折部を把持するときに便利であり，経皮的に用いることもできる（図2a）．斜骨折では把持した鉗子を延長方向にひねることにより短縮を整復し，そのまま鉗子を閉じて整復，仮固定を得ることができる（図3）．骨質が弱くポイント部分の穿孔が起こりやすいときに用いるボール型ポイント付きのタイプもある．

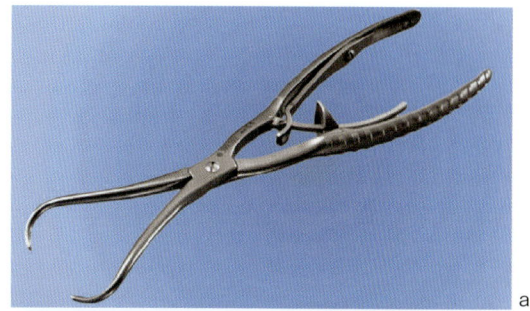

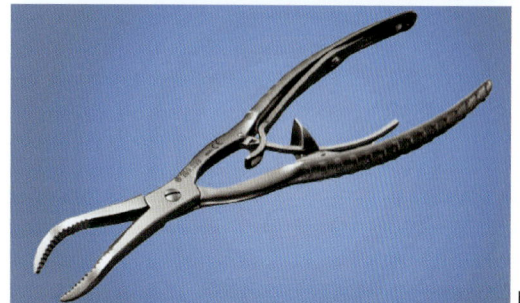

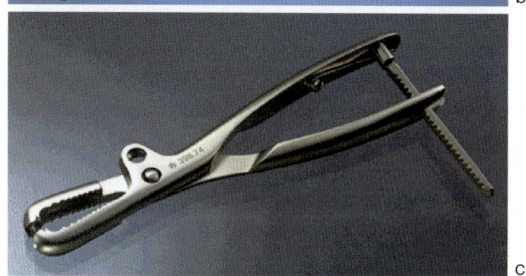

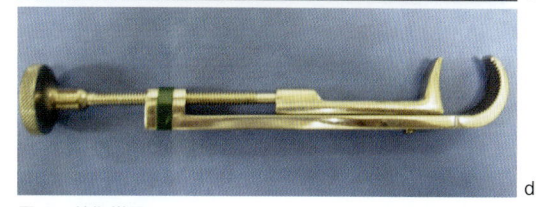

図2 整復鉗子
a ポイント型整復鉗子
b 歯型整復鉗子
c Farabeuf 鉗子
d 引き寄せ型整復鉗子
(a〜cは文献4）より引用）

歯型整復鉗子：ポイント型に比べれば把持面がやや大きくなるが，比較的大きな整復を要するときや骨粗鬆症のために骨質がもろく骨穿孔を起こしやすいときなどに用いられる（図2b）.

Farabeuf 鉗子：主に腸骨稜部の骨折の整復に用いられる特殊な鉗子である（図2c）．開離した骨折の両側に刺入した皮質骨スクリューを鉗子で引き寄せて整復する．

引き寄せ型整復鉗子：大腿骨骨幹部骨折など深

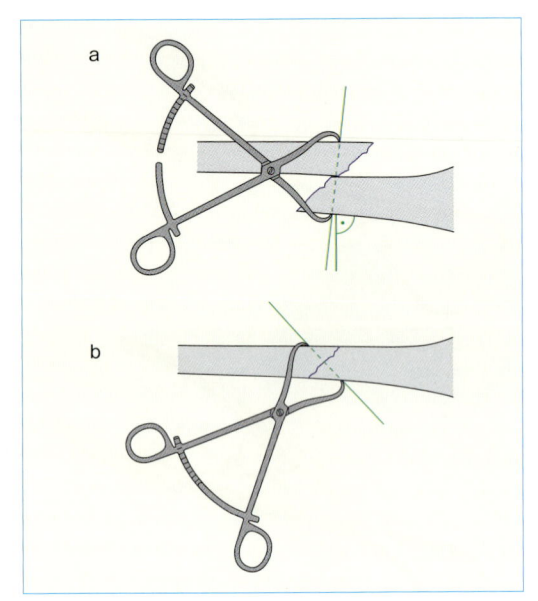

図3　ポイント型整復鉗子による整復
a　斜骨折に対して把持した鉗子を延長方向にひねることにより短縮を伸ばす.
b　そのまま鉗子を閉じて整復する.
（文献4）より引用）

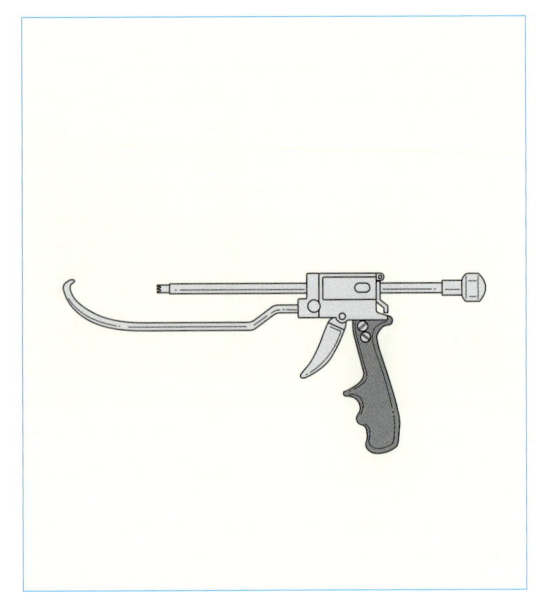

図4　Colinear 整復鉗子
ピストル型の形状をしており，軸方向のスライド機構により小さな展開部から強力な引き寄せ整復が得られる.

い部位で直視下に水平方向の整復が必要な場合に用いられる．ブレード部分で骨膜の圧迫が起こる難点はあるが，引き寄せ整復操作には便利である（図2d）．
Colinear 整復鉗子：既存の整復鉗子とは異なった独創的な発想による整復機能を有している．軸方向のスライド機構により小さな展開部から強力な引き寄せ整復が得られるので，閉鎖孔を介した骨盤骨折整復や大腿骨骨折の低侵襲手術に有用である（図4）．

(2)鉤（レトラクター）
Hohmann 鉤レトラクター：大小のサイズがあり，深層の展開のときに用いられるレトラクターであるが，転位したり嵌入している骨折を整復する際に有用である（図5）．

(3)joystick（整復操作棒）
　腰の強い Kirschner 鋼線や Steinmann ピンなどを，転位した骨折部に直視下または経皮的に挿入してテコの力を働かせて整復操作する．ハンドルのついた Schanz スクリューも同じ目的で使用される．大腿骨骨幹部の髄内釘手術の際には，先端を曲げたパイロットピンや Ender 釘を探索子とした経髄腔的な整復が行われる．

Kapandji 法として知られる intrafocal pinning は橈骨遠位端の転位骨折を経皮的に Kirschner 鋼線で整復してそのまま対側の皮質骨に刺入させて固定する術式である（図6）．

(4)鋼線誘導器
　骨折転位部が深く整復鉗子やレトラクターで到達できない際には，鋼線誘導器を転位した骨片の裏側（深部側）に回して軟鋼線やケーブルを誘導して回周させ，これを引き寄せ締結することによって整復を得る方法が行われる（図7）．この際にはイメージ透視を用いて，鋼線誘導器を通す際に骨に密着させることなどによって神経，血管などを引き込まない注意が必要である．

(5)その他の器具
ディストラクター：長管骨に強大な延伸力が必要な際に用いられる．複数の関節に牽引の働く牽引手術台と違って主骨片に直接牽引力がかけられるメリットがある．操作には習熟が必要で実際に用いられることは少ない．
創外固定器：骨幹端部，骨端部の粉砕骨折などで軟部組織の状態から直接的な整復が困難な際に間接的な整復として用いられる．

◎丁寧な操作に心がけて，骨膜の剥離を最小限にするなど，低侵襲手技に心がける．
◎関節内骨折では解剖学的整復が求められるが，骨幹部ではその必要はなく間接的整復法を優先する．
◎各種の整復用器具の用途と操作方法に習熟し，使いこなすこと．

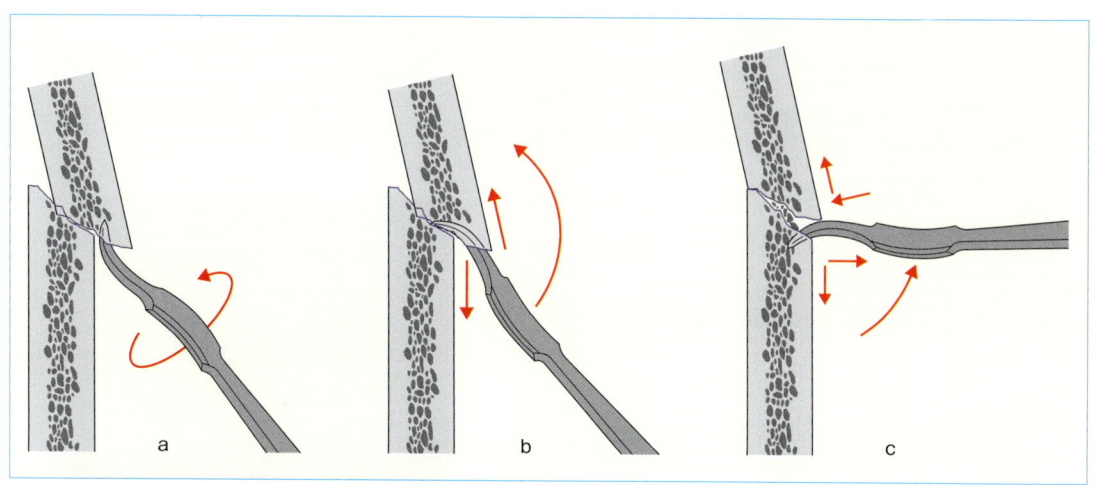

図5　Hohmann鉤レトラクターによる整復
a　転位した骨折部に鉤を差し込んで回旋する．
b　一方の骨にかけた鉤の先端をテコの支点として転位した骨片を持ち上げる．
c　皮質骨同士を対面させたら回旋を戻して鉤を引き抜く．
（文献4）より引用）

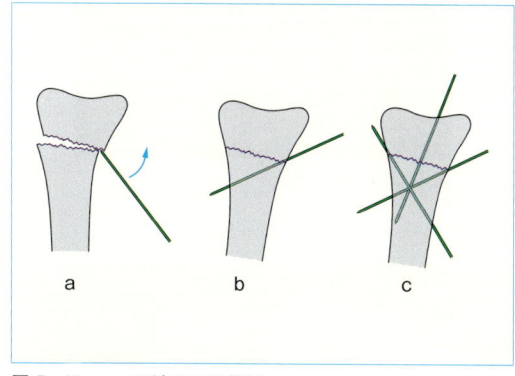

図6　Kapandji法による整復
a　骨折線に挿入したKirschner鋼線をテコとして遠位骨片を引き起こす．
b　整復が得られたら鋼線を対側の骨皮質まで貫通させる．
c　同様の操作を数箇所繰り返し骨折部を安定化させる．

図7　鋼線誘導器
鋼線誘導器の先端には軟鋼線を通す孔が開けてある．転位した骨片の裏側（深部側）に回して軟鋼線やケーブルを誘導して回周させ，骨片を引き寄せる．

文献
1) Schülz M et al : Principles of Internal Fixation. Rockwood and Green's Fractures in Adult, 7th ed, Bucholz RW et al eds, Lippincott Williams & Wilkins, Philadelphia, 162-190, 2010
2) Deu'ocu F et al：内固定の新しいテクノロジー．AO法骨折治療，糸満盛憲日本語版総編集，医学書院，東京，189-196, 2003
3) Gautier E et al：外科的整復．AO法骨折治療，糸満盛憲日本語版総編集，医学書院，東京，103-115, 2003
4) 田中　正：骨折治療に用いる器械・器具．外傷の初期治療の要点と盲点，岩本幸英編，文光堂，東京，266-281, 2007

1 各論 ▶ 個別のテクニック [Ⅱ.骨]

骨接合術の基本手技
②ワイヤーの種類と固定法

おんが病院副院長 **志田純一**

はじめに

　整形外科の手術の際に使用されるワイヤーは，大きく分けて串状のKirschner鋼線（K-wire）と針金状の締結用軟鋼線（ソフトワイヤー）がある．

　K-wireやソフトワイヤーは比較的安価であり，整形外科の手術，特に骨接合術の際，一時的な仮固定や最終固定など多用されるので，その種類や使用方法，ならびに問題点については習熟しておくことが必要である．

1. ワイヤーの種類

(1) Kirschner鋼線（K-wire）（図1）

　両側ないしは片側の先端が錐状になっているステンレス製の鋼線で，先端にネジがきってあるものもある．両側が錐状のK-wireは必要な長さに切断し2本にして使用できるが，手元側の先端で自分の手を傷つけることもあり注意が必要である．各社により違いがあるが，長さは20～40cm程度，径は0.6～3mmまで0.2～0.3mm刻みで各種の太さのものがあり，断面は円状である．手回しドリル（図2）やコマンドーなどのパワーツール（図3）を用いて骨に刺入する．骨折の一時的仮固定および最終的固定に用いられるが，K-wire単独では強度が低いために術後ギプスシーネを外固定として併用する場合が多い．

　また，K-wireは固定を目的して使用されるだけでなく，術中に転位している骨片を整復する際にテコのようにして使用する場合もある．

(2) C-wire

　元来はZimmer社より販売されている携帯用ドライバーであるCサーター・ワイヤードライバーの専用ワイヤーであるが，通常のパワー

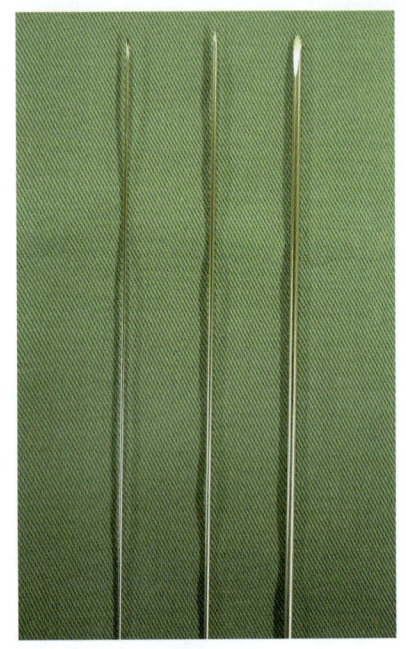

図1　Kirschner鋼線

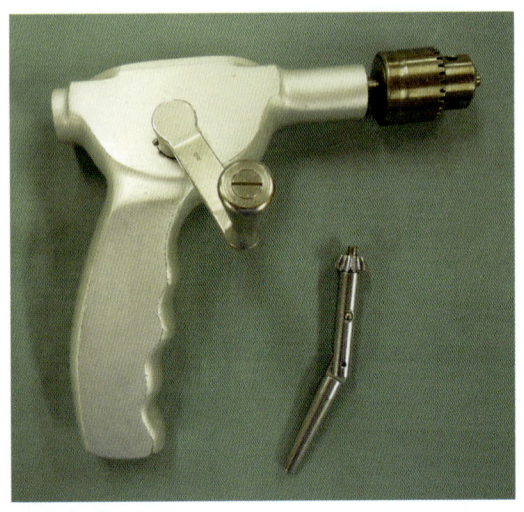

図2　手回しドリル

ツールでも使用できるので，主に手指や足趾の比較的小さな骨に対して使用される．K-wireと比べて短くて扱いやすいが，滅菌された状態で販売されており，K-wireに比べるとやや高価である．

K-wireと比べて断面が面取りされており，チャックの滑りが起こりにくくなっている．

(3) リングピンなど（図4）

下に述べるように，引き寄せ鋼線締結法 tension band wiring はK-wireとソフトワイヤーを用いて骨接合を行う方法であるが，ときに術後の後療法中にソフトワイヤーがK-wireから逸脱することがある．それを回避するために，ソフトワイヤーを通すための穴が開いた鋼線をK-wireの代わりに使用し，穴の中にソフトワイヤーやケーブルを通すことで逸脱を防止できるようにしたものである．各社より販売されており，それぞれ専用の機器も用意されている．K-wireとソフトワイヤーを用いた tension band wiring に比べて手技は簡便ではあるが高価である（RING PIN（ナカシマメディカル社），テンションバンドピンシステム（小林メディカル社），AI-ワイヤリングシステム（アイメディック社）など）．

(4) ソフトワイヤー（締結用軟鋼線）（図5）

テンションバンド固定用や骨折，特に斜骨折の補助的固定に使用される．ステンレス製．各社よりさまざまな径のものが出ている．径が大きいほど強度が強くなるが，扱いにくくなる．

(5) ケーブル（図6）

ケーブルは複数本のワイヤーを撚り合わせて作られている．モノフィラメントのワイヤーに比べマルチストランドであるため強度と柔軟性が優れている．各社から販売されており，それぞれ専用のクランプを使用して締結される．専用の器機が用意されており，大腿骨など大きな長管骨の骨接合を行う際には便利である．また各社ケーブルとともに使用できるプレートなどを合わせて開発されており，一緒に使うと便利であるが，それぞれ使用方法が違うので，取り扱い方法の確認が必要である（Dall-Miles Cable System（Stryker®社），Cable Grip System（Zimmer社）など）．

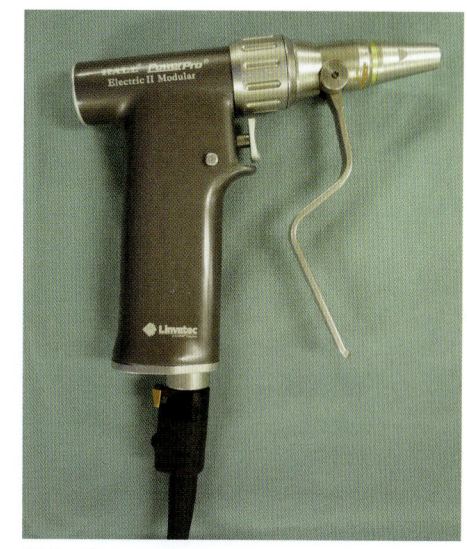

図3　パワーツール

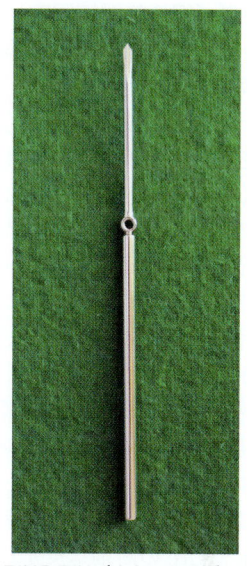

図4　RING PIN（ナカシマメディカル社）

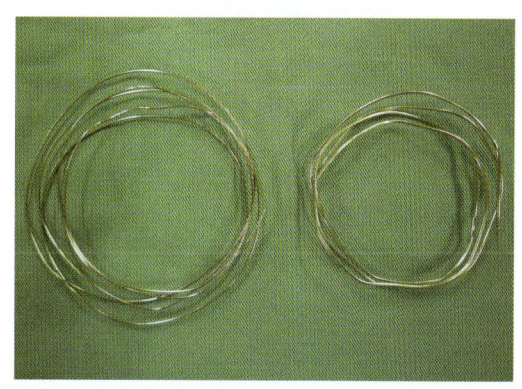

図5　ソフトワイヤー

(6) ピン（図7）

代表的なものにSteinmannピンがある．骨接合の際の仮固定として使われたり，最終的固定としても使われる．各社より販売されており，さまざまな径のものが用意されているが，一般にK-wireより太く鉄棒状で弾力性はない．

(7) RSスクリュー

踵骨骨折に対してWesthues法で整復固定を行う場合には通常Steinmannピンが使われるが，ピンの脱転や刺入部の皮膚潰瘍が発生することもある．そのためピンの根本にスレッドをきり，脱転を防止するようにした踵骨骨折接合スクリューである．ガイドワイヤーを用いて刺入できるので非常に簡便である．

2. ワイヤーによる固定法

(1) ピンニング（経皮的鋼線固定）

K-wireを使って，折れた骨片同士を「串刺し」にして固定する方法である．

X線透視下に通常皮膚切開をしないで経皮的にK-wireを刺して行われる場合もあるが，神経血管の近くから行われる場合には小切開を加えて行われる場合もある．X線透視下でA-Pならびに側面像で刺入点を確認し，刺入角度に注意しながらK-wireを刺入していく（図8）．皮質骨を貫通していく際の抵抗を感じながら刺入していくが，高齢者などで骨が弱い患者に行う際は抵抗感が弱く，対側の皮質骨を越えて深く刺入する場合があるので注意が必要である．また同一側より2本のwireを刺入する場合は，平行ないしはハの字になるように刺入する．

刺入後のK-wireの断端は皮下に埋没する方法と，皮膚上に出しておく方法がある．皮下に埋没する場合には，抜釘を行う際に麻酔下に抜釘する必要がある．皮膚上に出しておいた場合には，術後に刺入部の管理が必要であり，ときにpin site infectionなどを起こす危険性があるが，抜釘は外来で行うことができる．どちらを選択するかは術者の好みによる．

ピンニングはさまざまな骨折に対して行われるが，以下に代表的な方法を示す．

① 橈骨遠位端骨折に対する intrafocal pinning（Kapandji法）

橈骨遠位端骨折の場合，背屈した遠位骨片を整復する際，K-wireを背側の皮膚からほぼ直

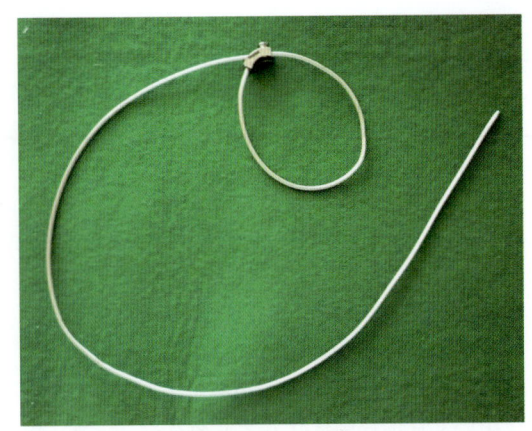

図6　Multi-strand Cable-ready Cable（Zimmer社）

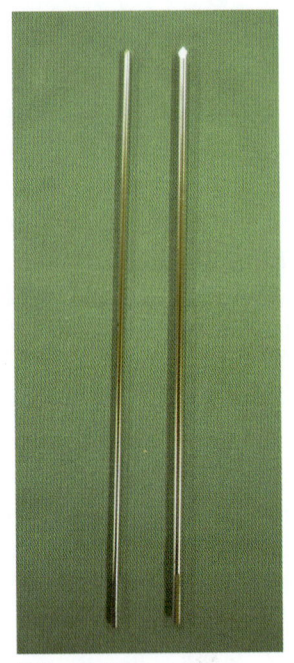

図7　Steinmannピン

角に骨折線に用手的に刺入し，K-wireをテコのように遠位方向に倒していきながら整復し，対側の皮質骨まで進め，ドリルで貫通させる．その際，無理にK-wireだけで整復を行おうとすると力のかかる部分の骨を壊すことがあるので，用手的な整復操作を同時にしながら行う．また過矯正にならないようにX線透視を見ながら注意して行う．遠位骨片が橈屈している場合には，橈側より同様の操作を加える．簡便ではあるが，プレート固定に比べると固定力が弱

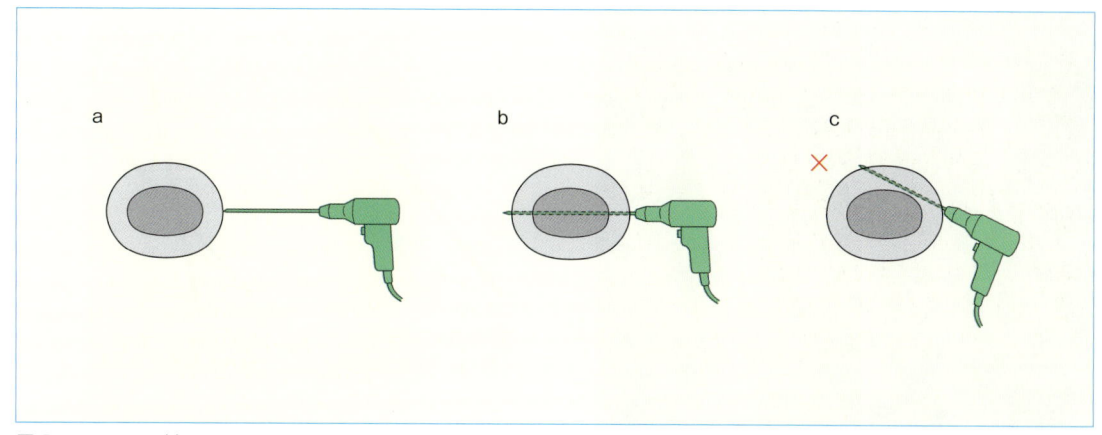

図8 K-wireの刺入
a 骨の大きさや厚みを確認し適切な刺入点を決める.
b 最大直径で貫くようにする.
c 皮質のみを貫かないようにする.

く, 外固定が必要で, 後療法にも十分な注意が必要である (図9).
② 骨折を伴ったマレット指に対する石黒法による固定
　マレット指のうち長軸方向からの強いストレスによって起こる関節内骨折を伴うものは, 骨片が関節面の1/3以上を占める場合は, 石黒法による骨接合を行っている[1] (図10).
③ 手指の骨折に対するピンニング
　手指骨骨折に対しても, ピンニングにより固定する (図11).
④ 小児上腕骨顆上骨折に対するピンニング
　顆上骨折に対しても, 徒手整復後に経皮的ピンニング法により治療される. 尺側から刺入する際には, 尺骨神経に注意し, これを避けなければならない (図12).

(2) K-wireによる髄内固定
① 中手骨や中足骨の骨折
　近位骨片の骨幹端部に一回り大きなK-wireで穴を開け, その穴よりK-wireを髄内に通し固定を行う. プレート固定に比べて固定力は強くはないので, 術後の外固定や理学療法には注意が必要である (図13).
② 小児の前腕骨骨折
　ギプス固定では安定した整復位が得られない場合にも, K-wireを髄内に通し固定する (図14).

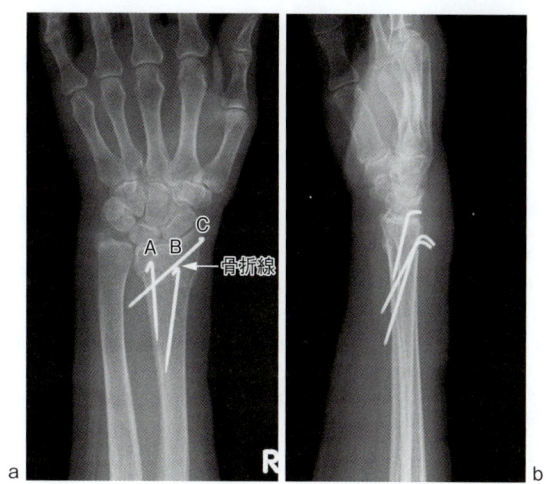

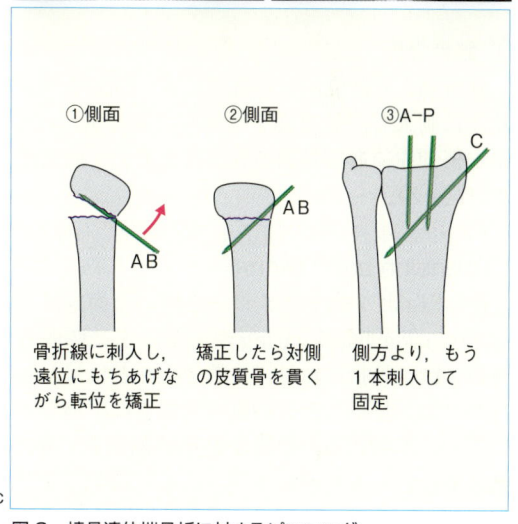

図9 橈骨遠位端骨折に対するピンニング
A, BのK-wireで背屈転位を矯正しCで固定する.

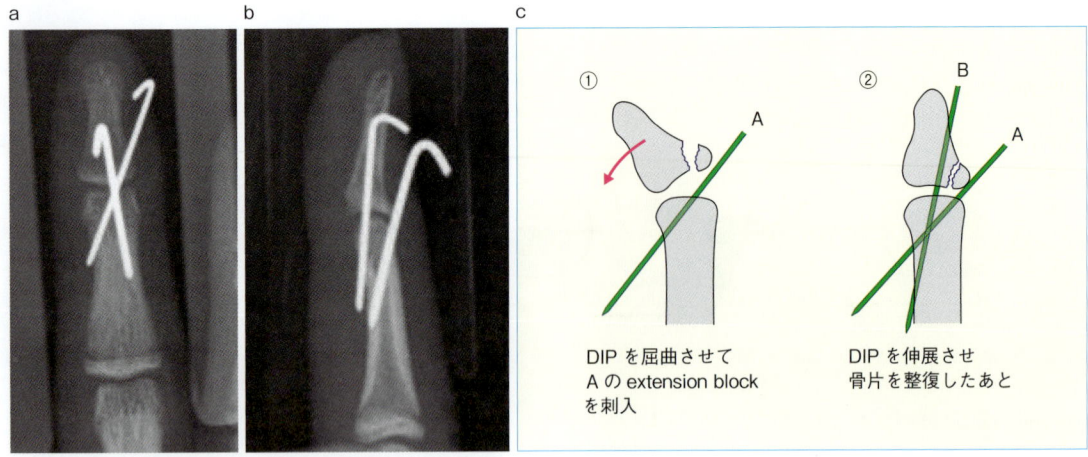

図10 マレット指に対する石黒法による固定

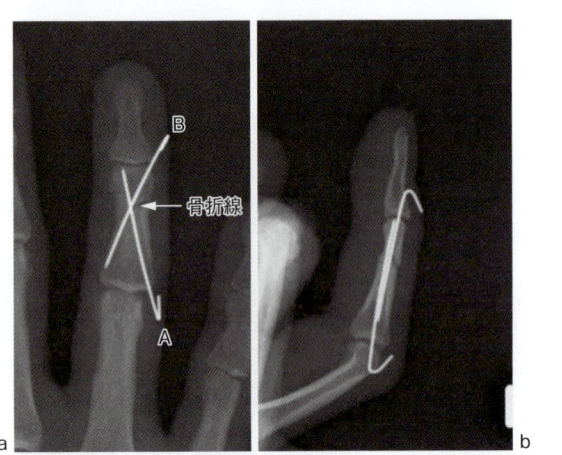

① DIPを屈曲させて
Aのextension block
を刺入

② DIPを伸展させ
骨片を整復したあと

図11 中節骨骨折に対するピンニング
AとBはどちらからでもかまわないが，クロスになるように2本刺入する．

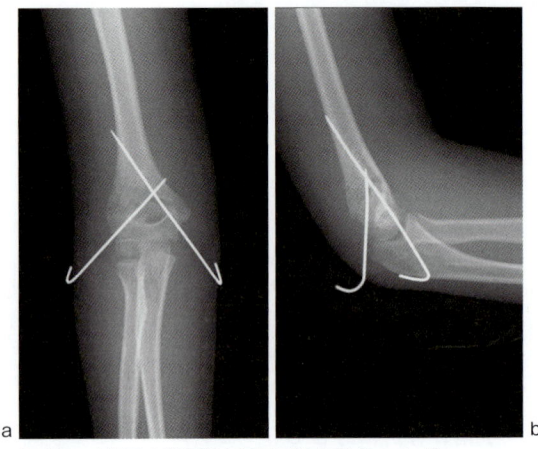

図12 小児の上腕骨顆上骨折に対するピンニング

③ 鎖骨骨折

　骨折部より経皮的に逆行性にK-wireを中枢骨片に刺入し，骨折部を整復したあとK-wireを末梢骨片に進め対側の骨皮質を貫いて固定する（図15）．

(3) tension band wiring

　K-wireとソフトワイヤーを用いた固定法としてtension band wiringがある．主に膝蓋骨骨折，肘頭骨折，鎖骨遠位端骨折などに対して行われる．骨折した骨の癒合過程では圧迫などによって得られる力学的安定性が必要で，逆に動きや伸張・伸展が繰り返されると癒合不全が起こる．これらの骨折では運動時に筋肉の牽引が骨片にかかり骨折部を離解させる力になるが，引き寄せ締結法を用いることでこの力を中和し，さらに関節を屈曲する際に圧迫力に変換することができる[2]．

① 肘頭骨折に対するtension band wiring

　骨折部を整復した後，骨片の大きさを確認し，片方に寄りすぎないように注意しながらK-wireを2本平行に刺入する．ついで，骨折部の遠位2～3cmの骨幹部遠位に軟鋼線を通す穴を使用する軟鋼線より大きめのK-wireで骨軸に垂直に開ける．その際，穴を開ける深さが浅すぎると軟鋼線がカットアウトすることもあるので十分注意する．この穴に軟鋼線を通した後，8の字に交差させ一方をK-wireの後ろを通したあと骨折部付近でペンチなどを用いて引っ張り上げながら軟鋼線に弛みがないように

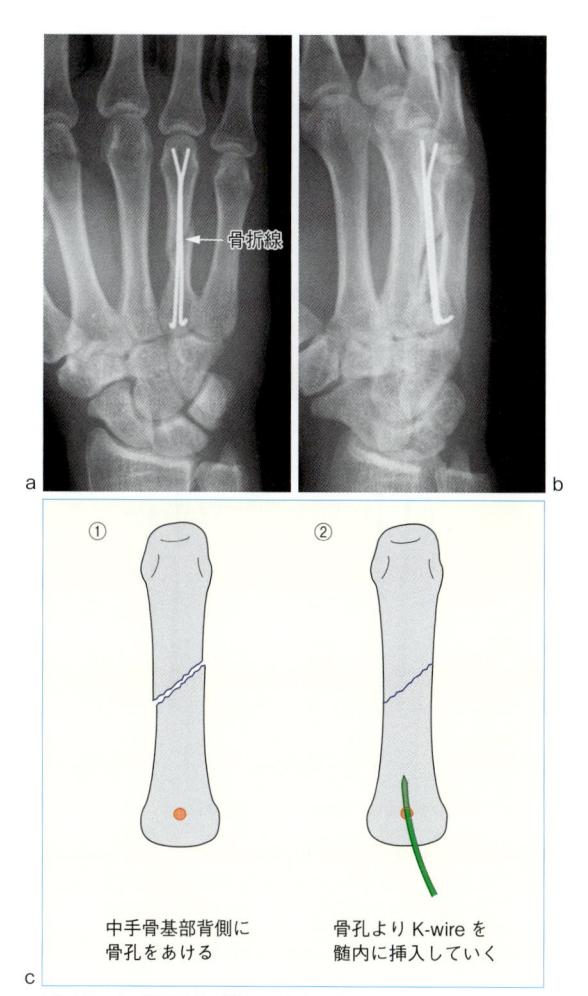

図13 中手骨骨折に対する髄内固定
① 中手骨基部背側に骨孔をあける
② 骨孔よりK-wireを髄内に挿入していく

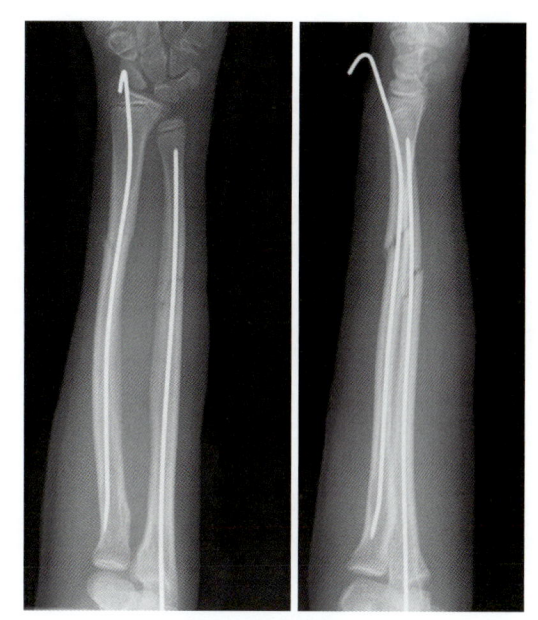

図14 小児前腕骨折に対する髄内固定

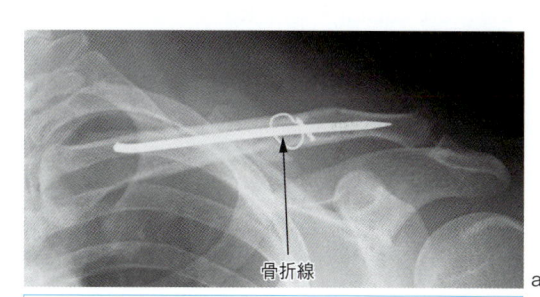

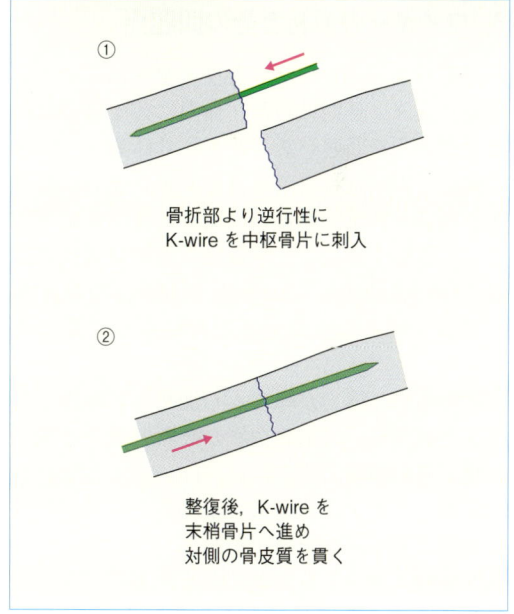

図15 鎖骨骨折に対し髄内釘法で固定し，第3骨片を鋼線固定
① 骨折部より逆行性にK-wireを中枢骨片に刺入
② 整復後，K-wireを末梢骨片へ進め対側の骨皮質を貫く

締めていく．その際，両端の軟鋼線が左右対称に締まっていくようにすることが重要である．締結の力加減は，骨折部が再転位せず，ワイヤーが折損しない程度であるが，その確認は関節を他動的に動かしても骨折部が開大しない程度である．軟鋼線は交差部から5mm程度離して切り，骨に密着するように曲げる．K-wireも十分に折り曲げてから切断する．同様の方法で，足関節内果骨折，鎖骨遠位端骨折や小児上腕骨外顆骨折などの骨接合も行うことができる（図16）．

② 膝蓋骨骨折に対するtension band wiring
　骨折部の整復を行った後，関節包に切開を入れ関節面の状態を触診し整復状態の確認を行う．骨折線に垂直になるように2本のK-wire

を刺入するが，その際，膝蓋骨の厚みを確認しておき，刺入点が前方すぎないように注意する．ソフトワイヤーは8の字または0の字に締結するが，その際，遠位部は膝蓋靱帯内を，近位部は四頭筋腱内を通過させる．締結の力加減は，先ほどと同様に関節を他動的に動かしても骨折部が開大しない程度にする（図17）．

(4)周囲締結法

膝蓋骨骨折でも骨膜の連続性があり，転位の少ない膝蓋骨の横骨折には，膝蓋骨周囲をソフトワイヤーで締めるだけの周囲締結法でも十分な固定力が得られる．また，長管骨の螺旋骨折や第三骨片のある際に，プレート固定や髄内釘固定法と組み合わせて行われることがある（図18）．

(5)Westhues変法による踵骨骨折

Essex-Lopresti分類の舌状型がよい適応となる．SteinmannピンやRSスクリューを使用して行われる．大本法により徒手整復を行った後に，転位した上外側骨片に向けて踵骨隆起より刺入していく．骨折線の直下まで進めたら，そのまま手元でピンを足底方向に押し下げるとテコの作用で整復される．その後はさらにピンを進めていき，踵立方関節を貫いて立方骨に刺入して止める（図19）．

3. ワイヤーの素材とその問題点

通常のK-wireやソフトワイヤーはステンレス製であり，長期にわたり体内に残す場合には以下のような問題があるとされている．
①腐食：内固定材料の金属がイオン化し，取り囲む環境と科学的あるいは電気的化学反応を起こして損傷すること．手術後長期間経過後に抜釘を行う場合には，K-wireやソフトワイヤーが折れやすくなっているため注意が必要である．
②金属疲労：応力が繰り返し加えられることで金属が疲労し，元来の金属の破断強度より低い強度で破断が生じる．
③毒性：ステンレス鋼に含まれるクロムの急性障害には腎の尿細管壊死がある．
④発癌性：ステンレス鋼に含まれるニッケルが発癌性を有することは古くから知られており，

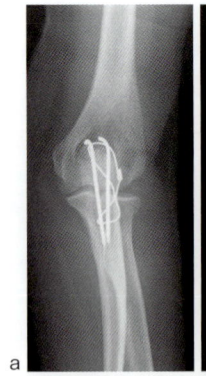

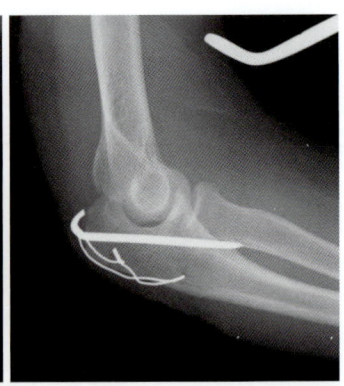

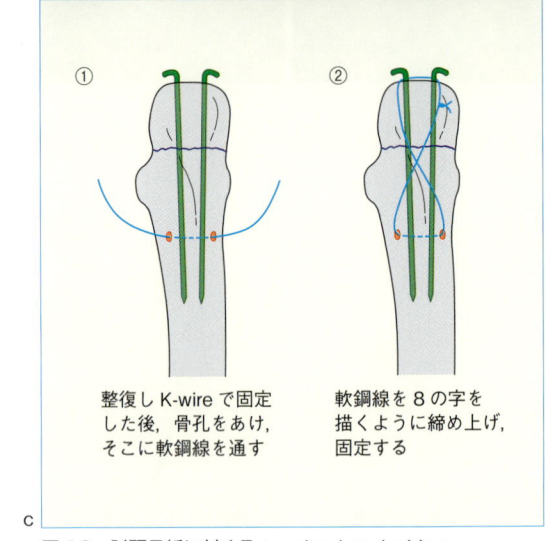

図16 肘頭骨折に対するtension band wiring

長期間内固定材料を体内に留置していると，その継続的な刺激で腫瘍が誘発される．
⑤金属アレルギー：ステンレス鋼に含まれるニッケルがアレルゲンとして最も多く，ついでコバルト，クロムの順に知られている．術前にみられなかった部位に皮膚炎を生じ，治療に抵抗性であることが多い．刺入部に異常があり感染が否定的であるならば，金属アレルギーによる皮膚炎を疑い，パッチテストを施行する．しかし，症状は抜釘をすることで速やかに改善される．

文献
1) 石黒 隆ほか：骨片を伴ったmallet fingerに対するclosed reductionの新法．日手会誌 5：444-447, 1988
2) Josten C et al：テンションバンドの原理．AO法骨折治療．糸満盛憲日本語版総編集．医学書院，東京，143-147, 2003

◎K-wire や締結用軟鋼線の太さは，部位や用途によって使い分ける．
◎ピンニングは，プレート固定に比べると固定力が弱く，外固定が必要で，後療法にも十分注意する．
◎tension band wiring では，軟鋼線の弛みがないように十分な緊張がかかるようにして締結する．

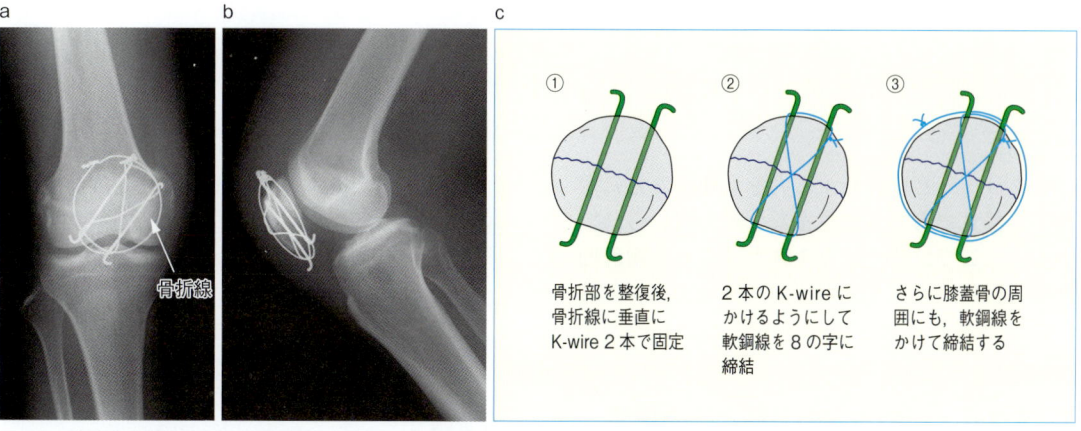

図17　膝蓋骨骨折に対する tension band wiring ＋周囲締結法
a
b
c
① 骨折部を整復後，骨折線に垂直に K-wire 2 本で固定
② 2 本の K-wire にかけるようにして軟鋼線を 8 の字に締結
③ さらに膝蓋骨の周囲にも，軟鋼線をかけて締結する

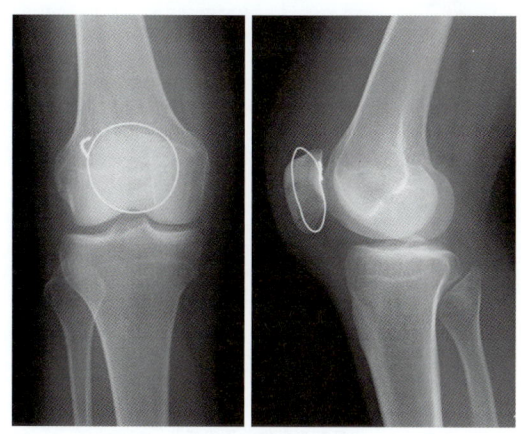

図18　周囲締結法による膝蓋骨骨接合

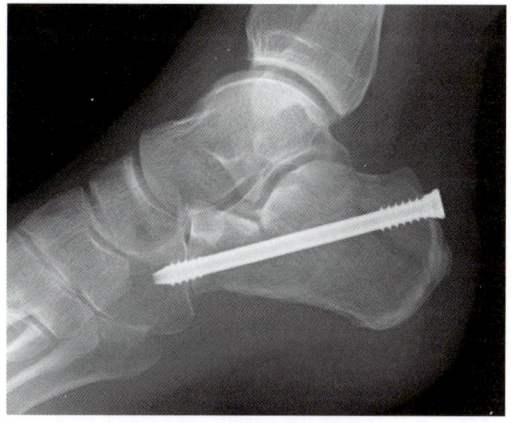

図19　RS スクリューによる踵骨骨折骨接合

各論 ▶ 個別の**テクニック** [II. 骨]

骨接合術の基本手技
③スクリューの種類と固定法

佐賀県立病院好生館整形外科 前 隆男

はじめに

スクリューとは回転する力を直進する力に変換する器具でありさまざまな分野で用いられている．ここではサージカルスクリューの物理的特徴と機能，原理を理解し，スクリュー刺入時のコツと落とし穴を確認することを目的とする．

1. スクリューの各部の名称とその機能

図1に示す．

スクリューヘッド：ドライバーを設置するドライバーホールがある．
・マイナスドライブ
・プラスドライブ
・六角ドライブ
・スタードライブ（トルクスドライブ）（図2）

機能としては骨表面やプレートに接した時にスクリューの進行を抑える．また，ヘッドの形状もさまざまあるが，ヘッド下面が半球状の形状が最もその角度多様性や下面のストレスに関して適当である．

スレッド：山径と谷径を有し，螺旋状となっている．スクリューを一方向に締め付けていくことで固定する機能を持つ．タップされた溝をスレッドが通過するときに最大限のトルクが得られる．

シャフト：動力伝達の役割を持つ．ドライバーからの回転力をスレッドに伝える．

ピッチ：山と山の間の距離で，スクリューが360°回転する時に進む距離．ピッチが短いほど微細となり皮質骨内での把持力が増加する．

フルート：セルフタッピングスクリューなどではタップで生じた骨屑を逃がす溝が付いている．

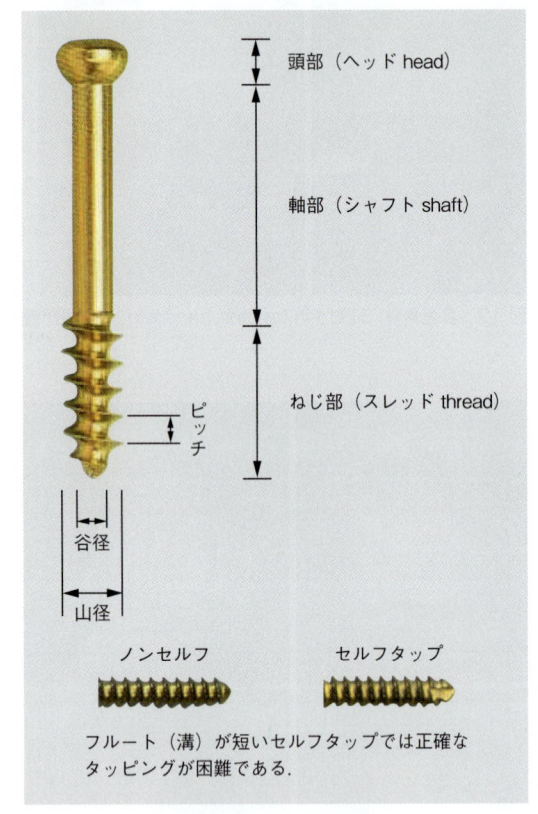

図1 スクリューの各部の名称とその機能

フルート（溝）が短いセルフタップでは正確なタッピングが困難である．

2. スクリュー固定の原理[1]

スクリューを締め付けていく時には，スクリューヘッドの下面と骨表面もしくはプレートが接した後，スレッドの上面とヘッドの下面との間に軸に沿って張力が発生する（図3a）．

この張力によるスレッド面での摩擦がスクリューの弛みなどを防止している（図3b）．そのため，スクリューヘッド直下のスレッドにはストレスが集中しやすく，形状によって折損を

図2 スタードライブ（トルクスドライブ）

プラスドライブ　　六角ドライブ　　スタードライブ

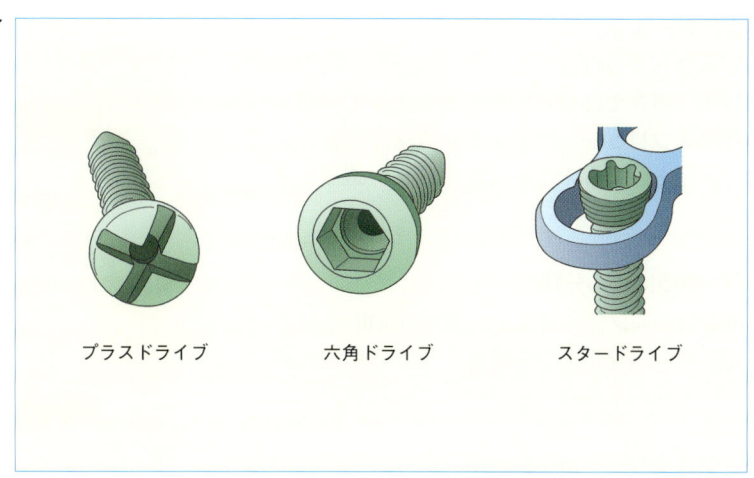

図3 スクリュー固定の原理
a 締め付けの最後でスレッドとヘッドとの間に生じる張力
b 張力によって弛もうとする力F2はスレッドの傾きθによって決まる．弛みに抵抗する力Fはスレッドの垂直成分F1によって決まる．
$F = \mu F1 = \mu F0 \times \cos\theta$　$F2 = F0 \times \sin\theta$
スレッドの傾斜が小さいほうが固定性が高い．
（文献1）より引用改変）

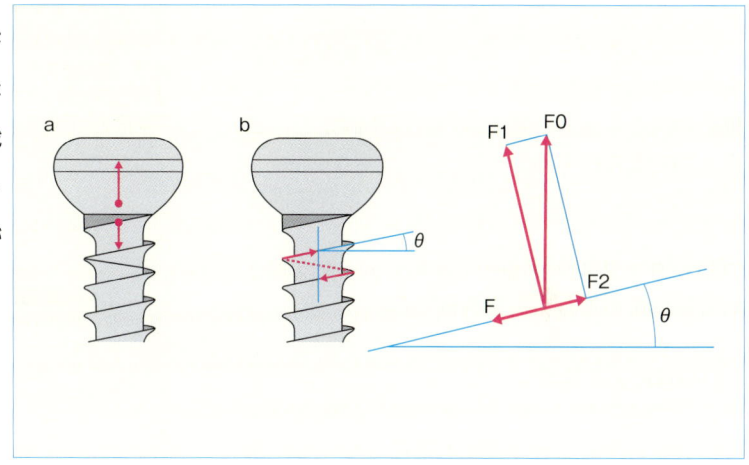

起こしやすい部位でもある．

3. スクリューの種類

(1)構造による違い

皮質骨スクリュー cortex screw（図4）：山径が小さく，ネジ山が浅い．ピッチが狭く，先端がまるい．骨皮質の厚い骨幹部で用いられる．原則的に対側皮質を貫く．均一な堅い皮質骨内ではスレッド先端の形状が固定性に関与するためスレッドは非対称性形状となっている．

海綿骨スクリュー cancellous screw（図5）：山径が大きく，ネジ山が深い．ピッチが広く，先端が尖っている．骨皮質の薄い骨端部，骨幹端部で用いられる．周辺骨組織へのストレスを減じ髄内の微細骨折を防止し把持力を得るためにスレッドは対称性形状となっている．

中空スクリュー cannulated screw（図6）：中空形状をしており，ガイドワイヤーを用いる．スレッドは海綿骨スクリュー形状である．セルフドリリング，セルフタッピング仕様．大腿骨頚部や脛骨内外果，距骨などに使用することが多い．

ロッキングヘッドスクリュー（図7）：ロッキングコンプレッションプレートに用いるものであり，プレート孔とスクリューヘッドにネジ切りがされている．締め付けることでプレートと一体化してスクリューの角度が保持される．ヘッド部は二重スレッドとなりプレートとの結合性を高めている．シャフトは谷径が太くネジ山が小さい．セルフタッピング機構をもつ．粗鬆骨の固定に効力を発揮する．

両端ネジ型スクリュー（図8）：中空形状であり，両端にスレッドを有する．骨折部に圧迫をかけて固定する．舟状骨，中足骨などに使用す

ることが多い．
シャフトスクリュー：シャフト径と山径が同じ形状．現在では使用頻度が低くなっている．
果部スクリュー：マレオラースクリュー．果部に限定されたものであったが現在製造されていない．

(2) 機能による分類[2]

ポジショニングスクリュー positioning screw（図9）：二つ以上の骨皮質を貫き，その位置と把持を保持するためだけの最小限の前負荷をかける．
ラグスクリュー lag screw（図10）：骨片間に圧迫をかける．ラグスクリューテクニックにて刺入する．
プレートスクリュー：プレートと骨表面を前負荷と摩擦にて固定する．
横止めスクリュー：髄内釘の遠位を固定し，長さ，回旋を保持する．
アンカースクリュー：ワイヤーなどを骨に固定する．
ブロッキングスクリュー：スクリューを支点として髄内釘の進行方向を制御する．

(3) 材質による分類

チタン合金スクリュー：生体親和性に優れており，合金とすることで強度も獲得している．現在最も使用されている材質である．
ステンレススチールスクリュー：従来から使用されてきたが，含有するニッケル成分によってアレルギー反応を起こす可能性がある．
吸収性スクリュー：バイオセラミックスの微粒子（u-HA）とポリ-L-乳酸（PLLA）を複合化し，高い強度と生体内吸収性を有している．強度は数ヵ月に及ぶ．

(4) サイズによる分類

ラージスクリュー：6.5mm 海綿骨スクリュー，4.5mm 皮質骨スクリューなど．一般的に 4.5mm 以上の径を持ったスクリューを指す．径に関しては多くのバリエーションがある．
スモールスクリュー：4.0mm 海綿骨スクリュー，3.5mm 皮質骨スクリューなど．3.0〜4.0mm 程度の径を有しているスクリューである．
ミニスクリュー：1.5mm 皮質骨スクリュー，2.7mm 皮質骨スクリューなど．3.0mm 未満

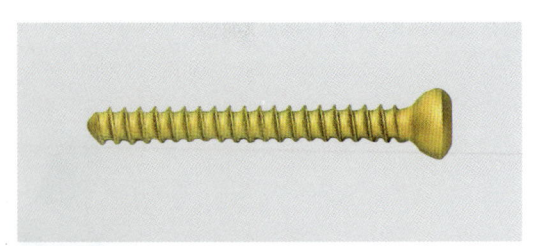

図4　皮質骨スクリュー
骨幹部で用いることが多い

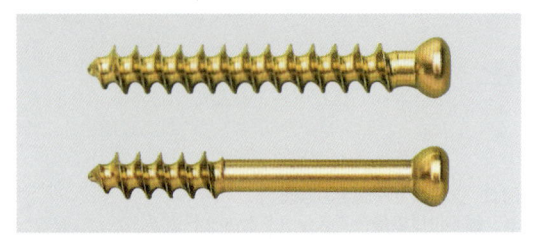

図5　海綿骨スクリュー
使用目的に沿ってスレッド長を選択する．骨幹端部，骨端部で使用することが多い．

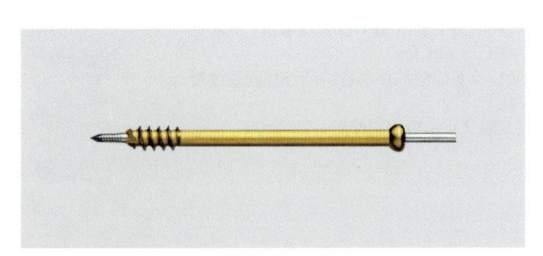

図6　中空スクリュー
ガイドワイヤーを経由して刺入する．

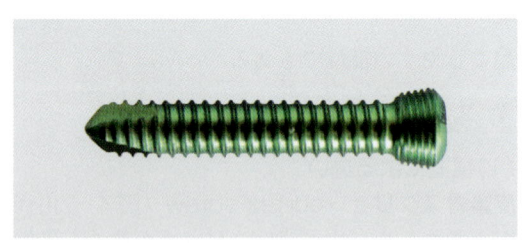

図7　ロッキングヘッドスクリュー
セルフタッピング仕様．ヘッド部のダブルスレッド．TiA16V4合金．

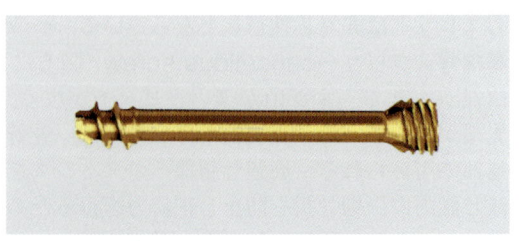

図8　両端ネジ型スクリュー
スクリュー先端部とヘッド部にて骨折部に圧迫をかける．

図9 ポジショニングスクリュー
圧迫はかけずにその位置にて固定する.

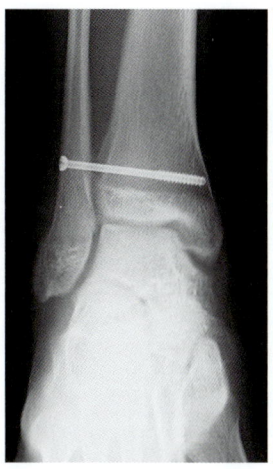

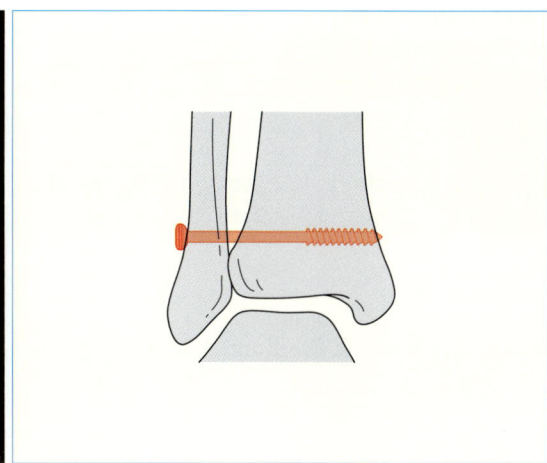

図10 ラグスクリュー
※：ラグスクリューによる骨幹端部の骨片間圧迫と脛骨近位関節面の圧迫固定
☆：保護プレートを追加

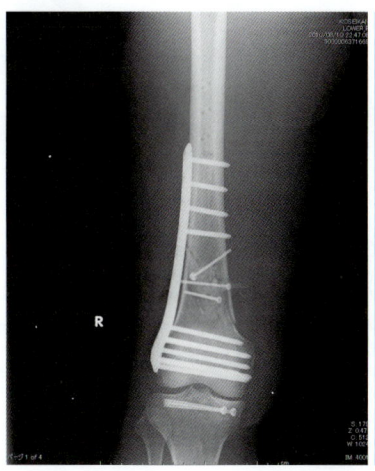

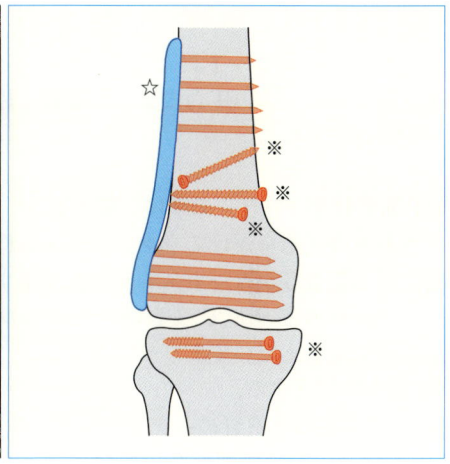

の径を有しているスクリューである．

4. スクリューの手技

　ここでは中空スクリューや両端ネジ型スクリューなど特殊な場合を除いた一般的なスクリュー刺入手順を述べる．また，骨折の圧迫に非常に有用であるラグスクリューテクニックを説明する．まずはスクリューの規格に合わせた器具を用いる必要がある（表1）.

(1) 皮質骨スクリューの手技（図11）
① ドリリング
　ドリルガイドを使用して周囲軟部組織の損傷を防止する．
② カウンターシンク
　骨幹部で使用する．スクリューヘッド下面と骨表面との応力を分散させる．
③ デプスゲージ
　スクリュー長の決定．正しい方向で測定しないと誤差を生じる．
④ タッピング
　タップスリーブを使用して周辺軟部組織の損傷を防止すると同時にタップ方向を一定にして挿入時と抜去時の二重タッピングを防ぐ．

(2) ラグスクリューテクニック（図12）
　ここでは4.5mm皮質骨スクリューを用いたラグスクリューテクニックを示す．
① 手前の皮質骨に山径と同サイズの4.5mmドリルでドリリングする．これによって手前の骨穴は滑り孔となっている．
② 3.2mm用ドリルスリーブを手前の骨穴に

[表1] スクリューの規格

	3.5皮質骨スクリュー	4.5皮質骨スクリュー	6.5海綿骨スクリュー
山径	3.5mm	4.5mm	6.5mm
谷径	2.4mm	3.1mm	3.2mm
ドリル径	2.5mm	3.2mm	3.2mm
タップ径	3.5mm	4.5mm	6.5mm

挿入して対側骨皮質を3.2mmドリルにてドリリングする.
③ カウンターシンク
④ デプスゲージ
⑤ 対側皮質骨タッピング
　タップスリーブを挿入して4.5mm径用タップにて行う.
　近位骨片のスレッドによる把持がないため,スクリューヘッドの圧力によって遠位骨片との圧迫が可能となる.

(3) 海綿骨スクリューの手技（図13）

　骨折部の圧迫をかけるラグスクリュー機能を持たせる場合はショートスレッドを使用する.
① 3.2mmのドリルでパイロットホールを作製し骨折線をまたいでドリリングする.
② 長さを測定する.
③ 骨幹端部の皮質骨のみタップを使用する.
④ 手前の皮質骨が強くない場合はワッシャーを使用する.
⑤ ショートスレッド海綿骨スクリューを刺入して骨片間圧迫をかける.
　海綿骨スクリューのシャフト径4.5mmに対するドリリングは不要である.

　骨幹端部領域プレート設置するためには,フルスレッドタイプを使用する.
　上記と同手順であるがフルスレッドスクリューを使用する.

おわりに

　スクリューは多くの形態があり, その使用目的や機能も異なる. また同じスクリューでも使用方法が異なると, 得られる効果が変わるため, 十分にその特性を理解しなければならない.

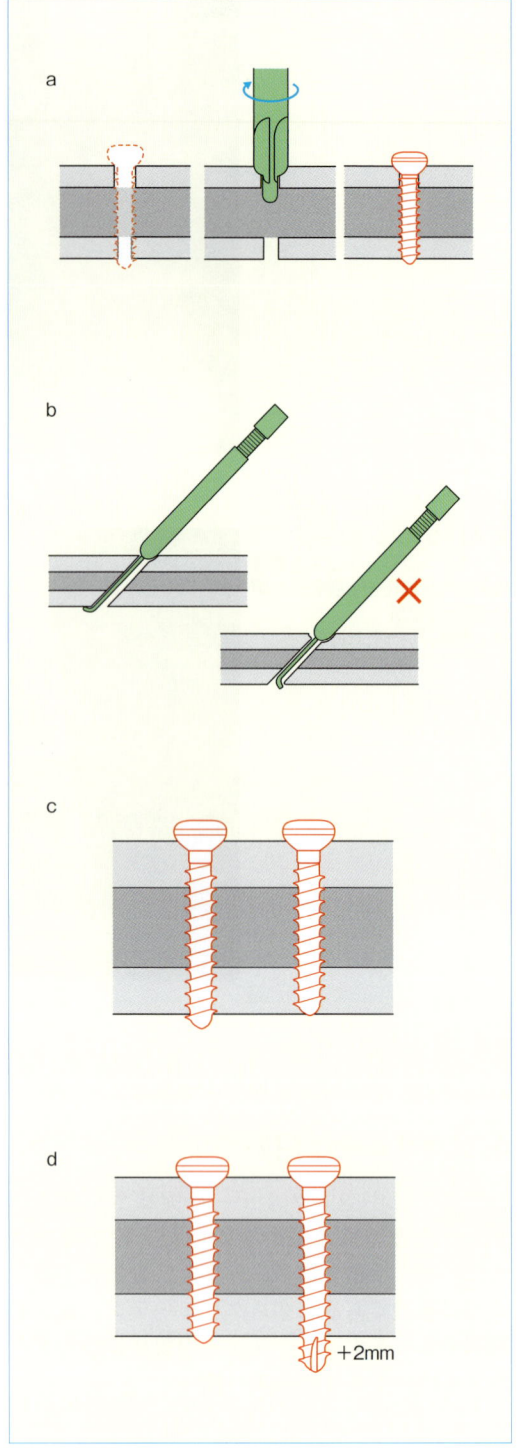

図11　皮質骨スクリューの手技
a　カウンターシンクで骨にかかる応力を均等にする.
b　デプスゲージは正しく測定する.
c　左のスクリューのようにより多くのスレッドが対側骨皮質に噛み込むように長さを決定.
d　セルフタッピングスクリューではフルート部分は骨形状により抜去困難となることがあるため原則に骨皮質から出す.

◎デプスゲージによる測定はカウンターシンクの後で行わないと，正確な長さが決定できない．
◎また，タップの後に行うとデプスゲージの先端フックでタップ溝を破壊することがあるため，測定はタップの前に行う必要がある．
◎セルフタッピングスクリューではスクリュー先端のフルートがあるため，この部分を対側皮質骨より出すことが望ましい．

図12 ラグスクリューテクニック
a 4.5mmドリルで手前皮質骨をドリリングし滑孔を作製．次にドリルスリーブを通して対側皮質を3.2mmでドリリング．
b グライディングホールではスクリューと骨は固定されず，ヘッドと遠位骨片との締め付けにて骨折部に圧迫をかける．

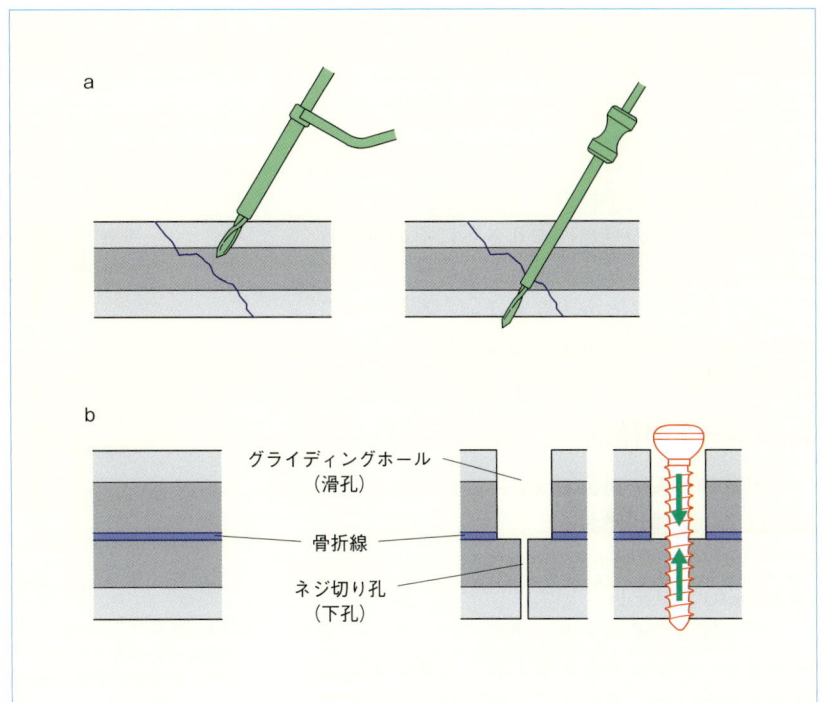

文献
1) Bulstrode C et al : Oxford Textbook of Orthopedics and Trauma, Oxford university press, New York, 1697-1701, 2002
2) Klaue K : Principles of plate and screw osteosynthesis. AO法骨折治療，第2版，糸満盛憲日本語版総編集，医学書院，東京，158-159, 2010

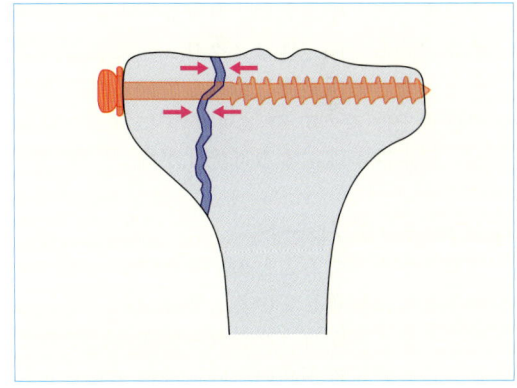

図13 海綿骨スクリューによる骨片間圧迫

1 各論 ▶ 個別のテクニック [Ⅱ. 骨]

骨接合術の基本手技
④プレートの種類と固定法

九州労災病院整形外科 **鬼塚俊宏**

はじめに

整形外科医にとって，プレートを用いた骨接合術は基本的手術手技の一つである．近年ロッキングプレートの登場によりさらにその重要性は増してきているが，間違った使用法によりトラブルをきたすことも少なくない．本稿ではこのロッキングプレートを中心にプレートを用いた骨接合術のコツと要点を述べる．

1. プレートの種類

整形外科手術で用いるプレートには大きく分けて以下の2種類がある．

(1) 従来のプレート

骨膜を剝いでその上から当て，スクリューを締めることによりプレートと骨との間に圧迫力が働くことで固定される．これには，十分な骨質と解剖学的な整復，また正確なプレートの形成が必要である．骨膜を剝ぐことで骨膜性の血行は阻害され，圧迫力によりプレート直下の骨は壊死に陥る．固定性はスクリューによる，プレートと骨との圧迫力に依存している．このため粗鬆骨ではスクリューが利かずにバックアウトし，固定性が破綻する可能性が高い（図1）．

(2) ロッキングプレート

骨膜上から当てることのできるプレート．プレートと骨は密着している必要はない．プレートとスクリューがロックされる仕組みになっており，角度安定性が高い．固定性はプレートと骨との間の圧迫力によらないため，粗鬆骨に対しても固定性が良い（図2）．
また，骨膜を剝がずに骨膜上から当てることができ，骨膜性の血行を阻害しない．一方，スクリューを締めることでプレートに沿って整復

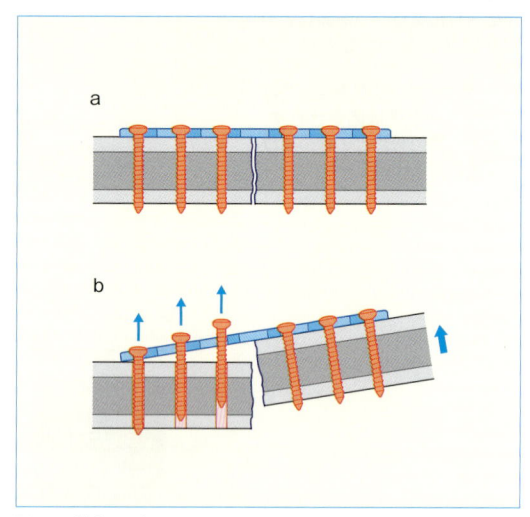

図1 従来のプレート
骨粗鬆のためスクリューが引き抜け，プレートと骨の間の圧迫力がなくなり固定が破綻している．

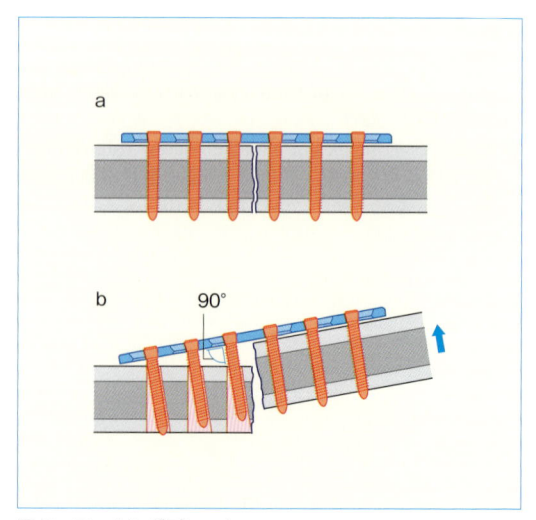

図2 ロッキングプレート
ロッキングプレートではプレートと骨が一体となっているため，大きな骨欠損が起きないと引き抜けない．

した骨折部が再転位することがない，といった利点もある．代表的なものは，Synthes社のlocking compression plate（LCP）である．これはプレートとスクリューがロックされるロッキングホールと，プレート越しに骨折部に圧迫をかけることができるコンプレッションホールが組み合わさっている（図3）．

以上のように，大きく分けると従来のプレートと比較的新しい考えのロッキングプレートの二つのタイプのプレートが存在するが，骨接合を考えるときに必ずどちらのプレートでないといけないわけではない．以下に筆者が考えるそれぞれのプレートの適応を述べる．

2. プレートの適応

(1) 従来のプレートの適応

脛骨近位部などでプレートをバットレスプレート（骨折部を持ち上げ，支えるプレート）として用いる場合はロッキングプレートである必要はなく，従来のものの方が適している．この場合は骨片を面として支えるためプレートは骨に密着している必要があるからである（図4）．AO Type Bの部分関節内骨折がこれに当たる．また，鎖骨骨幹部や骨質の良い腓骨骨折などは従来のプレートで十分であると考えている．

(2) ロッキングプレートの適応[1]

上腕骨近位部骨折，橈骨遠位端骨折など骨粗鬆症を基盤とした，骨の脆弱性を認める部位の骨折が良い適応である（図5）．これらの骨折は通常のプレートでは固定性が悪く，スクリューのバックアウトや骨折部の再転位が起こりやすい．ロッキングプレートは先述したように角度安定性を有するため，広範な骨欠損が起こらない限りバックアウトしない．

また，人工関節周辺骨折も良い適応である．高齢者で骨質が悪く，インプラントに妨げられスクリューを挿入するスペースの少ない症例に良い．

一方，角度安定性があり骨膜の上から当てることができる特徴から，骨折部を直接展開せずにプレート固定を行うminimally invasive plate osteosynthesis（MIPO）法にも適しているといえる（図6）．骨接合を考えるときに，ただ骨

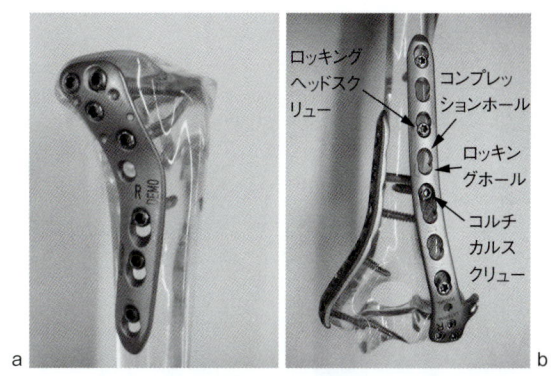

図3 Synthes社，各種のLCP
ロッキングホールとコンプレッションホールを併せ持つ．

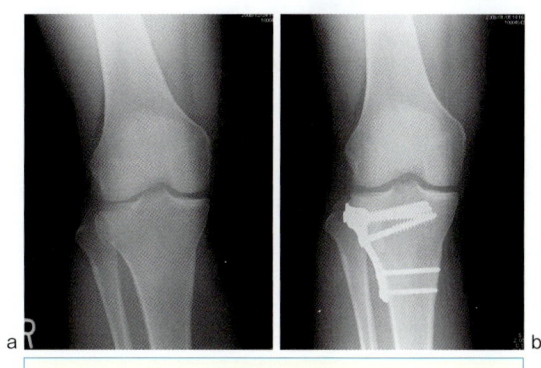

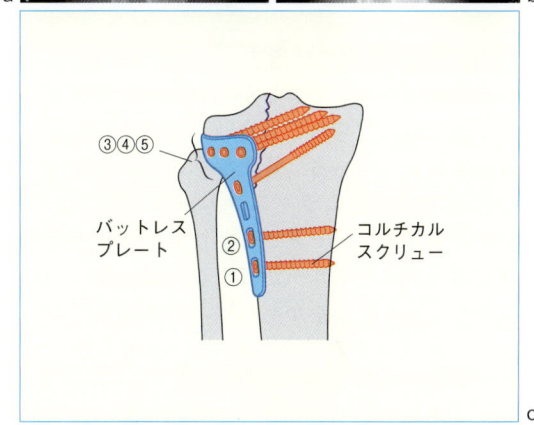

図4 バットレスプレートの例
膝外側プラトー骨折に対して①〜⑤の順にスクリューを打つ．①，②のスクリューを挿入すると，プレートにより骨片が持ち上げられる．
a 術前，b 術後，c シェーマ

を強固に固定すればよい，と考えるのではなく，できるだけ軟部組織の血行を阻害しないように工夫することは重要である．

以上のようにそれぞれのプレートに適した部

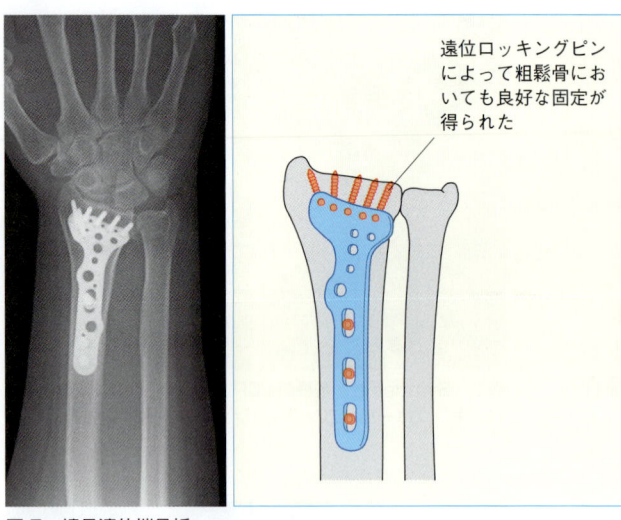

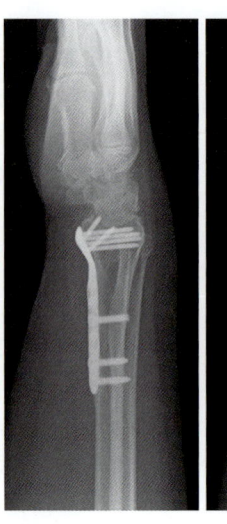

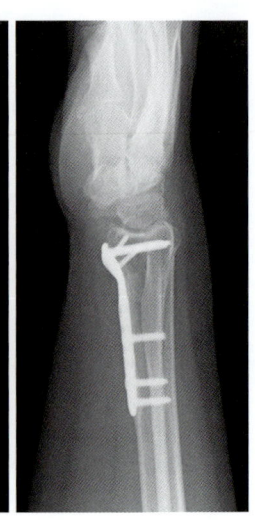

図5　橈骨遠位端骨折
骨粗鬆のある症例ではロッキングプレートは有用である．早期に可動域訓練を開始できる．

3. プレートの使い方の要点

まず，プレートを使用するにあたって次の二つのうちどちらの考えで骨接合するか決定することが重要である．

(1) 絶対的安定性を目指す

従来のプレートであるか，ロッキングプレートであるかはどちらでも良い．強固な内固定を目指す使い方である．骨折部を観血的に整復したうえで骨片間にラグスクリューを打ち，プレートを保護プレートとして使用する．横骨折などでラグスクリューが打てない場合は，コンプレッションホールがあればこれを用いてコンプレッションをかける（図7）．単純骨折に適している．LCPは創内創外固定，internal fixatorとの別名があるが，骨折線が単純で絶対的安定性を目指す場合は必ず骨折部を圧迫させるようにしている．

この場合骨片間にはギャップはほとんどなく，安定している．骨癒合は外仮骨形成を伴わず，内骨膜性の骨化が起こる．万一，絶対的安定性を意図したにもかかわらず旺盛な外仮骨形成が起これば，スクリューの弛みなど不安定性が生じた結果である．注意深くX線をチェックし，外固定の追加や安静度の変更，場合によっては再手術も検討しなければならない．

繰り返すが，単純な骨折線をオープンで整復した場合はギャップをゼロに近づけなければならない．わずか数mmのギャップがなかなか埋まらず，偽関節となる可能性がある．

(2) 相対的安定性を目指す

プレートを体内のスプリントとして用いる使い方．ロッキングプレートがこの考えに最もマッチしている．骨癒合は外仮骨形成によって起こる．創外固定が創内に入ったイメージである．骨幹部や骨幹端部の粉砕骨折に良い適応がある．また，MIPO法を併用することで骨膜性の血行を阻害せず，さらに旺盛な仮骨形成が期待できる．ただし，何本のスクリューを挿入すれば不安定がなくなり，相対的安定性が得られるのかは症例によって異なる．この判断には経験が必要と考える．不安定性instabilityと相対的安定性relative stabilityとは紙一重である．

この場合，プレートは体内にある創外固定（internal fixator）と考える．

以上の二つの固定法のどちらの考え方で骨接合を行うのか，ということは術前に決定しておかなければならない．同一の部位（骨折線）でこの二つの考え方は両立しないからである．ただし，関節面は強固に固定し（絶対的安定性），骨幹部はflexibleに固定（相対的安定性）するということはありうる（図8）．

従来のプレートについては，使用法はすでに確立されていると考えるので，以後は特にロッ

図6　MIPO法の例
小切開からプレートを滑り込ませて固定した．術後ほとんど創痛なく，3ヵ月で骨癒合がえられた．
a　術直後，b　術後3ヵ月

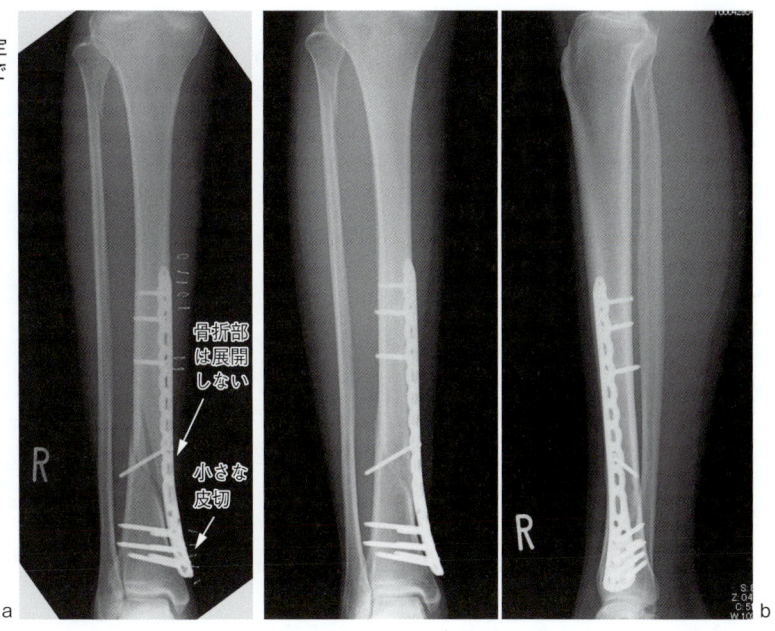

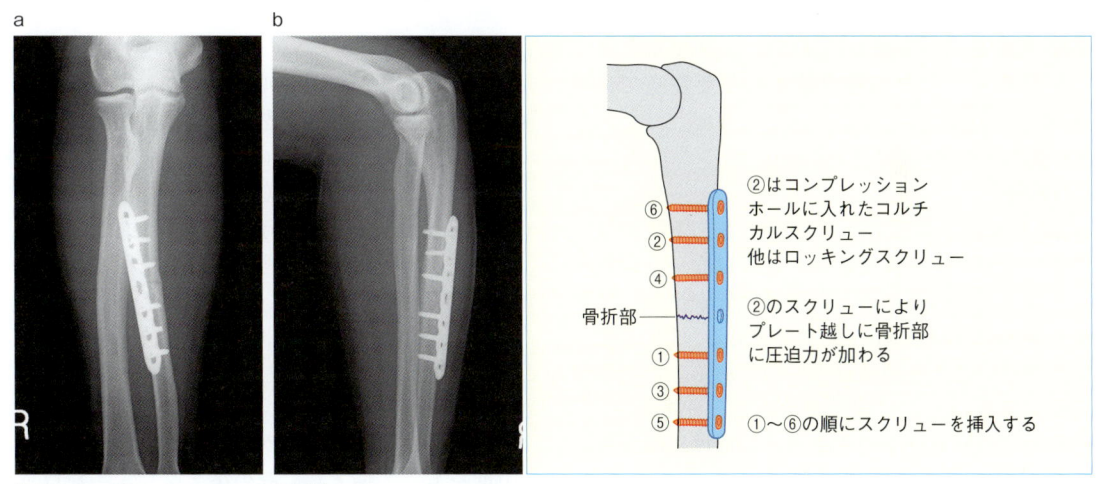

図7　コンプレッションホール使用例
皮質骨螺子をコンプレッションホールに挿入し，骨折部を圧着させている．

キングプレートを用いた骨接合について詳述する．

4. ロッキングプレート（LP）使用のコツ

（1）術前準備

　骨端部用のLPはスクリューの方向が決まっている．術前に作図をして捕らえたい骨片にスクリューが何本挿入できるか，十分な固定性が得られるかシミュレーションしておくことは通常のプレート以上に重要である．健側のX線を裏返しにして骨折線を書き込み，作図用のテンプレートを当ててプレートとスクリューの位置，およびプレートの回旋を決めておく．通常のプレートではプレートは位置を決めさえすればよいが（プレートは骨に密着するので），LPではプレートがどの面で当たるか決まっていない．最大の固定性が得られるようにシミュレーションしておく．

（2）術中

　LPは前述したようにスクリューを締めることでプレートと骨が密着して整復されることは

ない．整復が必要であれば，骨膜を剝がずにできるだけ軟部組織を温存して整復しておく．ついでプレートを挿入し固定していくが，固定の前に必ず骨把持，Kirschner鋼線などでプレートごと仮固定しておく．プレートが骨に密着していないため，不安定だからである．骨折部を展開せずMIPO法で行う場合は，X線イメージを用いてアライメントのチェックを行う．AP，ML 2方向で必ず確認する．仮固定していてもまだ不安定である場合がある．ドリリングしてスクリューを挿入するまでにプレートや骨折部がずれないように気をくばる．ロッキングホールにきちんと入っても，近位遠位に最低2本ずつスクリューが挿入されるまではトルクレンチでロックしない．ヘリコプターのようにプレートが回ったり，整復位がずれたりするからである．

　また，長いロッキングスクリューを正確にロッキングホールに入れるのはある程度熟練が必要である．トルクレンチでロックするときに，ぬるりとした感触で締まると要注意である．

(3)術後
　LPを用いて骨接合した場合でも，下肢ではすぐに全荷重を許可できるわけではない．折損のリスクを避けるため，荷重は仮骨が出現してから徐々に開始するのが安全である．LPの固定性が良いことと荷重は別問題である．ただし可動域訓練は早期に開始できることが多いし，それだけの固定性を得るようにしなければならない．

5. LP使用の注意点

(1)応力集中によるインプラントの折損
　骨折部の近位と遠位に多数のスクリューを挿入し強固に固定しすぎると，骨折部に応力の集中が起こりインプラントの折損が起こる[2]．
　応力を回避するエリアを設ける．すべてのスクリューホールにスクリューを挿入するのはナンセンスである．

(2)ロッキングホールに入らない可能性
　ドリリングして長さを測り，スクリューを挿入するまでの間プレートが動くと当然ロッキングホールに入らない．これを無理に入れようと

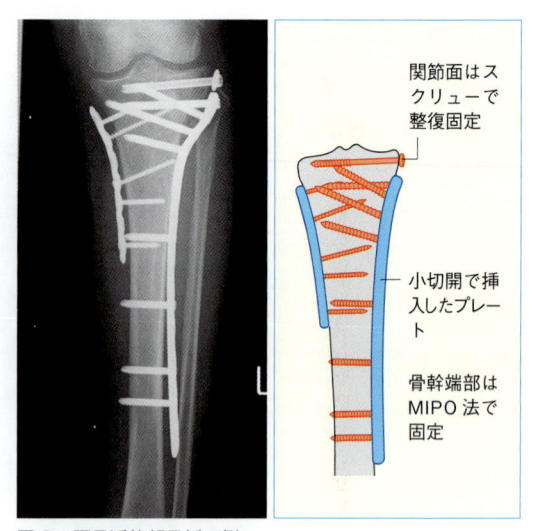

図8 脛骨近位部骨折の例
関節面の段差を整復しスクリューで固定した後，小切開にてプレートを滑り込ませて固定した．

するとロッキングホールを舐めてしまう．あるいはスクリューヘッドを壊して抜去困難の原因となる．プレートと骨の間が浮いているため，特にプレートの回旋が変わる可能性がある．可能であれば仮止めを行うがそれでもプレートと骨の間が不安定であるということを頭に入れておく必要がある．特にMIPO法で行うときには注意したい．また，ドリル先は硬い骨皮質に強斜位で当たると少ししなるが，スクリューはしならないためロッキングホールに入らない可能性がある．近年はスクリューをある程度の自由度をもって挿入し，その後スクリューをロックするねじを用いるタイプもあるが，あまり自由度がないうえにプレートが分厚く，個人的には用いていない．

(3)固定性の評価が不確実
　LPの固定性は従来のプレートのように，スクリュー挿入時の最後のトルクによって評価することはできない．スクリューがプレートにロックされるときの抵抗は固定性となんの関係もないことに注意するべきである．骨粗鬆が著しくスクリューがずぼっと抵抗なく入っていく症例なのに，最後にロックされるトルクをもって「利いた」と喜んではいけない．

◎術前手術計画で9割が決定される．手術は計画どおりに行うのみ，術中に迷わないこと．
◎MIPO法で行うときは，特に側面のアライメントに気を付ける．
◎絶対的安定性を目指すか，相対的安定性を目指すか，は決定しておかなければならない．

(4) 抜釘困難例がある

骨接合をするなら，当然抜釘についても考えておく必要がある．LPはときとして抜釘に難渋することがある．スクリューヘッドのねじ山を舐めてしまったり，不適切な方向でロッキングホールを壊しながらスクリューを挿入していた場合に起こりうる．ロッキング機構を特殊なドリルで壊しておいてまずプレートのみ抜去し，ついでスクリューを掘り出す．抜去のキットを常にフルセットで準備して抜釘に臨むべきである．

6. 具体的な使用法（上腕骨近位端骨折）

(1) 体位

仰臥位とする．背中に枕を入れて肩を浮かせる．X線イメージは健側から入れる．健側の上肢は巻き込んでおくと良い．

(2) 皮切，展開

deltopectoral approach にて展開する．三角筋の下や肩峰下滑液包は用手的に剝離するのが良い．肩は外転して三角筋の緊張をとるとやりやすい．

(3) 整復

まず骨頭骨片と遠位骨片を整復し，アライメントを整える．このときできるだけ骨膜を温存し，ときには Kirschner 鋼線を joystick として使用する．ある程度整復できたら Kirschner 鋼線で仮固定する．また，重要なのは腱板機能の修復であるので，大結節，小結節の整復には時間をかける．大結節は腱板に引っ張られて後上方に転位しているので腱板に捨て糸をかけ，少しずつ前下方に引き出す．

(4) 固定

プレートにて固定する[3, 4]．筆者は Synthes 社のプレートを用いている．まず結節間溝より5mm ほど後ろで，肩峰にインピンジしないように近位端が大結節の先端より10mm 遠位に

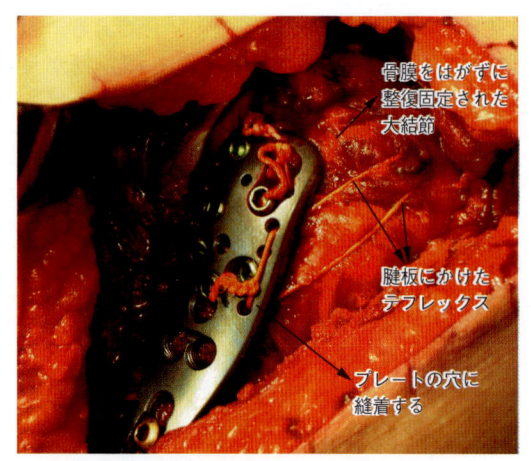

図9 大結節および腱板の修復
腱板にかけた糸をしっかりプレートに縫着している．

なるようにプレートを設置し，Kirschner 鋼線で仮固定する．ついで遠位に1穴皮質骨螺子を挿入しプレートの高さを透視でチェックする．側面像は上腕骨を内旋して確認する．必要であれば仮止めを抜いて高さと前後を調整し直す．プレートの位置が決まったら，卵の殻を閉じるように大，小結節にかけた強めの糸（テフレックスでもファイバーワイヤーでも良い）をプレートの小ホールにかけて結びつける．ここが重要である．つまり，プレートをスクリューで固定してしまう前に糸をプレートに通して結びつけておく方が良い．後からだと，プレートに糸を通すのに難渋するからである．ついで遠位にもう1穴入れてプレートの回旋を最終決定する．後は順次近位のロッキングスクリューを挿入していく．できるだけ軟骨下骨ぎりぎりの長さのスクリューを挿入する．特に内側の打ち上げのスクリューは内反防止に重要である．近位骨片に34mm 以上の長さのスクリューが5～6本入ればかなり固定性が良い印象である．人工あるいは自家骨移植は必要に応じて行う（図9, 10）．

(5)閉創

　十分洗浄した後，ペンローズドレーンを留置し各層縫合行う．三角筋と大胸筋の間は軽く寄せるくらいで良い．

7. LP 使用にあたってのまとめ

　LP は確かに有用なインプラントである．粗鬆骨に対して従来のプレートより固定性が良い．しかし骨の質が極端に悪ければ限界はある．例えば上腕骨近位端骨折においても，LP の登場により骨接合が増え人工骨頭が減少傾向にあるが，卵の殻のような骨に対してはいくら血行を温存しても早期に自動運動を許可できるような固定性の獲得は困難である．どこまで骨接合でいけるのか，の判断は熟練した者でないとむずかしい．また，ロッキング機構を有しているため従来のプレートより分厚くなっているのも欠点である．MIPO 法で行う場合は皮切の直下にプレートがくるマイナス面がある．

　もちろん，従来型のプレートでも同様であるが，単純骨折でギャップを残して固定した場合は偽関節となる可能性が高くなる．また，粉砕骨折では応力の分散を考えて固定しないとインプラントの折損が起こる．

　このように，どのインプラントでも同様であるが，そのプレートの特徴を十分理解して骨接合を行うことが最も重要である．

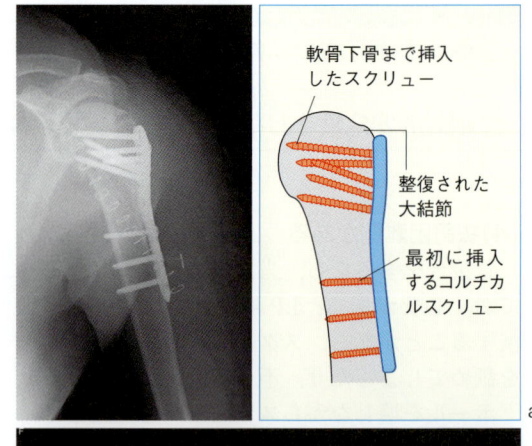

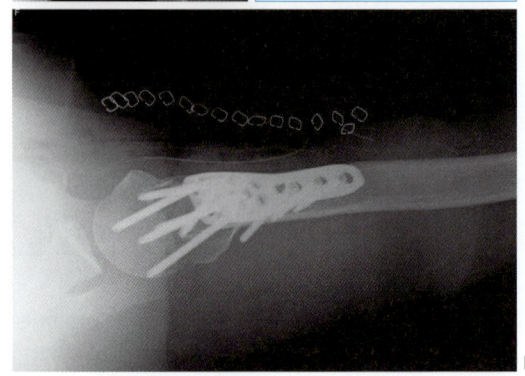

図10　上腕骨近位端骨折の例
術前の転位は整復されている．

文献
1) Emanuel Gautier et al : Guidelines for the clinical application of the LCP. Injury 34 (suppl 2)，2003
2) 佐藤　徹：ロッキングプレートのコツと pitfall その対処法．整外最小侵襲術誌 46：76-84，2008
3) David M et al : Locking plates improve torsional resistance in the stabilization of three-part proximal humeral fractures. J Shoulder Elbow Surg 15：239-243，2006
4) 高田直也：ロッキングプレートを用いた上腕骨近位端骨折の治療．整外最小侵襲術誌 46：2-9，2008

各論 ▶ 個別の**テクニック** [Ⅱ.骨]

骨接合術の基本手技
⑤髄内釘の種類と固定法

福岡整形外科病院 徳永真巳

はじめに

1940年にドイツのKüntscherが大腿骨骨折に対する髄内釘固定法を発表した．当時主流であったプレートやワイヤーによる固定とは異なり，骨折部を展開しないので外骨膜への侵襲は少なく画期的な方法であったが，骨髄腔に異物を挿入することに対する批判が少なくなかった．しかし，その良好な成績により髄内釘法は一般的となり，1960年代より髄内釘に横止めスクリューを追加して固定する横止め髄内釘interlocking nail法が臨床応用され，従来のKüntscher法では安定した内固定ができなかった分節型や粉砕型骨折にも適応が広がった．

一方，1本の硬い釘を骨髄内に打ち込んで固定するKüntscher法とは異なり，多数の弾力性を有した釘を打ち込む弾性髄内釘法が1969年にEnderにより発表された．当初は大腿骨転子部・転子下骨折に対して使用されていたEnder釘はその簡便性と良好な成績により，大腿骨骨幹部骨折，脛骨骨折，上腕骨骨折にも使用されるようになった．

髄内釘による骨接合術では基本的に骨折部を切開せずに行う．プレートでは骨膜剥離や血腫除去の後に骨折端を合わせて固定するのに対して，髄内釘では骨膜を温存可能で，骨癒合に有利に働く血腫を除去しない．さらに骨髄腔に打釘するので固定性は強固であり，早期より荷重歩行を許可できる．

本稿では現在使用されている種々の髄内釘を紹介し，その原理・適応・合併症などについて述べる．

1. Küntscher 釘

(1)原理

Küntscher釘はクローバー型の断面を持ち，

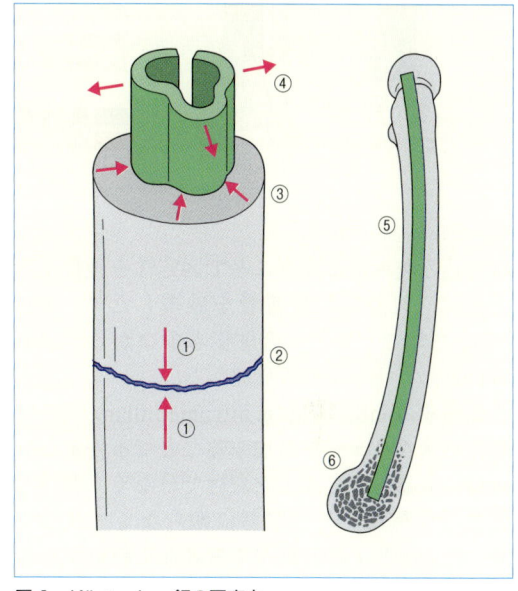

図1 Küntscher 釘の固定力
固定力は ① 荷重による骨折端への圧迫力，② 骨折端部での咬み合い，③ 螺旋状に削られた細い髄腔からの圧迫力，④ クローバー釘の反発力，⑤ 釘の弯曲，⑥ 海綿骨にささる固定などの総合的なものである．

釘自身の持つ発条力で骨髄腔に咬み込み固定力を発揮する．固定力は荷重による骨折端への圧迫力，骨折端部での咬み合い，螺旋状に削られた細い髄腔からの圧迫力，クローバー釘の反発力，釘の弯曲，海綿骨にささる固定などの総合的な働きによる（図1）．

(2)適応

大腿骨・脛骨骨幹部の横・短斜・短螺旋骨折が良い適応である（図2）．粉砕骨折や分節骨折では回旋に対する固定が不十分で，さらに短縮転位をきたす危険性があり，適応から外すのが一般的である．リーミングと同径の髄内釘を

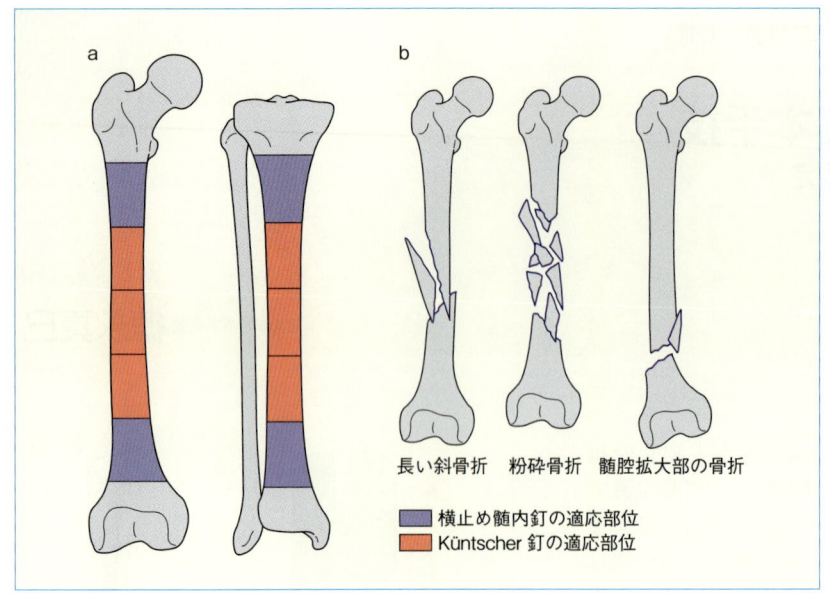

図2 髄内釘の適応
Küntscher釘の良い適応は骨幹部の横骨折や短斜骨折である（a）．
横止め髄内釘は骨幹部のみならず骨幹端部の髄腔拡大部にも適応があり，長い斜骨折や粉砕骨折にも使用できる（a，b）．

打ち込み咬み込ませることで固定性を獲得するために，打釘時に皮質骨を破損したり，jammingを起こすなどの合併症も少なからず認められた．

後述するinterlocking intramedullary nailは横止めスクリューを追加することで不安定な骨折型にも適応が広がっただけではなく，髄腔と釘との摩擦による固定力に頼らなくて良くなり，Küntscher釘に比べて無理なく打釘することが可能となった．そのため，現在では単純な骨折型にもinterlocking intramedullary nailを施行することが多くなり，Küntscher釘はあまり使用されていないのが現状である．よって手術方法や後療法は2. interlocking intramedullary nailに記載する．

2. interlocking intramedullary nail

(1) 原理

従来のKüntscher釘では粉砕骨折や分節骨折において骨軸方向の安定性が得られず短縮変形や回旋転位が少なからず生じ，また髄腔拡大部では骨髄腔と釘との咬み込みが得られないため固定性が不良であった．interlocking intramedullary nailは円形の髄内釘を刺入して，釘の上下をスクリューで横止めする方法である．横止めすることによって，短縮変形や回旋転位を予防することが可能となり，髄腔が広い部位でも横止めにより骨片を安定して固定することができるようになった．

(2) 適応

長管骨（大腿骨・脛骨・上腕骨）骨幹部の単純な骨折型から，長い斜骨折，粉砕骨折，分節骨折，髄腔拡大部の骨折などさまざまな骨折型に対して広く応用可能で，現在最も使用されている方法である（図2）．

(3) 手術方法

① 総論

基本的にはKüntscher法と一緒である．大きく違うのが使用する釘の径より1〜2mm大きい径まで髄腔リーミングを行うことである．術前に健側の単純X線から使用する髄内釘の長さと径を計測し，手術には多くのサイズバリエーションを準備することをお勧めする．挿入しやすいことを求めて細い径の髄内釘を刺入すると折損することがあるので，脛骨で8mm以上，大腿骨で10mm以上の径の髄内釘を使用するように心がける．

横骨折や短斜骨折の症例で横止めをする際には，骨折部に間隙を残さないようにすることが必要である．従来のKüntscher法では荷重により骨軸方向に圧迫力がかかり，多少の間隙は消失して問題とはならなかったが，横止めをすることで軸方向の動きがなくなり間隙はそのまま残存し，遷延癒合や偽関節の原因となりう

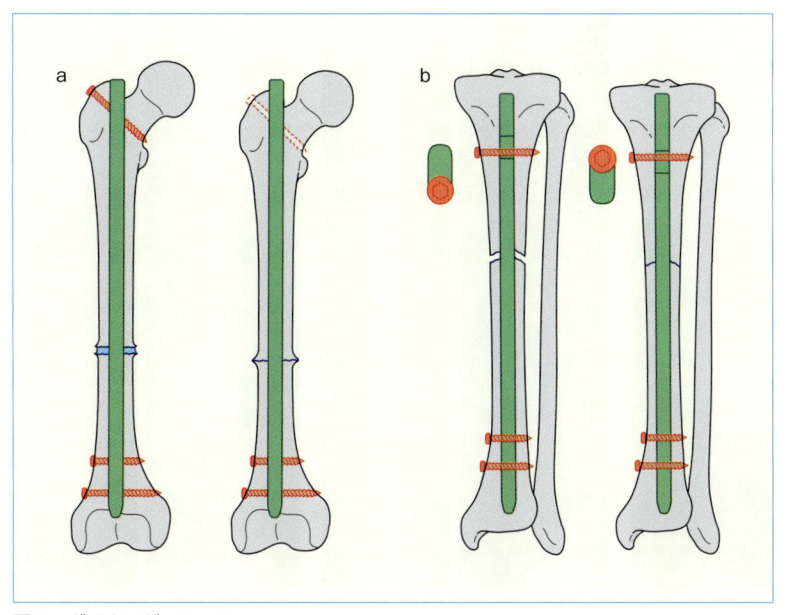

図3 ダイナミゼーション
a 術後3〜6ヵ月経過しても骨癒合が不良の際，シェーマでは大腿骨近位横止めを抜いた．すると荷重がかかり，骨折部に圧迫力がかかる．これをダイナミゼーションといい，骨癒合に有利に働く．
b 横止めを使用した際に骨折部でギャップが開くと骨癒合に不利であるが，図のように楕円形をした横止め穴であれば，回旋を固定しながらダイナミゼーション可能である．

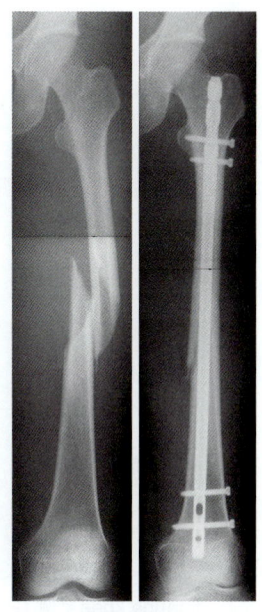

図4 大腿骨骨幹部骨折（41歳，女性）
順行法で内固定を施行した．

る．最近では骨折部に圧迫力をかけることができたり，ダイナミックホールを使用できるシステムもあり，間隙を残さない工夫がなされている（図3）．

② 大腿骨骨幹部骨折：順行法

術前に鋼線牽引を施行し，短縮変形をとっておくことが望ましい．仰臥位か側臥位とし牽引手術台上で行うのが一般的である．大転子先端から中枢にかけて皮切を加えて，大転子内側に挿入点を作製する．挿入点作製による骨頭栄養血管の損傷を防ぐ目的で，最近では大転子先端に挿入点を作製するコンセプトの釘も開発されている．ガイドワイヤーを挿入点から骨折部を通過して大腿骨顆部まで入れる．このガイドワイヤーに沿ってフレキシブルリーマで骨髄腔をリーミングし，リーミング径より1mmほど小さい釘を選択して打釘する（図4）．

③ 大腿骨骨幹部骨折：逆行法

順行性が大腿骨近位に挿入口を作製するのに対して，大腿骨遠位部に挿入口を作製する方法が逆行性髄内釘法である．膝関節を小さく切開して顆間窩に挿入点を作製する．この部位は直接に荷重を受ける部分ではないので，軟骨を損傷しても特に問題はないとされている．特に肥満が強い症例では大転子部の展開が困難であり，逆行性の方が容易に挿入口を作製できる．また同側の脛骨，大腿骨骨折がある floating knee 例では膝1ヵ所の展開から脛骨と大腿骨に髄内釘を刺入することができる（図5）．

④ 脛骨骨幹部骨折

仰臥位で行うが，下腿屈曲下垂位であると透視がしやすい．膝蓋腱ほぼ中央に縦皮切を加える．膝蓋腱を外側に避けるか，縦切開を加えるかして脛骨近位端の角部分に挿入点を作製する（図6）．ガイドワイヤーを刺入しリーミングする．リーミングの際にはリーマを奥に押さえつけて，挿入口の前方に当たる脛骨粗面部を余計に削らないように留意する．リーミング径より1mmほど小さい釘を選択して打釘する．最近では膝蓋骨近位に切開をおき，膝蓋上嚢を通過して手術操作を行う方法も開発されている．

⑤ 上腕骨骨幹部骨折：順行法

肩腱板を線維方向に切開し，大結節の内側で骨頭頂点に挿入点を作製する．骨頭頂点から挿入するタイプでは，腱板に糸をかけて外側に引き出すようにすると挿入点が作製しやすい．上

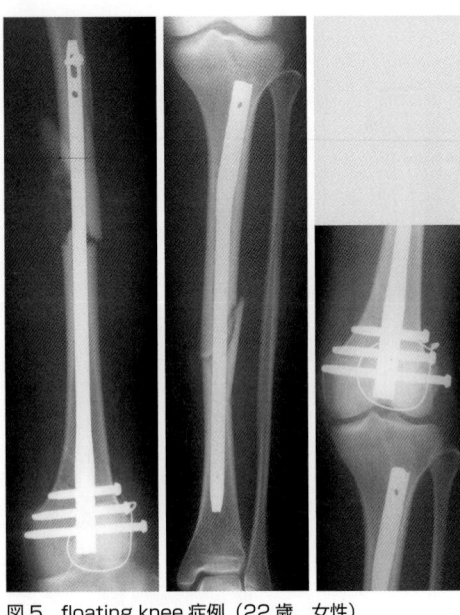

図5 floating knee 症例（22歳，女性）
大腿骨顆上骨折，骨幹部骨折，脛骨骨幹部骨折を合併する．膝部の1皮切より両骨を内固定した．

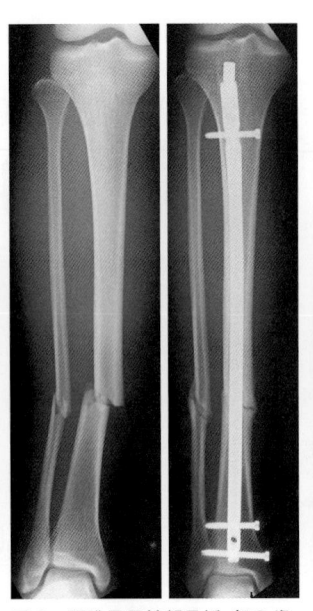

図6 脛腓骨骨幹部骨折（19歳，男性）
横止め髄内釘で内固定した．

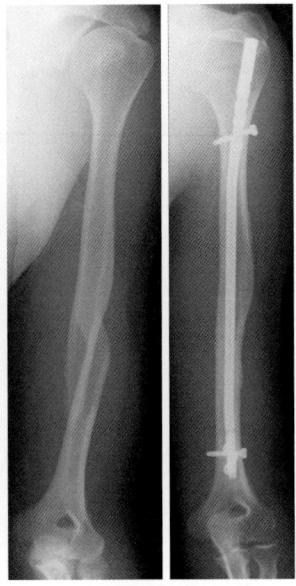

図7 上腕骨骨幹部骨折（21歳，男性）
初診時に橈骨神経麻痺の合併を認める．骨折部を展開し神経を確認した後に，順行性に固定した．

腕骨骨折では橈骨神経麻痺を合併することがあり，麻痺例では骨折部に神経が嵌頓していることも考慮して，骨折部を展開して神経を確認することもある．また術前に麻痺を認めない例でも，術中の整復操作などで術後に橈骨神経麻痺を呈する例もあり，術後の詳細な手指運動の観察が必要である（図7）．

⑥ 上腕骨骨幹部骨折：逆行法
上腕三頭筋腱を縦切開し，肘頭窩より挿入点を作製する．この部位は骨皮質が薄く顆上骨折の危険性があり，本法はあまり一般的ではない．

(4)後療法

原則として外固定は不要であり，術翌日より疼痛の範囲内で荷重歩行や自動運動が可能である．しかし横止めによる固定力を過信せずに，粉砕が高度で固定力に不安が残る例はX線上仮骨の出現を確認しながら後療法を進めるべきである．大腿骨骨幹部骨折では骨折部で大腿四頭筋が癒着するため，膝屈曲に苦労することが多いので，荷重訓練とともに膝の可動域訓練にも積極的に取り組まないといけない．

下肢骨折では骨癒合が不良の場合は，遠位か近位のいずれかの横止めスクリューを抜去して荷重をかけることで骨折部に圧迫力をかけるダイナミゼーションを施行することがある（図3）．一般的には術後3〜6ヵ月以降でX線上骨折部を架橋する仮骨の出現を認めて，短縮や回旋の危険性がなくなった時期にダイナミゼーションを開始する．しかしダイナミゼーションの効果については未だ議論が残されている．

(5)合併症

下肢髄内釘手術では牽引手術台を使用することが多い．

患肢を牽引し，対側は透視の妨げにならないようにする．健側の上肢は対側に避けるので，肘周辺の神経の圧迫に注意する．

股間の支柱を支点として患肢を牽引するが，支柱で性器を挟み込まないように留意する（図8）．

大腿骨挿入点の作製には十分な注意を要する．挿入点が外側に寄った際には骨折部で内反をきたす．挿入点が内側に寄ると大腿骨頭に向かう動脈を傷つけて大腿骨頭壊死の原因となる．まれに挿入点を作製する際に大腿骨頸部骨折を起こすことが報告されている．

脛骨では挿入点より釘が突出すると膝蓋腱を刺激して痛みの原因となる．釘は確実に脛骨粗

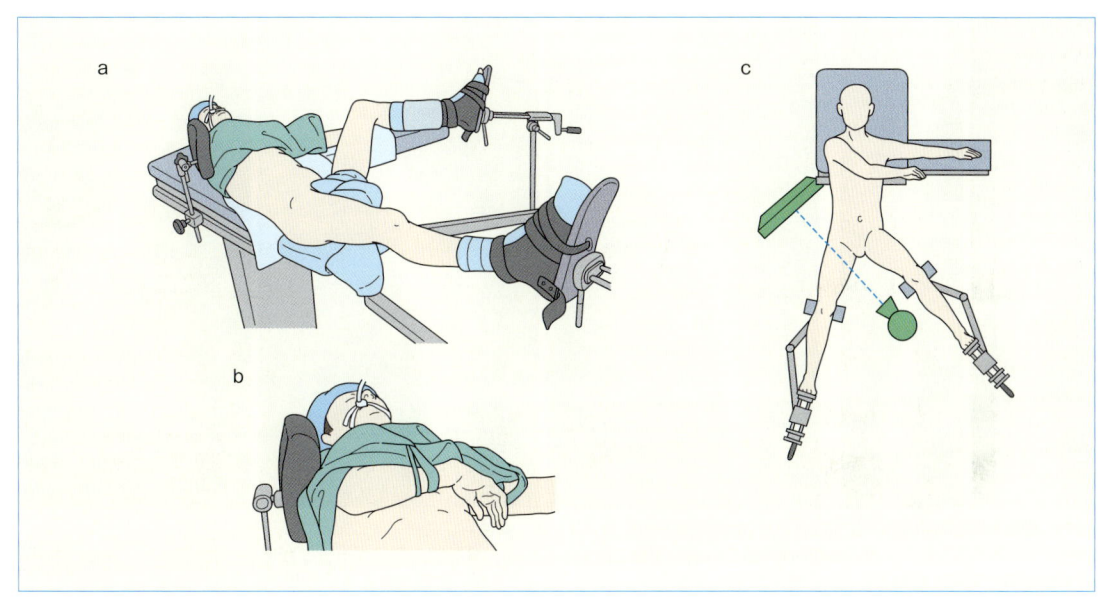

図8 牽引手術台上の体位
a 牽引手術台で患肢を牽引する.
b 患側の上肢は妨げにならないように拘束する.
c 股間に支柱があるので陰部を圧迫しないように注意する.

面内に埋没する必要がある.

打釘時に皮質骨を破損することがある.特にリーミングが偏り皮質が薄くなっている時や皮質骨に亀裂が入っている時には注意を要する.髄内釘が骨折部を通過する際は,骨折部に髄内釘の先端が引っかかっていないことを透視で確認しながら打釘しないといけない.しかし髄腔と釘との咬み込みは必要としないのでKüntscher釘時代に比べ打釘時のトラブルは少ない.

横止めを施すので骨折部の間隙を残すと遷延癒合や偽関節の原因となるので,間隙を残さない注意が必要である.近位骨片に対して遠位骨片が内旋位か外旋位で固定されると回旋変形を呈する.この回旋変形は比較的起こしやすいので術中の注意を要する.

開放骨折例ではリーミングを行うことで感染を骨髄内に播種する危険があるとされている.その他にリーミングすることで静脈内への脂肪混入を誘発し,特に肺損傷を含む多発外傷時には脂肪塞栓が問題となることがある.

(6)unreamed intramedullary nail
原理:リーミングをせずに細い充実性のinterlocking nailにより骨折部を固定する方法である.リーミングをしないため開放骨折例に応用して感染のリスクを減少させ,肺損傷合併例では脂肪塞栓を予防することができるとされている.一方,感染とリーミングの有無の間には相関がないとする意見もある.
適応:開放骨折,肺損傷合併例,多発外傷例がよい適応であるが,手術の容易さのために通常の閉鎖性骨折にまで適応が拡大している傾向があった.
手術方法:順行性でも逆行性でも可能である.リーミングをせずに細い充実性の髄内釘を刺入するので,容易に釘の刺入と内固定ができる.横止めは必須である.
後療法:interlocking nailに準じて行われていることが多い.
合併症:細い釘を使用するため,髄内釘の折損が少なからず認められる.最近では安易な使用に警鐘が打たれ,適応を絞る方が好ましいとされている.

3. Ender法

(1)原理
Ender釘は老人の大腿骨転子部骨折を手術するために,髄内釘を細く長くしたもので,必然

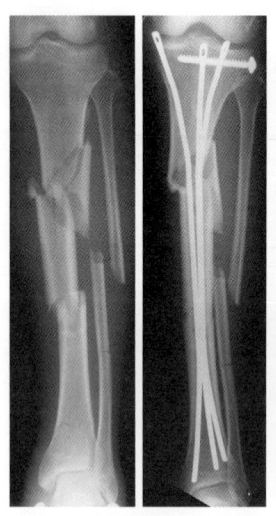

図9 脛腓骨分節骨折（58歳，男性）
脛骨の粉砕と分節を認める．3本のEnder釘を近位より刺入して内固定した．

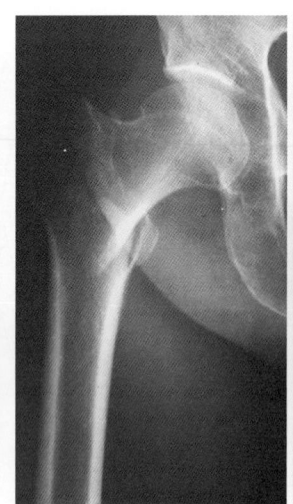

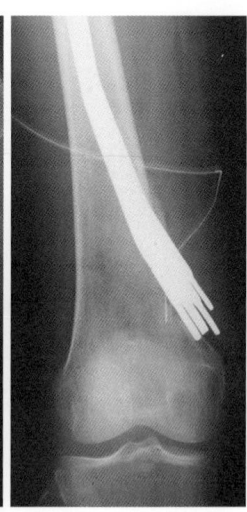

図10 大腿骨転子部骨折（81歳，女性）
Ender釘で外反位整復で固定している．骨折部内側にギャップがあるが問題ない．Ender釘は膝内側より刺入するため，術後に膝関節近傍の愁訴を訴えることが少なくない．

的に釘は弾性を持つようになった．この弾性を持つEnder釘を髄腔に数本刺入して骨折部を固定する．強固な髄内釘に比較して，弾性を有するEnder釘での固定では仮骨形成が豊富であるが，変形癒合の危険性もある．

(2) 適応

大腿骨転子部・転子下骨折が最も良い適応である．その他大腿骨・脛骨・上腕骨骨幹部骨折のさまざまな骨折型に対応できる（図9）．

(3) 手術方法
① 大腿骨転子部・転子下骨折

牽引手術台上で外反位整復を行い，骨折部内側に間隙が生じることは許容する．大腿骨内側顆上に骨開窓し，Ender釘を刺入する．骨折部の整復が不良でも，Ender釘の先端でひっかけて整復することが可能である．3本のEnder釘を順に刺入し，骨頭内の十分深部まで釘先端が分散するように打ち込むことが重要である（図10）．さらに骨幹部髄腔の80％以上を充満するようにブロッカー釘を数本打ち込むことで，Ender釘の脱落を予防する．
② 大腿骨骨幹部骨折，脛骨骨幹部骨折，上腕骨骨幹部骨折

基本的にはEnder釘を内外側よりX字になるように刺入する（図11）．

術前に骨折部の整復が得られなくても，Ender釘は先端の形状により術中に骨折部を切開せずに整復する閉鎖的整復を可能にする（図12）．

(4) 後療法
① 転子部・転子下骨折

通常の骨折型であれば術後1週以内に荷重を開始する．しかし粉砕骨折では仮骨形成を見ながら荷重を許可していく．
② 大腿骨・脛骨骨幹部骨折

仮骨の形成を確認しながら術後3～6週からの部分荷重を開始し，徐々に全荷重を許可していく．interlocking intramedullary nailより慎重な後療法が必要である．
③ 上腕骨骨幹部骨折

三角巾で術後1週以内に肩関節の振り子運動と肘関節の自動運動を許可する．

(5) 合併症
① 転子部・転子下骨折

術中に釘刺入部から連続する大腿骨顆上骨折の発生に注意が必要である．また釘の刺入が浅かったり，短かったりして，術後に釘の脱落が起こることがある．釘が脱落すると骨折部の固定性は失われ内反転位を起こす．脱落予防には前

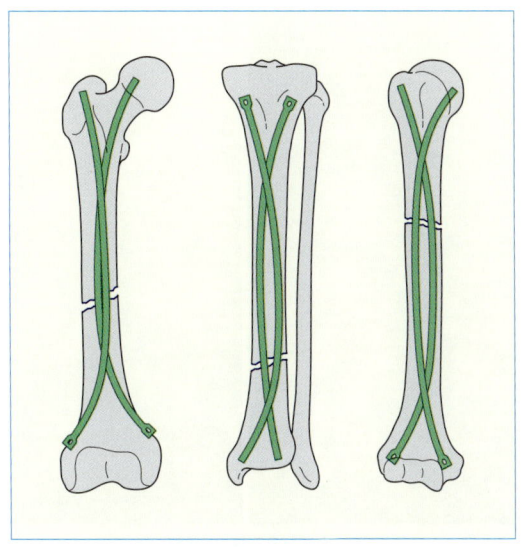

図11 長管骨骨幹部骨折に対するEnder釘
骨幹端部の内外側よりEnder釘を刺入して，骨髄内でX字になるようにする．

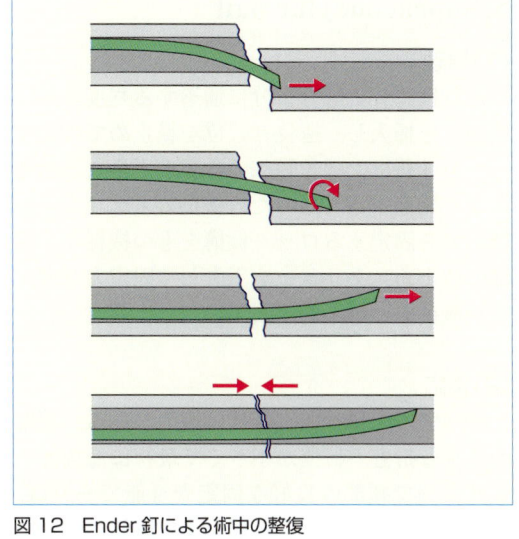

図12 Ender釘による術中の整復
Ender釘先端の弯曲を使用して，転位している骨片を骨折部を切開せずに整復することができる．

述のブロッカー釘の挿入や，釘末端の穴に通した鋼線でそれぞれを締結するなどの工夫がある．

膝関節近傍に釘挿入点があるため，膝周辺の愁訴は少なくなく，なかでも膝屈曲障害は重要な合併症である．

転子部骨折に対するEnder釘手術はシンプルであるがテクニックを要するため，誰が行ってもうまくいく術式とは言い難い．

② 長管骨骨幹部骨折

Ender釘は固定性や支持性は強いとは言えず，内外反変形や分節骨折や粉砕骨折では短縮変形を認めることがある．最近では大腿骨骨幹部骨折に対してはEnder釘を使用することは少ない．

4. short femoral nail

(1) 原理

大転子から挿入した髄内釘を通してラグスクリューを刺入し骨頭骨片を固定する．ラグスクリューはスライディングして骨折部に圧迫力がかかることで骨癒合に有利に働き，強固な固定を得ることができる．

(2) 適応

すべての転子部・転子下骨折に適応がある．転子下骨折にはlong femoral nailを使用する．

(3) 手術方法

牽引手術台上で術前に整復する．大転子先端に挿入点を作製する．近位部のみ髄腔内はリーミングするが，骨幹部までリーミングする必要はない．リーミングの際にはリーマを内側に押さえつけて，挿入点が外側にずれて大転子部分を削らないように留意する[1]．ネイルを挿入し，ラグスクリューを骨頭内に刺入して固定する．通常の転子部骨折であれば遠位は1本の横止め螺子で固定するのが一般的である（図13）．

(4) 後療法

通常の骨折型であれば術後1週以内に荷重を開始する．しかし粉砕骨折では仮骨形成を見ながら荷重を許可していく．

(5) 合併症

転子部骨折は高齢者に多く骨質が不良であることが多いため，ネイルを挿入するときに打釘すると骨幹部骨折をきたすおそれがあり，打釘することは禁忌である．

また整復が不良であったり，ラグスクリューの骨頭内刺入位置が不良，特に上方に刺入されているときは，ラグスクリューが骨頭をカットアウトして内反変形を起こすことがある．

5. supracondylar nail

(1) 原理
逆行性に骨折部を十分に通過する程度の短い髄内釘を挿入し，遠位と近位を横止めで固定する．当骨折は大腿骨顆部の骨質が不良な高齢者に多く発症する．そのため横止めスクリューと髄内釘を固定するロック機構をもつ機種や，顆部の横止めスクリューを工夫して固定力を向上した機種などがある（図14）．

(2) 適応
すべての大腿骨顆上骨折に適応がある．顆部のT字骨折も，転位が小さくて最初に海綿骨スクリューで顆部の良好な固定が可能であれば，本法を適応できる．骨折部がより遠位にある際には，横止め螺子が1本しか入らないことがある．このような症例ではより遠位に横止めができる機種や，なるべく多数のスクリューが使える機種を選ぶべきである．

(3) 手術方法
大腿骨骨幹部骨折の逆行法に準じる．

(4) 後療法
高齢者の場合は，可動域訓練は早期から可能であるが，荷重はある程度仮骨形成を待ってから始める方が安全である．粉砕骨折ではより注意を要する．

(5) 合併症
髄内釘が挿入口より突出すると，膝関節内に突き出すことになり，術後の疼痛や可動域制限の原因となる．

腓腹筋の緊張のため後方凸変形をきたしやすいので，術中体位を軽度屈曲位とする．さらに顆部にSteinmanピンを挿入してjoystickとして整復を行ったり，poller screwを利用して整復の一助にしたりする[2]．

また遠位の横止め螺子による固定があまり強固でないので，内外反変形をきたさないように注意する．

6. proximal humeral nail

(1) 原理
順行性に挿入した短い髄内釘で近位端骨折を

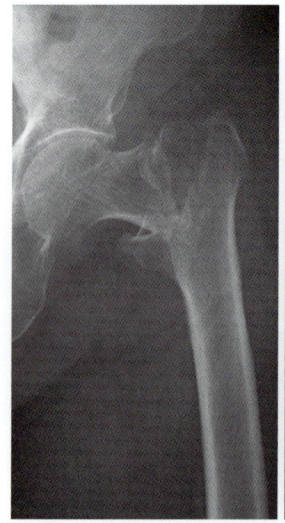

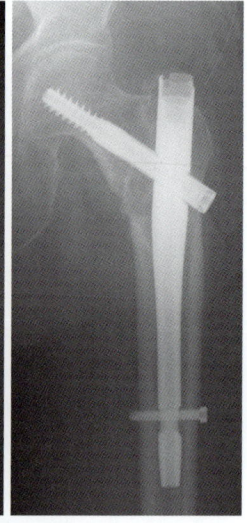

図13 大腿骨転子部骨折（87歳，女性）
ガンマネイル（Stryker®社製）を使用した．ラグスクリューは術後荷重開始とともにスライディングして骨折部に圧迫力がかかる仕組みである．

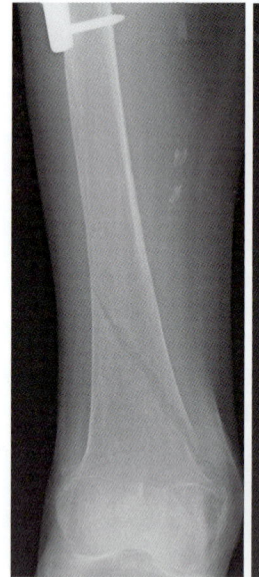

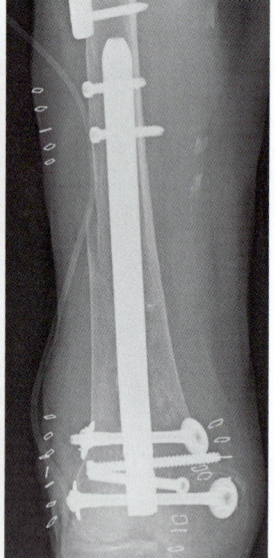

図14 大腿骨顆上骨折（88歳，女性）
逆行法でネイルを挿入し固定した．
T2 supracondylar nailは特殊な顆部スクリューで薄い大腿骨顆部の皮質骨を挟み込んで支え，さらに45°の角度で2本の横止めスクリューを刺入することで固定性を向上させる．

固定する．骨頭を固定するスクリューが術後に抜けてくるバックアウトが問題であったが，最近の機種ではバックアウト予防のために工夫がなされている（図15）．

◎各部位や髄内釘にとって適切な挿入点を厳密に作製する.
◎脛骨では径8mm以上, 大腿骨では10mm以上の髄内釘を使用することが望ましい.
◎やみくもに打釘すると骨折などの合併症を引き起こす.
スムースでないときにはイメージで確認する.

(2)適応

単純な2～3partの上腕骨近位端骨折が良い適応である. 骨頭骨片が小さい4partや大結節部の骨折線が挿入点に干渉する3part骨折に対してはchallengingである. 横止め螺子は各方向から打てるようになっており, 大結節や小結節骨折も横止め螺子で固定することができる(図16).

(3)手術方法

仰臥位で上半身を軽度挙上して行う. 上腕骨骨幹部骨折の順行法に準じる. 横止め螺子はターゲットデバイスを使用して容易に刺入できる. 高齢者でも骨頭軟骨下骨は7～10mmの厚みで硬い部分が存在するので, この部位も固定に利用する意識が必要である. すなわち髄内釘近位端はできる限り軟骨下骨にかけるべきである. 挿入深度を正確に判断するためには, イメージを骨頭に垂直に照射するように肢位を調節することを心がける.

(4)後療法

術後早期から振り子運動を開始し, 疼痛の範囲内で肩挙上を許可する.

(5)合併症

挿入点から髄内釘が突出すると, 腱板を刺激して術後の疼痛の原因となる. 大結節骨片は腱板に牽引されて転位することがあるので, 腱板そのものに糸をかけて, 横止めスクリューに縫着するとより強固に固定される.

文献

1) 徳永真巳:大腿骨転子部骨折に対するガンマネイル法. 整形外科手術テクニックⅡ 股関節編, 土方浩美編, メディカ出版, 大阪, 37, 2010
2) Krettek C et al : The use of Poller screws as blocking screws in stabilising tibial fractures treated with small diameter intramedullary nails. J Bone Joint Surg 81B : 963-968, 1999

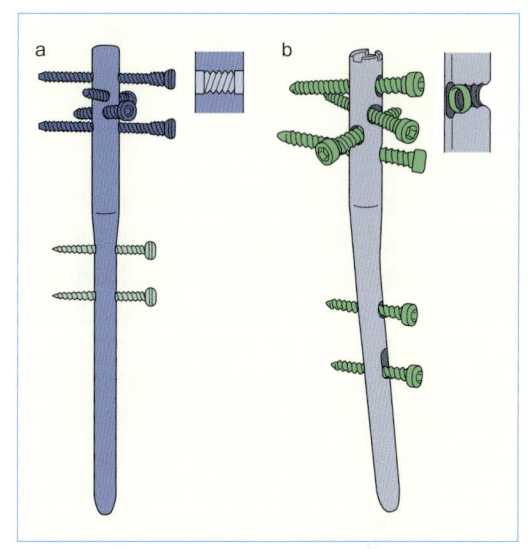

図15 上腕骨近位端用髄内釘
上腕骨近位端を固定する横止め螺子のバックアウト予防のために, ターゴンPH (Aescurap®社) は横止め穴にねじ切りがしてある (a).
T2 PHN (Striker®社) はポリエチレンリングが横止め穴に入れてある (b).

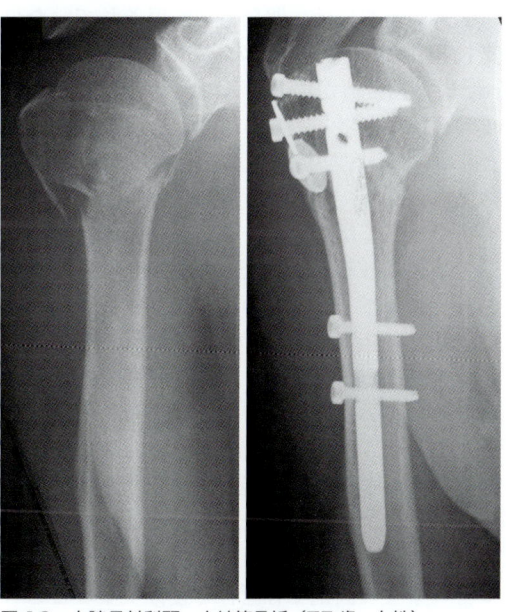

図16 上腕骨外科頚・大結節骨折 (75歳, 女性)
近位端の3part骨折である. 髄内釘と横止め螺子ですべての骨折を固定できた.

各論 ▶ 個別のテクニック [Ⅱ.骨]

骨接合術の基本手技
⑥創外固定の種類と固定法

福岡市立こども病院・感染症センター整形外科科長　**髙村和幸**

はじめに

　創外固定器は主として汚染の強い開放骨折や粉砕骨折などに使用されている．開放骨折では骨折部に治療材料を使用することなく治療をすることが可能なため，異物による感染の拡大が防止可能である．また骨片の小さい粉砕骨折で固定が困難な場合や高齢者の橈骨遠位端骨折のように観血的整復およびその保持が困難な場合にも使用が可能である（図1）．その他の用途としては不安定型骨盤輪骨折に対する初期治療としての創外固定が有用と考えられている[1]（図2）．本稿では長幹骨骨折に対する単支柱型創外固定器による治療法の基本手技について述べる．

1. 創外固定器の種類

　創外固定器には，開発当初使用されていた単支柱型創外固定器，その後circular型のIlizarov創外固定器が開発され，仮骨延長や変形矯正の自由度が増し，さらに固定器具を増やすことによりハイブリッド型固定器が出現してきた．
　また現在では二つのリングと6本のストラットで構成されるTaylor Spatial Frame®が開発され，コンピューターの制御により仮骨延長や変形矯正を行うことができるようになってきた．創外固定器の種類も多様化してきておりそれぞれの創外固定器の特徴を理解し選択する必要がある．

単支柱型創外固定器（図3）：開放骨折などの汚染の強い創の一時的な固定などに多く用いられているが，症例によっては正確な手技を行えばそのままの固定で骨癒合を獲得することも可能である．ディスポーザブルでX線透過性がある素材でできている固定器もあり，比較的容易

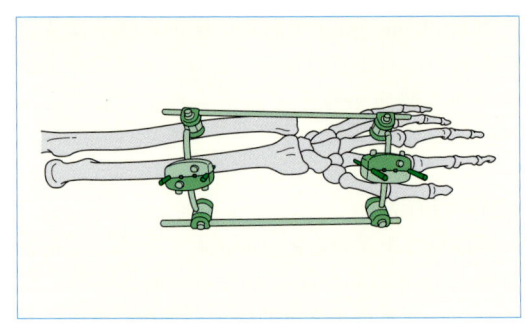

図1　橈骨遠位端骨折に対する創外固定器

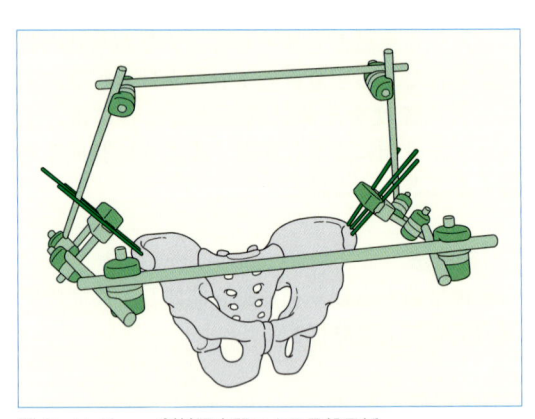

図2　Hoffman創外固定器による骨盤骨折

に入手可能であり，種々のデバイスを使用することによりある程度の自由度がある．新しく開発された固定器と比較すると使用状況に制限が多いものの，構造が単純であり装着が容易である．

circular型創外固定器[2]（図4）：Ilizarov創外固定器に代表されるワイヤーで骨片を固定し，上下のリングを固定することにより骨片を整復固定する固定器である．現在は単支柱型のようにハーフピンを使用して固定することもできる

ようになっている．矯正は比較的容易であるが，矯正の方向によってはリングの組み換えが必要になる場合などがあり自由度に制限がある．

Taylor Spatial Frame® 3)（図5）：固定法は2枚のリングを6本のストラットで支える構造であり，Ilizarov創外固定器と同様にwireやIlizarov創外固定器用のデバイスを使用し単支柱型のハーフピンも使用可能な構造になっている．変形矯正の自由度が高く，今後複雑な矯正を必要とする創外固定による矯正の主流になっていくと考えられる．

2. 単支柱型創外固定器（segmental model 創外固定器，Orthofix®社）による長幹骨骨折の治療

(1) 小児の大腿骨骨幹部骨折の場合

小児の大腿骨骨折の場合，強固な固定により早期荷重が可能であり術後の外固定が不要である．ピン刺入部の感染などの可能性はあるが，単支柱型創外固定器での治療に適している．年少では骨折部のリモデリングも起こるため，きわめて正確な整復は必要ない．他のボールジョイントなどの継ぎ手のある創外固定器では，荷重により弛みが出てくることがあるので注意を要する．

① 術前準備

健側のX線を撮影し，大腿骨の前弯を確認する（図6）．大腿骨を側面からハーフピンを刺入し固定する場合 segmental model では前後弯の矯正が固定器では困難なため最も注意を要する．

② マーキング

仰臥位で透視を使用できるようにセットし，透視にて刺入点と刺入方向を確認しマジックにてマーキングを行う．助手に患肢を牽引させ，前後像でスクリューの刺入点と刺入角度を決定するために大腿前面にラインをひく．遠位と近位にそれぞれ2本ずつひき固定位置を決定する（図7）．大腿側面の刺入点は患肢を動かして側面を確認すると位置がずれるので，遠位部はできれば透視を回転させて刺入点を決定する．できない場合はおおよその位置で確認し，ガイドワイヤー刺入時に修正する．

③ ガイドワイヤーの刺入

マーキング終了後，清潔操作に移り，まず最

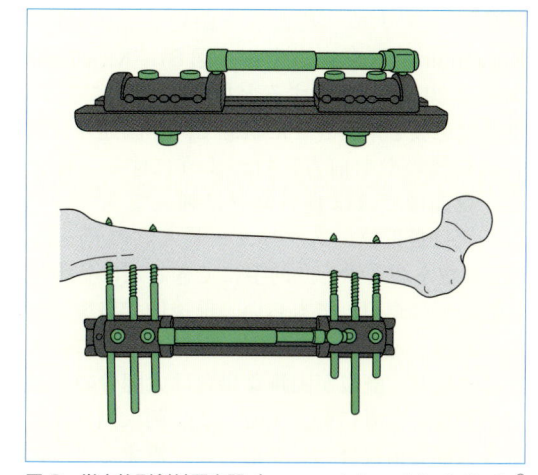

図3 単支柱型創外固定器（segmental model，Orthofix®社）

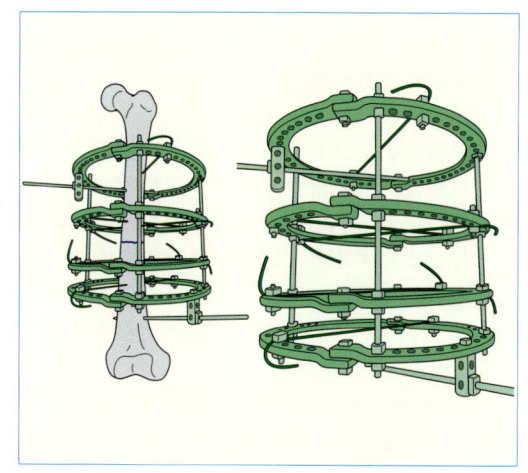

図4 circular型創外固定器（Ilizarov創外固定器）

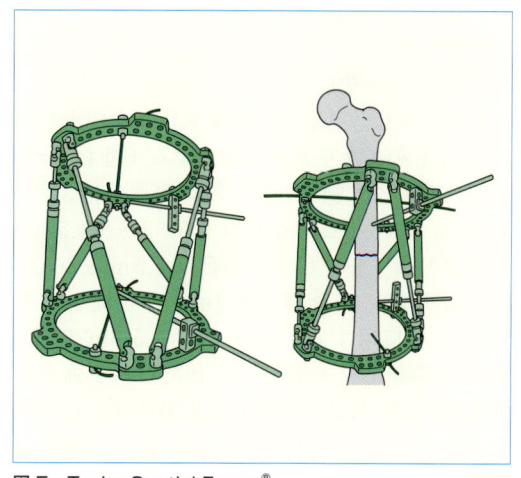

図5 Taylor Spatial Frame®

遠位のスクリュー刺入点を決定し 2.0 mm の Kirschner 鋼線を刺入する（図 8）．Kirschner 鋼線は 20 cm に短くすると操作が容易になる．助手に患肢を牽引させた状態で，作図通り大腿骨前後径のやや前方に打つようにする．前後像，側面像でほぼ良い位置に刺入できていれば，次は最近位のスクリュー刺入点の Kirschner 鋼線を刺入する．助手にできるだけ整復位に近い形に牽引してもらい，前後像で整復されていれば，遠位の Kirschner 鋼線と平行に刺入する（図 9）．整復が困難な場合は大腿骨の長軸との角度を参考に刺入する．この刺入点も作図通り大腿骨前後径のやや前方に位置するように刺入する．Kirschner 鋼線の位置を確認するために膝を屈曲させたり，股関節を屈曲させたりすると，Kirschner 鋼線が曲がることがあるので注意を要する．特に遠位は筋層が厚いため曲がりやすく，できれば透視のアームを回して位置を確認する方が望ましい．

最遠位，最近位の 2 本のガイドワイヤーが決定すれば，テンプレートを用いて遠位部クランプの近位部，近位部クランプの遠位部のガイドワイヤーを刺入する．この 2 本のワイヤーの位置は作図からすると大腿骨のほぼ中央か少し後方に刺入するようになる．3 本目のワイヤーを刺入しテンプレートをつけ創外固定器を装着し骨折を整復し，4 本目のワイヤーを刺入する（図 10）．この時に創外固定器に使用するスクリューの長さを確認する．特に遠位のスクリューが短いと近位部で創外固定器と皮膚の間に隙間が取れなくなり装着不能になることもあるので注意する．Kirschner 鋼線はたわみがあるためそれを考慮して整復状態を確認し，スクリュー刺入の準備を行う．

④ スクリューの刺入

年長児では 4.8 mm 穴開きドリルを使用して 5〜6 mm のスクリューを使用する（図 11）が，体重が軽く，大腿骨の径も細い患児では 3.5〜4.5 mm のスクリューを使用する．3.5〜4.5 mm のスクリューを使用する場合は 1.5 mm の Kirschner 鋼線に入れ替え 3.2 mm の穴開きスクリューを使用する．最初から 1.5 mm の Kirschner 鋼線でガイドを行うとたわみが強くまた筋層の厚さに負けて折れ曲がりやすいので入れ替えた方が正確である．入れ替えた場合は Kirschner 鋼線に遊びが生じるので対になる

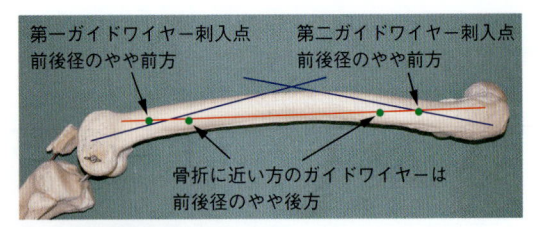

図 6　大腿骨の前弯

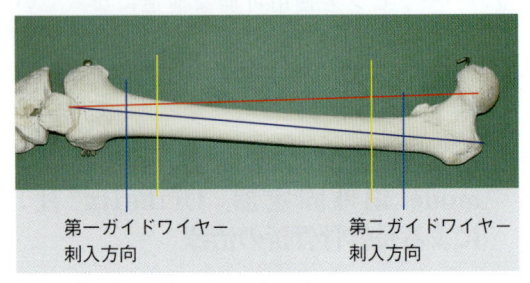

図 7　ガイドワイヤーのマーキング

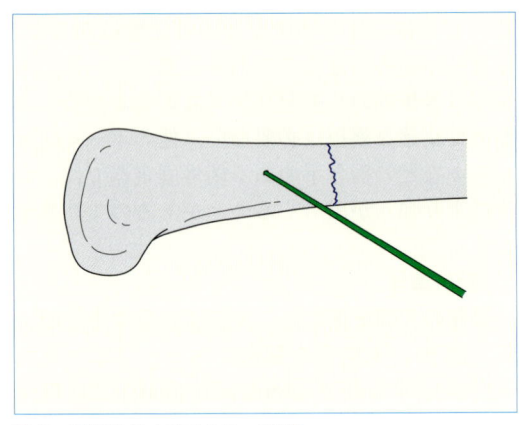

図 8　最遠位ガイドワイヤーの刺入

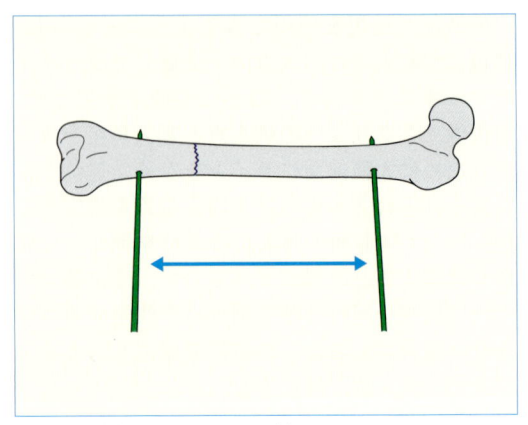

図 9　最近位のガイドワイヤー刺入
整復位で平行．

図10 4本のガイドワイヤーの刺入
テンプレートと固定器を用い固定の位置を確認.

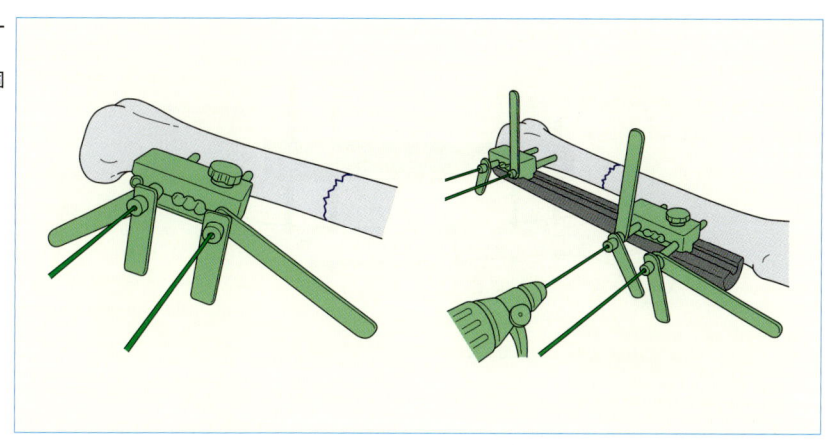

図11 ドリリングとスクリュー刺入

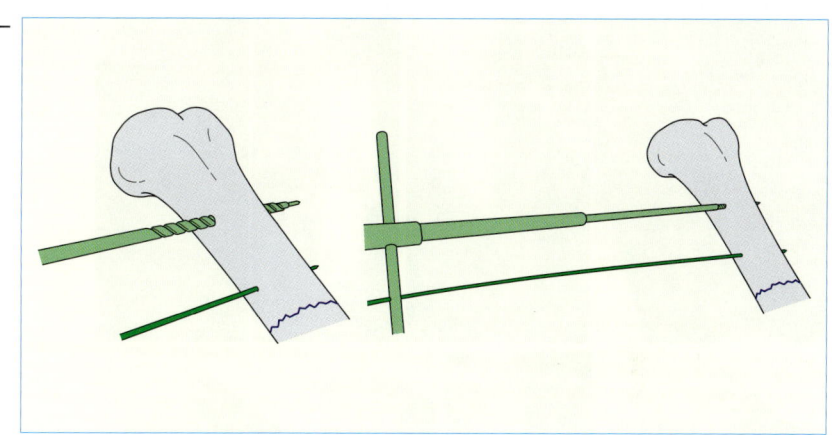

図12 テンプレートを使用したドリリングとスクリューの刺入

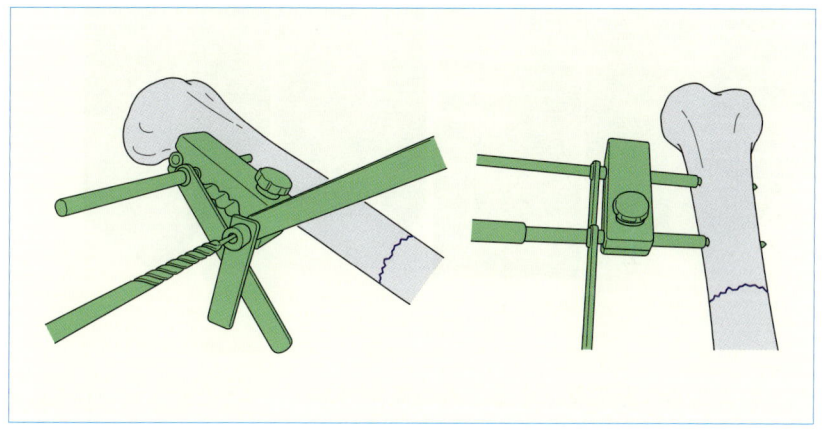

Kirschner鋼線と平行になるようにドリリングを行う．スクリューはスクリューカッターもあるので長すぎるぶんにはあまり問題とならない．短いと固定器が装着できないこともあるので注意が必要である．両方の骨皮質にthreadがかかり十分長さがあり，刺入部にthreadが出ない長さのものを使用する．スクリューが先細りになっているためスクリューを打ち直すことはむずかしいと考えた方がよい．対になるスクリューはテンプレートを用いてドリリングを行う（図12）．穴開きスクリューを用い手前の骨皮質をドリリングし，ガイドワイヤーを抜去して穴の開いていない同サイズのドリルにて奥の骨皮質をドリリングする．これはガイドワイ

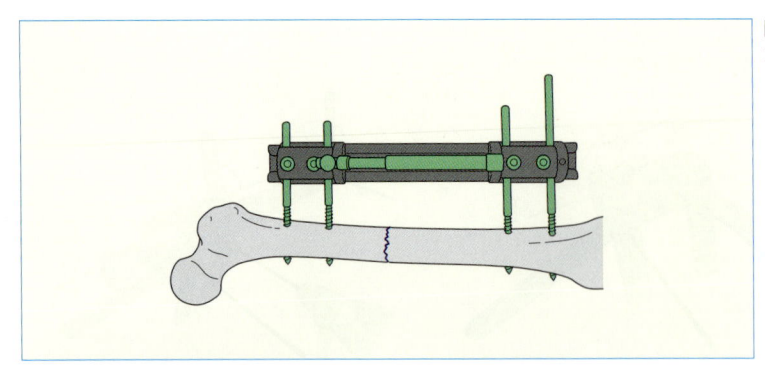

図13 固定器の装着とコンプレッションユニットによる圧迫固定

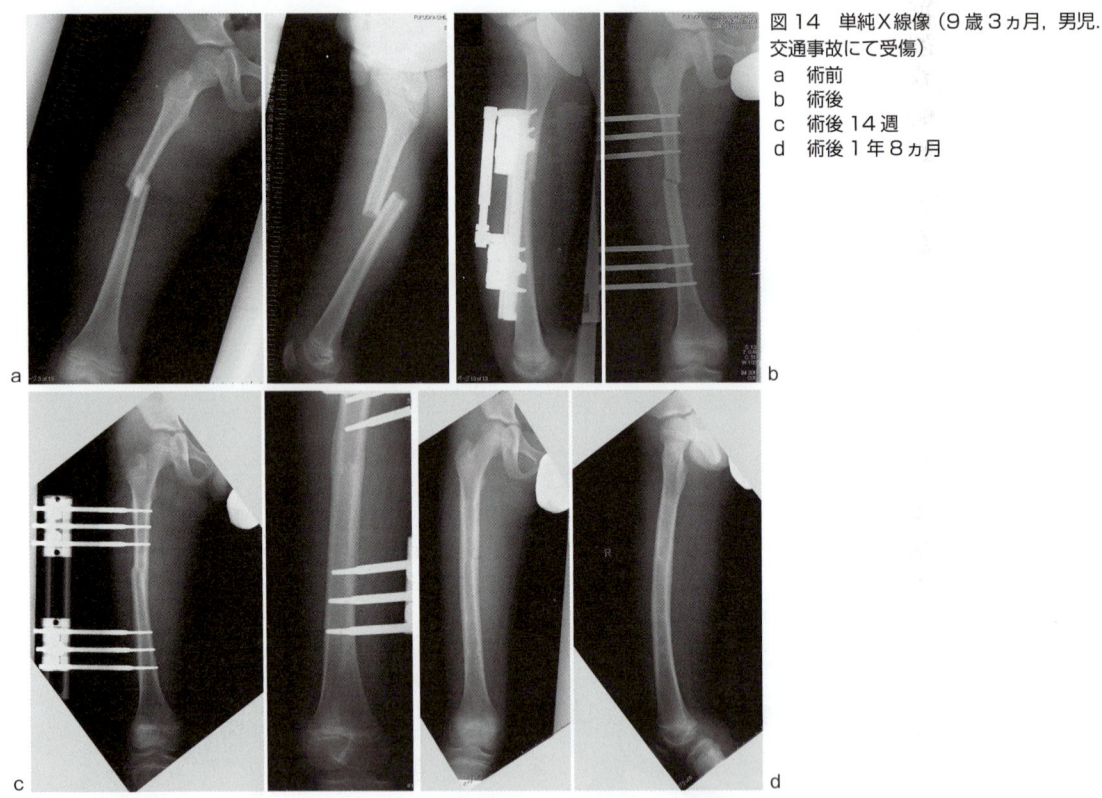

図14 単純X線像（9歳3ヵ月，男児．交通事故にて受傷）
a 術前
b 術後
c 術後14週
d 術後1年8ヵ月

ヤーによるぶれを少なくするための操作である．

⑤ 創外固定器の装着

4本のスクリューを刺入し，創外固定器本体を装着する．整復が悪い場合は，どちらかのスクリューを打ち直して修正する場合もある．強度に不安がある場合はクランプにさらに1本スクリューを追加する．コンプレッションユニットを用いて圧迫を加えるが，骨折の場合，圧迫を加えるとどこまでも可能な場合が多く患側が

わずかに短い程度にとどめ，コンプレッションユニットはそのまま装着しておく（図13，14）．

(2) 下腿骨骨折の場合の注意点

脛骨のみの固定を行い脛骨骨軸に垂直に固定することが望ましい．スクリュー刺入や固定は大腿骨と同様であるが注意が必要なのは脛骨の形状による固定方向の間違いである．スクリューを刺入する脛骨内側面は近位では前方に向いているが，遠位になるに従って徐々に内捻

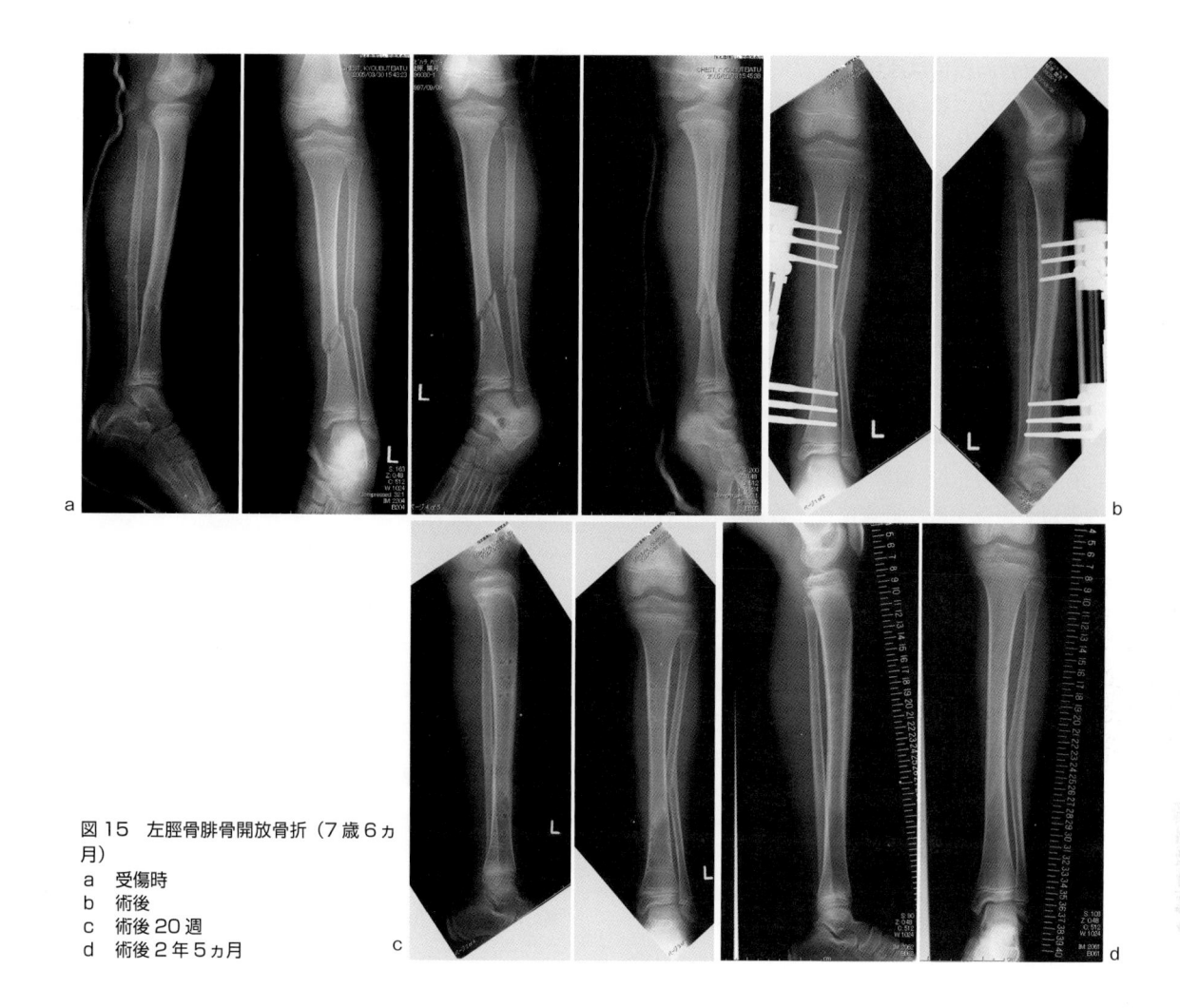

図15 左脛骨腓骨開放骨折（7歳6ヵ月）
a 受傷時
b 術後
c 術後20週
d 術後2年5ヵ月

し内側に向いてくるようになっている．このことを頭に入れ整復した状態を考えてガイドを刺入する必要がある．脛骨内側面に垂直に刺入した場合，脛骨の生理的な内捻が修正され，足部が外旋することになる．できるだけ整復した状態で2本のガイドワイヤーを冠状面と前額面で平行に刺入しなければならない．前額面は小児であれば脛骨遠位近位の骨端線に平行にガイドワイヤーを刺入すれば内外反の変形は起こらない（図15）．

スクリュー刺入部に骨折線がなく固定性が良好であれば，荷重歩行，可動域訓練は可能である．

大腿骨骨折の場合，膝関節の関節拘縮の予防のため早期の可動域訓練が有効である．

下肢骨折ではTクランプ，Garches Tクランプを用いて短い骨片でも整復固定が可能である場合もあり，単支柱型は装着がかさ張らないため術後の可動域訓練や荷重歩行が容易である（図16）．

(3) 前腕骨開放骨折の場合

小児の前腕骨骨折は整復し不安定な症例は髄内釘を使用する場合が多い．開放骨折などで創外固定の適応となる．前腕骨の横径は細いためM100（Orthofix®社，図17）を使用した固定法を紹介する．

開放骨折に対する処置を行い，透視を用いて橈骨尺骨のスクリュー刺入部と刺入方向を作図する．橈骨は肘関節伸展前腕回外位で橈側から刺入固定とし，尺骨は肘関節屈曲で前腕回内回外中間位で，尺側から刺入するように作図する．橈骨は遠位にて弯曲があるため両方とも骨軸に垂直に刺入すると転位するので，近位は骨

軸に垂直に，遠位は遠位骨端線に平行に刺入するようにすると整復しやすい．橈骨は近位に後骨間神経があり，あまり近位にスクリューを刺入するべきではない．尺骨は尺骨後縁に垂直に刺入するように作図する．

① 橈骨の固定

駆血帯を使用しスクリューを刺入するため作図をした遠位近位の刺入部に約2cmほどの皮切を加え神経と腱をよけ橈骨スクリュー刺入部のみを展開する．本来M100シリーズの創外固定器用のスクリューは直径2〜2.5mmもしくは2.5〜3mmでセルフタッピング用であるが1.5mm Kirschner鋼線を事前に刺入し整復位の獲得を検証する．最遠位部に骨端線に平行に10cmに切った1.5mm Kirschner鋼線を刺入し骨横経の中央に刺入されていることを確認し，助手に牽引を加えながら骨の回旋転位がないように整復させ，骨軸に垂直で遠位のKirschner鋼線と平行に最近位に刺入する．ワイヤーが骨横経の中央にあることを確認し，遠位側では11mm近位に，近位側では11mm遠位に骨横経の中心でそれぞれのワイヤーと平行にKirschner鋼線を刺入する．Kirschner鋼線を創外固定器に通し，整復位が得られそうなことを確認して，最初に刺入した2本から先にワイヤーを抜去し，2ヵ所の骨皮質がthreadにかかり十分固定器が装着できる長さのスクリューを選択して刺入する．その後，固定器にテンプレートをつけ，後から刺入したワイヤーを抜去しスクリューを刺入する．スクリューは先細りになっているため刺入しすぎて抜こうとすると固定性がきわめて弱くなるのでスクリュー刺入には注意を要する．

スクリュー刺入後創外固定器を装着し整復後創を閉鎖する．スクリューが邪魔になり創が閉鎖しにくい場合は固定器を外し創を閉鎖した後に固定器を再装着してもよい．

橈骨が整復されると尺骨もほぼ整復されるので両方を整復するように橈骨を固定する．

② 尺骨の固定

肘屈曲90°で術者が外側に座るほうが操作が容易である．橈骨を固定後皮膚上の作図が合わなくなった場合は再度作図をやり直す．スクリューを刺入するため作図をした遠位近位の刺入部に約2cmほどの皮切を加え刺入部を展開し，尺骨の後縁に垂直に最遠位部に10cmに

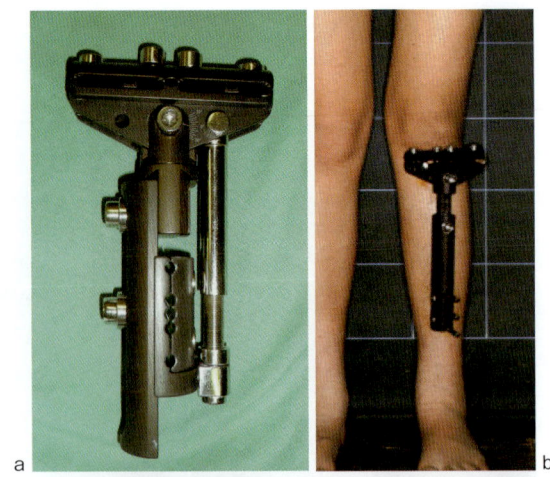

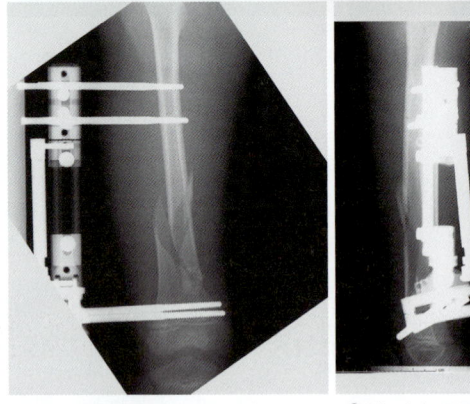

図16 Garches Tクランプ（Orthofix®社）(a) 下腿に装着した普通写真 (b)．大腿骨骨折に使用したX線 (c)．

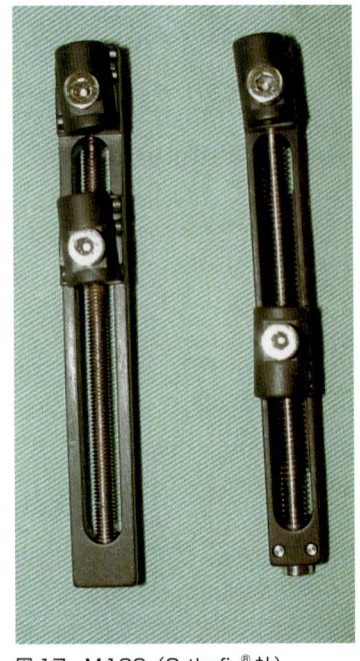

図17 M100（Orthofix®社）

Knack & Pitfalls

◎健側の骨のX線にて患側のスクリュー刺入部の位置を決定する．
◎最後のガイドワイヤーは創外固定器を装着し整復位で刺入する．
◎ヒンジや継ぎ手のない固定器の使用で早期荷重が可能である．

図18　橈骨尺骨開放骨折（11歳11ヵ月）
a　受傷時
b　術後
c　術後9週抜釘時
d　術後1年1ヵ月

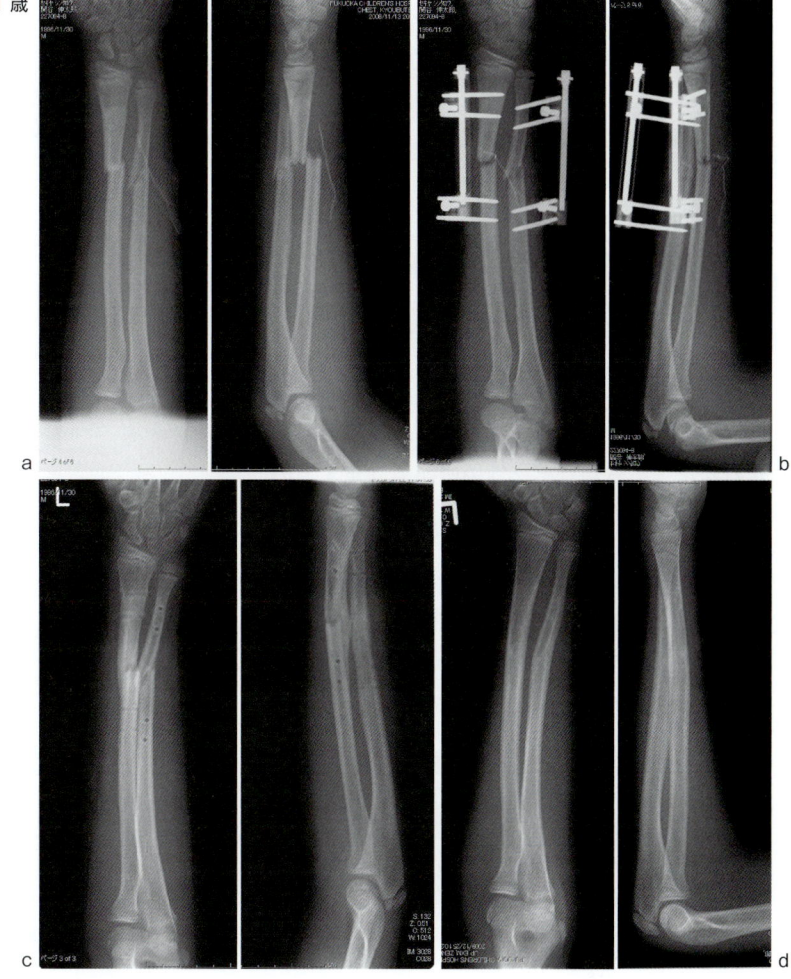

切った1.5 mm Kirschner鋼線を刺入する．Kirschner鋼線が骨横径の中央に刺入されていることを確認した後，最近位部にKirschner鋼線を刺入する．尺骨は前後像では少し遠位が尺側に弯曲しているので，この時Kirschner鋼線は中央ではなく少し橈側寄りに刺入する．透視にてもう2本のスクリューが入る位置にあることを確認し橈骨と同様に2本のKirschner鋼線を刺入し，創外固定器が装着できることを確認しKirschner鋼線をスクリューに打ち替え固定する（図18）．創の閉鎖も同様である．

開放骨折の創の状態により外固定の適応を決定する．

文献
1) 白濱正博：骨盤輪骨折・仙腸関節脱臼の救急処置. 外傷の初期治療の要点と盲点，文光堂，東京，226-229，2007
2) 杉本一郎：足関節内骨折に対するIlizarov創外固定器を用いた治療. OS Now Instruction No.17　ここまで使える創外固定　低侵襲固定の最前線，岩本幸英編，メジカルビュー社，東京，90-98，2011
3) 土屋弘行ほか：新鮮骨折. 新しい創外固定 Taylor Spatial Frame® 実用マニュアル，松下 隆ほか編，メディカルレビュー社，東京，107-115，2006

偽関節手術の基本手技

津久井赤十字病院整形外科部長 **占部 憲**

はじめに

偽関節とは骨折部が癒合不全を呈している状態を示すが，その原因はさまざまである．本稿では外傷性偽関節に対する手術手技について述べる．外傷性偽関節は大きく非感染性偽関節と感染性偽関節に分けられる．非感染性偽関節ではいかにして癒合不全に陥った骨折部を癒合させるかを考えるが，感染性偽関節ではまずどのようにして感染を鎮静化させるかを考えなければならない．偽関節は各症例でさまざまな病態があるため，画一的な治療法はなく，各症例について個別に治療法を検討していく必要がある．

1. 非感染性偽関節の分類

Weber[1]は非感染性偽関節を図1のように生物学的活性のある偽関節と生物学的活性のない偽関節に分類し，それをさらに細分化している．生物学的活性のある偽関節の場合，象足型，馬蹄型，無仮骨型の順で偽関節部により多くの骨形成能が残存している．

2. 生物学的活性のある非感染性偽関節に対する基本手技

生物学的活性のある非感染性偽関節は固定性不良，整復位の不良などが原因であることが多い．そこで十分に整復し強固に固定することで骨癒合が得られる．横止め髄内釘による骨接合術後の偽関節の場合，髄内釘の長さが十分でない，あるいは釘の径が髄腔と比較し小さいなどの理由で生物学的活性のある偽関節になることが多い（図2）．そこで再度リーミングを行い，前回手術よりも径が大きく長い髄内釘に入れ換えることで骨癒合が得られる（図3）．リーミングによって偽関節部の不活性組織が壊される

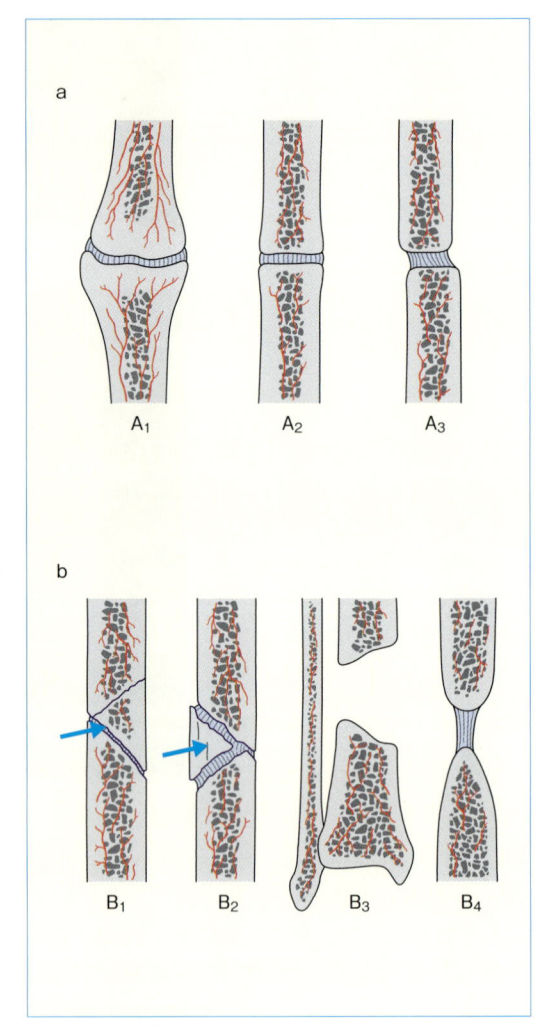

図1 Weber 分類
a 生物学的活性のある偽関節 viable type
A_1：象足型 elephant foot
A_2：馬蹄型 horse's foot
A_3：無仮骨型 ologotrophic
b 生物学的活性のない偽関節 non-viable type
B_1：低形成型 dystrophic (torsional) wedge fracture
B_2：壊死型 necrotic (avascular segment)
B_3：欠損型 bone defect
B_4：萎縮型 atrophic

図2 脛骨骨幹部開放骨折術後の偽関節とスクリューの折損
　a　unreamed nail による横止め髄内釘固定術直後の単純X線像．骨幹部髄腔に対する髄内釘の径が小さい．
　b　術後10ヵ月の単純X線像．固定性不良であるため遠位横止めスクリューが折損している．偽関節部は象足型を呈している．

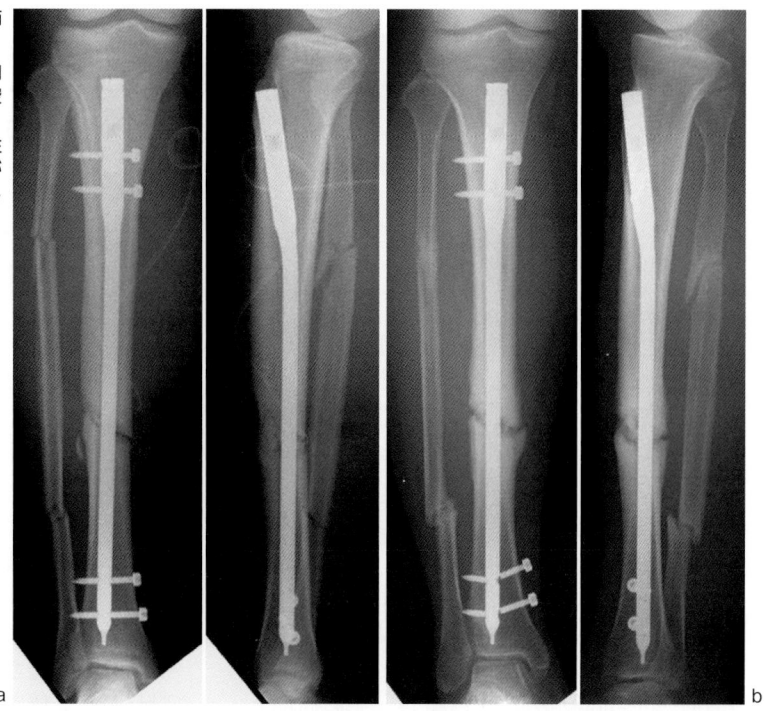

図3 横止め髄内釘の入れ換え
　a　偽関節手術直後の単純X線像．挿入されていた径9mm，長さ320mmのunreamed nailとスクリューを抜去後，髄腔内を13mmまでリーミングして径12mm，長さ320mmの髄内釘に入れ換えた．
　b　偽関節手術後1年2ヵ月の単純X線像．骨癒合が得られている．

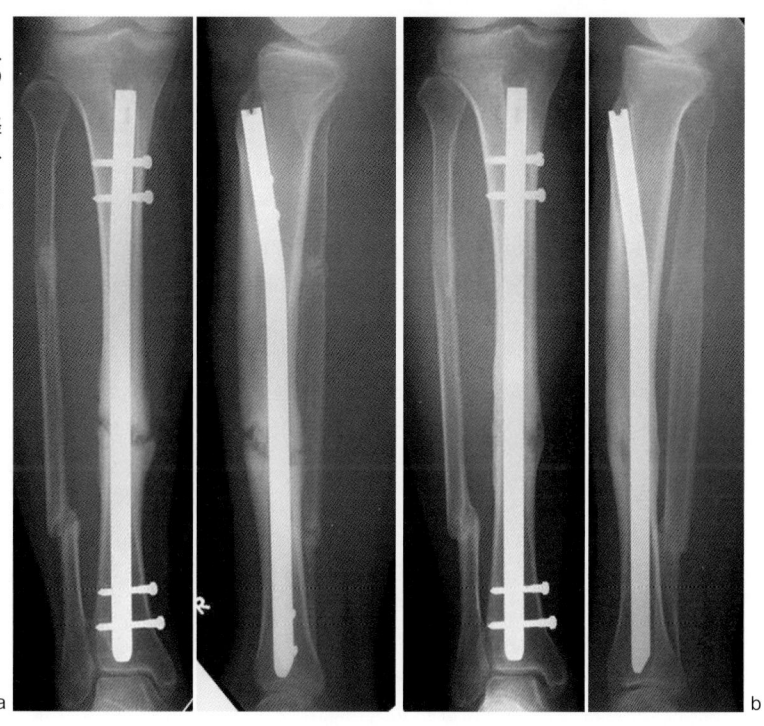

ため，偽関節部を切開する必要はない．プレートによる骨接合術後の偽関節の場合，強固に再固定するために圧迫プレートやラグスクリューを使用する．再固定のため偽関節部を展開するので，偽関節部の不活性組織を十分に除去し，偽関節部両端の出血を確認する．偽関節部には骨移植を併用し，骨癒合を促進させる．

3. 生物学的活性のない非感染性偽関節に対する基本手技

骨折部の骨癒合能が低下しているため，骨折部を強固に固定するだけでは骨癒合は期待できない．そのため以下のような骨折部の骨癒合を活性化させる手術方法を加える．

(1) 遊離自家骨移植

低形成型，壊死型，欠損型（図4），萎縮型のいずれにも適応がある．偽関節部に介在する不活性組織を十分に切除し，偽関節部の近位および遠位の骨端を露出する．両端の骨を出血が確認できるまで切除し，近位遠位の骨髄腔を開通させた後に適切な方法で強固に内固定を行う．自家骨を腸骨などから採取し，骨折間隙とその周囲に十分な自家海綿骨を移植する．骨を新鮮化する際に力学的強度が必要とされる部位に骨欠損が生じた場合，海綿骨のついた皮質骨 corticocancellous graft を移植し，その周囲に海綿骨を十分に移植する（図5）．欠損部が4cm以内の場合が適応となる．

(2) 皮質むき手術 decortication[2]

低形成型，壊死型，萎縮型の偽関節に適応がある．皮膚，皮下，筋膜を鋭的に切開し，筋肉も皮膚切開と同様に展開し骨に達する．偽関節部を中心に12～14cmの範囲で，筋肉，骨膜を骨から剥離せずに骨皮質を厚さ約2～3mmで皮をむくように骨切りする（図6～8）．骨全周の約2/3～3/4周の骨皮質を皮状に骨切りする．原法では骨移植は行わないが，遊離自家海綿骨移植を併用する方法もある．

(3) 仮骨延長法

欠損型偽関節で欠損部が4cmを超える分節状欠損に適応がある．組織採取のために他の部位を犠牲にしない，微小血管外科の手技を必要としない，手術侵襲が少ない，移動部に形成された仮骨が成熟すると本来の骨と同等の形状や力学低強度を持つなどの利点がある．適応として，患者が長期の創外固定に協力できる，患肢の知覚が温存されている，骨延長部の骨膜や軟部組織が温存されている，骨欠損長の少なくとも1/2以上の移動骨片がある，などがあげられる．問題点としては，ピン刺入部の感染症，延長に伴う脊髄神経障害・血管障害・コンパートメント症候群，延長部の早期硬化，延長部の骨折，ドッキング部分での骨癒合不全，近接関節の拘縮・脱臼，筋力低下，ピンや固定器の破損などがあげられる．

(4) 血管柄付き骨移植

欠損型偽関節で欠損部が6cm以上の分節的な骨欠損や，骨全周の1/3以上の骨欠損である場合に適応がある．偽関節部近傍の骨を血管の連続性を保持したまま骨切りして移植する方法としては，浅あるいは深腸骨回旋動静脈を血管柄とする腸骨移植や，腓骨動静脈を血管柄とする腓骨移植があるが適応が限られる．

遊離血管柄付き骨移植は骨だけでなく，筋肉，皮膚などの組織を同時に移植することも可能であり，軟部組織を含めて再建できる．血管柄付きの骨移植の採取部位としては，腓骨，腸骨，肩甲骨，肋骨などがあるが，長管骨では腓骨，腸骨がよく使用される．技術的に熟練を要する微小血管外科の手技を必要とする．

4. 感染性偽関節に対する手術手技

感染性偽関節の治療原則は，一般的には十分なデブリドマンと局所および全身への抗菌薬投与による感染の根絶，活性と安定性のある軟部組織環境の形成，骨の再建とアライメントの矯正および安定化，である（図9, 10）．施設によって可能であれば感染の鎮静化に高圧酸素療法を併用する．

(1) デブリドマンと抗菌薬投与

壊死した軟部組織，壊死骨はすべて除去し，正常の組織であると思われるまで軟部組織や骨を切除する．壊死骨の切除は出血がみられるまで行う．瘻孔や前回の縫合糸は切除する．インプラントは固定性が良好でなければすべて抜去する．感染創を掻爬することによって生じた死腔には抗菌薬を含有した骨セメントや人工骨を充填するか持続洗浄を行う（図10b）．人工骨は骨セメントと比較し大量にかつ長期間抗菌薬を溶出できるため有用である[3]．

(2) 骨折部の安定化

骨折部を安定化させることによって，骨性架橋を可能にする，機能的後療法を可能にする，

図4 脛骨骨幹部開放骨折術後の偽関節と髄内釘の折損
a unreamed nailによる横止め髄内釘固定術直後の単純X線像．骨折部の内側では近位と遠位の骨片が圧着されていない．外側はデブリドマンによって骨欠損を生じている．
b 術後3ヵ月の単純X線像．内側部は萎縮型偽関節，外側部は欠損型偽関節となり，髄内釘は偽関節部より遠位で折損している．

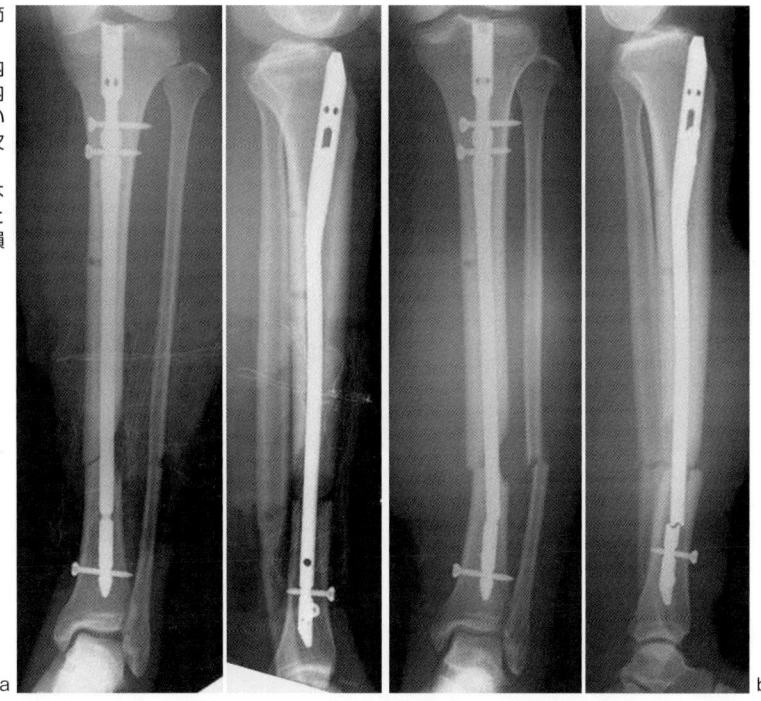

図5 横止め髄内釘の入れ換えと遊離自家骨移植
a 偽関節手術直後の単純X線像．折損した径8mm，長さ300mmのunreamed nailとスクリューを抜去し，偽関節部に介在する軟部組織を除去し，偽関節部の近位および遠位の骨を新鮮化し圧迫した．12mmまでリーミングして径13mm，長さ300mmの髄内釘を抜去した髄内釘よりも深く打ち込んで固定した．外側の骨欠損部は近位，遠位の骨片に溝を作製し，腸骨から採取したcortico-cancellous graftを打ち込んで移植した（inlay graft）．また全周性に海綿骨を移植した．
b 偽関節手術後2年2ヵ月の単純X線像．骨癒合が得られている．

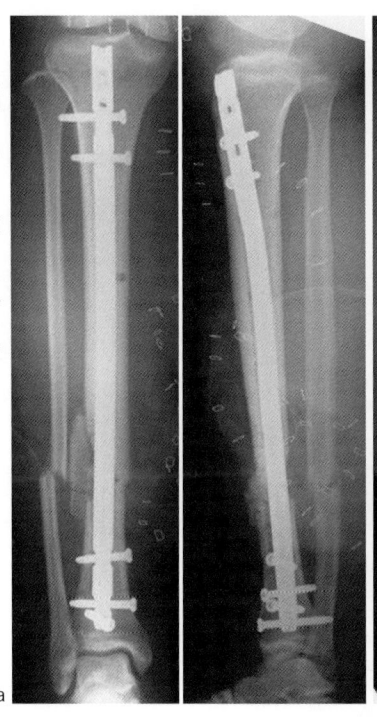

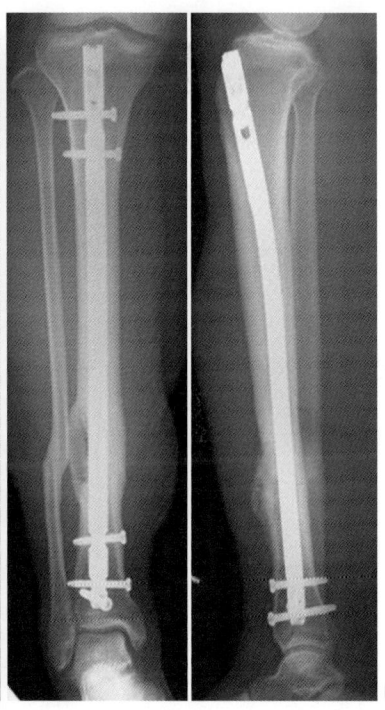

感染の鎮静化を助ける，二期的再建を容易にするなどの利点が得られる．感染性偽関節の安定化には創外固定がよく使用される（図10b）．

(3) 軟部組織の修復

十分なデブリドマンが行われたのちに軟部組織が欠損している場合は，局所皮弁あるいは血

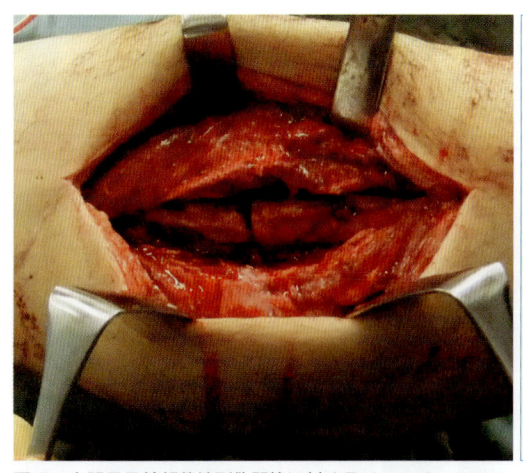

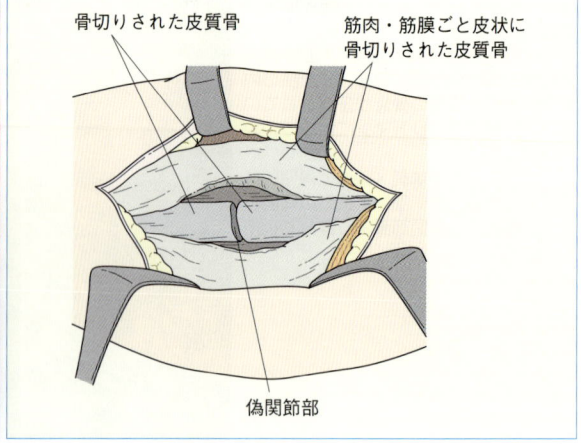

図6 大腿骨骨幹部萎縮型偽関節に対する decortication
皮切と同様に皮下，筋膜，筋肉を展開し骨に達する．骨膜，筋肉を剝離することなく骨皮質を2～3mmの厚みで皮状に骨切りする．

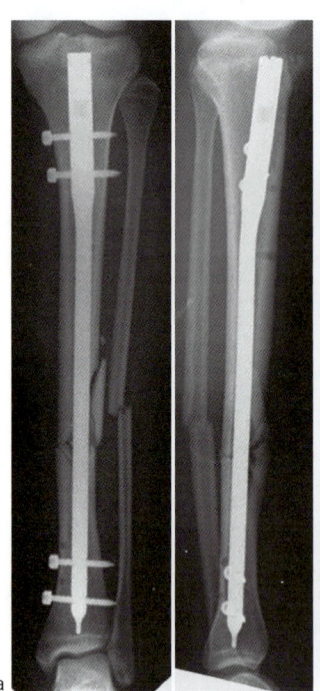

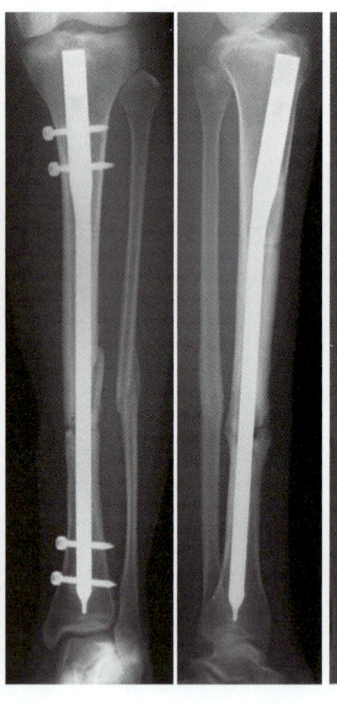

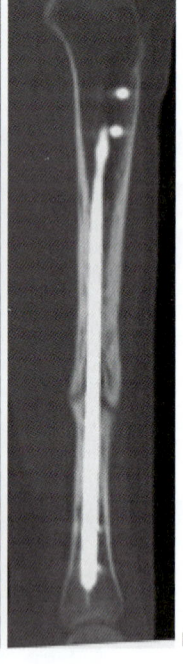

図7 脛骨骨幹部開放骨折術後の偽関節
a unreamed nail による横止め髄内釘固定術直後の単純X線像．
b 術後9ヵ月の単純X線像およびCT画像．偽関節部は萎縮型を呈している．

管柄付き遊離皮弁などの血行豊富な軟部組織で被覆する．軟部組織欠損の範囲が狭い場合は，Kirschner 鋼線を軟部組織欠損の両端に刺入し，この Kirschner 鋼線を軟鋼線で締め上げることで欠損部を軟部組織で覆う軟部組織伸展法も有用である（図10a）．

(4) 骨再建

一般的に骨性架橋を得るための手段は完全なデブリドマン終了後に行うほうが安全である．再建方法には decortication と自家骨移植，解放骨移植（Papineau 法），仮骨延長法，遊離血管柄付き骨移植がある．

Knack & Pitfalls

◎非感染性偽関節では生物学的活性の有無を評価する.
◎生物学的活性がある場合は再固定によって絶対的安定性を確立する.
◎生物学的活性がない場合,癒合部の活性化が不可欠である.

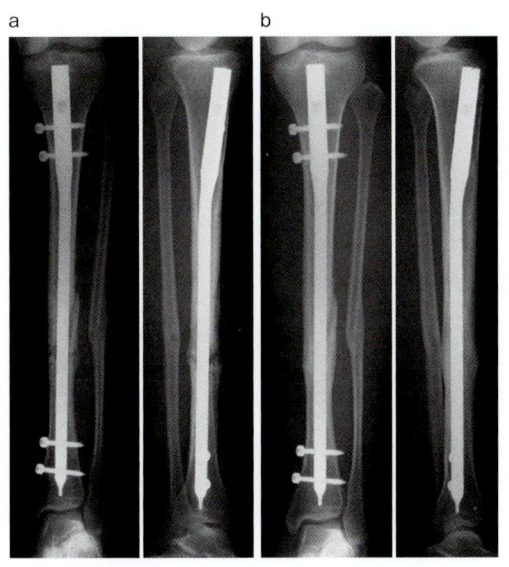

図8 偽関節に対する decortication
a 偽関節手術直後の単純X線像.固定性には問題がないため,decortication のみを施行した.
b 偽関節手術後11ヵ月の単純X線像.骨癒合が得られている.

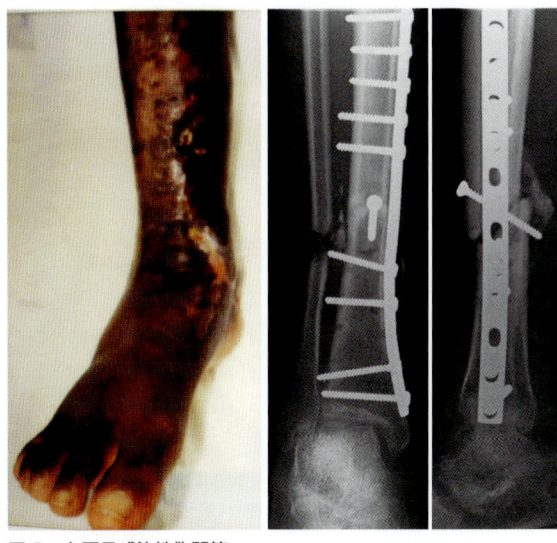

図9 右脛骨感染性偽関節
a 受診時外観.脛骨内側に瘻孔形成を認める.
b 受診時の単純X線像.偽関節部の骨片は辺縁が丸みをおびている.腓骨は欠損性非感染性偽関節である.

図10 右脛骨感染性偽関節に対する感染の鎮静化
a 術後の外観.瘻孔部および壊死組織は十分に切除した.これによって生じた軟部欠損を覆うため,欠損部両端の皮下組織を Kirschner 鋼線と軟鋼線で寄せる軟部組織伸展法を用いた.
b 術後の単純X線像.プレートを抜去し,壊死した軟部組織,壊死骨を十分に切除した.これによって生じた骨欠損部に抗菌薬を含有した人工骨を充填した.局所を安定化させるために創外固定を行った.腓骨部は脛骨との交通はなく非感染性偽関節であるため,自家骨移植を行った.

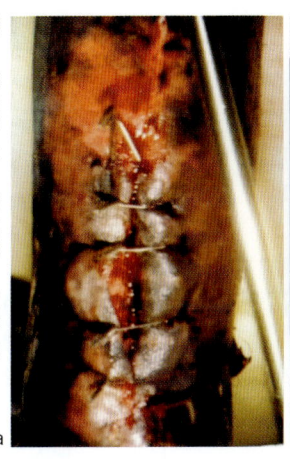

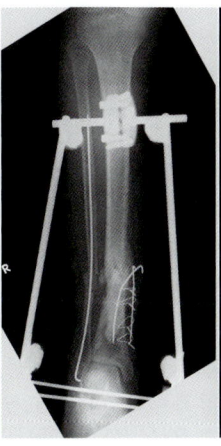

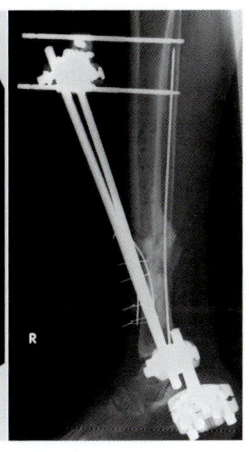

文献
1) Weber BG : Pseudoarthorosis. Huber, Bern-Stuttgart-Wien, 1976
2) Judet R et al : La decortications osteomuscularie. Rev Chir Orthop Reparatrice Appar Mot 53 : 43-63, 1967
3) Urabe K et al : *In vitro* comparison of elution characteristics of vancomycin from calcium phosphate cement and polymethylmethacrylate. J Orthop Sci 14 : 784-793, 2009

骨移植術の基本手技
①骨移植

千早病院整形外科部長 細川 哲

1. 骨移植の目的

　骨移植は骨欠損部の補塡，新生骨の誘導，骨癒合の促進などを目的として行われる．ほかの臓器や組織の移植に先んじて臨床的応用が確立され，世界中で広く用いられている医療技術である．

　骨移植が必要な病態としては偽関節や骨髄炎の治癒促進，脊椎固定術，関節固定術，人工関節の再置換術，骨腫瘍の搔爬や切除後の骨補塡，外傷性あるいは先天性骨欠損の修復があげられる．

2. 各骨移植の特徴

　骨移植片の種類には自家骨，同種骨や人工骨があり，自家骨移植はさらに海綿骨移植，皮質骨移植，血管柄付き骨移植に分類される．

　海綿骨は力学的強度が乏しいが骨誘導能が高く，骨癒合，骨性の治癒を促進する目的で用いられる．皮質骨は力学的強度が要求される場合に適応となる．自家海綿骨は一般に腸骨稜より採取されることが多い．皮質骨は脛骨稜，腓骨骨幹部などから採取されることが多いが，採取量や形に限界がある．

　一般に移植骨片は吸収された後に移植母床より新生血管の侵入と骨芽細胞の分化によって骨形成がなされる．自家骨移植，特に海綿骨移植では骨形成細胞が存在したまま移植部で増殖し骨形成が促進される．血管柄付き自家骨移植では移植骨は壊死に陥らないために骨修復効果が大きいと考えられる．これに対して同種骨移植は生きた骨形成細胞を欠き，免疫移植反応も生ずるために骨形成促進作用は弱いと考えられる．

3. 骨誘導と骨伝導

　骨移植が完成するためには，移植骨が移植部と一体化する必要がある．この過程において骨形成の進行が不可欠である．骨形成過程では骨誘導と骨伝導が以下の過程を経て成立する．
（1）移植された骨の中の細胞外基質に含まれる骨形成蛋白質（bone morphogenic protein；BMP）により，移植母床の未分化な間葉系細胞が骨形成能を有する細胞に分化誘導される（osteoinduction）．
（2）分化誘導された移植母床由来の細胞が移植骨内に進入し，移植骨や人工骨の表面で母床からの新生血管や骨形成細胞とともに3次元的に新生骨を形成する（osteoconduction）．
（3）移植骨が新生骨に置換され，局所の力学的要請に見合った力学的強度の骨を形成する．新生骨の置換は，① 若年，② 移植骨量が少ない，③ 移植骨と母床の密着，④ 同種骨より自家骨，⑤ 皮質骨より海綿骨，⑥ 移植骨は大塊より細片，の方がより早い．

　したがって合成材料であるセラミックでは骨伝導は起こるが，骨誘導は起こらない[1]．

　骨誘導は能動的に骨形成を促進するのに対して骨伝導は骨形成能を抑制せずに受動的な骨形成の場を提供するともいえる．生体組織，特に自家骨移植では，未分化細胞が分化刺激を受けて骨芽細胞を動員すること（骨誘導）と移植骨基質の表面に骨形成が広がっていくこと（骨伝導）の両方が起こることで，最も早く移植骨が母床と一体化する．

　最近では骨伝導能をもつ生体材料（人工骨）と骨誘導物質の複合体や，多孔性生体材料と骨形成細胞の組み合わせにより骨形成を促進させる試みがなされている．

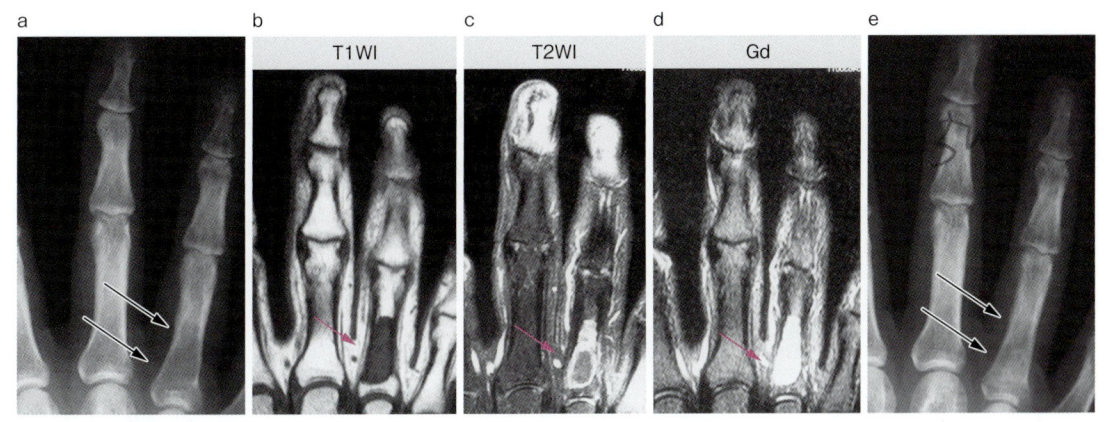

図1 右環指内軟骨腫 (35歳, 男性)
X線にて右環指基節骨に骨透亮像を認めた (a). MRIでは同部にT1WIにて低輝度, T2WIにて高輝度, Gd造影にて造影される領域を認め (b～d), 内軟骨腫と考えられた. 病巣搔爬および腸骨より海綿骨移植術を行った (e).

4. 骨移植の種類

(1) 自家骨移植

① 海綿骨移植

移植骨片に高い強度を必要としない場合には海綿骨の移植片で十分である (図1). 海綿骨移植片では皮質骨移植片に比べ, 母床骨と速やかに癒合することが臨床的に示されている.

大きな海綿骨移植片や皮質海綿骨移植片は上前腸骨稜や後腸骨稜から採取する骨ができる. また, 小さい海綿骨移植片の採取部位としては大腿骨の大転子, 大腿骨か部, 近位脛骨骨幹端, 脛骨内果, 肘頭, 橈骨遠位端部がある. 関節面の圧壊を避けるために, 軟骨下骨層は少なくとも2cmは残しておく必要がある.

移植骨片の形状や固さが問題とならない場合は, 細長い小片や細片を数個摘出して移植骨片とすることがある. 腸骨稜を温存したい場合は, 腸骨の内側皮質骨を相当量の海綿骨とともに切除する (図2). 固い骨片を採取する必要がある場合は, 腸骨稜の後ろ1/3や前1/3が採骨部として適している.

小児の場合には筋を付着させたままで腸骨稜の成長軟骨板を温存するようにする. この場合, 腸骨稜の骨端部に平行にその下側部分を切断し, この骨片の後端を若木骨折の要領で折る. 通常は海綿骨, 皮質骨を移植骨片として採取した後に骨折させた稜は骨端とともに腸骨の元の位置に戻し, 太い非吸収性縫合糸で固定する.

成人において腸骨から全層骨移植片を採取する場合も腸骨稜とその外側の輪郭を温存して同

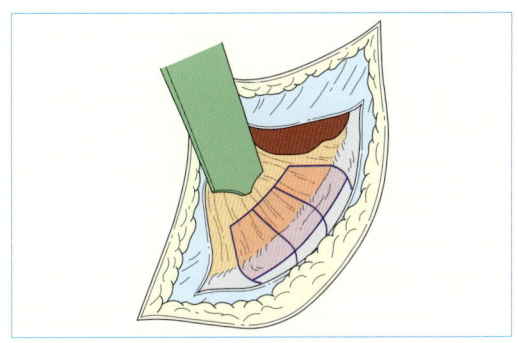

図2 前方腸骨内板半層骨採取法
外板すれすれにノミが進むとほとんど出血が見られず, 十分な海綿骨も採取できる. 通常成人男性では移植骨3枚の厚みは30mm以上確保できる.

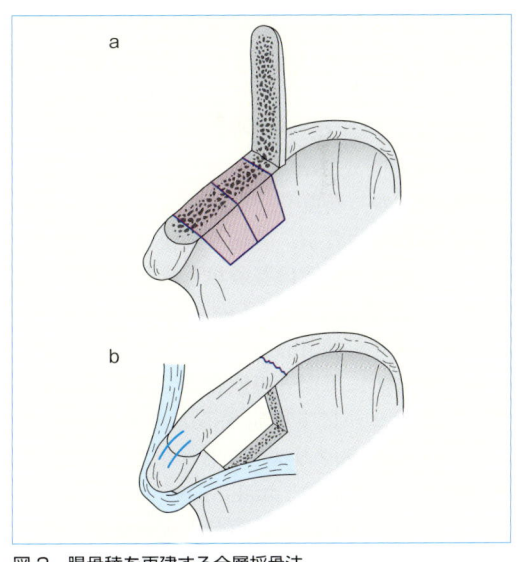

図3 腸骨稜を再建する全層採骨法
腸骨稜を橋状にはねあげ, 全層骨を採取し, 再び稜を復元する. このとき腸骨稜上のaponeurosisを残し創縫合の際に糸をかけると稜の折損防止にもなる.

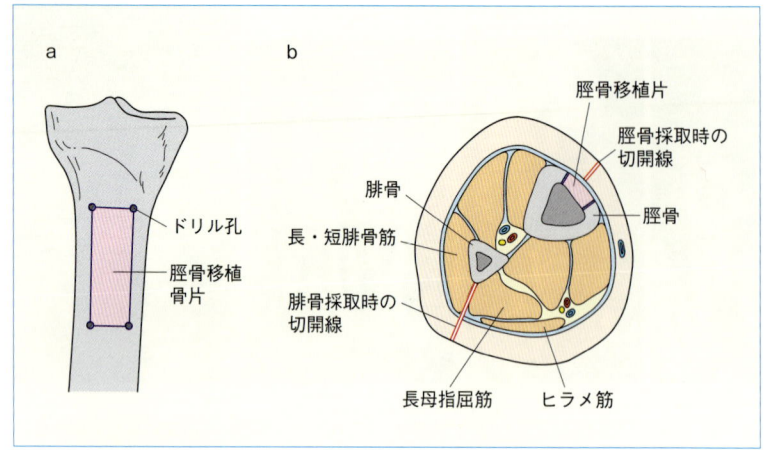

図4 脛骨移植片の切除法
a 脛骨移植骨片は，遠位より近位端の方を幅広くする．移植骨片切除後の鋭角による応力集中が生じないように四隅にドリルで穴をあけてから骨片を切除する．
b 腓骨骨片を採取する場合にはHenry法で進入し腓骨の中1/2～1/3を切除することが多い．この際，腓骨神経損傷に注意する．また，足関節の安定のため，腓骨の遠位1/4は必ず残し，腓骨筋を切断しないことが大切である．

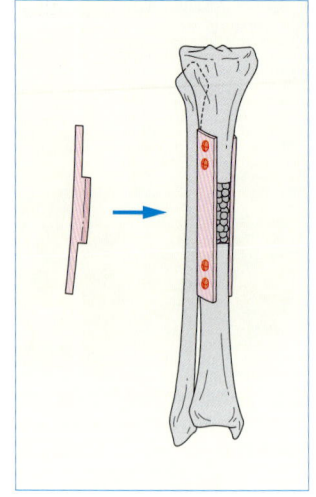

図5 二重上乗せ移植術
移植骨片の欠損部にまたがる部分には海綿骨を残すが，母床の骨片に重なる部分からは海綿骨を除去する．

様の方法で採取する（図3）．この方法により患者は術後腸骨部の欠損を自覚することがなくなり，整容的にも優れている．

② 皮質骨移植

皮質骨移植術は移植部位の骨癒合に加え，構造を支持する必要がある場合に行われる．移植床の骨皮質を新鮮化し，移植骨を広い面積で接するように乗せ固定する方法，上乗せ移植onlay graftが一般的である．通常，皮質骨移植では海綿骨移植を補い，骨形成を促進する．関節を橋渡しして関節固定術を行う際には皮質骨移植を用いたonlay graftが用いられるが，原則として固定にはプレートや創外固定器を使用するのが最適である．現在，onlay graftの適応は限られるが，新鮮骨折，変形癒合骨折，骨癒合がみられない骨折，骨切り術後などに用いられる．皮質骨の採取は脛骨稜，腓骨骨幹部（図4）から行われることが多い．

二重上乗せ移植dual onlay graftは皮質骨骨片を2個対面に母床骨の癒合不全部を挟んで設置しスクリューにて固定する方法である．（図5）これによりスクリューが骨片を万力のように固定することとなる．dual onlay graftは関節に近く，短い骨片がある骨癒合不全を強固に固定するために使用されることがある．dual onlay graftを用いることにより短い骨片が両移植骨片間に把持され骨片が萎縮していてもスクリューを丈夫な移植骨片の皮質骨上に設置することができ安定性が保たれるため，治癒が困難な骨癒合不全を治療する場合や大きな欠損を橋渡しする場合に有効である．

欠損部を橋渡しする際のdual onlay graftの利点は，(i) 二つの移植骨片を使用することによりonlay graftに比べ強度と安定性が増す，(ii) 二つの移植骨片を使用することにより，海綿骨充填のスペースが獲得できる，(iii) 移植骨片を二重にすることにより治癒過程において移植海綿骨に線維組織が侵入することを防止できる，といった点があげられる．

一方，dual onlay graftの欠点はonlay graftの場合と同じく，(i) 金属内固定材と同じほどの固定性が得られない．(ii) 自家骨移植片を使用する際は供骨部が必要であり，採骨に要する手術に侵襲が伴う．(iii) 腸骨からの自家骨移植片ほど骨形成能がないといった点があげられる．

そのため，以前は固定強度を増すために長い皮質骨骨片が利用されていたが最近ではプレート固定と海綿骨移植や創外固定器を用いた治療が行われることが多い．

③ 埋め込み移植

母床骨よりの血流をよりよくするために母床骨の骨皮質に溝を掘り，長方形の窪みを設け，その窪み部分に同じ大きさの移植骨片を埋め込

む方法が埋め込み移植 inlay graft である（図6）．骨幹部癒合不全の治療では onlay graft の方が簡便で効果的であるが，関節固定術，特に足関節の固定術には使用されることがある．

④ 全骨移植

採取できる骨に限りがあるため自家骨移植では腓骨や肋骨に限定される．腓骨の全骨移植は上肢の骨幹部における長い欠損部を橋渡しするための最も有用な方法である．腓骨近位端は丸く突出しその一部が硝子軟骨によって覆われているため橈骨遠位 1/3 や腓骨遠位 1/3 を置換するのに有用な移植片となりうる．腓骨の中央 1/3 は腰椎や頸椎の前方固定の際，長い距離を橋渡しする必要があるときに用いられる．また，まれに切除された肋骨が脊椎の前方固定に全骨移植片として使用される場合もある．

⑤ 骨釘移植

骨釘移植は通常，内固定の手段として行われる．ただし金属より強度的に弱いために内果骨癒合不全や手，手関節，足部の小さな骨などに使用が限定される．

(2) 血管柄付き骨移植

マイクロサージャリーの普及とともに血管柄付き骨移植術が広く行われるようになってきた．手術には高度な技術を要するが温存された血管のため移植骨内の細胞は生きており骨形成能が高い．先天性下腿偽関節症など従来の遊離骨移植術でむずかしかった症例の治療成績も著明に改善された（図7）．四肢の長管骨の外傷性骨欠損，難治性偽関節，悪性腫瘍切除後の再建，および大腿骨頭壊死などに用いられている．

血管柄付き骨移植術のドナーとして，肩甲骨，腸骨，腓骨（表1）などがあるが，四肢の長管骨再建に対してはその直線状な形状とモニター皮弁を比較的容易に付加できることから腓骨を第一選択とすることが多い[2]．

(3) 同種骨移植

同種移植骨とは，該当患者以外の人から採取される移植骨片のことである．自家骨移植では骨採取部に新たな侵襲を加える必要があり，同部に感染，骨折，変形，疼痛などの障害を残す可能性がある．また，採取できる海綿骨移植片では大きな骨腔や囊腫を充填するには十分でない場合がある．これらの欠点を補うことができ

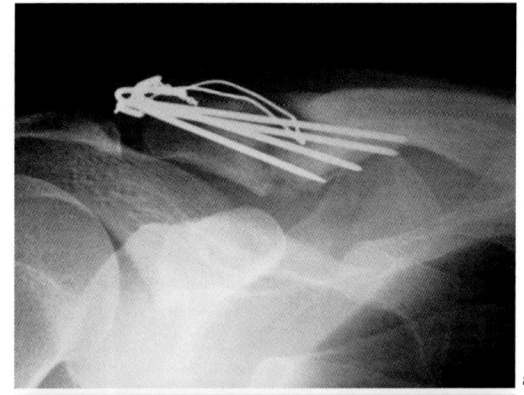

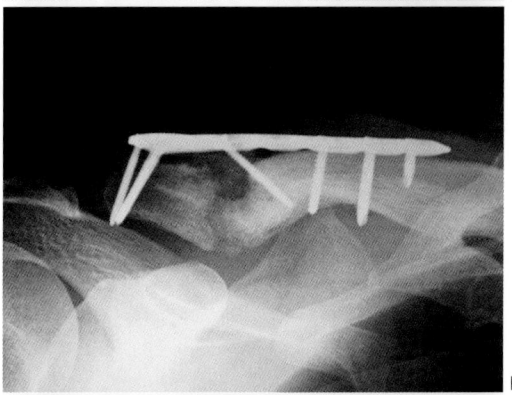

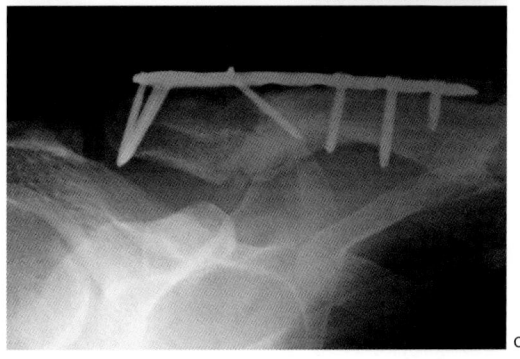

図6 埋め込み移植
a 偽関節
b 術直後
c 術後5ヵ月．骨癒合が認められる．
鎖骨偽関節に対して偽関節部を挟み骨皮質に溝を掘り，腸骨より海綿骨付きの皮質骨を移植した．骨片をスクリューにて固定し，偽関節部をロッキングプレートにて固定．

るのが同種骨移植である（図8）．同種骨移植は自家骨移植に比べ骨移植完成までより時間がかかることがわかっている．これは同種骨移植では基質骨自体の抗原性は低いが，主に骨髄細胞，血管内皮細胞などの細胞成分が抗原性を呈するからである．また，骨移植では移植骨内の細胞が生きていなくても，移植母床から骨形成

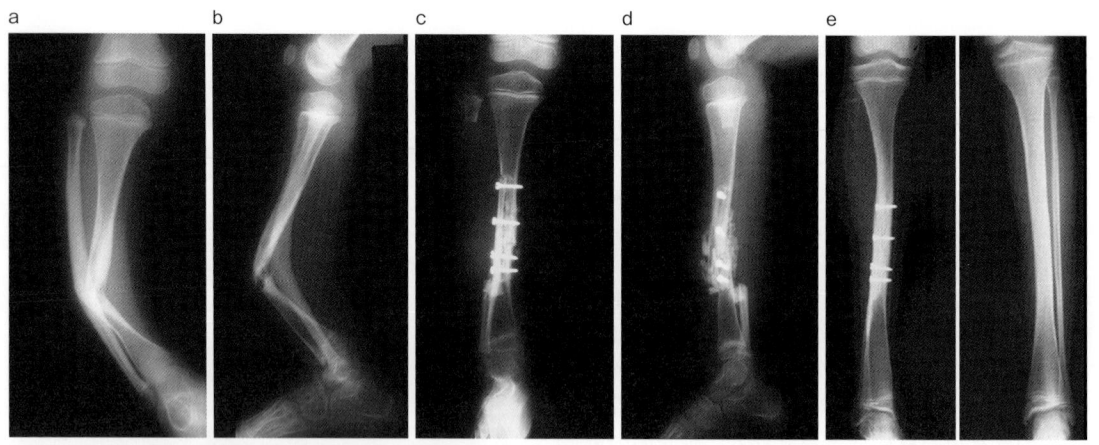

図7 逆行性有茎腓骨移植（6歳，女児）
a，b 右脛骨先天性偽関節症のX線正面像，側面像．
c，d 同側の皮骨を用いて血管柄付き骨移植術を施行．術直後のX線写真．
e 術後6年のX線写真．脛骨の骨癒合が得られている．

[表1] 血管柄付き骨移植の各種採取部位

	肩甲骨	腸骨	腓骨
長さ	10〜12cm	8〜10cm	22〜26cm
形状	直線的	弯曲あり	直線的
動脈	肩甲下動脈	深腸回旋動脈	腓骨動脈
動脈径	2〜4mm	4〜6mm	2〜3mm
血管柄	6〜8cm	4〜6cm	4〜6cm
皮弁	最大12〜24cm	最大15〜30cm	最大12〜24cm
皮下脂肪	少し厚い	厚い	薄い
合併症	肩関節挙上障害	腹壁ヘルニア	槌趾変形

能を有する細胞が誘導される．したがって，同種骨移植では自家骨移植と違い，凍結保存や凍結乾燥処理を行って細胞成分を死滅させた保存同種骨の方が，新鮮同種骨よりも骨形成作用が大きい．近年，人工関節の弛みに対する再置換術時などに同種骨の需要が高まってきている[3]．

(4) 人工骨移植

現在，日本国内で販売をされている人工骨は，非置換材料（ハイドロキシアパタイト，HAP），吸収置換型材料（ベータリン酸三カルシウム，β-TCP），硬化型材料（アルファリン酸三カルシウム，α-TCP）が主な種類とされている．

非吸収置換材料では緻密体，ペースト，多孔体と用途に応じて使い分けられ，緻密体はかなりの圧縮強度が得られる（図9）．吸収置換型材料は骨内で吸収され骨に置換され，自家骨移植の代用となりうるが，圧縮強度が緻密体に比べ劣る．骨補填を行う部位の形状，強度を考慮しての使い分けが必要である．最近では気孔率が高く血管や骨組織が気孔内に侵入しやすくなった多孔体や結晶化ガラスを利用した多孔体が開発されている．

文献）
1) Ham, A W et al : Repair and transplantation of bone. The Biochemistry and Physiology of Bone, 2nd ed, Vol Ⅲ, Academic Press, New York, London, 1971
2) 村田景一ほか：血管柄付き骨移植術による骨髄炎・感染性偽関節の治療．PEPARS 17：25-32, 2007
3) 成瀬康治ほか：同種骨移植の実際．リウマチ科 33：662-668, 2005

Knack & Pitfalls

◎移植骨の成功の条件は，移植床の血行が良好であること，移植骨が母床によく密着し，よく固定されて動かないこと，軟部の瘢痕などが少ないこと，感染させないこと，などがあげられる．
◎移植骨の固定を良くするためには，螺子，ワイヤー，プレート，髄内釘などが用いられ，また，術後のギプス固定なども不可欠な場合が多い．

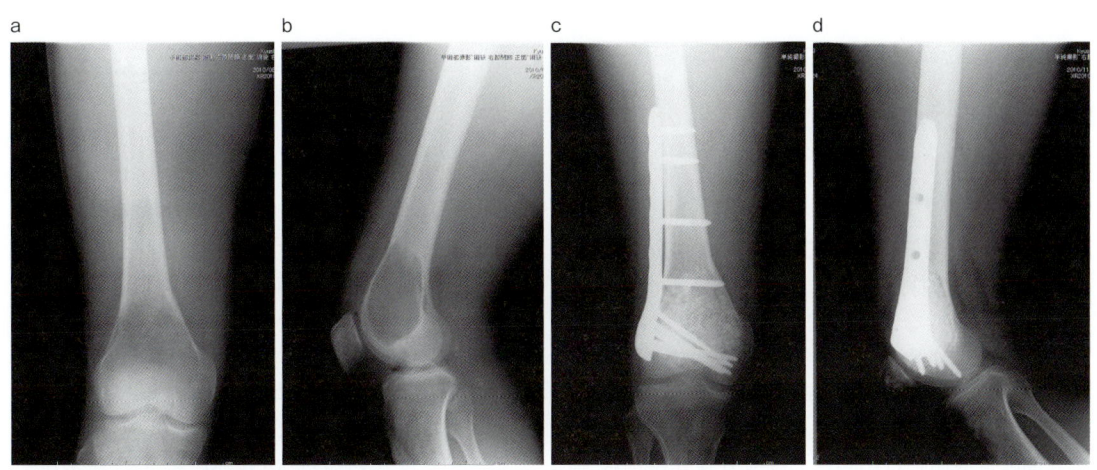

図8 同種骨移植（26歳，男性）
a, b 右大腿骨遠位端に発生した骨巨細胞腫．
c, d 病巣掻爬，および同種骨移植を行い，プレートにて固定した．

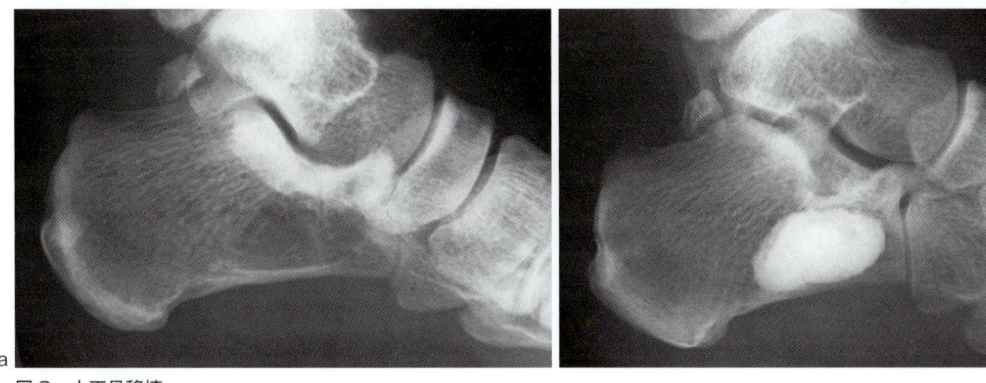

図9 人工骨移植
左踵骨骨嚢腫に伴う病的骨折に対して病巣掻爬を行い，ペースト状の人工骨移植を行った．

各論 ▶ 個別のテクニック [Ⅱ.骨]

骨移植術の基本手技
②自家骨の採取法

国立病院機構九州医療センター整形外科 寺田和正

1. 移植骨の採取部位

自家骨の採取部位としては，腸骨（前方あるいは後方），腓骨，肋骨などがあり，手術体位や移植骨の形態などで決定されるが，実際には，腸骨から採取されることがほとんどである．特に骨細片移植で，多くの海綿骨が必要な場合には，腸骨採取が有利である．腸骨からの移植骨は，仰臥位や側臥位の手術では前方腸骨稜から，腹臥位の手術では後方腸骨稜から採取される．

2. 採骨の実際

最も多く用いられる腸骨からの移植骨採取の実際について述べる．

（1）前方腸骨稜（全層骨）

頸椎や胸腰椎の前方固定術の際に，支柱骨移植を目的として前方腸骨稜から全層骨 tricortical bone graft を採取する．前方腸骨稜に沿った 6～8 cm の斜切開を加えるが，痩せた患者の場合には，腸骨稜の直上ではなく，少し腹壁寄りに皮切を入れる[1]．外側大腿皮神経は通常は，上前腸骨棘直下を通過しているが，約10％の頻度で上前腸骨棘の 15～20 mm 付近の腸骨稜を跨いで走行する破格がある[2]．よって神経損傷を回避するためには，上前腸骨棘より少なくとも 2 cm，可能であれば 3 cm 離れた部位から内側および外側の筋群を骨膜下に剝離する．頸椎前方固定の場合には，移植骨の深さは 15 mm 未満であるので，必要以上に深く剝離しない．また内側の腸骨筋を無理に牽引展開すると外側大腿皮神経を overtraction injury する可能性があるので注意する．最も重要な点は，最初の骨切りの位置と方向である．上前腸骨棘から 3 cm 離れた部位で，腸骨稜に垂直にノミまたは動力骨鋸 bone saw を用いて最初の骨切りを行う．

この骨切りの部位が上前腸骨棘に近接し，やや前方方向に傾斜してしまうと，上前腸骨棘の骨折を引き起こす可能性が高くなる．台形状や手前が長く奥が短い移植骨を採取すると，無駄になる部分が多くなるため，なるべく直方体に近い全層骨を採取すべきである（図1）．そのために著者は，必要とする移植骨の幅に約 5 mm 余裕を持たせた部位に第二の骨切り部位を設定し（図2），第一の骨切り部に挿入した金属製のメジャーと平行となるようにノミを進めて，第二の骨切りを行っている（図3）．その後，内板および外板にノミを加え，採骨する．欠損部を骨ろうでしっかりと止血し，腸骨スペーサーを設置する（図4）．その後，十分に洗浄し，剝離した筋膜を入念に縫合する．通常，ドレーンは挿入していない．

（2）前方腸骨稜（半層骨）

頸椎の前方固定術で国分式の骨移植を行う際に，前方腸骨稜内板から半層骨 unicortical bone graft を採取する．外側の筋群を剝離しない以外は，展開や閉創の手技や注意点は全層骨採取と同様である（図5）．最も重要な点は，支柱骨としての強度を保つために，なるべく厚い（少なくとも 7 mm 以上）移植骨を採取することである（図6）．腸骨稜全体の厚みを評価し，外板の骨皮質に近接した部位で，内板の傾斜と平行になるようにノミを進める．半層骨採取の場合には，外板が残るため腸骨スペーサーは必要ない．

（3）後方腸骨稜

皮切は腸骨稜に沿った curved incision とし，後方腸骨稜を露出する．腰椎部の手術であれば，正中の皮切を使用して，採骨可能であるが，頸椎や胸椎の固定術では，別皮切が必要で，消毒する前に，腸骨稜に油性マジックでマーキン

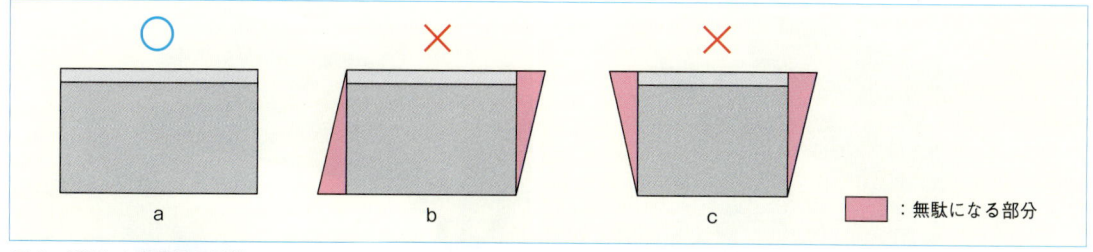

図1 採取した移植骨の形態
全層骨を採取する場合には，なるべく直方体に近い全層骨を採取すべきである（a）．台形状（b）や手前が長く奥が短い移植骨（c）を採取すると，無駄になる部分が多くなるため，より大きな移植骨が必要になったり，移植骨の高さが不足する場合がある．

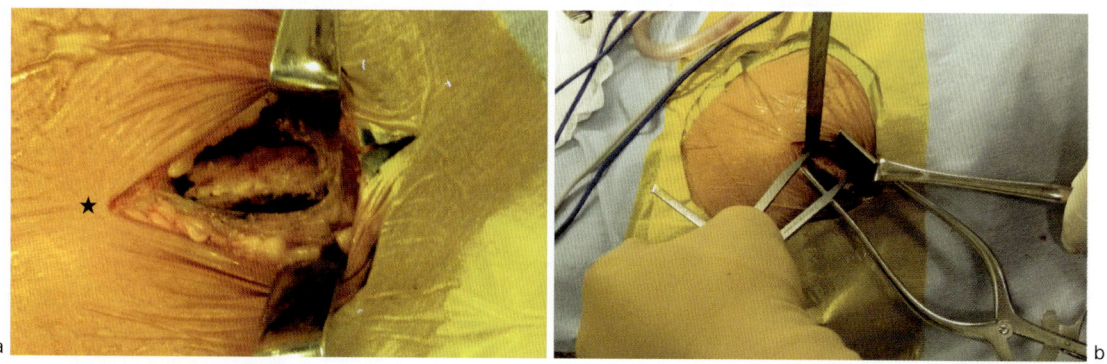

図2 前方腸骨稜からの全層骨採取（1）
a 展開と内・外側筋群の剥離．上前腸骨棘から2cm以上のスペースを必ず確保する．★：上前腸骨棘
b 採取する移植骨のサイズの決定

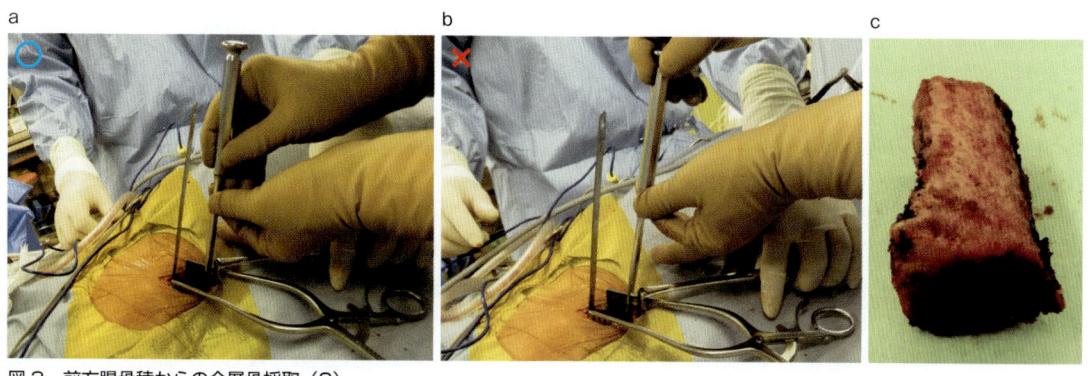

図3 前方腸骨稜からの全層骨採取（2）
a 第一の骨切り部に挿入した金属製のメジャーと平行となるようにノミを進めて，第二の骨切りを行う．
b 第二の骨切り方向が前方に傾斜すると，手前が長く奥が短い移植骨となる．
c 採取した全層骨．良好な支持性を有する．

グしておく（図7a）．皮切は後上腸骨棘から6〜8cmを限度にする．皮切があまりに外側に及ぶと，superior cluneal nerveを損傷し，殿部に知覚障害を生じる[3]．殿筋の剥離が深すぎて，坐骨切痕近くまで及ぶと，坐骨神経や尿管を損傷する可能性があり，注意が必要である．後方腸骨稜からの採骨は，通常，外板からの半層骨を採取して開窓し，内部の海綿骨 cancellous bone graftを採取する（図7b，c）．海綿骨はガウジやホールマイセルを用いて内板の骨皮質に達するまで切除する．腸骨稜直下は死角となり，多くの海綿骨が残っているので，取り残さないことと，あまりに内側深くノミを進めて仙腸関節を損傷しないことが重要である．骨からの出血は少ないが，骨ろうで止血し，十分に洗浄する．筋膜を密に，丁寧に縫合する．通

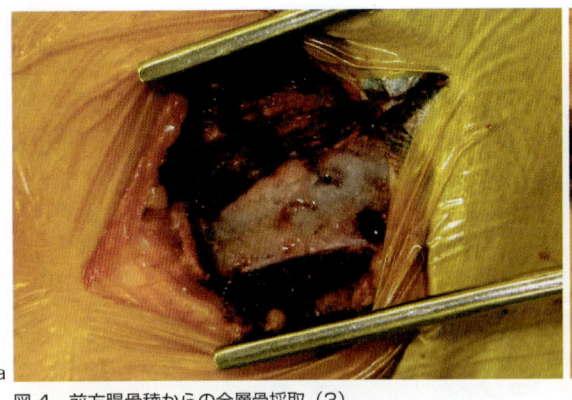

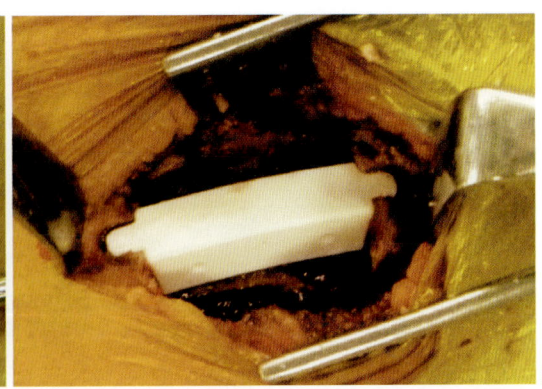

図4 前方腸骨稜からの全層骨採取（3）
a 欠損部を骨ろうでしっかりと止血する．
b 至適なサイズの腸骨スペーサーを設置する．

常，ドレーンは不要である．

3. 採骨の合併症とその対策

重篤なものはないが，採骨部の合併症の頻度は比較的高く，注意を要する．

(1) 採骨部痛

術後早期には，ほぼすべての患者が採骨部痛を訴える．本来の手術部位の創痛よりも，採骨部痛が強いことがほとんどである．経過とともに，軽減するが，約1/3は，3ヵ月以上持続し，一部は，数年以上も頑固に持続することもある[3]．採骨部痛が永続する真の原因は不明であるが，仙腸関節損傷，腸管ヘルニア，採骨部骨折をきたすと，採骨部痛が長期に持続する．採骨部痛の程度と持続期間は，採取した移植骨のサイズ，剝離した軟部組織の広さや深さが関連しており，必要最小限の剝離で採骨することを心がける．骨盤に付着する筋群は，血流が豊富であるため，骨膜下剝離に徹する．剝離した筋膜を入念に縫合固定することも，殿筋不全を回避させ，採骨部痛を軽減させるのに寄与する．

(2) 神経損傷

前方腸骨稜での移植骨採取では，外側大腿皮神経損傷，後方腸骨稜では，superior cluneal nerve損傷に注意する．前述したように，上前腸骨棘より少なくとも2cm離れた部位から採骨すること，後上腸骨棘から8cm以上外側には操作が及ばないようにすることを遵守する．

(3) 血管損傷

後方腸骨稜からの移植骨採取の際に，殿筋の剝離が深すぎて，坐骨切痕近くまで及ぶと，上殿動脈を損傷する可能性があり，注意が必要である．

(4) 血腫

剝離した筋肉や採骨部の骨表面からの出血により，約10％に血腫を生じるが[2]，筋群の徹底した骨膜下剝離と，骨ろうによる十分な止血で，ドレーンを使用せずとも予防可能である．

(5) 骨盤骨折

頻度は低いが，前方腸骨からの全層骨採取の際に，骨切りの部位が上前腸骨棘に近接しすぎると，上前腸骨棘の骨折を引き起こす可能性が高くなる．

(6) 感染

まれである．脊椎炎や骨髄炎などの感染性疾患の手術では，感染部位の操作に先立ち，移植骨を採取しておく．

(7) 外観上の問題

前方腸骨稜から大きな全層骨を採取した場合，局所に陥凹変形を残し，外観上の問題となりうる．腸骨稜を残した採骨法を選択するか，腸骨スペーサーを使用する．

文献
1) 辻 陽雄：基本腰椎外科手術書，第3版，南江堂，東京，82-105，1996
2) Kurz LT et al : Techniques and Complication of Bone Graft Harvesting. Rothman-Simeone, the Spine, 4th ed, Herkowitz HN et al eds, WB Saunders, Philadelphia, 1589-1601, 1999
3) Zileli M et al : Bone Graft Harvesting. Spine Surgery : Techniques, Complication Avoidance, and Management, Benzel E ed, Churchill Livingstone, New York, 877-884, 1999

Knack & Pitfalls

◎前方腸骨稜からの採骨では，上前腸骨棘から2cm以上のスペースを必ず確保する．
◎後方腸骨稜からは，十分量の海綿骨を採取できる．
◎術前に，骨移植の必要性と術後の採骨部痛について十分に説明しておく．

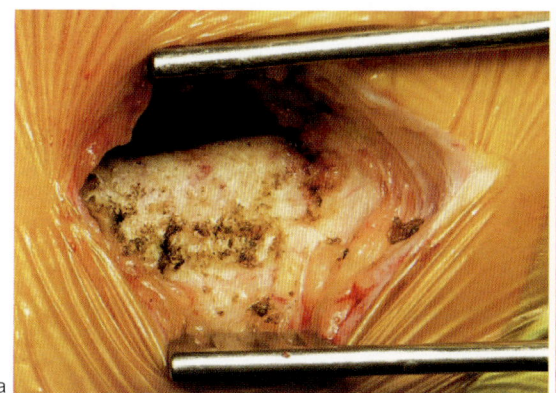

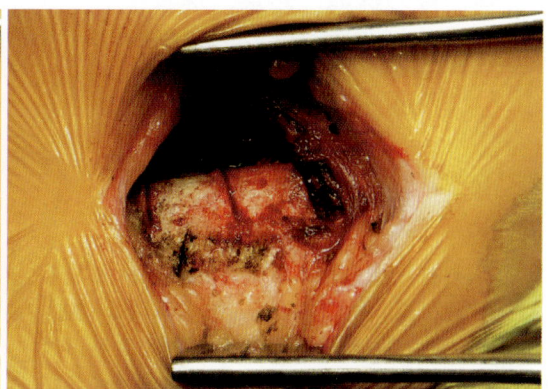

図5 前方腸骨稜からの半層骨採取（1）
a 内板のみの剝離展開．
b 十分な厚みを有する移植骨採取のためのノミによる骨切り．

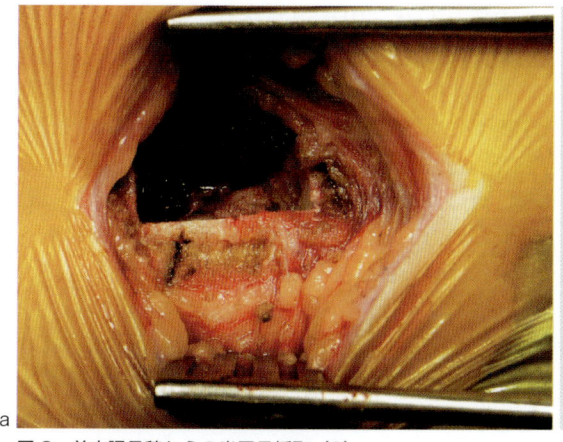

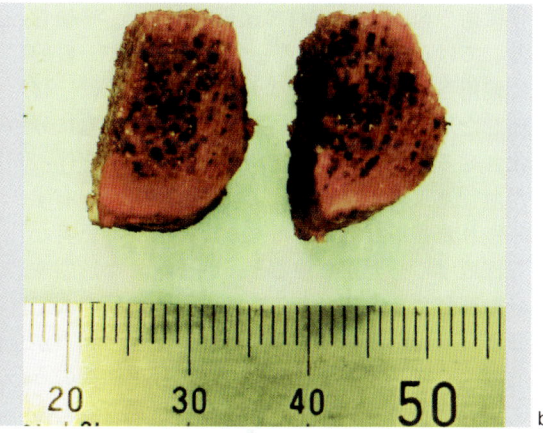

図6 前方腸骨稜からの半層骨採取（2）
a 欠損部を骨ろうでしっかりと止血する．
b 採取した十分な厚みのある2枚の半層骨．

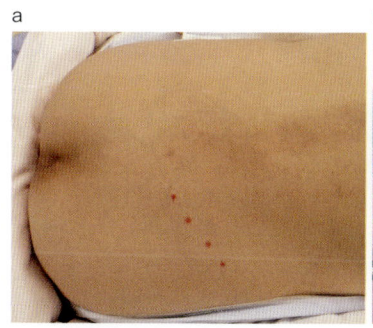

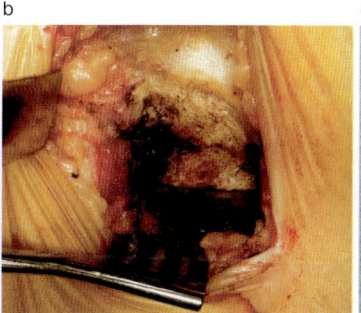

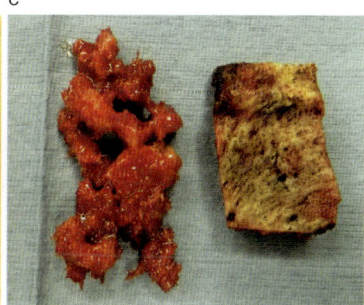

図7 後方腸骨稜からの移植骨採取
a 消毒前に後方腸骨稜に油性マジックでマーキング．
b 外板のみの剝離展開．
c 採取した半層骨と海綿骨．

3 各論 ▶ 個別のテクニック [Ⅱ.骨]

骨移植術の基本手技
③同種骨の採取,処理,保存

津久井赤十字病院整形外科部長 **占部 憲**

はじめに

　整形外科領域で行われている移植術としては,骨移植術,軟骨移植術,腱・靱帯移植術,筋膜移植術,神経移植術,皮膚移植術,筋肉移植術や骨髄細胞や軟骨細胞などの細胞移植術がある.日本整形外科学会移植・再生医療委員会が日整会認定研修施設を対象に5年ごとに行っている全国調査によると,本邦で行われている移植術の80%以上が骨移植術である[1].移植骨としては自家骨,人工骨,保存同種骨が一般的に使用されている.そのうち保存同種骨は,移植した母床の未分化間葉系細胞を骨芽細胞に分化させる能力(骨誘導能)と骨形成細胞を伴った血管進入可能な格子構造(骨伝導能)を有する優れた移植材料である.また移植する患者から採取する必要がないこと,さまざまな形態や量の同種骨を準備できること,同じ体積の人工骨よりも安価に準備できること,などの利点がある.しかし本邦で行われている骨移植術のうち保存同種骨移植術の占める割合は約2%と少ない.その理由の1つは同種骨を採取,処理,保存するための費用が保険収載されていないことにある.

　同種骨を採取,処理,保存している施設は骨バンクと呼ばれている.同種骨は非生体ドナーと生体ドナーから採取されるが,本邦で非生体ドナーから同種骨を採取している骨バンクは2施設だけである.その他に約210の骨バンクが存在するが,これらの骨バンクでは主に大腿骨頸部骨折の患者(生体ドナー)が人工骨頭置換術を受ける際に採取される切除大腿骨頭を処理,保存している[1].そこで本稿では生体ドナーからの同種骨の採取,処理,保存の手順および基本手技について述べる.

1. 同種骨の採取,保存の手順

　同種骨の採取,保存の手順を図1に示す.

(1)適応基準の判断
　対象となるドナー(患者)が発生した場合,まずドナーが骨採取の適応基準を満たすか否かを判断する必要がある.HBs抗原,HCV抗体,HIV-1抗体,HIV-2抗体,HTLV-1抗体,梅毒(TPHA,RPR),サイトメガロウイルスIgMの血液検査を行い陰性である必要がある.また表1に示した事項がないことを確認する.Creutzfeldt-Jakob病の感染可能性を除外するために,表2に示した既往を有するドナーおよび表3に示した海外渡航歴を有するドナーからは骨の提供を見合わせる.

(2)インフォームド・コンセントと同意
　適応と判断した場合,「整形外科移植に関するガイドライン[2]」に記載されている様式3「同種組織移植のための骨組織等提供のお願い」を使用し十分なインフォームド・コンセントを行い,様式4「同種組織移植のための骨組織等提供同意書」を使用し同意を得る.これらの書類は1部をカルテに保管し,1部はドナーが保管する.

(3)骨採取,保存
　手術中に採取された切除大腿骨頭は,清潔野で無菌的に保存する.切除大腿骨頭をボウルのなかで洗浄し,骨髄組織を一部採取して滅菌したマイクロチューブに入れる.洗浄液は細菌培養検査に提出する.洗浄した切除大腿骨頭は滅菌された容器に入れる.保存時の包装容器は防水性,気密性が高いものが望ましく,ラミネー

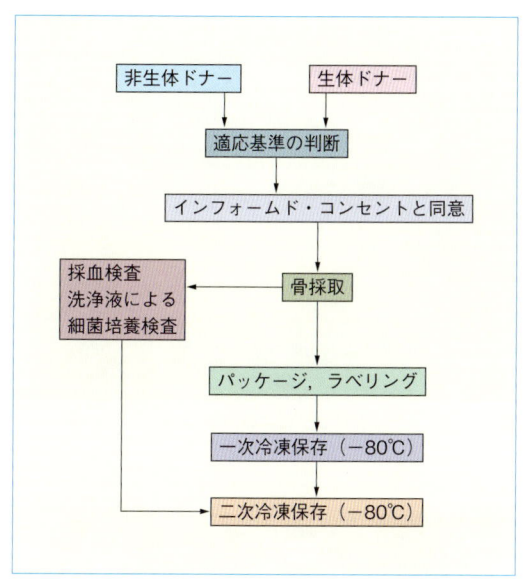

図1　骨採取の手順

[表1] ドナーの除外項目

- 血液検査項目のいずれかが陽性
- 悪性腫瘍，白血病，悪性リンパ腫などの血液腫瘍
- 重篤な代謝・内分泌疾患
- 血液疾患や膠原病などの自己免疫性疾患
- Creutzfeldt-Jakob病（変異型を含む）とその疑い

[表2] 変異型Creutzfeldt-Jakob病（vCJD）の感染可能性を除外するための項目

- vCJDの症状である痴呆や原因不明の中枢神経症状を有するもの
- 血縁者にvCJD及びその類縁疾患と診断された人がいる
- 角膜移植を受けたことがある
- 硬膜移植歴を受けたことがある
- 人由来成長ホルモンの注射を受けたことがある
- ヒト胎盤エキス（プラセンタ）の注射を受けたことがある
- 過去7年以内で海外で哺乳動物に噛まれた経験がある

[表3] 提供を見合わせる渡航歴

		滞在国	通算滞在歴	滞在期間
A	①	英国	1ヵ月以上（1996年まで） 6ヵ月以上（1997年から）	1980～2004年
	②	アイルランド，イタリア，オランダ，スペイン，ドイツ，フランス，ベルギー，ポルトガル，サウジアラビア	6ヵ月以上	
	③	スイス	6ヵ月以上	1980年～
B	①	オーストリア，ギリシャ，スウェーデン，デンマーク，フィンランド，ルクセンブルグ	5年以上	1980～2004年
	②	アイスランド，アルバニア，アンドラ，クロアチア，サンマリノ，スロバキア，スロベニア，セルビア，モンテネグロ，チェコ，バチカン，ハンガリー，ブルガリア，ポーランド，ボスニア・ヘルツェゴビナ，マケドニア，マルタ，モナコ，ノルウェー，リヒテンシュタイン，ルーマニア	5年以上	1980年～

注 Bに掲げる国の滞在歴を計算する際には，Aに掲げる国の滞在歴を加算するものとする．

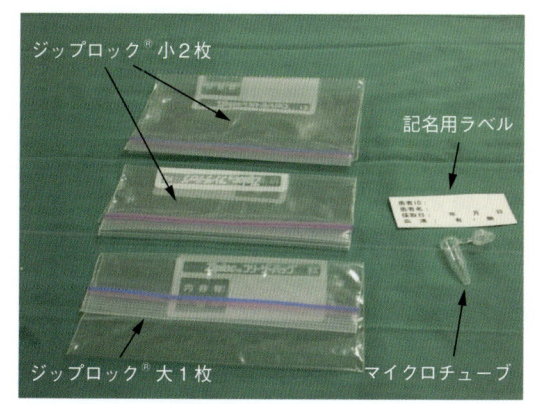

図2　切除大腿骨頭採取セット

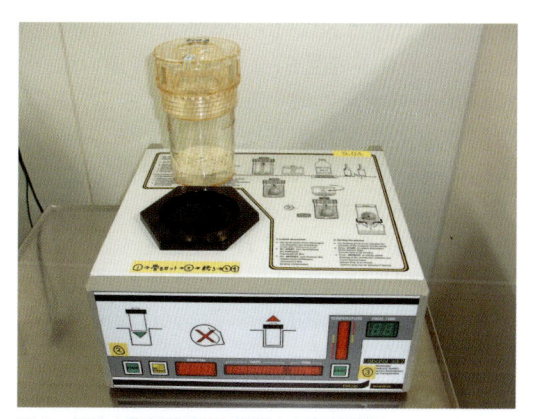

図3　切除大腿骨頭専用の容器と加温処理器

ト加工されたプラスチックバッグ（図2）や市販されている切除大腿骨頭の加温処理専用容器（図3）を用いる．プラスチックバッグを使用する場合は骨頭を入れた後，吸引を使用してできるだけ空気を抜いてからプラスチックバッグを閉じる．2枚のプラスチックバッグを使用し二重包装した大腿骨頭とマイクロチューブ，ラベルを大きなプラスチックバッグに入れる（図4）．また手術時に採血を行い，血清を分離する．この血清およびマイクロチューブに入れた骨髄組織は，この切除大腿骨頭が同種骨移植に使用された後に感染伝播などの問題が起きた場合の追跡調査ができるように−80℃で保存する．容器に入れた切除大腿骨頭は−80℃の冷凍庫（一次冷凍保存庫）に保存する．ドナーの適応基準を満たしていることが確認され，洗浄液の細菌培養検査が陰性であれば，移植可能な骨として二次冷凍保存庫（−80℃）に保存する．

2．同種骨の処理

(1) 加温処理[3]

　血液検査などのスクリーニングで全てのウイルス感染の有無を確定することは困難である．またウイルス侵入からウイルス抗体が陽性になるまでには数ヵ月を要することが多く，この期間は感染者の抗体は偽陽性となる．そこでウイルスを不活化するために凍結保存した同種骨を加温処理することが望ましい．また骨を凍結保存することで骨内の種々の細胞内に氷晶を形成し，細胞が死滅することで移植骨の免疫能が低下することが知られているが，近年凍結保存しても骨内に骨細胞様細胞が生存することが報告されている[4]．そのため生存細胞を死滅させ免疫能を低下させるためにも加温処理が推奨される．加温処理は80℃10分，あるいは60℃10時間で行われる（図5）．切除大腿骨頭の場合，80℃10分で加温処理することができる大腿骨頭用の加温処理器が市販されている（図3）．大腿骨頭1骨に合わせて処理条件を設定しているため，専用容器に大腿骨頭1骨を入れ，指定の量の生理的食塩水を入れて処理をする．専用容器に大腿骨頭を2骨以上入れると，10分の処理時間で大腿骨頭中心まで十分に加温されない可能性があるため，必ず1容器に1骨で処理する．60℃10時間での加温処理では，若干の温度上昇でも骨の劣化が起こることはなく，ま

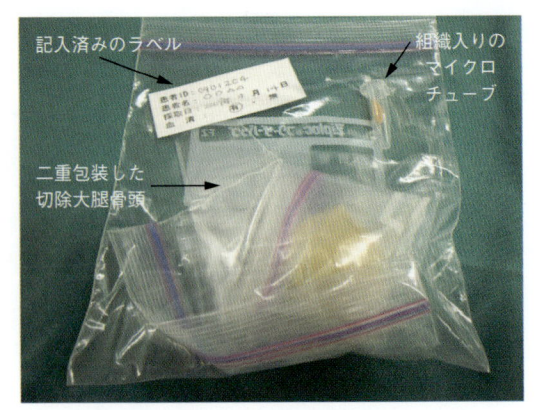

図4　プラスチックバッグによる保存方法

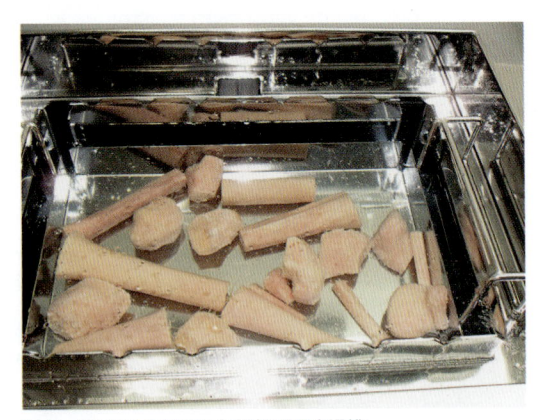

図5　60℃10時間の加温処理用高温槽

た長時間の加温処理であるため加温制御する特殊な装置は必要ではない．内部が滅菌された高温槽に滅菌された生理食塩水を入れて加温処理を行う（図5）．冷凍保存している大腿骨頭をプラスチックバッグから出して高温槽に入れる際に大腿骨頭が空気中の落下細菌に汚染されないように，加温処理も採取した時と同じように空気清浄度がクラス10,000以上の環境（手術室のクリーンルームなど）で行うべきである．

(2) 加温処理後の保存

　大腿骨頭専用の容器で80℃10分加温処理した場合，室温まで温度が下がった後で清潔に内部の生理食塩水を除去したのち（図6），容器にラベルを付けて二次冷凍保存庫で保存する．
　60℃10時間で加温処理した場合，処理後の保存作業も空気清浄度がクラス10,000以上の環境で行う．加温処理中の落下細菌汚染の有無

◎厳密にドナーの適応基準を評価する必要がある.
◎清潔に加温処理を行い,処理後も検査を行う.
◎使用前に加温した生理食塩水で洗浄し十分に脂質を除く.

を確認するため,包装する前には骨の表面をスワブでこすって一般細菌検査に提出する.切除大腿骨頭を採取後にプラスチックバッグに保存した方法と同様の方法で無菌的に保存する.ラベルも同様の方法でプラスチックバッグに入れ二次冷凍保存庫で保存する.

(3)移植時の処理

骨髄内の過酸化脂質は細胞のアポトーシスを誘導し,骨芽細胞の分化を抑制し,また骨芽細胞から毒性化合物を放出させることによって骨癒合不全を起こす可能性がある.そのため移植前に十分骨内の脂質を除去する必要がある.われわれは移植前にジェット洗浄機を使用し移植骨を洗浄している(図7).洗浄する生理食塩水を使用前に40℃の保温庫で加温しておくと,より容易に脂質を除去することができる.骨から脂質の色が抜けるまで十分に洗浄する.

3. 情報の管理

ドナーおよびレシピエントの記録および個人情報は,専用のハードディスクに保存する.また個人情報を含んだ記録およびハードディスクは二重施錠ができる環境下で管理する.

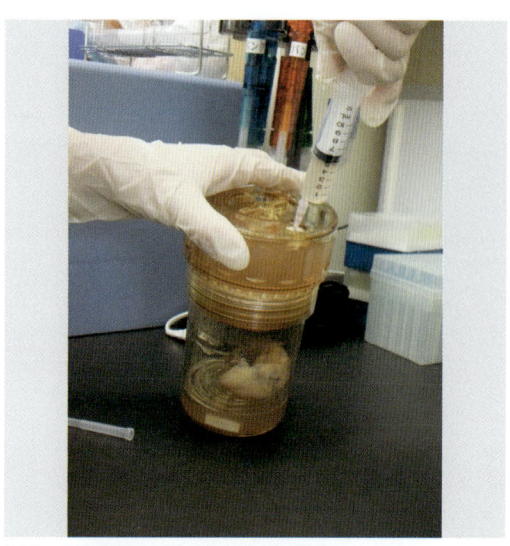

図6 専用容器からの生理食塩水の除去

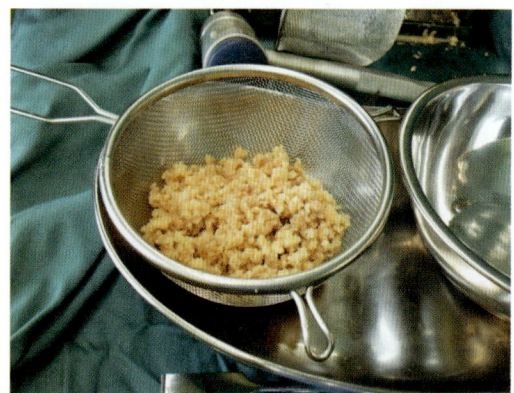

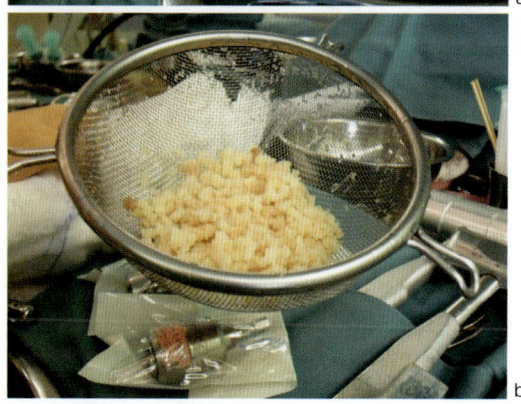

図7 移植骨からの脂質の除去
a 解凍した骨を細片化
b 細片化した骨をジェット洗浄した後

文献
1) Urabe, K et al : Current trends in bone grafting and the issue of banked bone allografts based on the fourth nationwide survey of bone grafting status from 2000 to 2004. J Orthop Sci 12:520-525, 2007
2) 日本整形外科学会:整形外科移植に関するガイドライン(改定版).日整会誌 81:394-413, 2007
3) 日本整形外科学会:冷凍ボーンバンクマニュアル(改定版).日整会誌 81:414-426, 2007
4) Suto K et al : Repeated freeze-thaw cycles reduce the survival rate of osteocytes in bone-tendon constructs without affecting the mechanical properties of tendons. Cell and Tissue Banking 2010, in press.

【各論：個別のテクニック】
Ⅲ．関節

1 各論 ▶ 個別のテクニック［Ⅲ．関節］

関節手術の基本手技
①滑膜切除術の基本手技

浜の町病院整形外科部長 **真島龍興**

はじめに

滑膜切除術は関節あるいは腱鞘の病的滑膜を切除し、疼痛の除去・軽減、関節機能の改善、関節破壊・腱断裂の予防などを目的とした手術法である．適応疾患として、関節リウマチなどの非感染性の関節炎、感染性関節炎、色素性絨毛結節性滑膜炎（pigmented villonodular synovitis；PVS）などの腫瘍性疾患などがある．

1. 関節の滑膜切除術

関節リウマチ（rheumatoid arthritis；RA）に対する関節滑膜切除術は、以前は関節切開による直視下の滑膜切除術であったが、関節鏡の進歩により今日では鏡視下滑膜切除術が主流となっている．RAの滑膜切除術は荷重関節では主に膝関節に行われているが（図1）、薬物療法でRAが全身的にある程度コントロールされているにもかかわらず疼痛・腫脹などの滑膜炎が持続し、ステロイドの関節内注入にても軽減しない症例で、関節軟骨・骨破壊がほとんどみられない時期が適応となる．その他、肘関節、手関節は滑膜切除術の成績が安定している関節であり、非荷重関節であるため晩期の滑膜切除術も有効である．

化膿性関節炎では早期に滑膜切除術を行うことにより、起炎菌の決定や関節軟骨の障害、骨髄炎への波及を期待できる（図2）．PVSは不完全な切除では再発が高頻度に認められるため、鏡視下の切除よりも直視下の切除が行われている（図3）．

2. 腱鞘の滑膜切除術

（1）RA手関節の滑膜切除術（腱鞘滑膜切除術）

関節の滑膜切除術以外では、RAによる腱鞘滑膜炎に対する滑膜切除術が主に行われる．多

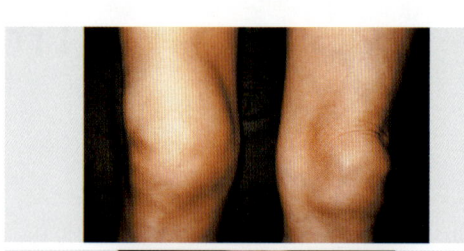

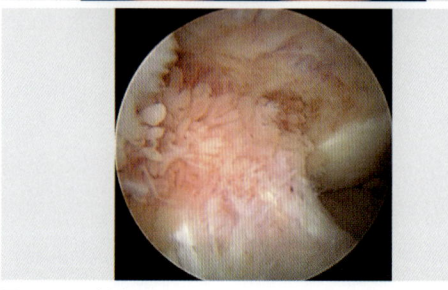

図1　RA症例
右膝関節の腫脹あり．関節内には著明な滑膜の増殖を認める．

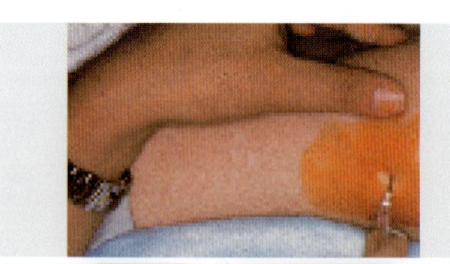

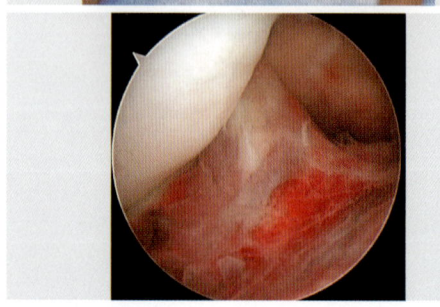

図2　感染症例
関節穿刺にて膿が排出．関節内には赤褐色の滑膜の増殖を認める．

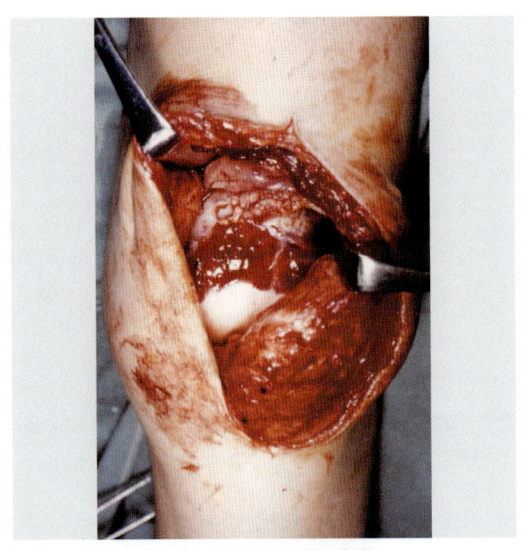

図3 PVS症例に対する直視下滑膜切除術

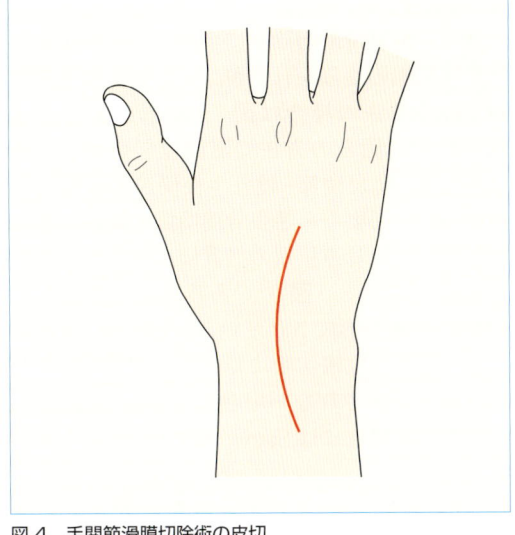

図4 手関節滑膜切除術の皮切

くは手関節部での伸筋腱であるが，同時に手関節形成術を併用することが多い．手術の適応は，① 保存療法にても疼痛・腫脹が持続，② 前腕の回内外運動が制限，③ 伸筋腱の断裂，などにて日常生活に支障がある場合である．

① 皮切

皮切は手関節背側中心を頂点とする橈側凸の弧状切開（図4）を用いると，伸筋腱断裂（小指，環指が多い）の腱再建にも都合がよい．術後の皮膚壊死の予防のために皮静脈を可及的に温存し，皮下の脂肪組織をなるべく皮膚に付けて展開し，伸筋支帯とその中枢・末梢の滑膜に覆われた伸筋腱を露出する．伸筋支帯を尺骨頭外側より橈側手根伸筋まで橈側へ「コ」の字状に切離し翻転する（図5）．その際に伸筋腱を損傷しないように小エレバトリウムなどにて保護しておく．またリスター結節部にては伸筋支帯が骨膜と強固に結合しているため，骨膜下に剥離すると伸筋支帯に穴があくのを防止できる．

② 腱鞘滑膜切除術

滑膜に覆われた伸筋腱は1本ずつエレバトリウムフックなどにて持ち上げながら，メス[1]あるいは小さなハサミにて腱に沿って滑膜を切離して腱より剥離後，最後にまとめて切除すると効率的に滑膜切除術が行える（図6）．滑膜を鈍的に腱より剥離すると，腱の一部が滑膜とともに剥がれたりすることがあり注意が必要である．

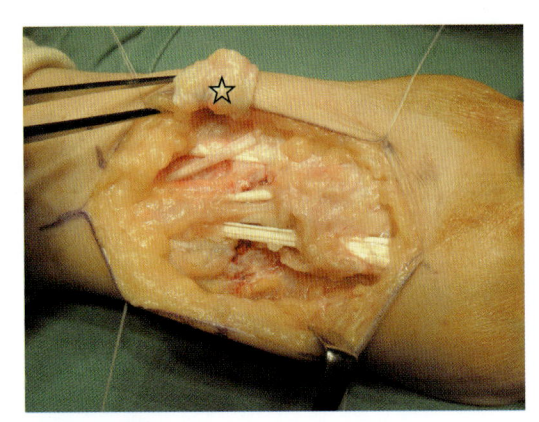

図5 右手関節
伸筋支帯（☆）を橈側へ「コ」の字状に切離・翻転．

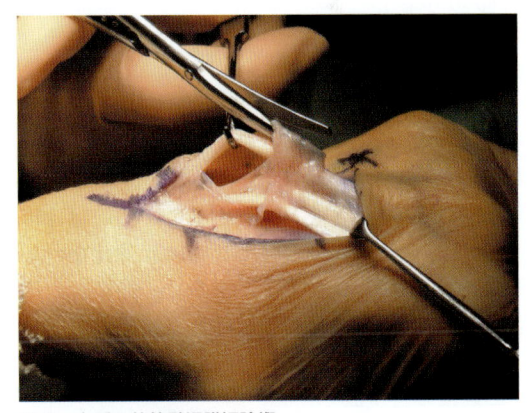

図6 右手の伸筋腱滑膜切除術
フックなどにて腱を1本ずつ持ち上げて鋭的に滑膜を切離する．

③ 尺骨遠位端の処置

通常，腱鞘滑膜切除後に手関節の滑膜切除と尺骨遠位端の処置を行うが，尺骨遠位端の処置がDarrach法の場合は図7，Sauvé-Kapandji法の場合は図8の方法で関節包を切開し，尺骨遠位端-橈尺関節-橈骨手根関節の滑膜切除術を行い，必要なら手根骨間関節の滑膜切除を実施する．尺骨遠位端の処置は，橈骨と手根骨が癒合している（図9），あるいは橈骨より尺骨側に骨棘が形成されている（図10）などにより，尺骨遠位端切除にても術後に手根骨の尺側移動が危惧されない場合にはDarrach法を，危惧される場合にはSauvé-Kapandji法を選択する．

露出した尺骨遠位端を遠位から15mmの所で骨切りし，Darrach法で良ければそのまま切離した骨片を除去する．Sauvé-Kapandji法のときは，さらに10mmの骨切りを追加・除去し，先の15mmの骨片を橈骨遠位端にゼロ変異zero varianceになるように固定する（図11）．固定は通常，螺子1本で行っている（図12）が，骨粗鬆症の著明な場合には螺子2本あるいは螺子1本とKirschner鋼線1本で行っている．両骨の接触部を十分に皮質むき手術decorticationをし，余分な骨棘を切除して接触面積を十分に取っておくと偽関節となることは少ない．政田は，切除した尺骨頭を橈骨の尺側にあけたドリル穴に差し込むことにより十分な大きさの棚を形成することができると同時に，良好な初期固定が得られること，またDarrach法の術後に尺骨頭の陥凹を生じ，美容的な愁訴を訴える場合があり，本法（modified Sauvé-Kapandji法）を第一選択としていると述べている（図13）[2]．

④ 伸筋腱断裂の処置

伸筋腱の断裂を伴う場合は，腱再建が必要となる．2指までの断裂であれば固有示指伸筋腱の移行を行う（図14）が，3指以上の断裂では腱移植が必要となることがある．関節包は可及的に縫合するが，変性のために菲薄化ないし部分的に欠損していることが多く，伸筋腱の深部に伸筋支帯を移行し手関節との間に隔壁を作成する．

⑤ 術後の合併症

術後の合併症として，伸筋腱の癒着，皮膚壊死，Sauvé-Kapandji法後の骨切除部の骨形成

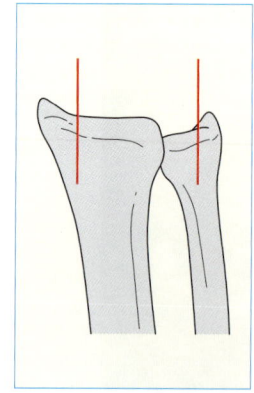

図7 関節包の切開（Darrach法の場合）

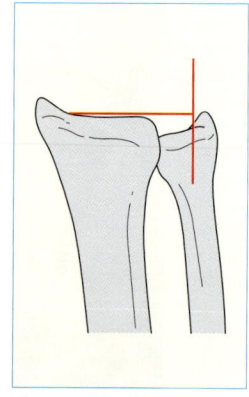

図8 関節包の切開（Sauvé-Kapandji法の場合）

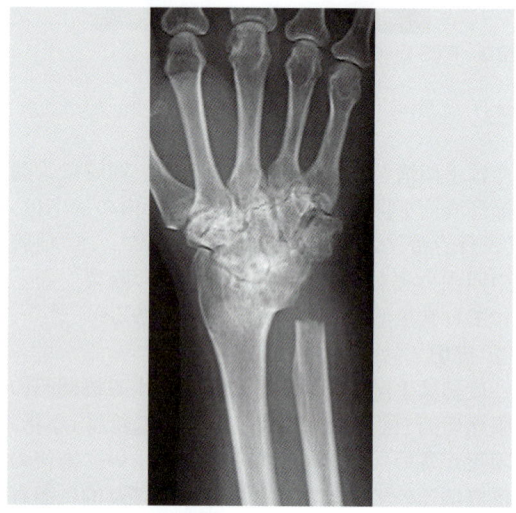

図9 Darrach法の術後
橈骨と手根骨の癒合があるためDarrach法を選択．

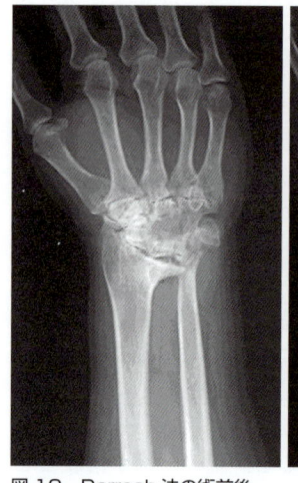

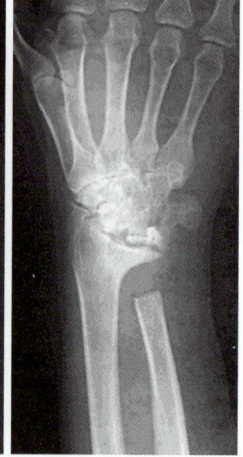

図10 Darrach法の術前後
橈骨の骨棘が尺骨側に形成されているためDarrach法を選択．

Knack & Pitfalls

◎術後の皮膚壊死の予防のために皮静脈を可及的に温存する.
◎伸筋腱の滑膜切除は鋭的に行い,腱損傷を避ける.
◎Sauvé-Kapandji 法の際は骨癒合のために十分に de-cortication しておく.

図11 尺骨遠位端の処置(① Darrach 法 と ②Sauvé-Kapandji 法)

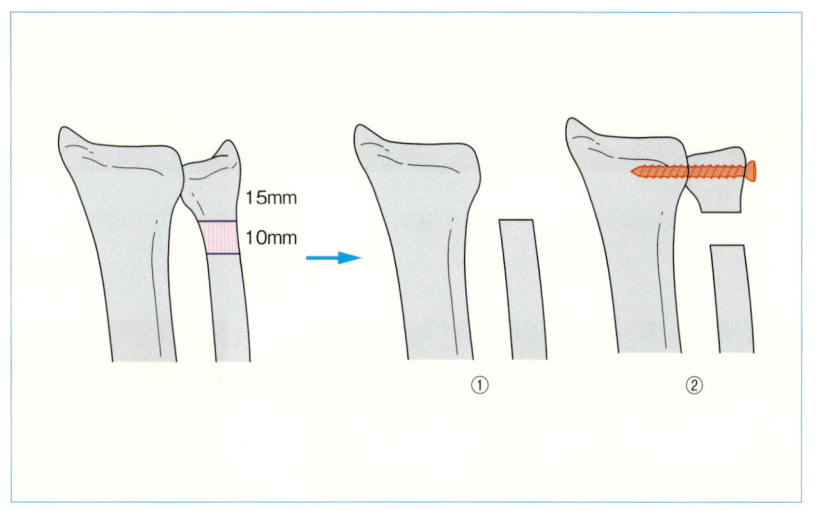

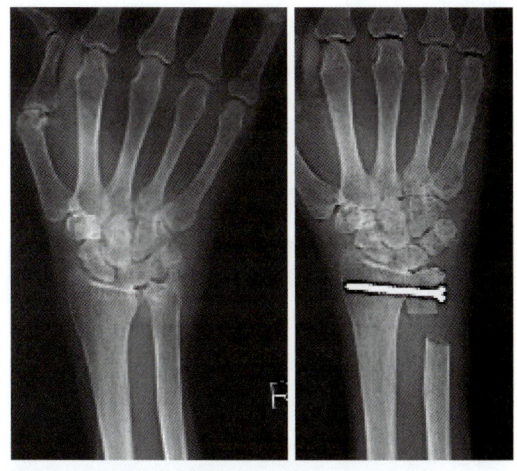

図12 尺骨遠位端の処置(Sauvé-Kapandji 法)

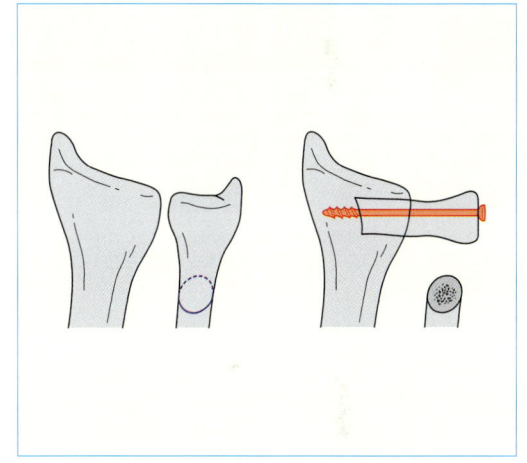

図13 modified Sauvé-Kapandji 法(文献2)より引用)

がある.伸筋腱の癒着が起こると手指の屈曲・伸展ともに制限されるため,術後4～6週のリハビリテーションにても日常生活に困るほどの可動域制限がみられる場合は,いたずらにリハビリテーションを続けるよりも腱剝離術を行った方が良い.また皮膚壊死の場合も時期を見て二次縫合を行う.Sauvé-Kapandji 法後の骨切除部の骨形成により,回内外の制限・疼痛などがみられたら,骨切除術を行うと改善される(図15).

(2)手根管症候群(屈筋腱滑膜切除術)

RA,腎透析による屈筋腱滑膜炎を伴う手根管症候群では手根管開放とともに屈筋腱の滑膜切除術を行う.滑膜切除術の方法は伸筋腱と同様に1本ずつ丁寧に腱より滑膜を鋭的に剝離しまとめて摘出するが,正中神経を損傷しないように十分に注意しておく(図16).

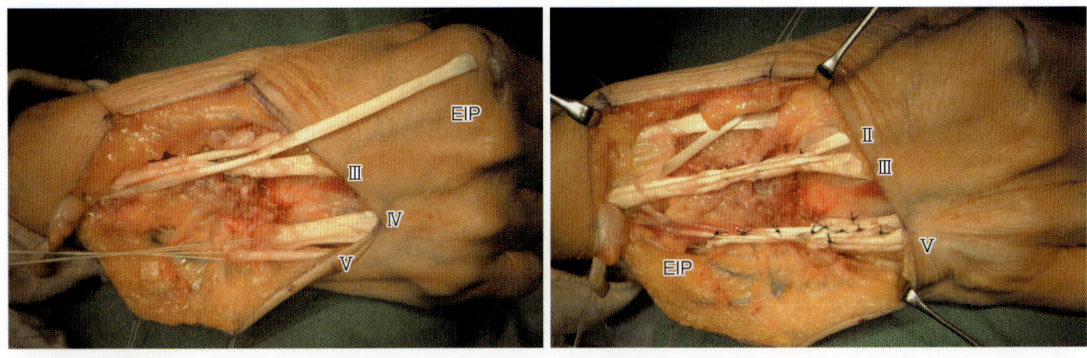

図14 腱再建術
変性した中指の伸筋腱は示指の伸筋腱に側々縫合，断裂した環指・小指の伸筋腱は固有示指伸筋（EIP）腱を移行して再建．

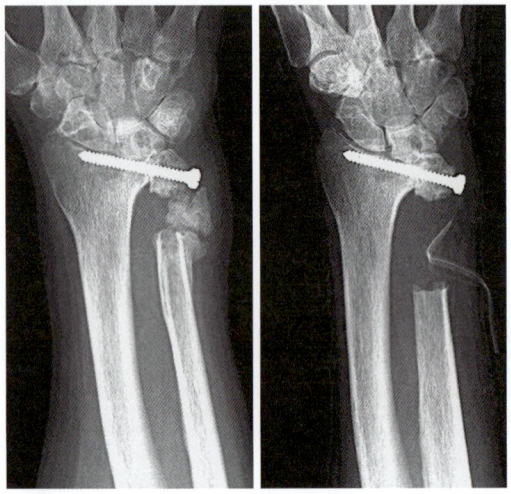

図15 Sauvé-Kapandji 術後4ヵ月
骨切り部での骨形成により回内外運動の制限が生じたため，骨切除術を実施．

文献
1) 吉津孝衛：関節リウマチ．神中整形外科学上巻，第22版，岩本幸英編，南山堂，東京，646，2004
2) 政田和洋：Modified Sauvé-Kapandji 法．第2回リウマチの手の外科研究会，15-19，2000

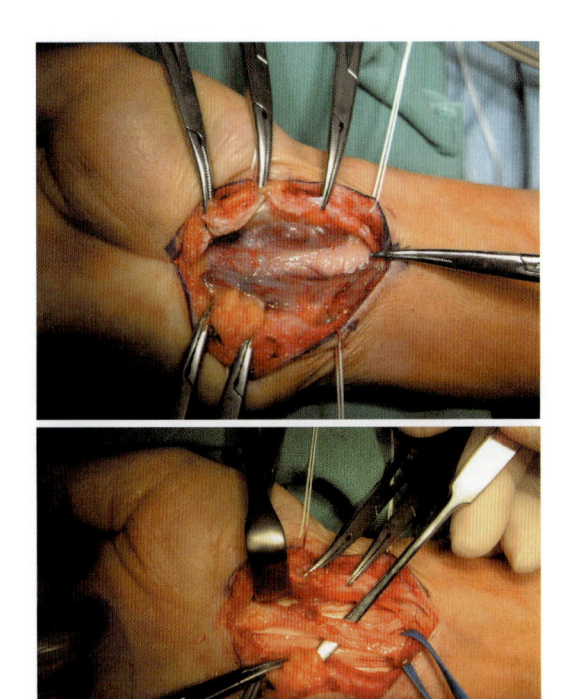

図16 RA に伴う手根管症候群
滑膜切除術前後，テープにて正中神経を保護．

各論 ▶ 個別の**テクニック**［Ⅲ.関節］

関節手術の基本手技
②関節固定術の基本手技

国立病院機構九州医療センターリウマチ膠原病センター部長 **宮原寿明**

はじめに

関節固定術 arthrodesis は，関節の可動性が失われる欠点があるが，支持性と除痛効果が確実に得られる手術であり，良い人工関節のない足関節や手関節，手指関節で多く行われている．また，感染などにより人工関節手術が行えない場合のサルベージ手術でもある．手術の成否は骨癒合を得ることにかかっており，そのための固定材料・基本手技に習熟することが必要である．対象となる関節すべてを紹介することは不可能であり，本稿では主に頻度の高い足関節固定術について基本手技を示す．

1. 足関節固定術の適応と種類

変形性関節症，関節リウマチ（rheumatoid arthritis；RA），感染，麻痺足，人工足関節の弛みなどが適応となる．アプローチは，主に前方および外側進入路が用いられる．最近は鏡視下関節固定も行われる．固定法として，創外固定，スクリュー固定，プレート固定，髄内釘など，数多くの方法が発表されている[1]．固定の原則は骨癒合が得られやすいように海綿骨の露出した広い接触面を作製すること，強固な内固定で安定化を図ること，足部の適切なアライメントを獲得して歩行しやすくすることである．足関節固定の問題点は，術後長期の外固定と免荷が必要であることと，10〜20％に偽関節が生じることである．この点，藤森によって開発されたフィン付き髄内釘は，末梢部の4枚のフィンによって脛骨と距骨が強固に固定されることから，外固定，免荷期間の短縮および骨癒合が得られやすいという特徴があり[2]，わが国では特にRAの脛骨−距骨−踵骨固定で多く用いられている[3,4]（図1）．この方法は距骨下関節まで固定するので，距骨下関節も破壊される

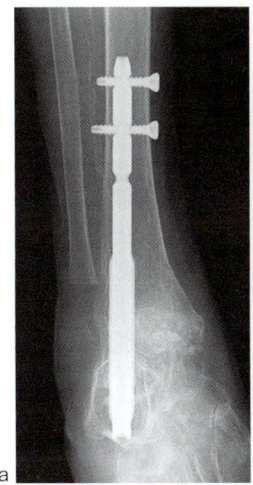

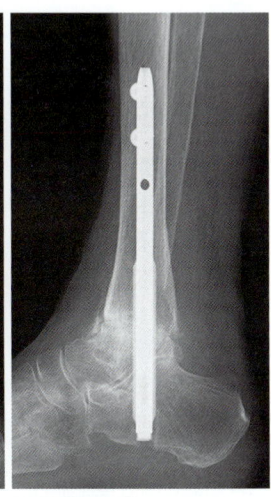

図1 フィン付き髄内釘による足関節固定術
a 単純X線正面像
b 単純X線側面像

ことの多いRA後足部病変が最も良い適応である[5]．若年者で距骨下関節の動きを残したい場合は，後に抜釘するか，最初から距腿関節固定術を行う．

2. 皮切

アライメントの矯正が不要であれば，前方アプローチで距腿関節の展開と固定が可能であるが，距骨下関節も含めて展開するためには，皮切は外方アプローチを用いる．腓骨の長軸に沿う6〜8cmの縦切開を加え，外果下端から前方にカーブし，腓骨筋腱に平行に踵立方関節に至る切開とする．縦切開は血行を阻害しないよう，長軸中心より後方に行かないようにする．外果下端でのカーブは鈍角とし，腓骨前方の皮下にある浅腓骨神経にも注意を払う．

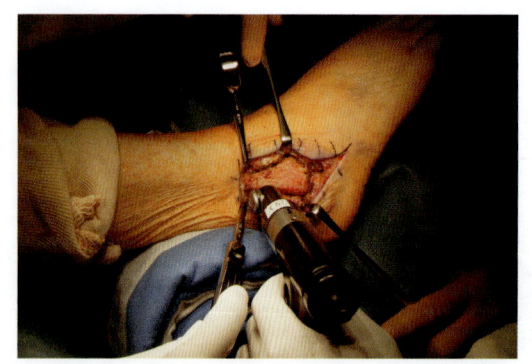

図2　ボーンソーによる腓骨の骨切り

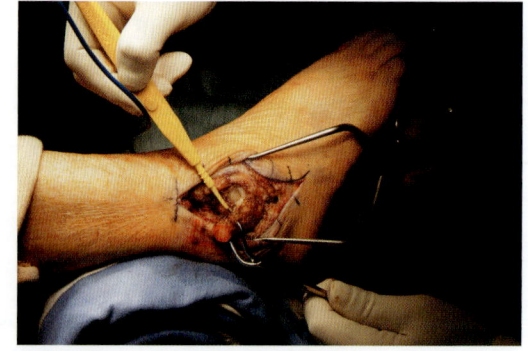

図3　腓骨を下方に反転しながら摘出

3. 深部展開

(1)腓骨切除

　腓骨骨膜に縦切開を加え，骨膜を剝離しながら，腓骨末梢部，さらには脛骨下端前方部を内果に至るまで展開する．腓骨下端から5～6cmの部分で腓骨をボーンソーで骨切りし（図2），鋭の敷布鉗子で引き起こしながら骨膜下に骨間膜，側副靱帯，関節包を切開し，腓骨を下方に反転しながら摘出する（図3）．

(2)距腿関節の展開

　腓骨を切除し，足部を内反すると距腿関節が広く展開されるので，前方の関節包を骨膜下に剝離し，内果関節面部まで展開する．エレバトリウムを梃子として距腿関節をこじあけるようにすると，脛骨下関節面と距骨滑車上面がよく見える（図4）．

4. 距腿関節面の切除

　ノミやエアトームを用いて脛骨下関節面と距骨滑車上面を血行良好な海綿骨が露出するまで切除する（図5）．脛骨下関節面の骨切除はできるだけ少なめとし，軟下骨が露出する程度とする．距骨を内側に移動する必要があれば，脛骨内果関節面も切除する（図6）．ただし，脛骨内果関節面を関節内から削るだけでは距骨の外側移動距離は少なく，高度変形矯正のために距骨を外側へ大きく移動する場合は，内側にも皮切を加え内果を切除するとよい．また変形が軽ければ，脛骨・距骨とも元来のドーム状形態を残したまま，表面を骨切除してもよいが，骨欠損が大きければ両者とも平坦に切除したほうが良好な密着が得られる（図7）．

5. 足部のアライメント調整

　脛骨下関節面と距骨滑車上面の骨切除がなされたならば，両者の良好な接触が得られること，さらに，足部が良好な肢位をとりうるか否かを直視下およびX線下に確認する．望ましい固定肢位は，①底背屈0°中間位，②内外反なし，③回旋中間位（膝前後軸が第2趾を通る）～軽度外旋位（5～10°）としている．RAでは前足部変形との兼ね合いで調節する．距骨下関節による内外反変形を矯正する必要がある場合，外方アプローチの末梢部分を伸ばして足根洞を展開し，距骨下関節の変形矯正操作と足根洞への骨移植を行う．良好な肢位が得られたならば，Kirschner鋼線で仮固定する（図8）．

6. フィン付き髄内釘による固定

(1)ガイドピンの刺入

　透視下に足底よりガイドピンを刺入する（図9）．ガイドピンを踵骨，距骨を通過させ，脛骨髄腔へ挿入するが，脛骨の正面，側面像で長軸に沿った正しい方向を決定する（図10）．この際，ガイドピンの踵骨刺入部位の決定が特に重要である．ガイドピンを挿入する踵骨体部足底面は2cmほどの横幅しかなく，脛骨長軸・距骨に対して外側に偏位しているため，刺入部位は足底面の中央やや内側となる（図10b）．場合によってはリーマおよび髄内釘が踵骨内壁を破壊し，その一部が踵骨より露出する危険性がある．このような場合は，内果と距骨内壁関節面をトリミングし，距骨と踵骨を一体として内方移動するか，やや外側から刺入することで

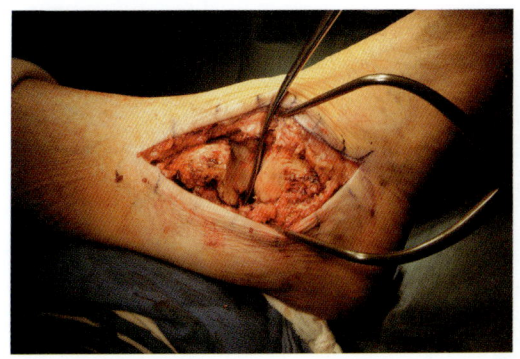

図4 距腿関節の展開

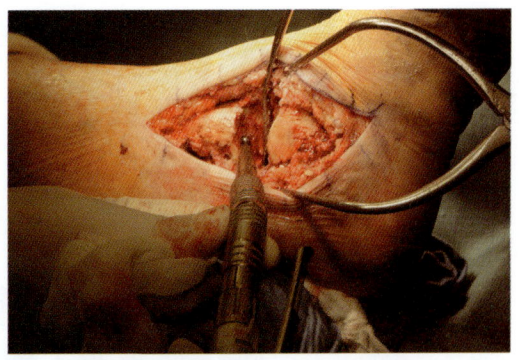

図5 距腿関節面の切除（1）
エアトームを用いて脛骨下関節面を切除する．脛骨下関節面の骨切除はできるだけ少なめとし，軟骨下骨が露出する程度とする．

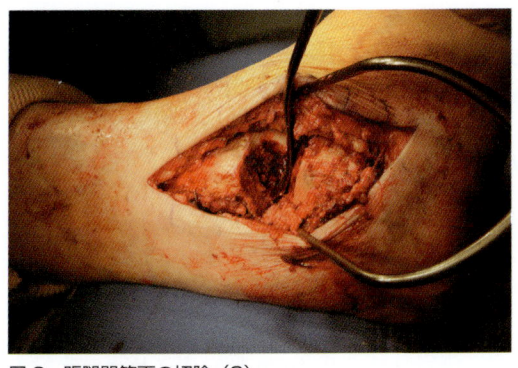

図6 距腿関節面の切除（2）
距骨を内側に移動する必要があれば，脛骨内果関節面も切除する．

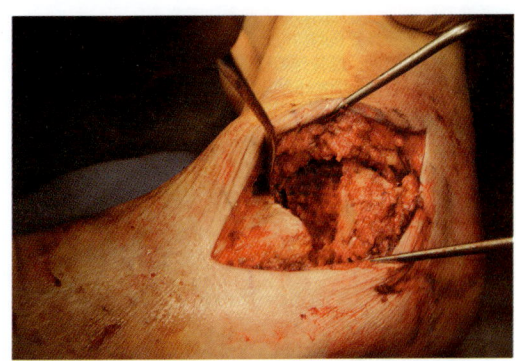

図7 距腿関節面の切除（3）
距骨も血行良好な海綿骨が露出するまで，表面を切除する．平坦に切除したほうが良好な密着が得られる．

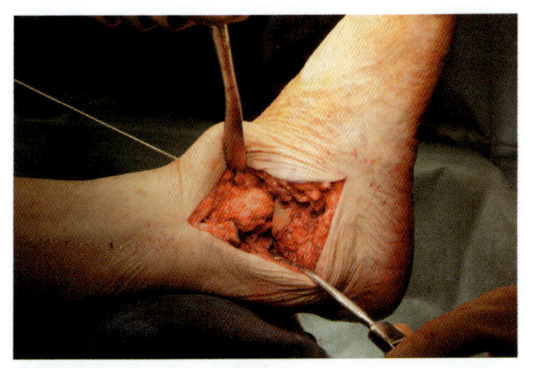

図8 足部のアライメント調整
距腿関節の密着の度合いと固定肢位の調整を行う．良好な肢位が得られたならば，Kirschner鋼線で仮固定する．

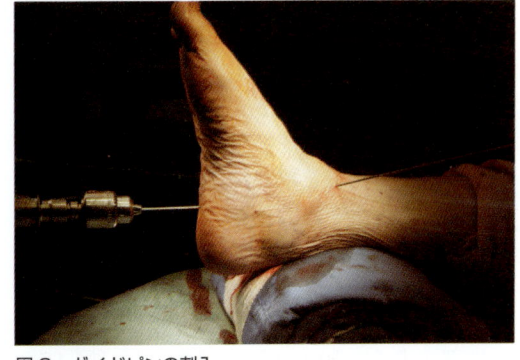

図9 ガイドピンの刺入

対応する．ガイドピンを踵骨体部内に確実に刺入するために，あらかじめピン先で踵骨足底面を探って，形状を確認するようにするとよい（図11）．

(2) リーミング

ガイドピンが脛骨髄腔に沿って挿入されたならば，リーミング操作に移る．ガイドピンを中心とした2〜3cmの縦皮切を加え，ガイドピ

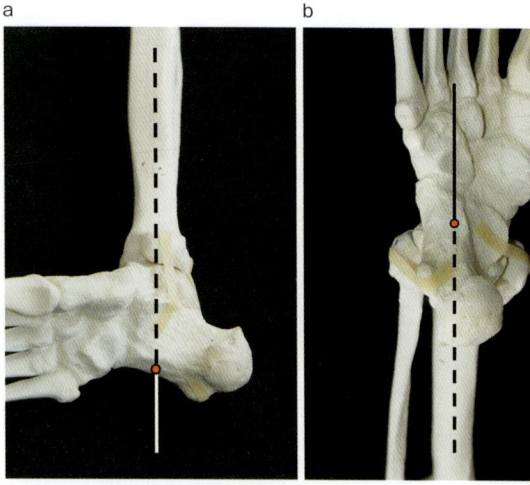

図10 ガイドピンの刺入部位；方向
a ガイドピンを踵骨，距骨を通過させ，脛骨髄腔へ挿入する．脛骨の側面像で長軸に沿った正しい方向を決定する．
b 脛骨の正面像で長軸に沿った正しい方向を決定する．正常な後足部アライメントでは，脛骨軸の延長からみた刺入部は，踵骨体部足底面のやや内側に位置するのがわかる．

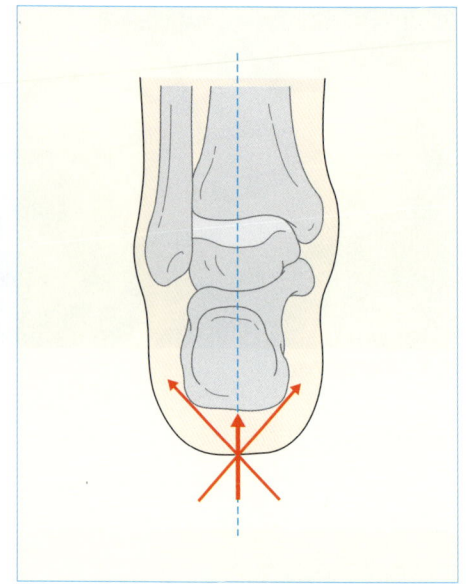

図11 ガイドピン先による踵骨足底面の触知

ンに沿ってリーミングを行う（図12）．リーマは8mm，9mm径があるが，8mm径に留めることが多い．骨萎縮の高度な例では，8mm径でリーミングし，9mm径の髄内釘を用いる．

(3)髄内釘の打ち込み

フィン付き髄内釘は，円筒型髄内釘の末梢部に長さ6cmにわたる先端鋭のフィンが円周上の4ヵ所に設けてある．このフィンが距腿関節と距骨下関節にかかり，回旋を防止する．中枢側には横止めネジ用の穴が設けてある．8mm径と9mm径の2種類があり，それぞれ160mm，180mm，200mm，220mmの4種類の長さが選択できる．取り付けガイドに打ち込み器をセットし，髄内釘を取り付ける．ハンマーを使用して，髄内釘を打ち込む（図13）．横止めスクリューは内側から刺入するため，取り付けガイドのターゲットデバイスは内側に置く（図14）．透視で確認しながら，髄内釘末梢端を踵骨底部より5〜10mm深く打ち込む（図15）．これは釘の末梢への滑落に伴う足底への突出に備えるためである．適当な打ち込み深度は外観上髄内釘の取り付け部位の末梢の膨らんだ部位が皮膚表面にめり込む程度である（図16）．

(4)横止めスクリューの設置

横止めネジの役割はフィンによる固定の補助と髄内釘の末梢への滑落防止とされている[1]．髄内釘打ち込み後，ガイドピンを抜去し，取り付けガイドのガイド穴にスクリューガイド，ドリルガイドを取り付け，ドリルで穴をあける．ドリルガイドを外し，デプスゲージで長さを測定，測定長さより2mm長いスクリューを設置する．

(5)エンドキャップの挿入

最後に打ち込み器を外し，エンドキャップを挿入する．関節固定部に空隙があれば，摘出した外果から得た海綿骨片を移植する．外側，足底，下腿の創を閉じ，手術を終了する．

おわりに

フィン付き髄内釘を用いた足関節固定術の最大の利点は，早期荷重可能な強固な固定が得られることである．そのためには，髄内釘が距骨と踵骨でしっかり固定される刺入部位，方向が大切である．同時に固定肢位が正しいか，術中頻回のチェックが必要である．後足部の高度破壊例では，フィンによる距骨や踵骨の把持が困難であり，遠位にも横止めスクリュー固定の可能な髄内釘を選択するか，スクリュー固定に留め，ギプス固定を追加する．

Knack & Pitfalls

◎良好な骨癒合を得るために血行良好な接触面を作製する．
◎正しい固定肢位を得るために十分なアライメント矯正を行う．
◎強固な固定性を得るために髄内釘が踵骨-距骨-脛骨軸を通るようにする．

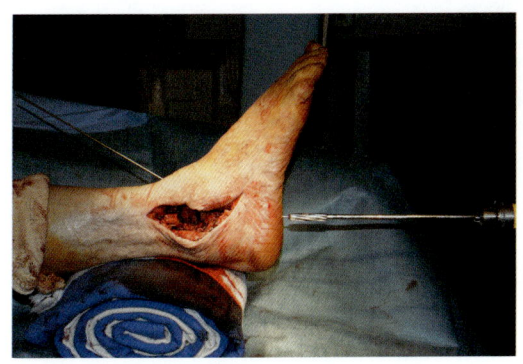

図12　ガイドピンに沿ったリーミング

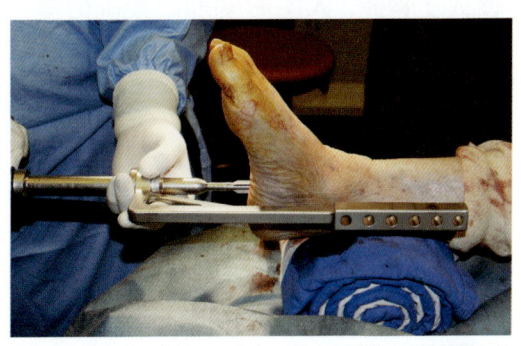

図14　横止めスクリューのターゲットデバイスは内側に向ける

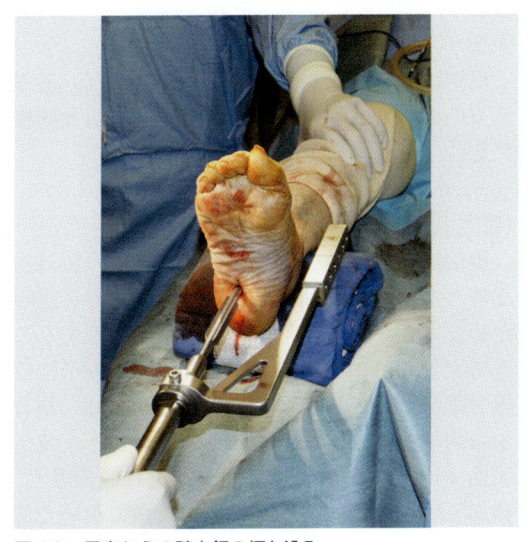

図13　足底からの髄内釘の打ち込み

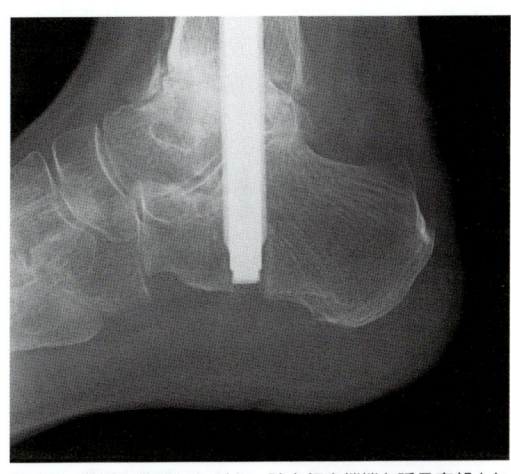

図15　透視で確認しながら，髄内釘末梢端を踵骨底部より5〜10 mm深く打ち込む

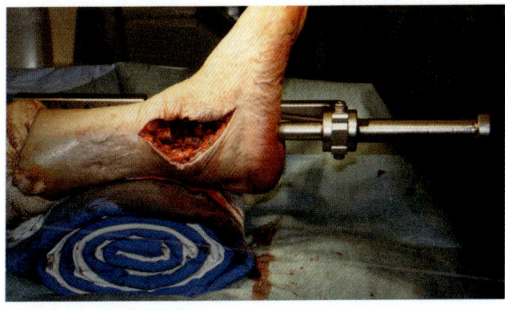

図16　打ち込み完了状態
髄内釘取り付け部位の膨らんだ部位が皮膚表面にめり込む程度が目安である．

文献
1) NIhal A et al：Ankle arthrodesis. Foot Ankle Surg 14：1-10, 2008
2) 藤森十郎：フィン付き髄内釘による足関節固定術．リウマチ科 16：396-404, 1996
3) 松下　功ほか：関節リウマチに対するフィン付き髄内釘を用いた足関節固定術の検討．整・災外 48：257-263, 2005
4) Takenouchi K et al：Long-term results of ankle arthrodesis using an intramedullary nail with fins in patients with rheumatoid arthritis hindfoot deformity. J Nippon Med Sch 76：240-246, 2009
5) 林　宏治：足関節兼距骨下関節固定術．図説足の臨床，第3版，田中康仁ほか編．メジカルビュー社，東京，484-485, 2010

関節手術の基本手技
③人工骨頭，人工股関節置換術の基本手技

九州大学整形外科 人工関節・生体材料学講座准教授 **中島康晴**

1. 人工股関節の種類，アプローチなど

　人工股関節の種類はコンポーネントの固定法，関節面の材質などで分類されることが多い．コンポーネントの固定にセメントを使用するか否かによってセメントおよびセメントレスに分けられ，近年は bone ingrowth によるセメントレスの使用が多い．関節面の組み合わせは臼蓋側がポリエチレン，骨頭側が金属（コバルトクロム）またはセラミック（アルミナまたはジルコニア）である組み合わせが最もオーソドックスなものである．ポリエチレン摩耗粉による osteolysis が問題になったが，最近では耐摩耗性に優れたクロスリンクポリエチレンの登場により，摩耗は改善された．ポリエチレンを使用しない組み合わせとしてアルミナを使用したセラミック オン セラミック，コバルトクロムを使用したメタル オン メタルがある．ポリエチレンを使用しないことで，摩耗粉による問題がないことや骨頭径を大きくできる利点はあるが，セラミックの破損やメタルイオンの問題などが残る．

　術前にはテンプレートを用いて手術計画を行う．最近では3Dテンプレートも普及しており，3次元的に人工股関節の設置を確認できるので推奨される．設置位置，至適サイズ，脚長補正などの見当をつける．

2. 手術方法

(1)体位と皮切

　股関節へのアプローチは主に前方，側方，後方の三つのアプローチがあり，それぞれに長所・短所がある．詳細は別項（p6）を参照されたい．概して前方および側方からのアプローチでは臼蓋側の処置が容易であり，後方からは大腿骨の髄腔が見やすく，大腿骨側の処置がやりやすい．最も慣れたアプローチ法を選択すべきであろう．アプローチによって手術体位も異なる．筆者らは通常，後方アプローチで行うため，体位は完全側臥位である．固定には Universal Lateral Positioner™（両側の上前腸骨棘と仙骨で圧迫固定）を用いている（p132,図5）．

　皮切は大転子を中心とする15cm程度，やや前方凸の外側縦切開を加え，筋膜も皮切と同様に切開．大殿筋は走行に沿って分ける．

(2)股関節部の展開

　股関節を内旋位とし，転子間部後方の短外旋筋群と関節包を一塊にして切離し，後の再建のために糸をかけておく．また後方に翻転することで坐骨神経の保護にもつながる．小転子の位置を確認したい場合には大腿方形筋まで大腿骨から切離すると小転子が明らかとなる．下肢を屈曲＋内転＋内旋して骨頭を後方に脱臼させ，頸部を展開する．骨切りは術前計画で決めた部位で行うが，小転子からの高さで決める場合が多い．

(3)combined anteversion technique

　筆者らは通常，大腿骨側から操作を行い，トライアルステムを入れてその前捻角を確認後に臼蓋コンポーネントの前開き角を決定している[1]．大腿骨前捻は症例によってかなりのばらつきがあり，前捻が大きければカップの前開きを少なめに，前捻が少なければ前開きを多めにつける必要があるからである．combined anteversion とはステムの前捻角と臼蓋コンポーネントの前開き角の和であり，通常の大腿骨前捻角であれば，30〜60°程度が適当といわれてい

る[1]（図1a）．筆者らは先に大腿骨側のステムの前捻角を確認し，combined anteversion が50°程度になるように臼蓋コンポーネントの前開きを調節している（図1b）．ただし，過前捻例などの変形の強い例では単純に50°という訳にはいかない．

(4) 大腿骨側

股関節を屈曲，内転，内旋し，まず大転子部の残存する軟部組織および外側の骨組織をリウエルなどを用いて切除する．ステムの内反設置を避ける目的で大腿骨軸にかかる残存した関節包などの軟部組織と大転子外側部は十分に切除した方が安全である（図2）．術前計画のサイズの1～2番手細いサイズからリーミング，ラスピングを行い，至適サイズまで行う．最後にカルカーリーマで骨切り部周囲の骨を切除し，ステムの前捻角を測定する．

(5) 臼蓋側

セメントレスの場合には bone ingrowth を得るために骨母床とカップが接触する必要がある．そのため，カップは原臼位設置が理想であるが，臼蓋形成不全股などではやや上方への設置，いわゆる high hip center にならざるを得ない（図3）．骨頭中心が外上方に位置すると問題が多いといわれているのに対し[2]，やや上方であっても内側に掘り込んで設置すれば生体力学的にも，臼蓋のカップの被覆の点でも問題ないことが多く報告されている[3]．そのため，臼蓋被覆が得られる高さで内側に向かって（側臥位の場合には真下に向かって）リーミングを行い，できるだけ上方に行かないことが要点である．

臼蓋の展開＋リーミング：後方アプローチの場合，Homann 鉤などのレトラクターを臼蓋前縁にかけて大腿骨を前方によけて視野を確保する．まず骨性臼蓋縁を十分に把握する必要がある．関節唇は全周性に切除し，上方～後方の臼蓋縁を露出する（図4）．臼蓋に実際に触ることで，術前の画像から想像される臼底の厚みや骨棘の程度，臼蓋前壁・後壁の厚みといった情報を確認する．筆者らは臼蓋のほぼ中央部に丸ノミで小孔を作製することによって内板までの距離を確認している．骨硬化の強い例など掘削した深さがわかりづらいことが多く，残りの厚

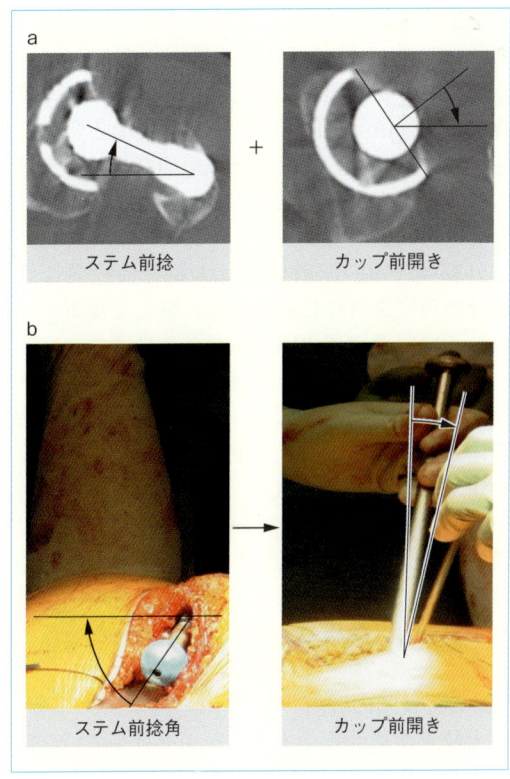

図1　combined anteversion technique
a　combined anteversion とはステムの前捻角とカップの前開き角の和である．
b　大腿骨側の処置から開始し，トライアルを入れた時点で下腿軸を参考にステムの前捻角を測定する．通常の前捻であれば，ステムの前捻と臼蓋コンポーネントの前開きの和が40～60°内におさまるように前開きを調節する．

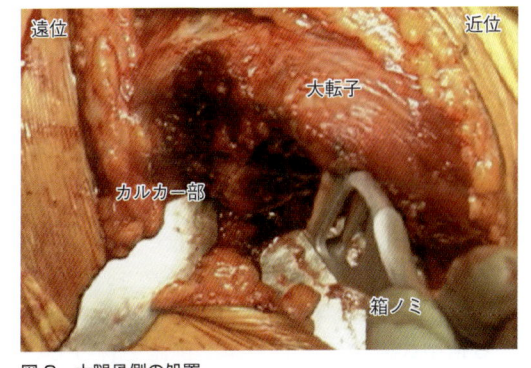

図2　大腿骨側の処置
ステムの内反設置を避けるには，大腿骨軸にかかる軟部組織と大転子外側部は十分に切除すべきである．図では箱ノミを用いて大転子を削っている．

みを確認するのに役立つ．リーミングは通常であれば予定の二つ下のサイズから開始している．硬い骨や骨頭壊死例で軟骨が残っている場合には43mm程度のリーマで一気に必要な深さまで達し，その後は徐々に適切なサイズまで広げるのも一つの方法である．

カップの設置：ポジショニングハンドルを用いて外転40〜45°，前開きは大腿骨前捻角に合わせた角度を目標に打ち込む．概して後方アプローチは臼蓋設置の際に大腿骨の影響で意図した前開きを得にくく，注意を要する．アライメントガイドが大腿骨に押されると設置角度に影響するので，助手はガイドと大腿骨が接触しないように肢位を調節して（多くは屈曲して），セメントレス臼蓋コンポーネントを打ち込んで設置する．通常は1〜2本の螺子を追加している．内側に掘り込むことによって十分な臼蓋被覆を獲得し，塊状の骨移植は行っていない．

(6) 人工骨頭の場合

大腿骨頚部骨折やステージが進行していない大腿骨頭壊死症が適応となる．人工骨頭の場合，関節唇を温存する必要がある．関節包は大腿骨付着部からT字状に切開し，関節唇が出てきたところで止める．切開した関節包は上下ともに糸をかけて後方に引っ張っておけば整復の際に関節内にめくれ込むのを予防できるし，後の再建にも便利である．骨頭切除後は臼蓋内に残存する大腿骨頭靱帯を切除し，軟骨の状態に問題がないかを確認する．その後，トライアルにてouter headの至適サイズを決定する．

(7) 試整復＋X線コントロール

骨頭は選択可能な範囲で大径のものを使用する．試整復し，脚長，関節の緊張，安全可動域などを確認する．脚長の目安には多くの方法があるが，筆者らは反対側との膝の高さのそろい方を手術開始直前と比較すること，そして後述する術中X線コントロールで確認を行っている．軟部組織の緊張は軽度の屈曲＋内旋で尾側に牽引し，骨頭の頂上がライナーよりも出ないことを目安としている．緊張が不足な場合には長いネックの骨頭を使用するか，オフセットの選択肢がある場合には，より大きなオフセットを用いて軟部組織の緊張を得ている．オフセットを大きくすると脚延長を最小限に中殿筋の緊

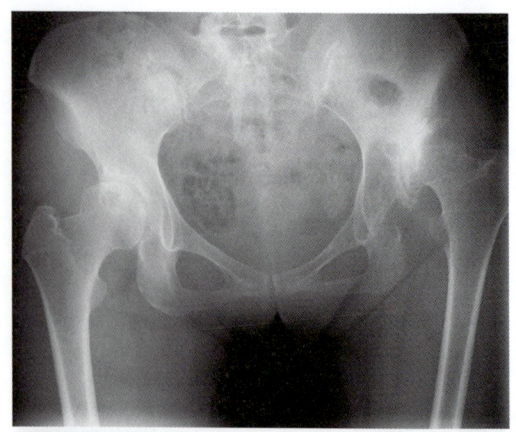

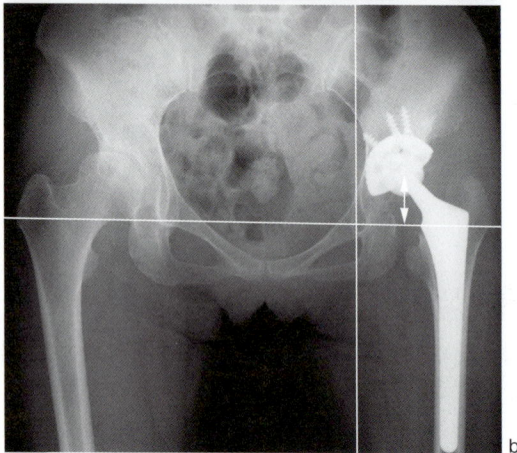

図3 脱臼位変形性股関節症例に対するセメントレスTHA（54歳，女性）
a 骨頭は脱臼位（Crowe Ⅲ）にあり，二次臼蓋が形成されて臼底は厚い．どの位置にカップを設置するか？ 両股正面像で患側が上がって骨盤が斜めに見えるには内転拘縮の存在を示唆する．
b 臼蓋の被覆が得られる高さで，内板に接するまで臼蓋をリーミングし，カップを40°の外転角度，10°の前開きを目標に設置した．骨頭中心は涙痕から32mm高位（矢印）であり，外方化はない．脚長および大転子の高さもほぼ補正され，術後跛行は消失した．

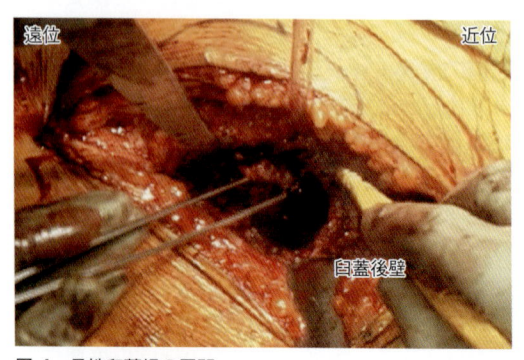

図4 骨性臼蓋縁の展開
関節唇は全周性に切除し，上方〜後方の骨性臼蓋縁を展開している様子．実際に触ることで，術前の画像から想像される臼底の厚みや骨棘の程度，臼蓋前壁・後壁の厚みといった情報を確認する．

◎先に大腿骨側のステムの前捻角を確認し，combined anteversion が50°程度になるように臼蓋コンポーネントの前開きを調節する．
◎ステムの内反設置予防に大腿骨軸にかかる軟部組織と大転子外側部は十分に切除する．
◎臼蓋形成不全股では，臼蓋による骨性被覆が得られる高さで内側に向かってリーミングを行い，できるだけ上方に行かない．
◎術中X線コントロールにてカップの外転角度と前開き角度，設置高位，ステム軸，脚長差などの確認を行う．

張を得ることができる．また骨性のインピンジメントを遅延させるため，安全可動域には有利である[4]．可動域は術前の状態に影響されることが多いので症例ごとに異なるが，屈曲90°＋内旋40〜50°以上および伸展・外旋で安定な状態を目安としている．

この間に術中側臥位のまま，X線コントロールを撮影している（図5）．できるだけ大きなフィルムで反対側まで入れると正確に判断できる．カップの外転角度と前開き角度，設置高位，ステム軸，脚長差などの確認を行い，問題があれば修正を行う．この際，側臥位では骨盤の傾きが変化しやすいことに留意する必要がある[5]．閉鎖孔の見え方で傾きの変化を確認できる．例えば縦径が大きくなっている場合には骨盤は後傾しており，カップの前開きは大きく見えるなどの影響が出るので，注意を要する．

(8) インプラント設置
選択した本物のインプラントをそれぞれ挿入し，整復する．可動域や安定性がトライアルと変化がないことを再確認する．

(9) 後方軟部組織の再建と閉創
後方アプローチの場合には脱臼予防に後方の軟部組織の再建を行うことが勧められる．展開の際に糸をかけていた後方関節包と短外旋筋群を大転子直上の中殿筋腱に縫着する．通常は3針，太めの縫合糸を使用する．関節内に1本のドレーンを留置し，筋膜，皮下を各層縫合して手術を終了する．

(10) 後療法
術後翌日〜翌々日には車イスに移乗させ，歩行器などで歩行訓練を開始する．臼蓋コンポーネントが強固に設置されていれば，特に荷重制限は行っていない．

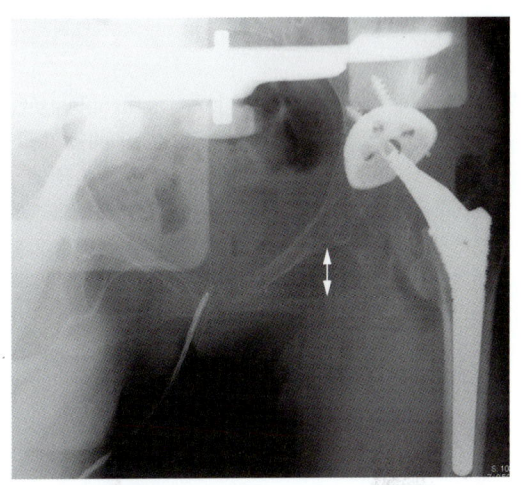

図5 術中X線コントロール
カップの外転角度と前開き角度，設置位置，ステム軸，脚長差などの確認を行う．この際，側臥位では骨盤の傾きが変化しやすいことに留意する必要がある．この症例の場合，仰臥位（図3b）と比較すると閉鎖孔の縦径（矢印）が大きく見え，骨盤が後傾していることがわかる．骨盤後傾の場合にはカップの前開きが大きく見えやすく，注意を要する．

文献
1) Dorr LD et al : Combined anteversion technique for total hip arthroplasty. Clin Orthop Relat Res 467 : 119-127, 2009
2) Pagnano W et al : The effect of superior placement of the acetabular component on the rate of loosening after total hip arthroplasty. J Bone Joint Surg 78 A : 1004-1014, 1996
3) 菅野伸彦ほか：臼蓋形成不全股に対するセメントレスカップ固定位置と骨移植．日整会誌 84：197-200, 2010
4) Matsushita A et al : Effects of femoral offset and head size on the range of motion after total hip arthroplasty. J Arthroplasty 24 : 646-651, 2009
5) 牛島貴宏ほか：THA 術中の側臥位による骨盤傾斜の変化．整外と災外 39：773-777, 2010

関節手術の基本手技
④人工膝関節置換術の基本手技

九州大学整形外科准教授 松田秀一

はじめに

人工膝関節置換術（total knee arthroplasty；TKA）は，末期の変形性膝関節症，関節リウマチなどに対して行われる膝関節再建手術で，10年間の術後長期成績が90％以上という成績の安定した術式の一つである．本稿においては，人工膝関節置換術の基本的手術手技について述べる．

1. 人工膝関節の種類と適応

人工膝関節は大きく分けて，後十字靱帯（posterior cruciate ligament；PCL）を温存するタイプ（cruciate-retaining型；CR型），切離してコンポーネントの形状でその機能を代用するタイプ（cruciate-substituting型；PS型）に分けられる（図1）．また脛骨側のコンポーネントには，一般的には任意の厚みのポリエチレンインサートを金属のコンポーネントに固定するモジュラー型を用いることが多いが，ワンブロック型（メタルバックまたはオールポリエチレン），もしくは脛骨のコンポーネント上でポリエチレンが自由に動く，モバイルベアリング型が用いられることもある．膝蓋骨は置換することの方が多いが，大腿骨コンポーネントの形状や膝蓋骨関節面の変性状態，年齢，体重などの患者側の条件を鑑みて置換しないこともある．コンポーネントと骨との固定はセメントを用いる方法と用いないセメントレス固定法がある．それぞれの機種，術式の長所，短所を考慮に入れて症例に応じて手術方法を選択する．

術前には，テンプレートを用いてサイズを決め，前後数種類のサイズを含めてオーダーする．関節リウマチ症例など，骨欠損が大きい場合は，金属補塡材料や延長ステムも準備しておく．

2. 皮切

皮切は膝蓋骨の上縁から脛骨粗面部に至る縦切開またはやや内側へカーブした切開を用いる．

3. 深部展開

関節包を内側で切開して，大腿四頭筋の処理は大腿直筋と内側広筋の間を切開して展開する方法が一般的であるが，内側広筋の間を入るmidvastus法，内側広筋の内側後方から展開するsubvastus法もある．続いて大腿骨もしくは脛骨の骨切りを行うが，ここでは大腿骨を先に骨切りする方法を述べる．関節内の展開は，前方は膝蓋上嚢の脂肪組織を一部剝離し，前方の骨皮質の高さを確認できるようにしておくが，この部位は痛みに過敏な部位とされているので，術後の疼痛軽減のために，剝離は必要最小限にとどめておく．また，後方の顆部はきれいに見えなくてはならないので，必要に応じて，内側側副靱帯（medial collateral ligament；MCL）深層の剝離，内側半月板切除，外側半月板切除を行う．膝蓋下脂肪体は可能な限り温存する．大腿骨顆部や顆間部の骨棘が著明な場合は，先に切除を行っておく．

4. 大腿骨遠位の骨切り

術前計画した部位から髄内ロッドを刺入し，予定された外反角度に応じて骨切りを行う．ここで，内外側の骨切りの厚みも術前計画通りかどうかを確認しながら，骨切りを進めていく（図2）[1]．内側型の関節症であれば，外側の遠位部はインプラントの厚みを目安に骨切りを行う．

骨切りの際はソーブレードが浮き上がって，骨切りが不十分になることが多いため，顆間部

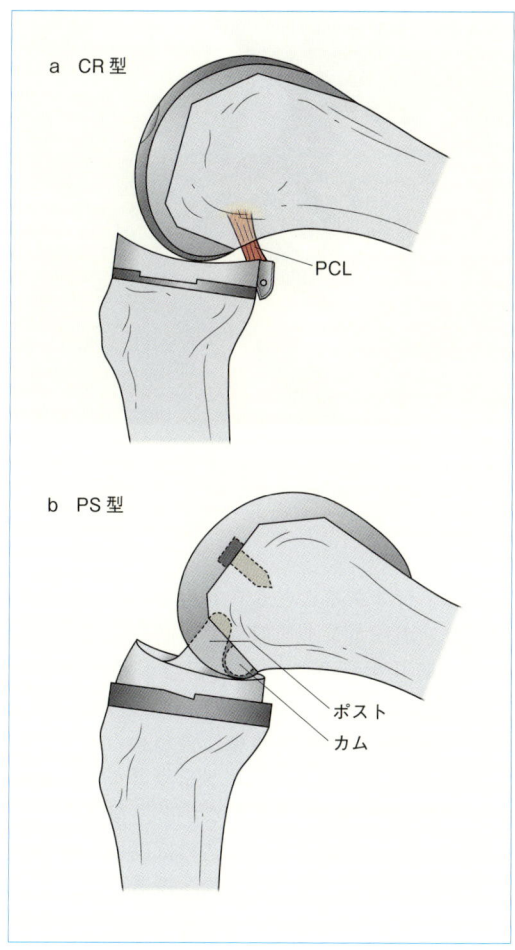

図1　人工膝関節の種類
CR型（a）はPCLを温存し，後方安定性を獲得する．PS型（b）では，PCLを切離し，大腿骨コンポーネント側のカムと脛骨コンポーネント側のポスト（スパイン）の機構によりPCLの機能を代用する．

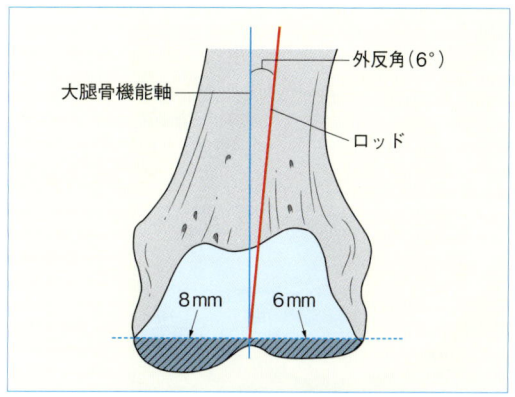

図2　大腿骨冠状面アライメントの術前計画
顆間中央部に髄内ロッドを刺入した場合，機能軸に垂直に骨切りを行うためにはロッドに垂直な面より6°外反させて骨切りを行う．内側より8mm，外側より6mmの骨切除を行えば予定通りの骨切りができたということになる．

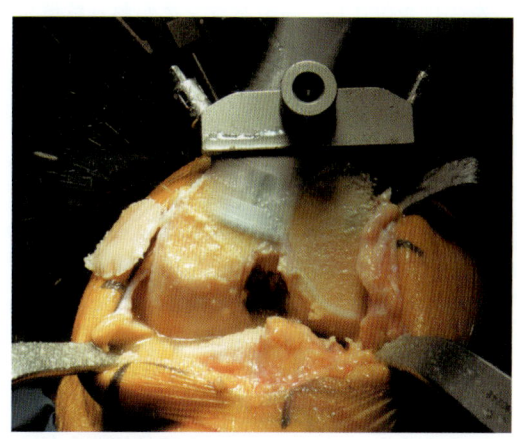

図3　大腿骨の骨切り（1）
顆間部は入念に骨切りを行う．

および後方部は念入りに骨切りを行う（図3）．顆間部の骨切りが不十分であると，次のガイドの設置が不安定（不正確）になる．また，後方部の切除が不完全であるとコンポーネントが伸展位に設置されることになる．伸展位設置になるとノッチ形成を避けるために大腿骨コンポーネントが前方に偏位するため，より大きめのコンポーネントが選択される可能性がある．

5. 大腿骨前方および後方の骨切り

　大腿骨の遠位の骨切りを行った後に，大腿骨のサイズを計測する．大腿骨コンポーネントのサイズおよび前後の位置は，前方の骨皮質に切り込まず，後顆部は内側型の関節症であれば外側顆部の骨切り量とインプラントの厚みがほぼ同等になることを目標にして決定する．後十字靱帯を温存する場合は，後顆部が術前より厚くなると後十字靱帯の緊張が高くなるため，術前と同等かやや小さめのサイズを選択する．後十字靱帯を切離する場合は，増大する屈曲ギャップを補正するために大きめのサイズを選択するという意見もあるが，術前より大きな後顆部は伸展ギャップも小さくするため注意を要する．

　大腿骨の回旋アライメントの決定は，① 解剖学的ランドマーク（surgical epicondylar axis, whiteside lineなど）に合わせる（図4），② 術前のCTやMRIからposterior condylar axisからの外旋角度を計測し，術中に再現する，③ 脛

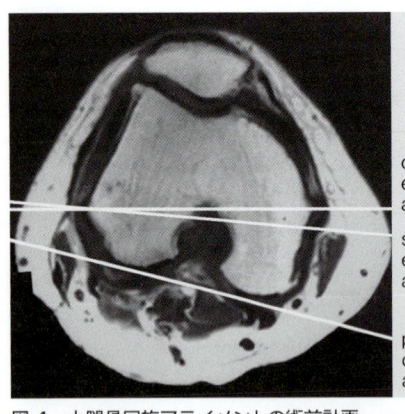

図4 大腿骨回旋アライメントの術前計画
外反変形膝の症例である．外側顆部の低形成があるために，surgical epicondylar axis と posterior condylar axis のなす角度は通常より大きく7°であった．

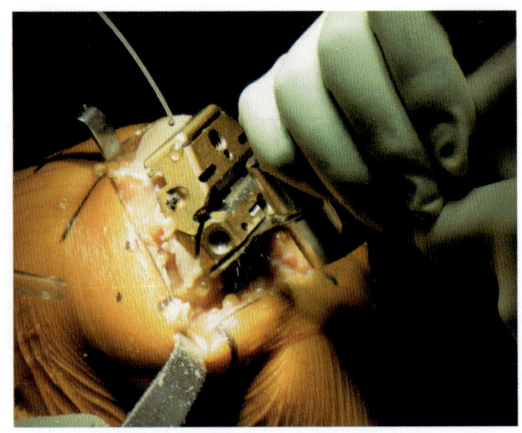

図5 大腿骨の骨切り（2）
後顆部の骨切りの際に MCL を損傷しやすいので，レトラクターなどで保護して骨切りを行う．

骨を先に骨切りし、靭帯バランスが整う位置に合わせる、などの方法がある[2]．いずれの方法も一長一短であり、解剖学的ランドマークは、術中に正確に把握することが困難であることが短所である．また、靭帯バランスに合わせる場合、先に伸展位で内側解離を行った際には、屈曲位で内側のギャップがより広くなることがあり、その際に靭帯バランスを指標にすると大腿骨コンポーネントは広くなった内側ギャップを小さくするために、大腿骨コンポーネントが内旋位設置になる危険性がある．骨切り時にはMCL を損傷する危険性があるため、レトラクターなどを用いて保護したうえで骨切りを行う（図5）．

6. 脛骨骨切り

脛骨コンポーネントを術後の脛骨機能軸に垂直に設置するためには、予定骨切り面の垂直二等分線が足関節を通るように術前計画を行い、骨切りを行うべきである[3]．ただし、この骨切り法は解剖学的ランドマークを指標としないので、髄外ガイドの先端の近位部指標は術前の作図にて求めておく（図6）．

(1) 髄外ガイドの回旋位置

髄外ガイドの先端を近位部指標に合わせると、次は回旋方向を決定する．基準となる前後軸は種々のものが推奨されているが、予定骨切り面の中央（骨切り前であれば近位部指標点）から脛骨粗面内側1/3を結ぶ線も Akagi line とほぼ平行であることから有用である．ここでは、コンポーネントを設置する回旋方向に合わせて骨切りを行うことが重要なポイントであり、関節面に目標とする前後軸をマーキングし、ガイドの回旋方向を前後軸に合わせるようにする（図7a）．コンポーネントを設置する回旋方向に合わせて骨切りを行わないと、後傾をつける場合には、外側から切り込めば内反、内側から切り込めば外反位の骨切りとなる．コンポーネントを設置する回旋方向に合わせて骨切りを行うことが肝要であり、脛骨前後軸のマーキングは骨切り部位の末梢部側まで延長し、コンポーネント設置の際の回旋位置の指標とする．

(2) 骨切り高位

続いて骨切り高位を決定する．内側型変形性膝関節症の場合、外側の骨切り量をインプラントの厚みに合わせる方法が一般的であるが、最も薄いコンポーネントに合わせると、骨切りの誤差によって十分なギャップが作れず、脛骨を再骨切りしなければならないこともある．よって、最も薄いコンポーネントの一つ上のサイズ（10 or 11mm）を目標に骨切りを行う．また、関節面のどこで厚みを計測するかということも非常に重要である．術後の外側関節面の中央部の位置を術前に計測しておき、その部位で厚みを決定するとよい（図8）．

髄外ガイドの内外側中心を近位部指標に、回旋方向を前後軸にそれぞれ合わせ、高位を決定したら、まず1本のピンで仮固定する．遠位の

位置および後傾は，おおまかに合わせておいて後で微調整する．すべての方向，位置を一度に決めようとすると，なかなかうまくいかない．

(3) 後傾角度

脛骨の後傾角度はインプラントの形状にも左右されるが，CR型の場合は，骨切り面の良好な骨質の獲得，および靱帯バランスを著しく変化させないためには，原則として術前の（外側の）後傾角度に合わせて骨切りを行う．しかしPS型の場合はポスト前方のインピンジメントを避ける，屈曲ギャップを広げない，という目的で過度の後傾をつけないようにする．

(4) 遠位部の指標（回旋）

冠状面を，脛骨機能軸を通り近位前後軸に垂直な平面と定義すると，髄外ガイドは冠状面に対して脛骨機能軸に平行に設置する必要がある．近位は前後軸上にすでに設置しているため，遠位部も回旋方向は近位の前後軸に合わせたまま足関節中心にガイドの位置を合わせる[4]．足関節正面は脛骨近位の回旋方向より外旋していることが多く，足関節前後軸の正面に髄外ガイドを合わせると内反位の骨切りとなる．足関節の回旋に惑わされることなく，足関節の中心は近位の前後軸方向からみて決定する（図9）．

(5) 遠位部の指標（位置）

足関節の中央を脛骨の近位前後軸方向からとらえると，足関節の中央は内外果の横径の中点よりわずかに内側に位置する．自験例の平均では1.7mmであるが，症例によって異なるため，理想をいえば術前のCTなどで決定しておいた方がよい．

(6) 脛骨前縁も指標に使える

脛骨前縁のラインも髄外ロッドの有用な指標となるが，脛骨全長でみると直線ではなく軽度S字状のカーブを呈している．CTにて検討した結果，近位1/3と遠位1/3を結ぶ線がほぼ機能軸に平行となるため[5]，その線を指標とするとよい（図10）．

(7) コンポーネントの設置

外側縁の展開を十分にしておかないと，脛骨コンポーネントの設置位置異常につながるおそ

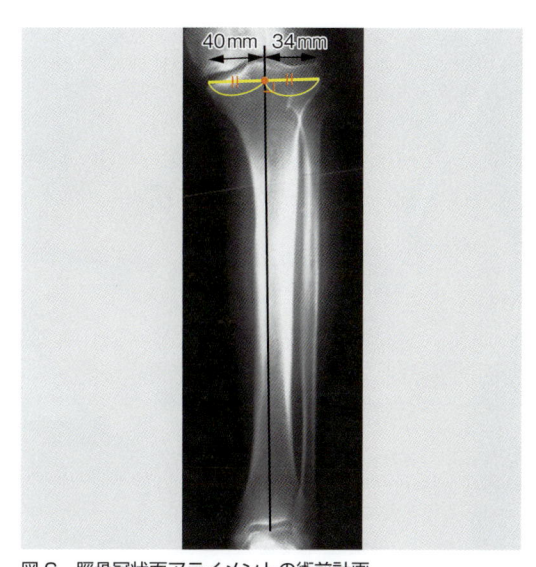

図6　脛骨冠状面アライメントの術前計画
骨切り面の垂直二等分線が足関節を通るように骨切りを計画した場合，骨切りを行う基本となる軸（術後の脛骨機能軸）を延長すると，関節面においては，外側から40mm，内側から34mmの位置になる．この位置に髄外ロッドの近位端を合わせる．

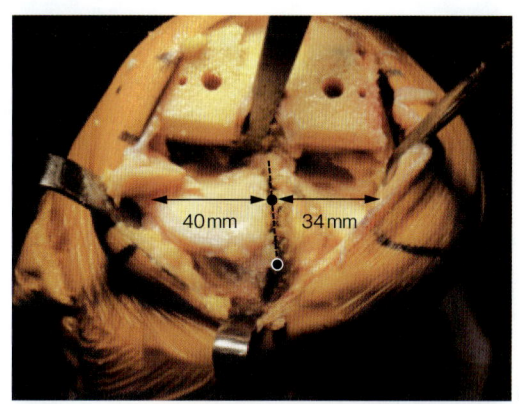

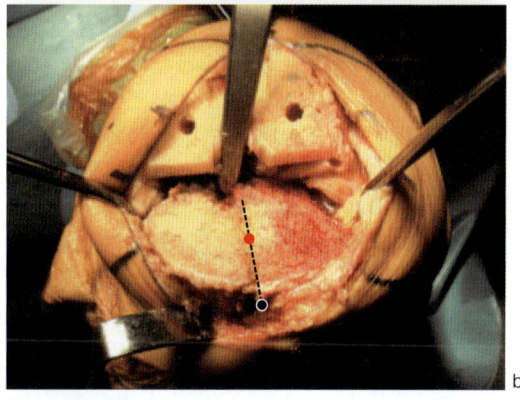

図7　脛骨回旋アライメント
a　術前計画で決定した近位の指標から脛骨粗面内側1/3を結ぶ線を前後軸として，回旋の指標としている．
b　骨切り後は，骨切り面の中心と脛骨粗面内側1/3を結ぶ線が骨切り前の前後軸と平行となるため，この線を指標としてコンポーネントを設置する．

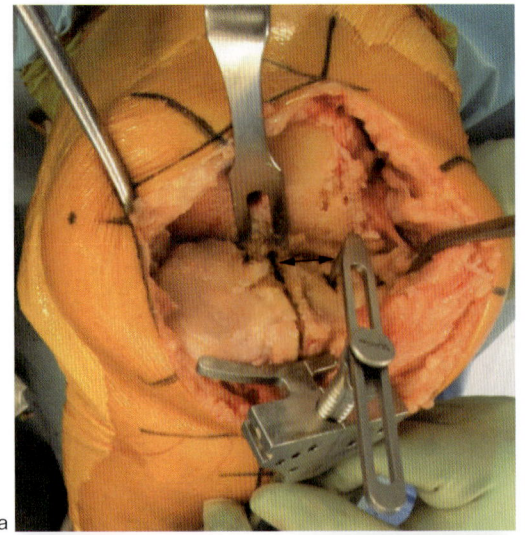

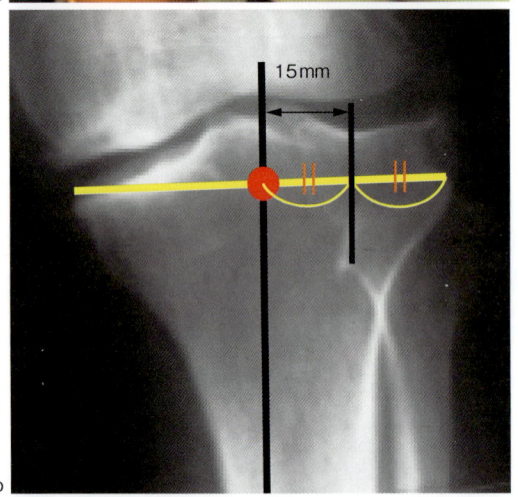

図8 脛骨骨切り高位の決定
術前のX線で，骨切り後の外側関節面中央部の位置を計測しておき (a)，術中は関節面上にマーキングし (b)，骨切り高位を決定する．

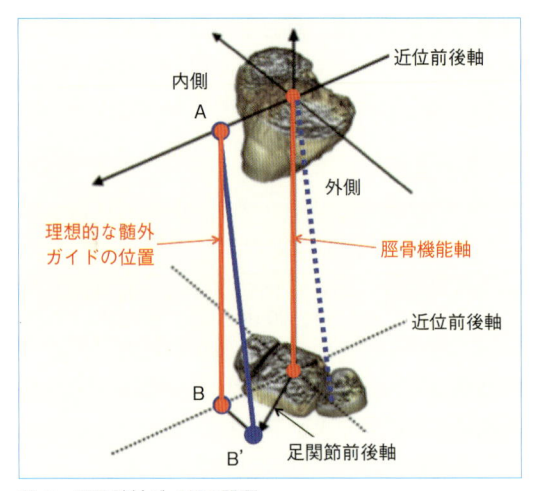

図9 脛骨髄外ガイドの設置
髄外ガイドの近位部を近位前後軸の延長上に設置すると，遠位部も脛骨近位前後軸上 (B) に置かなければならない．足関節前後軸は脛骨近位前後軸より外旋しているため，足関節前後軸上 (B') に設置すると，内反位の設置となる．

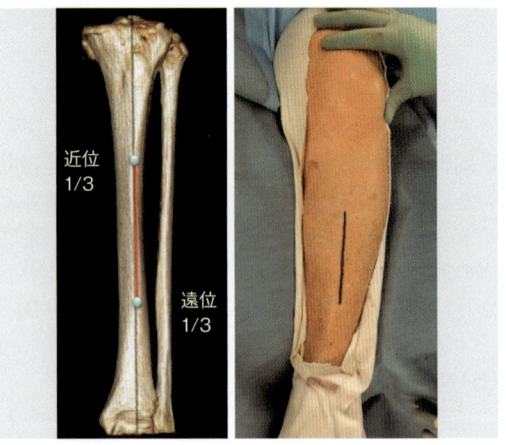

図10 脛骨前縁へのマーキング
脛骨前縁上の近位1/3と遠位1/3を結ぶ線をマーキングする．

れがあるため，エレバトリウムなどを用いて外側縁を展開する．骨切り面の中央部と前方に残していたマーキング部を結ぶ直線は，骨切り前に引いた前後軸と一致する．そのラインに合わせて脛骨コンポーネントを設置する（図7b）．

7. 軟部組織の処理

骨切りを終えると，まず必要最低限の軟部組織の処理を行う．半月板の切除が不完全な場合，ときにインピンジメントによる痛みを生じるため，残存する半月板の処置は丁寧に行っておく．lamina spreader などで関節を開大させて，処置を行うとやりやすい（図11, 12）．

8. 膝蓋骨の骨切り

膝蓋骨を置換する場合は，リーマやボーンソーを用いて骨切りを行う．基本的にはコンポーネントの厚み分の骨を切除する．膝蓋骨の長径に合わせてサイズを選択し，軽度内側に寄せ設置する．ボーンソーにて骨切りを行う場合は，予定骨切りラインをマーキングして骨切りを進める（図13）．ここで外側縁の骨は大腿骨コンポーネントとインピンジすることがあるので，角を落とすような感じで切除しておく（図14）．

◎正しいアライメント獲得のためには綿密な術前計画が必要である．
◎十分な視野を確保することが，安全で正確な手術につながる．
◎種々の解剖学的ランドマークを指標とし，計画通りの手術を目指す．

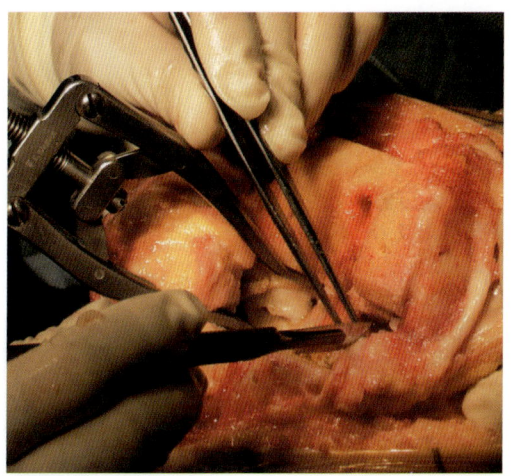

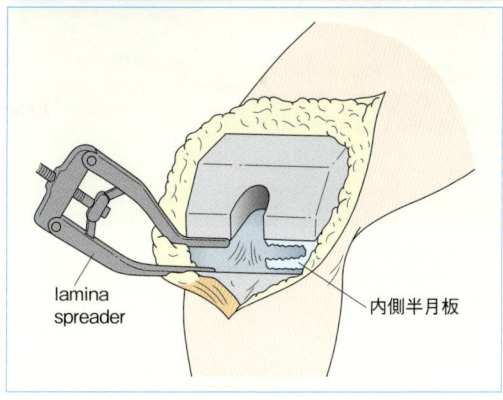

図11 残存する内側半月板の切除
外側に lamina spreader を挿入し，関節を開大させて内側の処置を行っている．

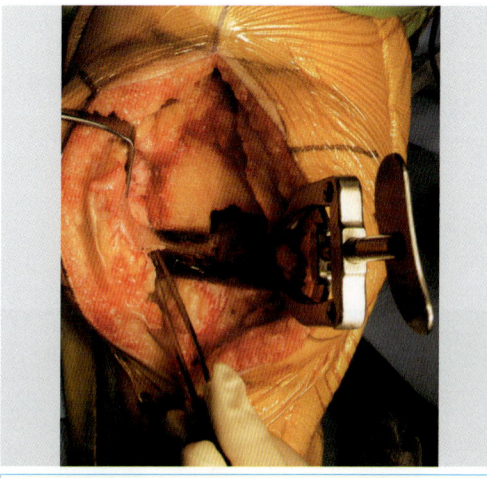

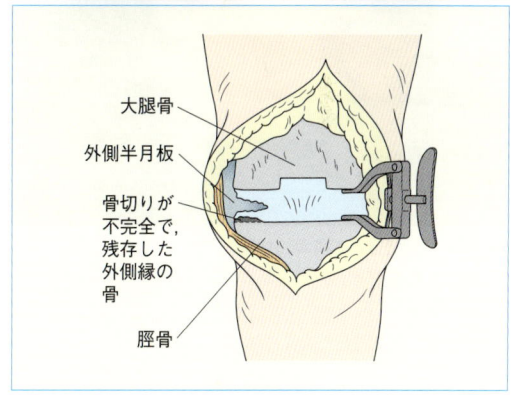

図12 残存する外側半月板の切除
内側に lamina spreader を挿入し，関節を開大させて外側の半月板や残存した外側縁の骨を切除する．外側の処置は，伸展位の方がやりやすいことが多い．

9. コンポーネントのトライアル

　大腿骨のトライアルを行い，後方の骨棘およびコンポーネントで覆われない余剰の骨を切除する（図15）．脛骨側は，内側および内側後方の骨棘を切除する．外側の Gerdy 結節付近の骨も残存していることが多いので，十分に確認し，必要があれば追加切除する．外側前方は伸展位の方が展開しやすい．また，脛骨コンポーネント設置のため脛骨外縁はきれいに露出しておく．次にインサートの厚みを内外側の靱帯バランスをとりながら決定する．CR 型の場合はPCL に過度の緊張がないようにすることを心がける．続いて膝蓋骨のトラッキングを確認する．それぞれのコンポーネントの設置位置が適切であれば，トラッキング異常が生じることはほとんどないが，no thumb technique（またはone stitch 法）にて膝蓋骨が外側に亜脱臼する場合は lateral release を追加する．

10. コンポーネントの固定，閉創

　ここでは，セメントを用いた固定法について述べる．パルス洗浄器などを用いて，創内を洗浄後，コンポーネントの固定に移る．脛骨の表面を洗浄し，挫滅組織片 debris などを除いた後，ガーゼで水分を十分に拭き取っておく（図

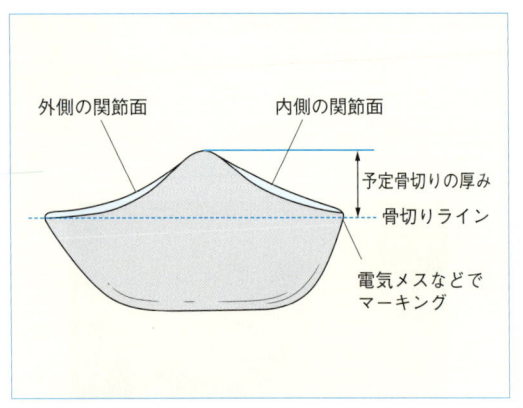

図13 膝蓋骨の骨切り

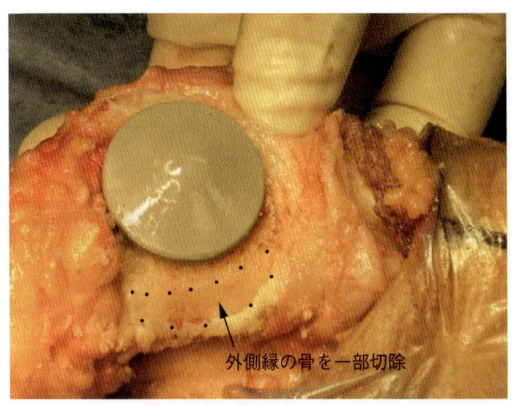

図14 膝蓋骨外側縁の骨切除

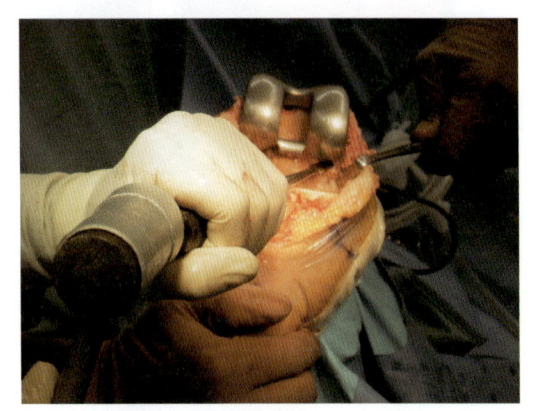

図15 大腿骨後方の骨棘の切除

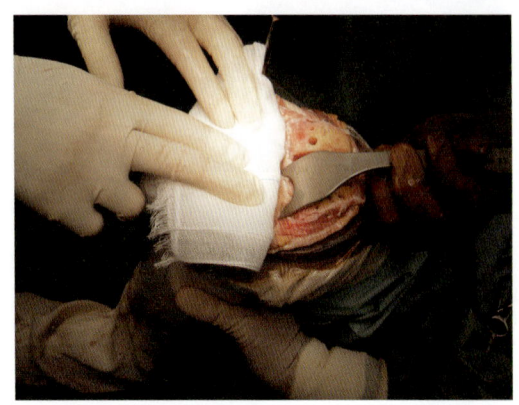

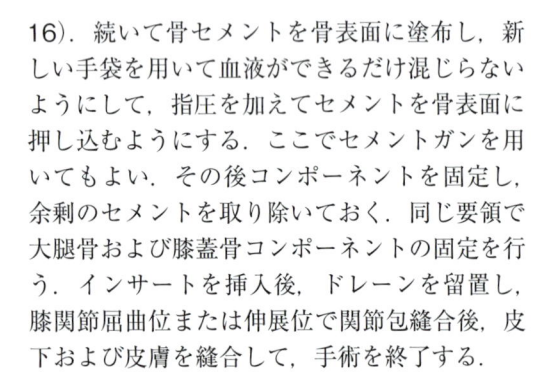

図16 骨切り表面の水分の除去
ガーゼを表面に置き，上から"パンパン"と叩くようにして水分をとる．

16)．続いて骨セメントを骨表面に塗布し，新しい手袋を用いて血液ができるだけ混じらないようにして，指圧を加えてセメントを骨表面に押し込むようにする．ここでセメントガンを用いてもよい．その後コンポーネントを固定し，余剰のセメントを取り除いておく．同じ要領で大腿骨および膝蓋骨コンポーネントの固定を行う．インサートを挿入後，ドレーンを留置し，膝関節屈曲位または伸展位で関節包縫合後，皮下および皮膚を縫合して，手術を終了する．

おわりに

人工膝関節置換術は，成功率の高い手術の一つであるが，小さな落とし穴がたくさんある手術でもある．術前の慎重なプランニングがまず大切であり，術中は，そのプランをできるだけ忠実に再現することを試みていくことが重要である．

文献
1) 松田秀一：変形性膝関節症に対する人工関節置換術．膝関節外科の要点と盲点，黒坂昌弘編，文光堂，東京，219-227, 2005
2) Matsuda S et al：Anatomical analysis of the femoral condyle in normal and osteoarthritic knees. J Orthop Res 22：104-109, 2004
3) Matsuda S et al：Tibial shaft axis does not always serve as a correct coronal landmark in total knee arthroplasty for varus knees. J Arthroplasty 18：56-62, 2003
4) Mizu-uchi H et al：The effect of ankle rotation on cutting of the tibia in total knee arthroplasty. J Bone Joint Surg 88A：2632-2636, 2006
5) 深川真吾ほか：人工膝関節置換術における脛骨機能軸と脛骨前縁についての検討．日整会誌 83：1040, 2009

1 各論▶個別のテクニック［Ⅲ.関節］

関節手術の基本手技
⑤股関節骨切り術の基本手技

九州大学整形外科講師 山本卓明

はじめに

股関節における骨切り術には数多くの術式があるが，本稿では，臼蓋側における寛骨臼移動術，大腿骨側では大腿骨頭回転骨切り術および転子間弯曲内反骨切り術の3術式について，その基本的手術手技を概説する．

■寛骨臼移動術

1956年，西尾は臼蓋形成不全や亜脱臼により生じた股関節症に対する骨盤側の手術として寛骨臼移動術（transpositional osteotomy of the acetabulum；TOA）を世界に先駆け報告した[1]．本術式は，寛骨臼を球状に掘り出し，これを主に前外側に移動させることにより骨頭の被覆を改善し，関節症の進行予防を目的とした画期的な手術法であり，今日，広く行われている寛骨臼回転骨切り術も，その基本的な概念はTOAにある（図1）[2]．

1. 手術手技

(1)体位
完全側臥位で，陰圧式固定具マジックベッドおよびX線透過性のある側臥位固定器を使用している．術中にX線撮影が必須であるため正確な骨盤正面像が得られるよう確実に固定する．

(2)皮切
上前腸骨棘の1cm程度頭側より大転子近位を通り大転子後方に至る後上方に凸の弓状切開を用いている（図2）[2]．

(3)展開
① 筋膜露出
前方は上前腸骨棘および腸骨稜まで2～3cm，遠位は大転子より4～5cm，後方は大転子より4～5cmまで脂肪組織に切り込まないようにして筋膜を露出する．

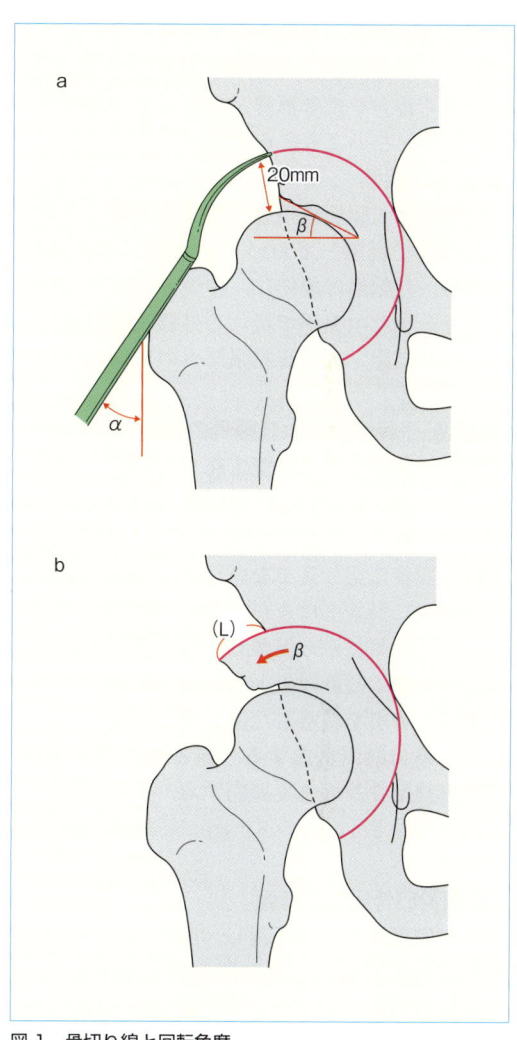

図1 骨切り線と回転角度
a 骨切り線は，腸骨外板の関節裂隙から20mm頭側を通り，腸骨内板に接するような円を設定する．このラインに合うように，トレースしたノミを腸骨外板に合わせ，この際のノミの柄と骨盤がなす角度（α）を測定する．これが最初に腸骨外板にノミを打ち込む角度となる．
b 回転角度は臼蓋加重部傾斜角（β）だけ回転させ，これが水平となるのを目安としている．さらに，移動骨片の外側への移動距離も測っておく（L）．
（文献2）より引用）

② 筋膜Y字状切開

まず上前腸骨棘より腸骨稜に沿って約3cm程度中殿筋を起始部より縫い代を残して切離し，腸骨外板の前方をコブを用いて骨膜下に剝離しておく．続いて大転子を中心に前方は先ほど切開を加えた上前腸骨棘まで，遠位は5cm程度，後方は大殿筋を分け4～5cmまでY字状に切開する．

③ 後方の展開

梨状筋，双子筋，内閉鎖筋を切離反転し，後方関節包を坐骨基部まで十分に露出する．坐骨基部には血管群が長軸方向に走行していることがあり，必要に応じて結紮，凝固止血をする．またすぐ後方を坐骨神経が走行しているためこれを損傷しないよう注意する．

④ 前方の展開

中殿筋と大腿筋膜張筋との間を剝離し，あらかじめ②で剝離しておいた起始部につなげる．この際，起始部は鋭的に，中央から末梢は鈍的に行う．また中央部で現れる外側大腿回旋動脈の分枝は結紮，大腿筋膜張筋への神経は切離する．

(4) 大転子骨切りおよび腸骨の展開

無名結節直下にて外側広筋を切離し，同部より中枢に向けて大転子を厚みが1.0～1.5cm程度になるよう骨切り反転する．この際，頸部や転子間稜に切り込まないように注意する．これを頭側に引き上げながら，中小殿筋を大転子につけて関節包から剝離し，腸骨外壁を展開する．この際，臼蓋縁の上方には栄養血管が入っており，筋層を剝離した際に割と出血する．これを丁寧に凝固止血する．後方は大坐骨切痕，後下方は坐骨基部まで展開する．ここで殿筋保持器2個を2.4mmのKirschner鋼線にて設置する．

(5) 寛骨臼骨切りの準備

上方関節包を一部切開し，直のエレバトリウムを関節面に挿入しその関節面から2cmの高さの腸骨外板にマーキングする．後方は骨性臼蓋縁と大坐骨切痕の中間点をマーキングし，これらを通るように円弧状の骨切りラインを描く（図3）[2]．この際，当科自作のおわん状骨切りガイドを使用している．2mmのKirschner鋼線にて骨切り線にそって1～2cmの間隔で穴をあけておく（いきなりノミにて骨切りすると骨皮質が割れることがありその防止のため）．作図にて決定した曲率半径の弯曲ノミを手術台に対して作図にて求めた角度で腸骨外板の骨皮質に打ち込み，X線コントロールを行う．骨切り部の高さ，移動骨片の厚み，およびノミの方向をチェックする．

(6) 寛骨臼の骨切り

骨切りは，骨切り線の最も頭側から始め，前方，後方へと進める．まず平ノミにて外側骨皮質のみを骨切り線にそって骨切りする．次に，弯曲ノミを打ち込み，腸骨から坐骨まで骨切りする．この際，弯曲ノミと関節包表面との距離を常に一定とすることで，球状の骨切りが可能であり，さらに関節内へ切り込むことを防止できる（図4）[2]．本術式では，弯曲ノミにて骨盤内板を切る際はブラインドとなり，誤って骨盤内に深く切り込めば血管損傷の危険がある．対策として，弯曲ノミにて内板の硬い皮質骨を切った際の手応えとそれに伴う骨切り音の変化を感じながら行い，それ以上深く切り込まないようにする．

(7) 恥骨の骨切り

ブラインドでの骨切りとなるためやや苦労する．下前腸骨棘の骨切り部から末梢かつ内側方向に向かって大腿直筋および腸筋を鈍的によけながら恥骨を前上方から剝離し，腸恥隆起を指先で確認する．腸恥隆起のやや外側に前上方からノミを当てこれを骨切りする．この際，助手に単鋭鉤で移動骨片を遠位方向に強く引き下げるようにして骨切りすると，骨切りが完了した際に抵抗がなくなり移動が容易になるためわかりやすい．

(8) 骨片の移動と固定

腸骨内板や恥骨骨切り部で回転の妨げになる部分があればこれを切除する．移動骨片の直上にKirschner鋼線を垂直に立て，これを目安に作図にて求めた角度だけ回転し，かつ前方にも必要に応じて移動を加える．作図にて求めた回転角度と移動距離であるか確認する．その後，皮質骨螺子1本にて固定し，X線コントロールを行う．予定した移動，荷重部の水平化，関節裂隙の開大，骨頭の内方化が得られていることを確認し，さらに2本の螺子にて固定する．固定性および骨切り部の接触具合を確認する．隙間がある場合は最後に切除した骨を詰める．

(9) 創閉鎖

創洗浄後，大転子を2本のワイヤーにて固定

し，ポルトパック留置後，各層縫合を行う．

■大腿骨頭回転骨切り術

1978年に大腿骨頭壊死症に対する関節温存術として杉岡により報告された[3]．本術式がきわめて有効な関節温存術であることはすでに多くの報告が実証している．

本手術には数多くのステップがあるが，最も重要なことは，手術中を通じて大腿方形筋下層にある骨頭栄養血管を温存するための慎重な手技である．そのために必要な操作として以下を注意している．
・小転子中枢側の十分な露出
・外閉鎖筋の完全な切離
・関節包の輪状切開
・術前予測に沿った正確な骨切り
・回転不足のときの処置

以下に具体的な術式を概説する．

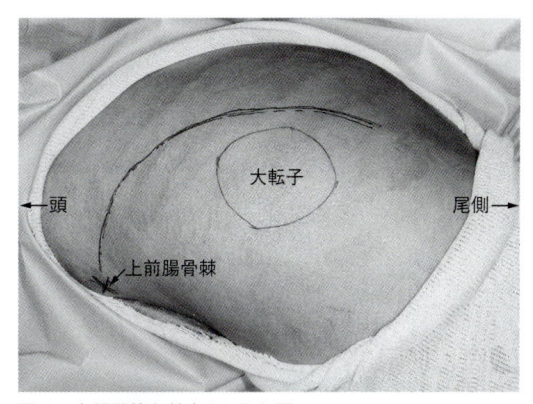

図2　左股関節を前方よりみた図
(文献2) より引用)

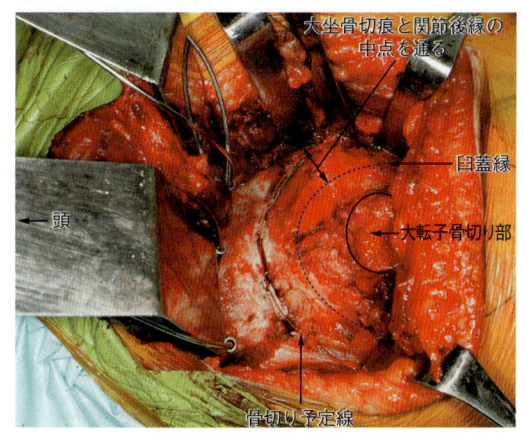

図3　左股関節を前よりみた図
(文献2) より引用)

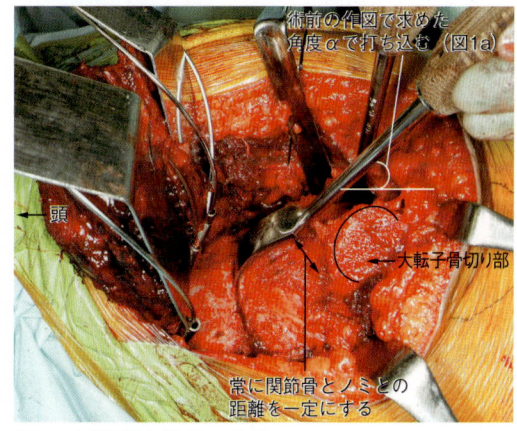

図4　左股関節を前よりみた図
(文献2) より引用)

1. 手術手技

(1)手術体位

完全側臥位．内旋が必要なときはMayo架台に足背部を乗せ，外旋が必要な際は清潔な大シーツを膝内側に使用する．また，患肢を伸展および内転できるよう，シーツの下に枕などは敷かない．

(2)皮切および展開

原法は，上前腸骨棘やや遠位から大転子の遠位を通り小転子の高さに終わる弓状切開であるが，最近は，プレートによる固定を考慮し，大転子を中心とする外側縦切開を用いている．

(3)小転子の露出

患肢を伸展内旋位とし，転子間稜を指でたどりながら小転子を触知する．小転子上を覆っている大腿方形筋の末梢部を筋走行に沿って縦切開し，ラスパトリウムで骨膜下に小転子を露出する（図5）．この際，特に小転子の中枢側を十分に露出する．これは，第2の骨切り時に十分な視野を得て栄養血管の損傷を防ぐために必須である．

(4)短外旋筋群の切離

短外旋筋上を走行する血管は結紮切離し，短外旋筋群（梨状筋，双子筋，内閉鎖筋）を転子間稜から1〜1.5cm離して転子間稜と平行にメスで切離し，後方関節包を展開する．さらに，小殿筋と関節包との間を剥離しておく．

(5)前方関節包の展開

中殿筋と大腿筋膜張筋の間を剥離し，関節包前方を展開し，後方から剥離しておいた部分に

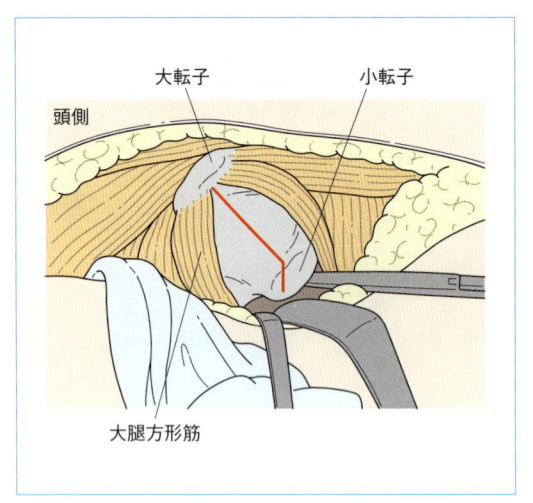

図5 小転子の露出
小転子中枢側を十分に露出しておく．第2の骨切りを栄養血管を損傷せずに行うために必須の処置である．

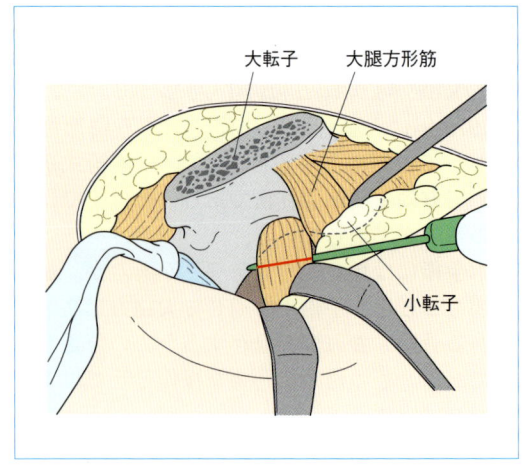

図6 外閉鎖筋の切離
薄い白色をした固有の筋膜を有する外閉鎖筋をエレバトリウムですくいながら完全に切離することが重要．切り残しがある場合は，十分な回転が得られない場合が多い．

つなげる．さらに，患肢を外旋屈曲位として大腿直筋と関節包の間を剥離する．

(6) 大転子の骨切り
小殿筋と関節包の間に後方からエレバトリウムを挿入し，これを目標とし，無名結節直下で外側広筋をつけたまま，前方にスライドさせるように骨切りを行う．

(7) 外閉鎖筋の切離
脂肪組織と関節包後下方の間にある固有の筋膜をもつ外閉鎖筋を慎重に切離する．筋鉤で脂肪組織を遠位に軽く押さえるようにしながら，エレバトリウムですくい上げて完全に切離する（図6）．後方の脂肪組織の近位から指を挿入し，大腿直筋との間で剥離しておいた部位より挿入したエレバトリウムの先を触知し，関節包を全周性に剥離する．

(8) Kirschner 鋼線の刺入
2本の Kirschner 鋼線（2.0）を頸軸に垂直となるように刺入し，X線コントロールをとる．

(9) 関節包の全周輪状切開
関節唇を触知し，これよりやや末梢で，関節軟骨を損傷しないように注意しながら輪状切開を開始する．内旋位で，後下方から関節包鉗子を関節包をつかみながら挿入し，これに沿って切開を進める（図7）．鉗子の先端まで切開を進めたら，その鉗子をはずさないようにしてゆっくり下肢を外旋位とし，その先端へ向けて前方より切開を進める．後方に比べ前方の関節包はかなり厚いので注意する．

(10) 大腿骨頭の観察
関節軟骨表面のしわ形成や不整などを観察し，壊死領域を確認する．不明な場合は，22G注射針を軟骨面より刺入して出血の有無を確認している．回転方向と必要な回転角度を最終確認する．

(11) 骨切り線の決定と骨切り
Kirschner 鋼線を刺入後撮影した X線と術前の作図を合わせて，意図した内反を得るために必要な骨切り線を決定する．第1の骨切り線は，栄養血管の損傷を防ぐため転子間稜から1cm以上離す．大転子直上の骨切り線も2本の Kirschner 鋼線のなす角度を参考にして決定する（図8）．この際，末梢骨片に十分な厚みと大転子接合部の面積が十分に確保できることを考慮する．さらに，第1と第2の骨切りのなす角は鈍角となるようにする．

(12) 中枢骨片の回転
中枢骨片に後方から転子間稜に入らないように注意し Steinmann ピンを刺入する．転子間稜のくぼみに刺入すると血管損傷の危険があるので注意する．後方回転の場合は前方から刺入する．これと平行に末梢骨片にも 2.0 Kirschner 鋼線を刺入する（回転角度の指標）．

骨切り部を関大し，両骨片にまたがって付着している外側広筋，腸腰筋を主に前方から切離する．十分に回転できない場合は，関節包の切

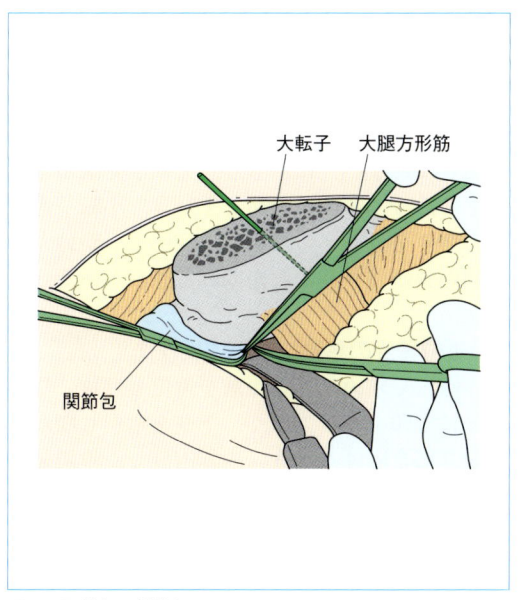

図7 関節包の輪状切開
下肢を内旋位とし，後下方から関節包鉗子を関節包をつかみながら挿入し，これに沿って切開を進める．鉗子の先端まで切開を進めたら，その鉗子をはずさずゆっくり下肢を外旋位とし，その先端へ向けて前方より切開を進める．

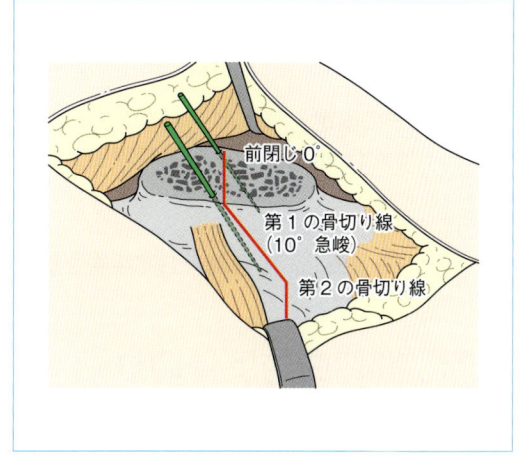

図8 術前予測に沿った正確な骨切り面の決定（図は20°内反を得るための骨切り線の設定）
Kirschner鋼線を刺入後撮影したX線と術前の作図を合わせて，意図した内反を得るために必要な骨切り線を決定する．第1の骨切り線は，栄養血管の損傷を防ぐため転子間稜から1cm以上離す．大転子直上の骨切り線も2本のKirschner鋼線のなす角度を参考にして決定する．この際，末梢骨片に十分な厚みと大転子接合部の面積が十分に確保できることを考慮する．さらに，第1と第2の骨切りのなす角は鈍角となるようにする．

り残し，残存した外閉鎖筋，中枢骨片へ付着する腸腰筋腱，関節包が回転に従って襟巻状に締まるような場合は関節包の縦切開を追加する（図9）．

これらの操作中，前方回転の場合は栄養血管を含む脂肪組織が頸部上方に移動していることを念頭におき，常にこれを損傷しないよう注意する．また，後方回転の場合は脂肪組織が後下方に移動するため，骨片間で挟まれないよう注意する．最も重要なのは，術中を通じて骨頭栄養血管の保護であり，さらに回転により血行障害をきたす場合もあるので，術中は中枢骨片からの出血を確認しながら回転角度を調節する．

(13) 骨片の固定

軽度屈曲，内転して大腿骨軸に沿って末梢骨片を押し上げるようにすると骨切り面が密着しやすい．隙間がないことを前方後方の両方から確認し，さらに骨切り面の内下方が密着していること（密着しないと外反位になり健常部占拠率が低下してしまう）に注意する．現在われわれは，固定にはK-Max AA Hip Screw（JMM社）を用いている．いずれにしても，内固定としてdynamic hip screw（DHS）のような太いラグスクリューを骨頭内に刺入することは，血

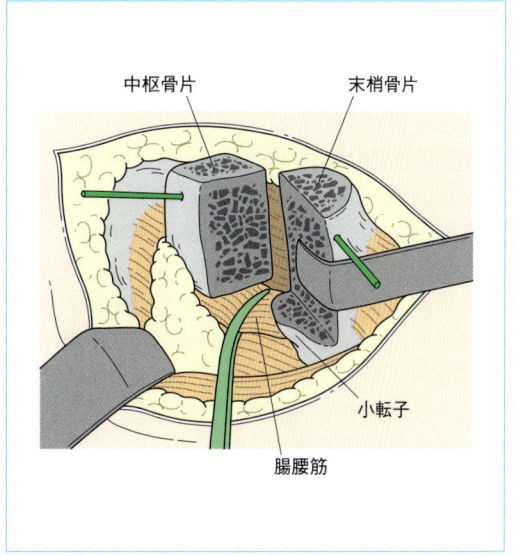

図9 実際の回転（図は小転子付着部に残存する腸腰筋を切離しているところ．）
下肢をやや内旋位として，骨切り部を関大し，両骨片にまたがって付着している外側広筋，腸腰筋を主に前方から切離する．
十分に回転できない場合は，関節包の切り残し，残存した外閉鎖筋，中枢骨片へ付着する腸腰筋腱，関節包が回転に従って襟巻状に締まるような場合は関節包の縦切開を追加する．
これらの操作中，前方回転の場合は栄養血管を含む脂肪組織が頸部上方に移動，後方回転のときは後下方に移動していることを念頭におき，常にこれを損傷しないよう注意する．

流障害をきたす恐れが高いことに留意すべきである．固定の際には帯状硬化部を抜くと固定性が増す．

(14) 大転子の固定

大転子はφ1mm程度の軟鋼線で固定している．

(15) 閉創

ドレーンを留置し，各層縫合して手術を終了する．

■転子間弯曲内反骨切り術

1969年に西尾は臼蓋形成不全を有する股関節症に対して，転子間弯曲内反骨切り術を考案し，1971年には良好な成績を報告した[4]．本術式は，Pauwelsによる楔状内反骨切り術に比べ，下肢短縮や大転子高位を生じにくく，大腿骨軸の側方移動も少なく，転子間で弯曲に骨切りを行うため海綿骨同士での接触が得られ良好な骨癒合が得られる，といった特徴を有している．大腿骨頭壊死症および臼蓋形成不全股の一部に対して有用な関節温存術である．

1. 手術手技

(1) 皮切

大転子近位端から遠位に至る約15～20cmの外側縦切開を加える．

(2) 股関節部の展開

大腿筋膜，腸脛靱帯も同様に切開する．下肢を内旋位とし，大転子周囲にある薄い膜や滑液包を切開して転子間稜を露出する．小転子を骨膜下に露出し，転子間稜も予定骨切り線に沿って剝離展開する．この際，転子間稜の内側には大腿骨頭への栄養血管があり，これを損傷しないように注意する．骨切りは後方から行うため，前方の展開は必要ない（図10）[5]．

(3) 骨切りガイド設置

JMM社製内反骨切りガイド（半径35～55まで5mm刻み）を，中枢部は転子間稜より5mm離し，小転子中央やや遠位端へ向け，転子間稜外側に後方から当て，皮質骨螺子2本にて固定する．この際に，転子間稜より5mm程度離れているか，大転子および大転子基部に十分な厚みがあるかを確認する．イメージにて位置を再度確認し，必要に応じて調整する．この際，膝関節を90°屈曲し，X線の入射方向と下腿の向きを平行にすると正確な正中位となる（図11）[5]．

(4) 骨切り

中殿筋付着部を一部剝離し，レシプロケーターにて深さと方向（ポイント：下腿軸に平行，前閉じにしない）に注意し，大転子先端からガイドに沿って弯曲に骨切りを行う．小転子側から骨切りを行うと，最後に比較的柔らかい大転子側の骨が残り，これが割れる恐れがある（図12）[5]．

(5) 近位骨片の移動による内反操作

作図にて求めた移動距離を遠位と近位骨片にノミにて印をつけておく．下肢を牽引しながら骨切り部を広げるように内転内旋し，単鋭鉤を中枢骨片内側下縁の小転子切骨部にかけ，頭側に引くと骨片が内反する．さらに，大転子近位端で小殿筋と関節包の間を剝離し，近位骨片の前方関節包の一部および腸腰筋の小転子付着部を切離すると移動が容易になる．近位および遠位骨片につけた印が一致するまで単鋭鉤にて近位骨片を移動させ，下肢の内旋を解除し整復する．この際，単鋭鉤が滑りやすく，転子間稜の栄養血管を損傷しないように注意する（図13）[5]．

(6) 骨片固定

外側広筋を縦切し，プレートが設置できるように展開する．近位にSteinmannピン，遠位は各種プレート固定用ガイドピンを刺入して仮固定する．イメージにて，内反角度，ピンの位置，方向，長さを確認する．まず，近位側を大骨螺子にて固定する．これは回旋予防のために行っている．続いて，プレートによる固定を行う．以上の操作の後，再度イメージにて，予定した内反角度，スクリューの長さ，位置を確認する．

(7) 創閉鎖

創洗浄後，ボルトパックを留置し，各層縫合する．

文献

1) 西尾篤人：先天性股関節脱臼に対する髄臼移動による観血的整復術．日整会誌 30：483, 1956
2) 山本卓明ほか：寛骨臼移動術のコツ．股関節外科の要点と盲点，久保俊一編，文光堂，東京，178-181, 2005
3) Sugioka Y：Transtrochanteric anterior rotational osteotomy of the femoral head in the treatment of osteonecrosis affecting the hip；a new osteotomy operation. Clin Orthop Relat Res；130：191-201, 1978

◎寛骨臼移動術では，臼蓋荷重部傾斜角がほぼ0°となるように回転させる．
◎大腿骨頭回転骨切り術では，術中を通じて骨頭栄養血管を十分に保護する．
◎大腿骨内反骨切り術では，骨切り後の内反を得る方策と整復の方法が重要．

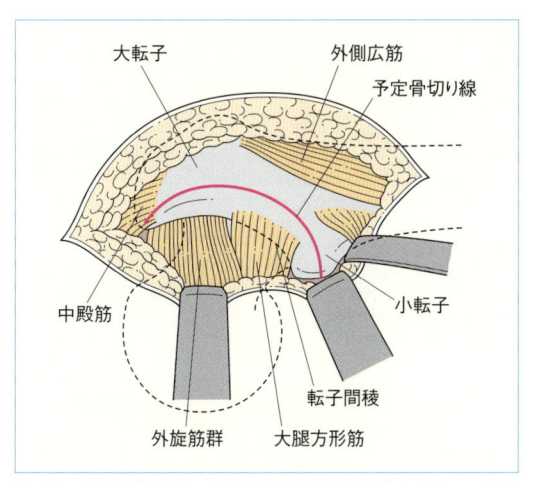

図10 予定骨切り線の展開（右股関節を後方よりみている）
（文献5）より引用）

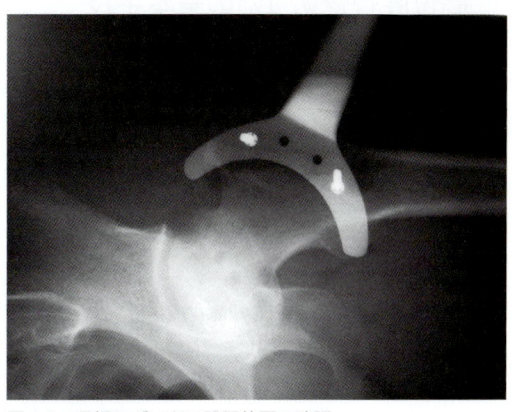

図11 骨切りガイドの設置位置の確認
ポイント：転子間稜より離れているか，また大転子および大転子基部に十分な厚みがあるかを確認する．
（文献5）より引用）

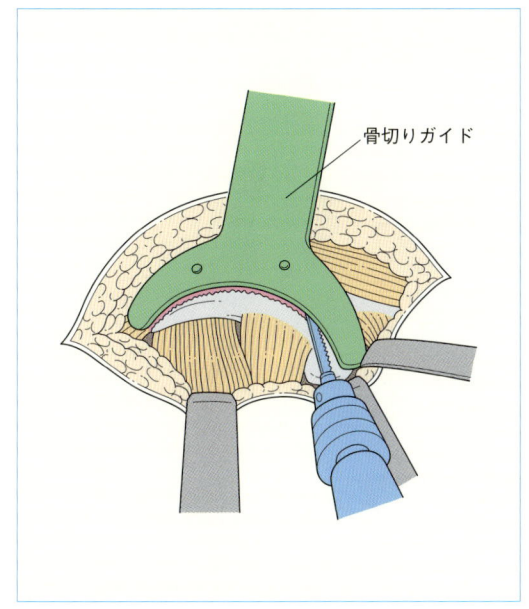

図12 レシプロソーによる骨切り
ポイント：下腿軸と平行で，前閉じにならないようにし，中枢から末梢に向けて骨切りする．
（文献5）より引用）

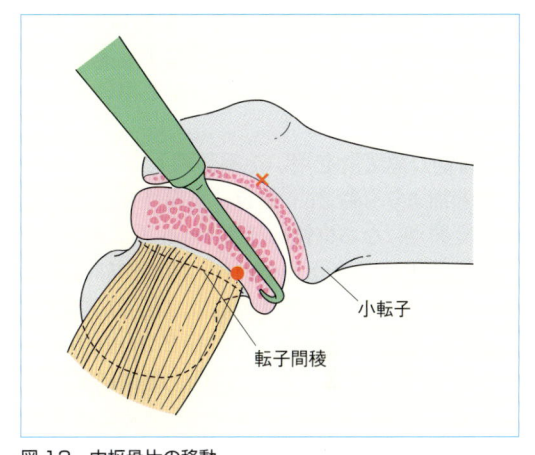

図13 中枢骨片の移動
作図で求めた移動距離を遠位（×）と近位骨片（●）に印をつけておく．骨切り部を広げるように下肢を内転内旋し，単鋭鉤を中枢骨片内側下縁の小転子骨切り部にかけ，頭側に引くと中枢骨片が内反する．移動が困難な場合には，大転子近位端で小殿筋と関節包の間を剥離し，近位骨片の前方関節包の一部および腸腰筋の小転子付着部を切離する．近位および遠位骨片につけた印が一致するまで単鋭鉤にて近位骨片を移動させ，下肢の内旋を解除し整復する．単鋭鉤が滑りやすいため，転子間稜の栄養血管を損傷しないように注意する．
（文献5）より引用）

4) 西尾篤人ほか：大腿骨転子部内反骨切り術の一つの工夫．整外と災外 20：381-386, 1971
5) 山本卓明ほか：大腿骨転子間弯曲内反骨切り術のコツ．股関節外科の要点と盲点，久保俊一編，文光堂，東京，194-197, 2005

各論 ▶ 個別のテクニック [III. 関節]

関節手術の基本手技
⑥高位脛骨骨切り術の基本手技

九州大学整形外科准教授 **松田秀一**・九州大学整形外科 **田代泰隆**

1. 手術手技

(1) アプローチと脛骨前外側の展開

腓骨頭から脛骨粗面を通り，遠位に伸びる約10 cmの内上方凸の弧状皮切にて行う．筋膜を切離し，メスとラスパトリウムを用いて伸筋群を骨膜下に剥離して脛骨近位部外側面を露出する（図1）．膝蓋腱外縁に沿った膝蓋支帯を2 cm程度縦切し，近位へ皮弁状に翻転する．膝蓋腱直下の脛骨前面はエレバトリウムが入る程度に展開し，癒着防止のため過度の剥離はしない．手術瘢痕が目立たないことを優先する場合，皮切は脛骨粗面から外側への横切開を用いてもよい．

(2) 骨切り角度計を用いた鋼線刺入

関節面よりも約2 cm遠位，正面像で脛骨外側縁の変曲点になる位置へ径2.4 mmのKirschner鋼線を透視にて確認しながら，関節面に平行に刺入する．これに骨切り角度計（図2）を設置し，予定した角度をつけて，径2.0 mmのKirschner鋼線を刺入する（図3）．透視にて術前に計画した骨切り線とほぼ同一であることを確認したら，術中の矯正角度確認の基準として下腿長軸に沿ったラインを皮膚ペンでマーキングし，脛骨骨切りへと移る．

(3) 脛骨骨切り

まず脛骨外側面の開窓を行う．幅10 mmないし15 mmの平ノミを用いて2本のKirschner鋼線に挟まれた外側骨皮質のみを長方形に骨切りし，開窓する．続いて平ノミを近位および遠位のKirschner鋼線に沿わせるようにまっすぐに内側骨皮質の手前まで刺入する．骨切り面を平坦にするためには，透視にてノミの方向を確認しながら一気にノミを内側まで進めることが肝要である．また，前傾や後傾の骨切りに

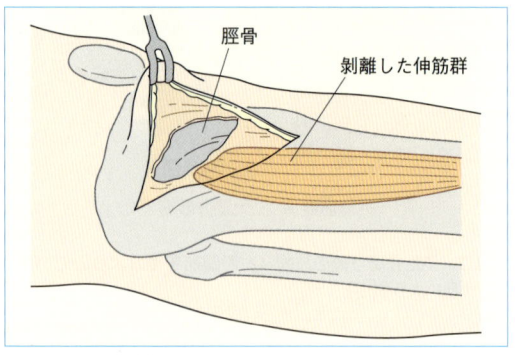

図1 脛骨前外側の展開
伸筋群を皮切と同一線上で一部切離し，ラスパトリウムを用いて骨膜下に剥離する．

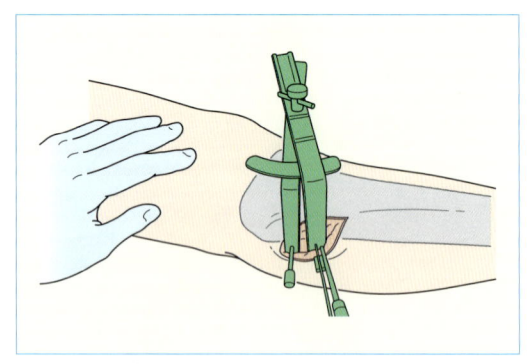

図2 骨切り角度計

ならないように注意する．前方および後方にもノミを入れて，海綿骨を楔状の塊としてくり抜く．近位のKirschner鋼線は術中の矯正角度確認の指標とするため，内固定直前まで挿入しておく．続いて前方近位と後方遠位の骨皮質を片刃のレシプロソーと平ノミを用いて骨切りする．骨切り部の密着を得るため，四隅の角が直角になるように残った海綿骨は小鋭匙を用いて削り取る．遠位骨片の前方外側の骨皮質はin-

◎脛骨骨切りの際には，内側の骨皮質手前までノミを一気に進める．
◎腓骨の骨切りは骨幹中央部で行い，腓骨筋の後方より展開する．
◎内側骨皮質は完全に離断させず，遠位骨片が内側偏位しないようにする．

terlockさせる時の妨げになるので，一部切除しておく（図4）．内側骨皮質は遠位骨片の内側偏位を避けるため，完全には離断せずに，径2.0mmのKirschner鋼線で数ヵ所穴をあけて矯正しやすい程度にとどめる[2]．

(4)腓骨骨切り

中央部の直上に，約5cmの縦切開を加えて筋膜を切離，腓骨筋を筋鉤を用いて前方へよけて筋間より腓骨へ到達する．前方に2本，後方へ2本のエレバトリウムを腓骨に沿わせるよう愛護的に挿入し，骨切りの際の合併損傷を防ぐ．オシレーティングソーを用いて腓骨を1cm程度切除する．腓骨の骨切りは脛骨の操作の前に行っておいても差し支えない．

(5)矯正・内固定

骨切り部の可動性が得られたことを確認したら，遠位骨片を軽く内旋させてinterlockした後，外反を加えて骨切り面を密着させる．残しておいた近位のKirschner鋼線に再び角度計を設置し，ロッドをマーキングしておいた下腿軸に合わせて，予定した矯正角度が得られていることを確認後，内固定を行う．

固定材料には以前はステープルを用いていたが，最近では固定性の強化のため，ロッキングプレートを使用している[3]．

注意点として，内側骨皮質が完全に離断している場合，遠位骨片が内側偏位することがある．その場合矯正角度が適正であっても下肢機能軸は内側移動することになり，成績低下を生じうる．骨切り面を密着させる際に注意しておく必要があるが，もし遠位骨片が内側偏位した場合，スクリューをロックする前に骨片を外側へ寄せながら締め上げると，数mmであれば良好な位置へ整復することができる．

(6)洗浄・骨移植・創閉鎖・シーネ固定

創内を十分に洗浄後，採取した海綿骨をチップ状に加工し，骨切り部とプレートの間隙へ骨移植する．脛骨と腓骨に1本ずつドレーンを留置後，筋膜と皮下・皮膚を縫合し，ギプスシーネを当てて手術を終了する．

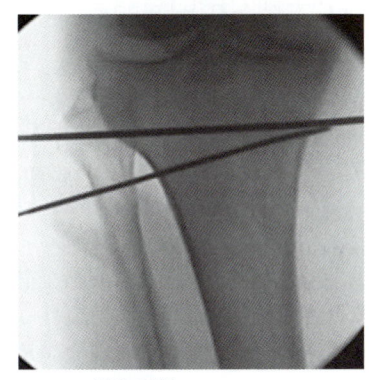

図3 Kirschner鋼線の刺入
外側の変曲点に関節面と平行にKirschner鋼線を刺入し，さらに矯正予定角度に従ってもう1本刺入する．

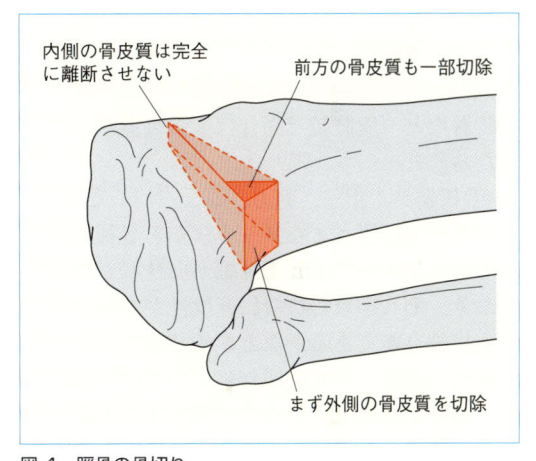

図4 脛骨の骨切り
Kirschner鋼線に沿って海綿骨を楔状に切除した後，interlockさせるため，前方近位・後方遠位の骨皮質をレシプロソーを用いて骨切りする．

文献

1) Ogata K：Interlocking wedge osteotomy of the proximal tibia for gonarthrosis. Clin Orthop 186：129-134, 1984
2) 三浦裕正：interlocking wedge osteotomy. 新OS Now No.24 膝関節外科 手術手技のすべて，岩本幸英編，メジカルビュー社，東京，69-75, 2004
3) 田代泰隆ほか：内側型変形性膝関節症に対する高位脛骨骨切り術—interlocking骨切り術—. OS Now Instruction No. 16 膝・足関節および足趾の骨切り術 ベストな手技のコツ＆トラブルシューティング，安田和則編，メジカルビュー社，東京，33-40, 2010

関節鏡の基本手技
①鏡視下手術で用いる器具

九州大学整形外科講師　岡崎　賢

はじめに

　鏡視下手術は閉鎖空間または狭小な空間内で対象物に近接させた内視鏡から得られる画像をモニターで見ながら，専用の特殊な器具を用いて行う手術であり，そのためには次の三つの要素の器具が最低限必要である．これは関節鏡に限らず，他の分野の鏡視下手術にも共通していることである．
① 光学機器：スコープ，カメラ本体，光源，モニターなど
② 手術空間確保のための装置：灌流装置，牽引装置など（腹腔鏡であれば気腹装置がこれにあたる）
③ 手術器具：鉗子，剪刀，シェーバーなど

　各機器はさまざまなメーカーから各種販売されている．メーカーにより細かい仕様が異なっており，それぞれの機器に互換性があるかどうか，接続可能であるかなどを確認しておくことが必要である．主要な操作については熟知しておく必要がある．これらの機器は次々と新しいものが開発されており，その中には手術を格段に容易にし，手術成績を向上させるものもある．新しい製品が出た場合には，その適応をよく理解し，必要性と操作性を吟味したうえで，使用法を事前に十分に習得するように心がける必要がある．

1. 光学機器

(1)スコープ

① スコープの種類（図1）

スコープの径：4mm，2.7mm，1.9mmなど．胸腹部領域では10mmなどの太い径のスコープが使われるが，関節鏡では一般に4mm径以下の物が使われる．膝関節や肩関節などで広く使われているのは4mm径のものである．手，足や指などの小関節に対して，2.7mmや1.9mmの小径スコープが用いられる．一般に細くなるほど視野角が減少し，明るさも低下する．

斜視鏡の角度：0°，30°，45°，70°など．一般に使われているのは30°斜視鏡である．スコープの先端で，長軸方向に対して30°の角度を視野中心とし，約115°の視野角を持つ（4mm径の場合）．ライトケーブル接続部の180°反対側方向へ角度がついているため，ライトケーブルを見たい方向と反対側に回すことで斜視鏡の効果を得ることができる．70°斜視鏡は長軸方向から70°の角度がついた方向を中心に，真横からやや後方も観察できるため，後十字靱帯（posterior cruciate ligament；PCL）脛骨付着など，狭くて角度がついた部位の観察に用いられる．しかし，関節鏡の軸の向きと視認方向とに大きな角度がついており，また，前方に視野欠損があるため，使用には慣れが必要である．45°斜視鏡は前方に視野欠損がなく，真横方向まで前方を広く観察可能である．前十字靱帯（anterior cruciate ligament；ACL）やPCLの付着部の観察や，内側半月板後節部など，角度をつけて観察したい場合に用いられる．0°の直視鏡はほとんど用いられない．

(2)カメラヘッドとカメラユニット（図2）

　光学機器の技術進歩とともに内視鏡で使用するカメラも1CCDから3CCDへと変化し，解像度や表現力も進歩してきた．近年は各社ともフルハイビジョン規格での画像表現が可能なハイエンドモデルを販売している．カメラヘッドとスコープを結合させる部分のアダプターによって使用するスコープの径に適合させるため，さまざまな内視鏡手術に共用で使用できる．カメラヘッドには複数のコマンドボタンがつい

図1 各種関節鏡
左より
1.9mm径用オブチュレータ
1.9mm用カニューラ
1.9mm径30°斜視鏡
2.7mm径用オブチュレータ
2.7mm径用カニューラ
2.7mm径30°斜視鏡
4mm径30°斜視鏡
4mm径45°斜視鏡
4mm径用カニューラ
4mm径用オブチュレータ

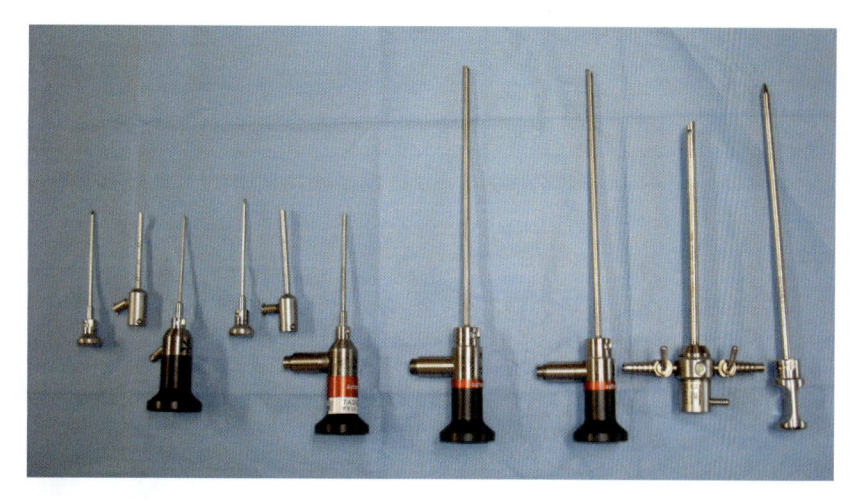

ており，画質調節やホワイトバランスなどの操作を手元でできるようになっているものが多い．カメラヘッドの滅菌方法は，オートクレーブ可能なもの，プラズマ滅菌可能なものなど，機種によって異なっており，使用する施設の設備によって機種を選択する必要がある．

(3)光源

光源にキセノンバルブを用いたものが多いが，近年LEDを用いたものも販売されている．キセノンバルブの場合は寿命があるので，術中の急な断線に備えて，バックアップバルブを準備しておく必要がある．光源ユニットとスコープは光ファイバーケーブルでつながれるが，ケーブルの接続部の形状はメーカーによって異なっているので注意が必要である．

(4)モニター

近年は液晶パネルを用いたものが多く，ハイディフィニッション（HD）規格対応の大型のものも各社から発売されている．

(5)映像記録装置

従来VHSビデオやS-VHSビデオなども使用されてきたが，近年のデジタル画像技術の進歩により，DVD，ブルーレイディスクやハードディスクに保存するものも使用されている．民生家電も流用できるが，内視鏡メーカー各社のオリジナル製品も販売されており，同一メーカーであれば録画や静止画撮影を他の機械と共通のコントローラーで操作できるものもある．

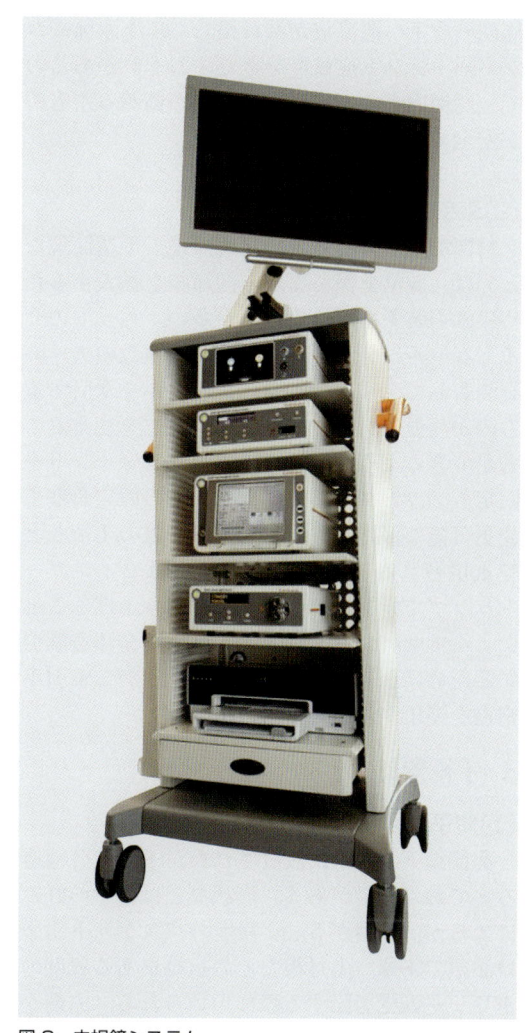

図2 内視鏡システム
上から液晶モニタ，シェーバーユニット，ハイディフィニッションカメラコントロールユニット，映像記録装置，光源，カラープリンタ

HD映像を記録できるものも増えている．静止画のカラープリンターと接続していると患者や家族への説明や，紙媒体でのカルテへの転載に便利である．また，医療用に設計された記録装置の中には，電子カルテへの画像データの転載を，院内ネットワークを使って可能にするものもある．

2. 手術空間確保のための機器

(1)潅流ポンプ

関節鏡の場合は，関節腔内を潅流液で満たす必要がある．点滴ルートを用いて，重力による自然落下や手動空気圧を加えて潅流する方法もあるが，機械式ポンプを用いた方が安定した潅流量を確保できる．関節内圧が過剰になると，周囲の皮下へ潅流液が漏れ出し，皮下水腫やコンパートメント症候群をきたすおそれがあるので，関節内圧を一定に保つ機能が備わったものが安全である．

(2)牽引装置

肩関節鏡，股関節鏡，足関節鏡，手関節鏡などでは，肢位を保ちながら関節腔を拡大するために牽引装置を用いることが多い．ベッドのサイドレールにジョイントがついた複数のアームを装着して，目的の方向へケーブルを牽引するものが簡便である．術中に適宜肢位を変えることができるように，ガス圧によりジョイントを固定し，ワンタッチでジョイントの固定角度を変更可能な保持装置もあり，肩関節の手術などで重用される（図3）．手関節ではフィンガートラップで指を保持し，上方へ吊り上げることによって牽引する．股関節鏡は下肢全体を牽引するために，骨折に対する手術で用いる牽引手術台を使用することが多い．

3. 手術器具

(1)鉗子（図4）

関節鏡下手術用に設計された鉗子類を各種そろえておく必要がある．形状などは術者の好みによるが，先端が5mm程度のバスケット鉗子は必須であり，半月板などの組織をある程度のボリュームで切除する際に用いられる．先端が10°ほど上を向いたものは，大腿骨顆部などの障害物の奥で，やや上方の組織を切除する際などに有用である．側方の組織を切除するための

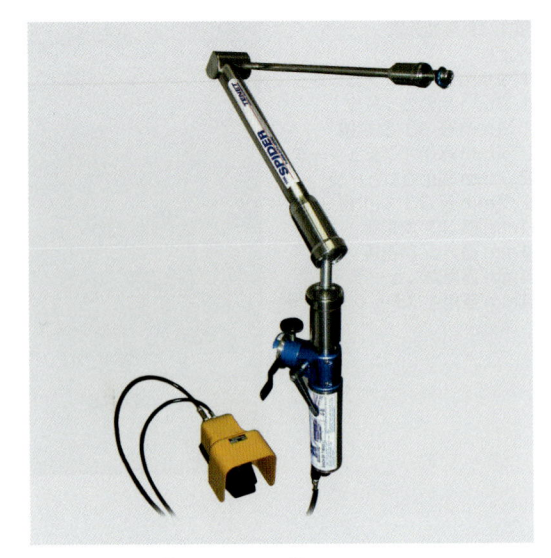

図3 四肢保持装置　SPIDER®

ロータリーパンチは左右方向のものがあり，半月板の中節から前節部の切除などに用いられる．組織を把持するための把持鉗子や，線状に切離するための剪刀もある．鏡視下手術用のナイフやフックナイフを使用することもある．また，鏡視下手術専用でなくても，髄核鉗子や，先の細いメイヨー剪刀・アイリス剪刀も有用である．

(2)シェーバー

吸引しながら連続的に組織を切除するシェーバーは，比較的広い部位の軟部組織を切除する際に有用である．滑膜切除，膝蓋下脂肪体や断裂靱帯の切除，半月板断端を平滑にする際など，利用範囲は広い．先端の太さや刃の形状が各種あり，関節の大きさや切除対象物によって変えることができる．骨などの硬組織を削るための回転やすり（アブレーダーバー）も装着できる．本体の回転速度や回転方向を変更でき，吸引の程度も操作できる．

(3)縫合器具

半月板，肩腱板，関節唇など，関節内構造体の縫合が必要となる場面は多い．限られた関節内空間で，対象物に縫合糸を的確に通すためのさまざまな器具が開発されている．軟鋼線によってカーブした運針を行うものや，弯曲した中空針を用いて縫合糸を通すもの（図5）など，

◎4 mm 径 30°斜視鏡の特性と斜視鏡の使い方を理解する.
◎ポンプ,シェーバー,高周波焼却装置の特性と正しい使い方を理解する.
◎新しい器具は十分に使用法を習得してから使用するようにする.

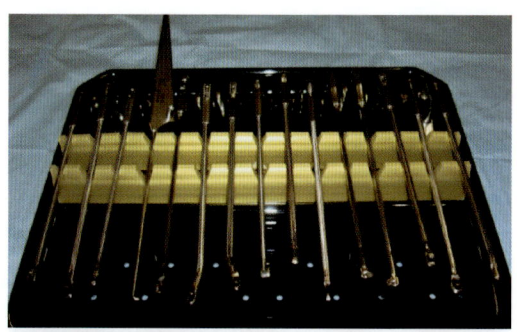

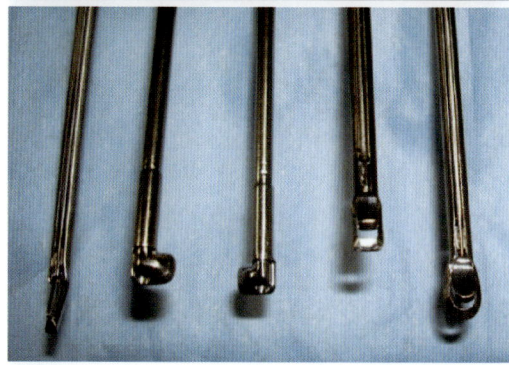

図4 鉗子類
先端が楕円状のもの,角度がついたもの,左右ロータリーパンチ,剪刀,把持鉗子など,各種そろえておいた方がよい.

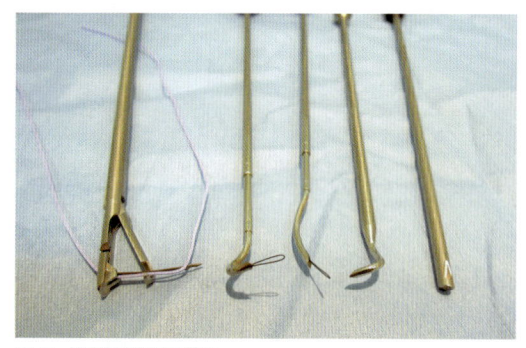

図5 鏡視下縫合用器具
左よりスーチャーパンチ,スーチャーフック3種類,ノットプッシャー
肩腱板,関節唇,半月板,十字靱帯など,さまざまな関節の軟部組織の縫合に利用可能である.

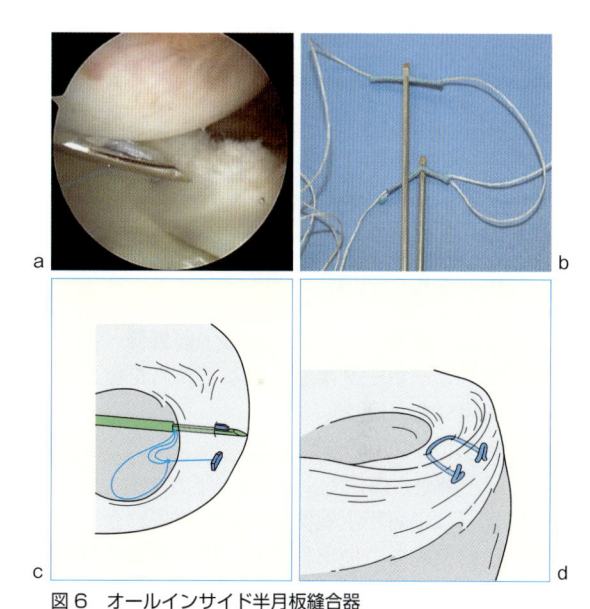

それぞれの術者の好みと手技に応じて選ぶ必要がある.骨に軟部を縫着するための suture anchor やオールインサイド手技での半月板縫合器(図6)なども必要に応じて使用する.

(4) 高周波焼却装置

関節内で止血し,軟部を焼却除去するための高周波焼却装置(VAPR® システム(Mitek® 社),Vulcan(Smith & Nephew 社))は,出血のコントロールをしながら広範囲の軟部組織の郭清が必要なときに用いられる.滑膜切除,靱帯再建,肩峰下除圧などの際に有用である.

図6 オールインサイド半月板縫合器
a,c FasT-Fix™(Smith & Nephew 社) プラスチック製のインプラントを半月板外側に引っかけ,あらかじめ設けられたスライディングノットを締めることにより縫合する.
b,d MaxFire™(Biomet 社) ポリエチレン繊維製のインプラントを半月板外側に引っかけ,編み込まれた繊維が縫合糸を締めつけることにより糸が固定される.

各論 ▶ 個別のテクニック [Ⅲ.関節]

関節鏡の基本手技
②肩関節

九州厚生年金病院リハビリテーション科部長 山口智太郎

はじめに

肩関節鏡手術は，最近10年あまりの間に目覚ましい発展を遂げた．診断的なものから，現在は腱板損傷，習慣性脱臼，関節唇損傷などの治療に用いられ，従来の開創直視下手術よりも低侵襲で同等以上の成績をおさめている[1~4]．本稿においては，鏡視下腱板修復術（arthroscopic rotator cuff repair；ARCR）を主体に，必要な基本手技について述べる．

肩関節鏡手術は，① ポータルの作製，② 視野の確保・病態の把握，③ 組織の剝離と修復デザイン，④ アンカー固定，⑤ 組織への糸かけ，⑥ 糸の縫合（修復）という手順で行う．そのために必要な基本手技や器具などについて順を追って述べる．

1. ポータルの作製

ARCRの場合は，前方・後方・前外側・後外側・アンカーポータルを作製しこれらを組み合わせて用いる（図1）．

(1) 後方ポータルの作製

肩峰下棘から内側1.5～2cm，下方1.5～2cmの位置（ほぼ肩甲上腕関節裂隙の位置）から前方の烏口突起の方向を目安に，17G硬膜外針を用いて刺入する．50ml注射器で生理食塩水を注入し，生理食塩水の逆流があるか確認しながら40～50ml注入する．拘縮がある場合は，関節腔が狭いことが多く10～20ml程度しか注入できないことがある．針が関節内に入り刺入部位が適切な場合には同部に約5mmの皮膚切開を加え，関節鏡の外套管と鈍棒を硬膜外針の方向に挿入し，注入した灌流液の排液を確認する．外套管に灌流管と排液管を装着し，30°斜視鏡にて観察する．

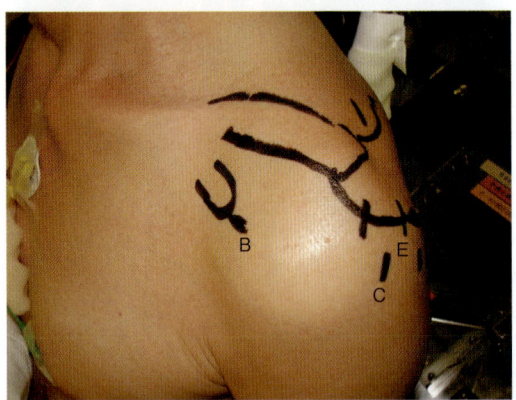

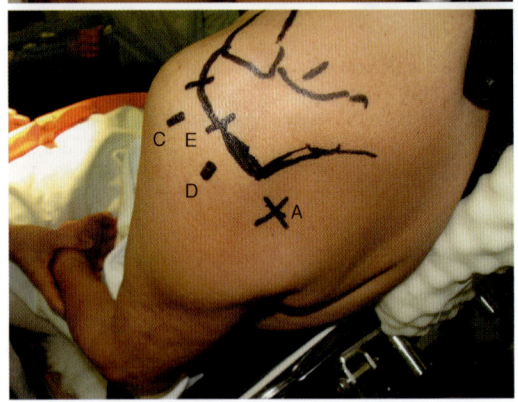

図1　ポータルの位置
A：後方ポータル，B：前方ポータル，C：前外側ポータル，D：後外側ポータル，E：アンカーポータル

(2) 前方ポータルの作製

次に後方鏡視下で腱板疎部に前方ポータルを作製する．肩甲下筋腱と上腕二頭筋長頭腱（long head of biceps tendon；LHB）と関節唇で囲まれた部位に前方よりカテラン針で刺入し位置を確認したのち，ポータルを作製する．拘縮の強い症例では腱板疎部は瘢痕組織によってほとんどない場合が多く，その際は腱を傷つけ

ないように注意が必要である．

(3) 前外側・後外側・アンカーポータルの作製

肩峰下滑液包（subacromial bursa；SAB）鏡視に必要な前外側または後外側ポータルを作製するのは後方ポータルから見ながら，適切な位置・高さに作るのが理想ではあるが現実的には後方鏡視では滑膜の増勢により視野が取りにくいことが多く，筆者は前外側，後外側ポータルは肩峰外側からの距離（約1.5cm 遠位）と前後の位置関係を目安に作製している．

アンカーポータルは，修復に必要なすべてのアンカーを垂直に近い位置で挿入できる場所で肩峰外側に接するように作製する．

(4) Bankart 修復術のポータル作製

Bankart 修復術の場合には前方，前上方，後方ポータルを用いる．前上方ポータルを作製するので，前方ポータルは，肩甲下筋上縁ぎりぎり（通常の位置より下方）に作製すると操作がしやすい前上方ポータルは，後方鏡視でLHBの上に出るようにカテラン針で位置を確認した後にカニューレを刺入し，LHBの前方に抜いておく．

(5) カニューレ

内径5mm，5.5mm，6mm のものがある．糸のリレーや縫合には，糸が軟部に絡まないようにするために必須である．カニューレを使用すると器具の出し入れは容易となるが，操作性が阻害され，関節内圧も高く維持されるために組織浮腫も起こりやすい．そのため糸の操作時や器具を入れにくい部位にのみ使うなど，必要最小限の使用にとどめている．

2. 視野の確保・止血

肩関節では滑膜を切除し止血を行い視野の確保をすることが必須である．滑膜炎の強いSAB鏡視では，視界が狭く，狭い範囲でカメラとプローベの先端を一致させ，カメラの直前で電気蒸散機器（radio frequency device；RF器具）などを使って滑膜を切除し，視野を広げることが必要となる．SAB前方の比較的スペースの広いところから始めるのがコツである．慣れない間は内側（鎖骨遠位端方向）にいきやすいので，その都度カテラン針などで位置を確認する．

(1) 潅流ポンプ

出血しがちな肩関節鏡手術において潅流ポンプは大変有用である．出血時には一時的に圧を上げ，視野を確保した後に止血を行う．通常は圧30〜40mmHg 前後で行っているが，出血した際には圧を50〜60mmHg 程度に上げ出血源を確認してRF器具を用いて止血を行う．止血操作の際には関節鏡を出血源の近くに置くと外套管先端からの流水で出血源が同定しやすい．大出血により視野が全く取れなくなった場合には，ポータルを指などで押さえしばらく待つと視野が取れることが多い．

(2) 電気蒸散機器（RF器具）

電気的に組織を蒸散する装置で肩関節鏡には欠かせない．止血操作もできる．筆者はMitek®社のVAPR®を使用している．プローベはアングルサイド（大・小），90°フックを主に使用している．アングルサイド大は止血やSABの郭清に，アングルサイド小は腱や関節唇の剥離に，90°フックは関節包など組織の切離に用いている．

(3) シェーバー・アブレーダー

シェーバーは滑膜などの軟部組織を切除するのに用いる．骨質の悪い場合は，骨表面の新鮮化をシェーバー（順回転）で行う場合もある．アブレーダーは反復性脱臼での肩甲骨頸部や腱板での大結節部の新鮮化，そして肩峰下骨棘の切除に用いる．

3. 組織の剥離

断裂が大きく変性の強い腱板や習慣性脱臼の前下方関節唇は癒着していることが多く，修復するためには剥離が必要となる．RF器具や剥離子を使って十分剥離し，余裕を持って修復することが成功のカギとなる．腱板損傷は，緊張なくフットプリントまで引き出せるように，烏口突起基部（烏口上腕（coracoid humeral；CH）靱帯）や肩甲棘を目安に腱板の表面・裏面ともに剥離を行う．Bankart修復術における前下方関節唇の剥離は，右肩でいうと2時から7時くらいまで行い，内下方に落ち込んで癒着した関節唇および前下関節上腕靱帯（anterior inferior glenohumeral ligament；AIGHL）を外上方に引き上げ，再緊張させることが重要である．

(1) 剥離子（ラスパトリウム）

鋭・鈍，上向き・下向きがあり部位によって使い分ける（図2）．癒着している症例ではスペースがないため，他のポータルからプローベで剥離する組織を持ち上げたり，剥離子自身で

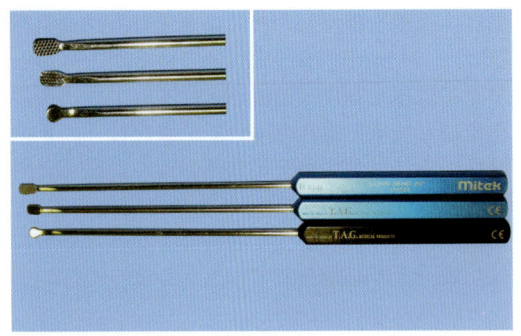

図2 剝離子
下向き（鈍），上向き（鈍），鋭

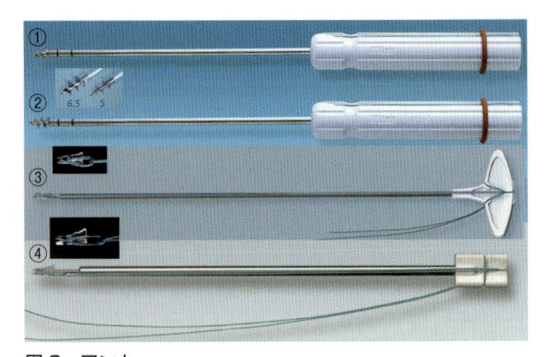

図3 アンカー
① 吸収性（小）PANALOK® loop 鏡視下用，② 吸収性（大）PANALOK® loop RC，③ 金属製（小）FASTIN® RC，④ 金属製（大）FASTIN® RC 6.5mm（すべて Mitek® 社）

組織を持ち上げ，剝離範囲を確認する．

4. アンカーの挿入

　アンカーは吸収性と金属製に分かれる．使用する部位，年齢，骨質によって使い分けている．Bankart 修復や関節唇修復ではドリルガイドの中を通して挿入できる小さめの吸収性アンカーを，腱板修復で若くて骨質の良い場合には大きめの吸収性アンカーを，高齢者で骨質の悪い場合は金属性アンカーを使い分けている（図3）．

　骨外に出ないように，アンカーの刺入方向には特に注意する必要がある．特に腱板修復のフットプリント外側にアンカーを挿入する場合に，挿入する骨面に対して45°以下に倒して挿入することが以前は推奨されていたが，強度試験などの結果ではそれほど倒して入れる必要はない[5]．しかしながら，double row や suture bridge で修復する場合には内側のアンカーの角度がつきすぎると，外側のアンカーが干渉してしまうので注意が必要である．

(1) 吸収性アンカー

PANALOK® loop RC（Mitek® 社）の場合：金属製の外套とドリルであらかじめ骨孔をあけ，作製した骨孔に挿入する．外套は先端がこぎり刃状の形状となっていて，適切な位置に設置したあと，ハンマーで軽く叩いて，ドリリングの際にずれないようにする．アンカーのサイズが大きいため外套の中には入らないので，関節鏡で骨孔の位置と方向を確認して挿入しなければならない．方向を誤って挿入した場合にはアンカーが破損して固定性が得られない場合がある．

(2) 金属製アンカー

FASTIN® RC（Mitek® 社）の場合：先端がチタン製の海綿骨螺子のような形状になっており，ドリルは必要なくそのまま手でねじ込むようにして入れる．骨質が良い症例では，はじめはハンマーで軽く叩いたあと位置が変わらないように滑らないように両手で把持してねじ込んで挿入する．関節鏡を片手で操作して片手で挿入すると滑り正確な位置に入りづらい．必ず両手で挿入するように心がける．

5. 組織への糸かけ

　組織に糸をかける器具は，① 糸を装着した針を腱板に通す器具（フレキシブルスーチャーパッサー（Mitek® 社）），② 糸をつかめる機構をもった器具（スーチャーグラスパーやクレバーフック（Mitek® 社））③ アンカー糸以外の糸を組織にかける器具（スーチャーフックやスーチャーパンチ（Linvatec 社）がありそれぞれ一長一短がある．

(1) フレキシブルスーチャーパッサー

　アンカーの糸を器具に装着させ，糸をかけたい組織を顎 jaw で挟んでその先端に糸を通すことができる器具である（図4）．先端が大きいのである程度のスペースを必要し，組織の表面にループの糸を出した後にその糸を関節外から取りにいく操作が必要となりやや時間がかかる．糸をかけられる位置が器具の顎の部分の長さまでに限られている．カニューレが必須で，針はディスポーザブルで他の器具よりもランニングコストがかかるなどの欠点がある．しかし操作は比較的容易で思った場所に簡単に糸をか

けることができる．組織を貫いて出てくる針の出口の滑膜をあらかじめ切除し視野を確保しなければならない．また肩峰との距離が近い場合には垂直にそのまま針を出すと骨に当たり破損の原因になるので，糸をかけたい組織（腱板）をスーチャーパッサーの顎で把持し，少し手前に引き斜めに傾けて針を出すと安全である．

(2) スーチャーグラスパー

フック（針）の先端にかぎ状の糸を取れるワイヤーが付いている器具である（図5）．針の先端を適切な位置に出す操作がややむずかしいが1回の操作で組織に糸を通して関節外に出せるため，かかる時間が短いのが利点である．筆者は60°カーブのものを愛用している．組織に通したグラスパーの先端が出てくる前でしかもカメラの前の比較的スペースのある部位に糸をあらかじめ置いておくのがコツである（図6）．組織に垂直に刺して，対側の骨に当てて完全に組織を貫いてから捻り，視野内に先端を出す．どうしても糸が取りにくい場合は糸を別な鉗子で把持しワイヤーに引っ掛けてやると容易にできる．スーチャーグラスパーは比較的狭いスペースでも使うことができる．

(3) スーチャーパンチ（Caspari type），スーチャーフック

アンカーの糸を器具に装着することができないため直接組織にかけられず，より細いモノフィラメント糸を組織にかけて，関節内外でリレーすることによってアンカーの糸を組織にかける手順が必要となるため手間がかかるが，狭いスペースでも操作でき，Bankart 修復などにおいて有用である．

(4) スーチャーリレー

組織にアンカーの糸を直接かけられないような状況で行う．具体的には Bankart 修復術の際の最下方の関節唇に糸をかける場合などである．さまざまな方法があるが，ここではシングルノットスーチャーリレーを紹介する．組織に細い糸（筆者は2-0プロリン糸を使う）をかけて，アンカーの糸を通したい側の細い糸とともにカニューレを通して関節の外に取り出す．細い糸に結び目を作り結び目の中にアンカーの太い糸を通し強く結紮する（図7a）．細い糸の結び目を作っていない方の断端を引っ張り，太い糸をかけたい組織の中に誘導する（図7b）．組織を通すときには勢いよく2〜3回，強く

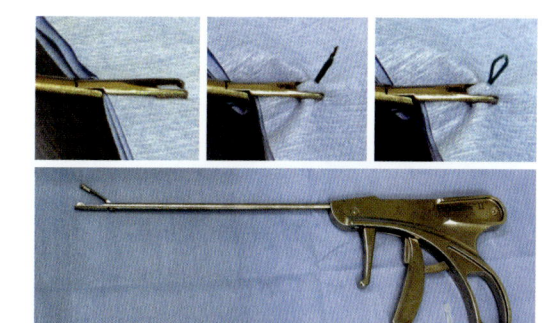

図4 フレキシブルスーチャーパッサー（Mitek®社）

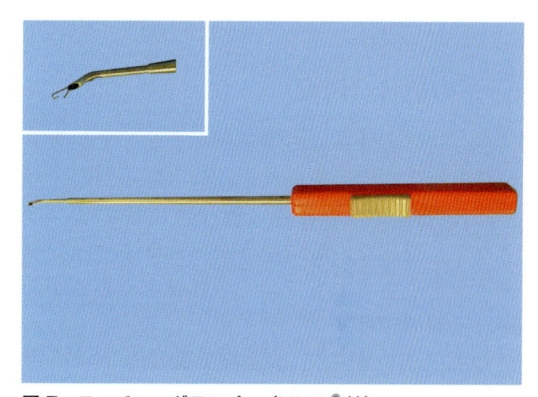

図5 スーチャーグラスパー（Mitek®社）

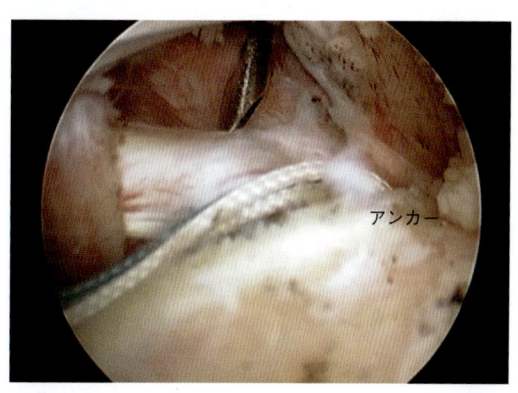

図6 スーチャーグラスパーの使い方（アンカー糸との位置関係）
関節鏡の前の十分スペースのある位置にアンカーの糸を持ってくるとグラスパーでつかみやすい．

引っ張るのがコツである．組織に通した後，太い糸を把持して細い糸をそのまま引っ張れば，結び目は自然に外れる．

図7 スーチャーリレー

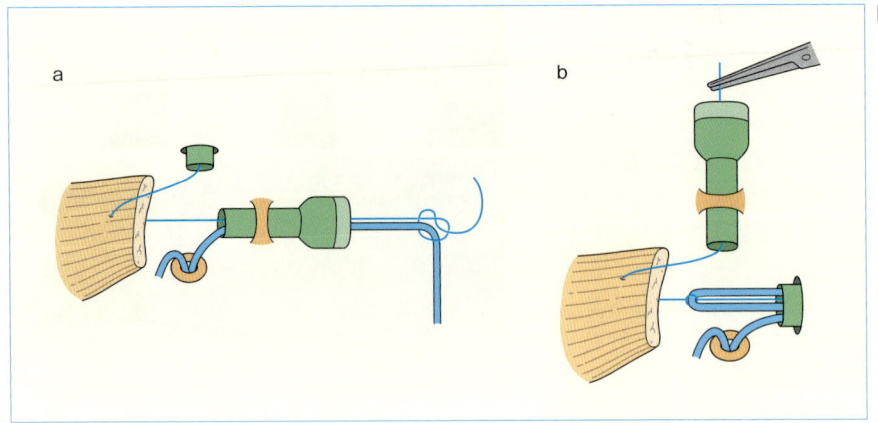

6. 糸の縫合（修復）

　糸の結び方は多くの種類があるが，アンカーから出た2本の糸をそれぞれ引っ張った際に双方向に問題なく滑る時に使うスライディングノットと滑らない時に使うノンスライディングノットを少なくとも一つずつ習得する必要がある．一般的にはノンスライディングノットの方が強度は強いが[6,7]，関節内で弛まないように操作するのは，ややむずかしいので，アンカーの糸が滑る状況下では，スライディングノットを推奨する．術前に何回も練習しておく．筆者は，強度と扱いやすさの観点からそれぞれ Revo knot と Weston knot を用いている．

(1) ノンスライディングノット（Revo knot）

　ポスト糸（組織に通った糸）をノットプッシャー先端に通し，ループ糸（アンカーから直接出ている糸）をポストの糸の下を横切らせて上から下に回して単結節を作る．これを under hand half hitch と呼ぶ（図8a）．2本の糸に緊張をかけながらノットプッシャーでノットを押し込んでいく．ノットプッシャーを戻し，再度 under hand half hitch を作り同じようにノットプッシャーで押し込んでいく．これで女結びができる．次にループ糸をポスト糸の上を横切らせて下から上へ回して単結節を作るこれを over hand half hitch という（図8b）．これを関節内に送り込み同様にノットプッシャーを使って締める．その後ポスト糸を変えて under → over を作って締めていく．最終的には，under → under → over →（ポストを変えて）under → over となる（図8c）．

(2) スライディングノット（Weston knot）

　ロッキング可能なスライディングノットで愛用している．結節縫合する場合には組織の上から出た糸を短くし（ポスト糸），アンカーから出ている糸（ループ糸）を長くする．ポスト糸の先端とループ糸の途中を左手示指で下から持ちループ糸をポスト糸の外から回してポスト糸とループ糸との間から右手で通す．次にループ糸先端をループ糸の外側から回してポスト糸とループ糸との間から右手で取る．再度ループ糸先端をポスト糸に上から下へポスト糸の外側を通ってぐるっと全体を回して左手示指と糸とで三角形になった糸の空間にループ糸の先端を通す（図8d）．ノット部をある程度の大きさにして，ポスト糸を引っ張るとノット部が組織に近くに来る．ノットプッシャーでノットを十分押し込んで結紮し，反対側のループ糸を引っ張るとロックがかかる．その後，over → under → over と3回 half hitch を追加すると十分な強度が得られる．

(3) ノットプッシャー

　手元で作った糸の結び目（ノット）を関節内に送り込み，締めることができる器具である（図9）．縫合の際にはノットプッシャーを適切な位置に置いて，糸がねじれないようにする．糸が捻れたままノットプッシャーで締めると弛みや糸からみの原因となる．また1回目の結紮時には腱板や組織の上にノットが来るように操作するのがポイントである．2回目のノットからは，ノットプッシャーがノットを関節内に確実に送り込んでいるかを常に確認する．糸を少し緊張させてノットプッシャーを押し出すのが

◎止血，滑膜の剥離をRF装置にて行い，視野を確保する．
◎手術の2手先，3手先を予想し，後の手順がやりやすいように準備する．
◎肩関節鏡用器械やノット（糸結び）に習熟し，常に最新の知識・技術を習得するよう努力する．

コツである．ノットプッシャーがノットを飛び越えてしまうと次のノットの際に糸のほつれやからみを生じる．

(4) スーチャーカッター

フリーハンドで糸の長さを調節して切れるものと糸を器具の溝に固定し滑らせて切るタイプのものがある（図10）．手術終盤にさしかかると，組織浮腫が起こり，視野が取りづらくなることも少なくない．スライディングスーチャーカッターの方が太い糸でも容易に切れ，使いやすい．

おわりに

この項では肩関節鏡の基本手技について述べた．この数年でもARCRはsuture bridge法，Bankart修復術はdouble anchor footprint fixation（DAFF）法などさまざまな手技が開発されている．すなわち肩関節鏡の技術や道具は日進月歩であり，学会や研究会で最新の知識・技術を身につけるように努力することが重要である．

文献

1) 堀籠圭子：肩関節鏡手術のためのさまざまな手術器具（インスツルメント）と生体材料．肩関節鏡視下手術，米田 稔ほか編，文光堂，東京，38-45，2010
2) 三幡輝久：肩関節鏡手術のための鏡視下糸結び法，肩関節鏡視下手術，米田 稔ほか編，文光堂，東京，46-49，2010
3) 山本宣幸ほか：肩関節鏡手術を行ううえで知っておくべきバイオメカニクスの基礎知識，肩関節鏡視下手術，米田 稔ほか編，文光堂，東京，50-59，2010
4) 後藤英之：ポータルの作製と正常肩関節の関節鏡所見，肩関節鏡視下手術，米田 稔ほか編，文光堂，東京，64-77，2010
5) Strauss E et al：The effect of the angle of suture anchor insertion on fixation failure at the tendon-suture interface after rotator cuff repair：Deadman's angle revisited. Arthroscopy 25：597-602, 2009
6) Lo IK et al：Arthroscopic knots：Determining the optimal balance of loop security and knot security. Arthroscopy 20：489-502, 2004
7) Barber FA et al：Cyclic load and failure behavior of arthroscopic knot and strength sutures. Arthroscopy 25：192-199, 2009

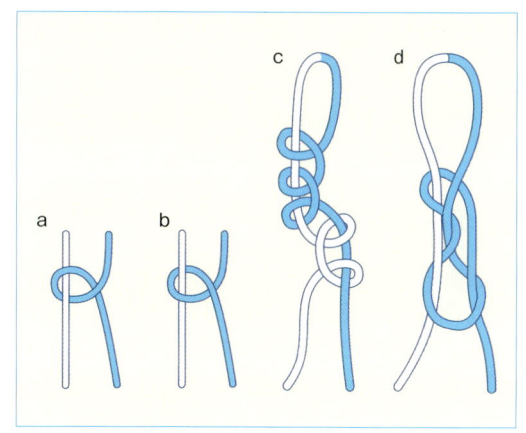

図8 ノットタイイング
a under hand hitch
b over hand hitch
c Revo knot
d Weston knot

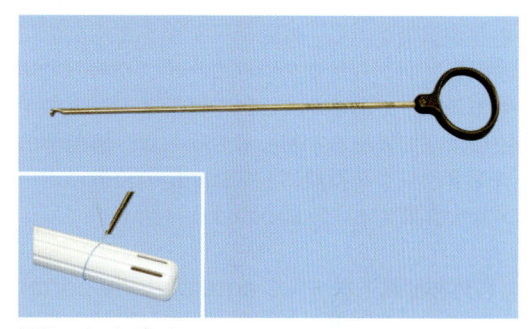

図9 ノットプッシャー
ノットの手前の糸の1本を器具の穴の中に通し，器具を進めるとノットを関節内に送り込むことができる

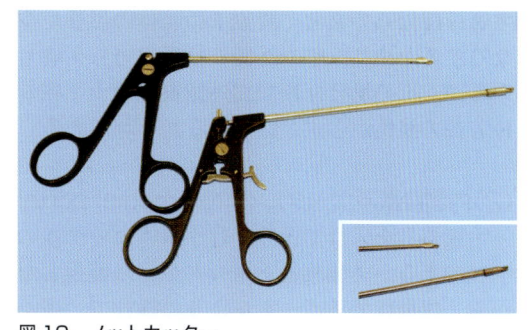

図10 ノットカッター
目測で長さを測って切る鋏タイプのものと，器具の中に糸を通してノット直前まで滑らせて切るタイプのものがある．

各論 ▶ 個別のテクニック [Ⅲ.関節]

関節鏡の基本手技
③膝関節

九州大学整形外科講師 **岡崎 賢**

1. ポータル（図1, 2）

　関節鏡手術はポータル作製から始まる．内部空間の自由度が少ない関節鏡において，このポータルの作製位置はきわめて重要である．わずか5mmの違いが手術操作に大きな影響を及ぼすこともしばしばである．手術に慣れてくると，これから行う予定の術式によってポータルの位置を微妙に変えることもコツの一つである．例えば，内側半月板後節部を処理することが予想される場合の内側ポータルはやや低めに設置し，外側円板状半月板の切除では前角部の処理が重要なので，外側ポータルをやや高めに設置し，上から角度をつけてナイフや剪刀で切離するなどであるが，これらは術者の好みの手技によって異なる．初心者のうちは，解剖学的ランドマークを指標に，常に一定の位置にポータルを作製するように心がける（図1）[1]．

(1) 外側膝蓋下ポータル anterolateral portal

　鏡視用の基本ポータルの一つで，多くの場合スコープは，まずこのポータルに挿入して手術を開始する．膝蓋腱外縁のすぐ外側で，関節裂隙の1cm近位の位置であり，膝蓋骨下極の高さとほぼ同じである．膝蓋下脂肪体の影響を少なくするために，やや外側の設置を好む術者もいるが，その場合は顆間窩外側壁の前十字靱帯付着部の鏡視がむずかしくなるおそれがある．

(2) 内側膝蓋下ポータル anteromedial portal

　手術器具を入れて操作を行う基本ポータルの一つである．外側膝蓋下ポータルから鏡視しながら，内側膝蓋下ポータルよりの操作で，多くの手術手技が実施可能であるが，状況によって内側膝蓋下ポータルを鏡視用に，外側膝蓋下ポータルを手術操作用にと，適宜切り替えることがコツである．膝蓋腱内縁のすぐ内側で，関節裂隙の1cm近位の位置であり，膝蓋骨下極の高さにほぼ一致した位置である．実際には外側膝蓋下ポータルより鏡視しながら，注射針を刺入し，針先が手術操作を加えたい目標に楽に達するか，内側半月板前節部を損傷しないかなどを確認して作製する．

(3) 上内側ポータル，上外側ポータル superomedial and superolateral portal

　アクセサリーポータルの一つで，膝蓋上嚢内に開口する．これらのポータルを潅流液の流入用に用いて，関節鏡のカニューラを流出用にし，潅流液の循環路を確保することで，安定した潅流を維持し，過剰な関節内圧の上昇を防ぐこともできる．手術時間が長めになることが予想されるときや，出血による潅流液の濁りが晴れにくいときなどは，これらの独立した潅流用ポータルを作製すると良い．関節鏡側を流出用にすることの利点は，遊離体や切除組織などが手前側に近づいてくることで摘出やカニューラからの排出がしやすくなること，関節鏡をポータル変更で出し入れするときに水が飛び散らないことであるが，半月板などの切除片が関節鏡レンズに近づきすぎて視野が悪くなることもあるので，その際はコックを閉じて流出を弱めたりする．また，膝関節の屈曲を強めると膝蓋上嚢が圧縮され，このポータルからの流入抵抗が高まることがあるので，その際は関節鏡のカニューラ側を流入用に切り替える．

　また，これらのポータルから鏡視すると膝蓋大腿関節を上から見下ろすことができ，屈伸における膝蓋大腿関節の動態を観察するのに適している．また，膝蓋内側滑膜ひだ（タナ）を切

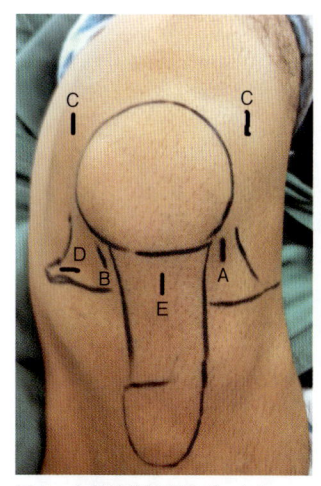

図1 左膝関節前面のポータル
A：外側膝蓋下ポータル，B：内側膝蓋下ポータル，C：上内側および上外側ポータル，D：前内側アクセサリーポータル，E：経膝蓋腱ポータル

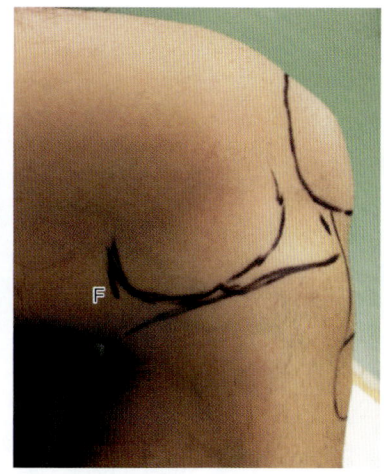

図2 後側方ポータル（左膝関節）
F：後内側ポータル
G：後外側ポータル
ITB：腸脛靱帯

除したり，内外側の谷において遊離体を摘出したり，滑膜切除を行ったりする際に，手術器具を挿入する作業用ポータルとしても有用である．

(4) 前内側アクセサリーポータル far anteromedial portal

内側膝蓋下ポータルよりもさらに内側で，大腿骨内側顆と内側関節裂隙と膝蓋腱で作られる三角形のソフトスポットの内側遠位の角あたりに作製するアクセサリーポータルである．内側コンパートメントにおいて二つの手術器具を挿入して作業をする際（例えばバケツ柄断裂の断端を引っ張りながら連続部を切離するときなど）にも使えるが，前十字靱帯再建術の際に，内側膝蓋下ポータルより鏡視しながらインサイドアウト法で大腿骨孔を作製する時に常用される．可能な限り内側遠位に設置することで大腿骨孔を，骨壁に対してより垂直に近く，より前方へ向けて作製することができる．膝蓋腱内縁より2.5cm内側で内側関節裂隙の直上を指標とするが，実際には関節内より鏡視をしながらスパイナル針を刺入し，内側半月板，大腿骨内側顆関節面，目標とする対象物との関係を確認して作製する．

(5) 経膝蓋腱ポータル tanspatellar portal

膝蓋骨下極の下方で，膝蓋腱中央を縦方向に切開して作製するポータルで，膝蓋下脂肪体を貫通させて顆間窩に達する．大腿骨内側顆のいわゆる classical lesion の離断性骨軟骨炎や大腿骨滑車面の軟骨損傷に対してドリリングを行う際に，関節面に対して垂直に近いアプローチを可能にする．

(6) 後内側ポータル posteromedial portal（図2）

大腿骨内側後顆と脛骨内側プラトー後内側縁とで形成される三角形の部位に作製するポータルで，内側後方のコンパートメントの鏡視や作業に用いられる．例えば，滑膜切除，遊離体の除去，半月板後節部辺縁の処置，後十字靱帯再建術での脛骨付着部の鏡視や作業の際などである．脛骨内側後方関節面より2cm上方で，大腿骨内側上顆の2cm後方，大腿骨後顆の後方を指標にする．作製の手順は以下のようである．① 膝関節90°屈曲の状態で，外側膝蓋下ポータルより関節鏡を後十字靱帯と顆間窩内側壁の間に侵入させ，カニューラをその位置に保持したまま，関節鏡を先が鈍のオブチュレータに交換する（図3）．② そのまま膝を軽度外反させたり，カニューラをゆらしたりしながらゆっくり前方に進めていくと，抵抗の減弱とともに後内側コンパートメントにカニューラ先端が到達する．③ その時点でオブチュレータを関節鏡に交換して鏡視を行う．④ 後内側コン

パートメントに侵入して後内側の関節包を鏡視し，室内を暗くすることで関節鏡の光源を，皮膚を通じて視認できる．その光を指標にスパイナル針を刺入し，鏡視下に位置と方向を確認して作製する．皮膚を通じた光で伏在神経や伏在静脈の陰影も確認できることがある[2]．作製時には，メスは皮膚のみ切開し，鈍先のペアン鉗子などで関節包を貫通させた方が，重要な神経血管束の損傷リスクが少ない．後内側ポータルを繰り返し使うことが予想される症例ではディスポーザブルカニューラを設置すると，その後の器具の出し入れが容易になる．

(7) 後外側ポータル posterolateral portal（図2）

外側側副靱帯の後方で，大腿二頭筋腱と腸脛靱帯の間，大腿骨外側後顆の後方を指標とする．滑膜切除や遊離体の除去，外側半月板後角部の処置などに用いられる．特殊な作製法として，後内側ポータルより，後十字靱帯後方の滑膜隔壁を切除する posterior trans-septal portal を作製し（図4），後内側コンパートメントと後外側コンパートメントを交通させ，後内側ポータルより挿入した鈍先のオブチュレータを後外側ポータル作製部の皮下まで誘導し，それを指標に後外側ポータルを作製するロッドスイッチングテクニックも用いられる．

2. 膝関節鏡の実際

(1) 基本的鏡視

下肢の肢位は，① ベッドの側面に垂らす，② レッグホルダーを用いてベッドの尾側端から両下肢ともに垂らす，③ ベッド上で支持板や下肢保持器などを用いて屈伸させて行う，など術者好みの方法がある．いずれも有用な方法であるが微妙な長所・短所があり，慣れた方法で行うのがよい．筆者は①の方法で行っており，支持板をベッド柵に設置して大腿部を保持している．内側半月板の処置が必要なときは，外反ストレスをかける際のカウンターブロックの目的で，大腿外側を支持板で押さえる（図5）．前十字靱帯再建術では，膝関節の屈曲角によって大腿骨側の骨孔作製位置の見え方が変わってくるので，下肢静置時の膝関節屈曲角が毎回同じとなるように心がけるべきである．

ターニケットはほとんどの場合使用している

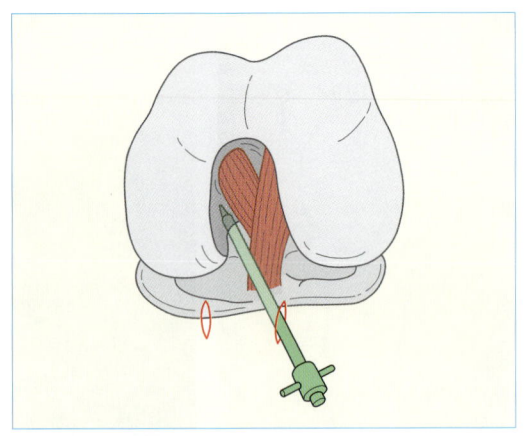

図3 後内側関節腔への関節鏡の挿入方法
外側膝蓋下ポータルより関節鏡を挿入し，後十字靱帯と顆間窩内側壁の間まで侵入する．カニューラをその位置に保持したまま，関節鏡を先が鈍のオブチュレータに交換する．図のごとく，そのままゆっくり押し込んでいくと，抵抗の減弱とともに後方関節腔にカニューラの先端が入る感覚を得る．オブチュレータを関節鏡に交換し，後内側を鏡視する．

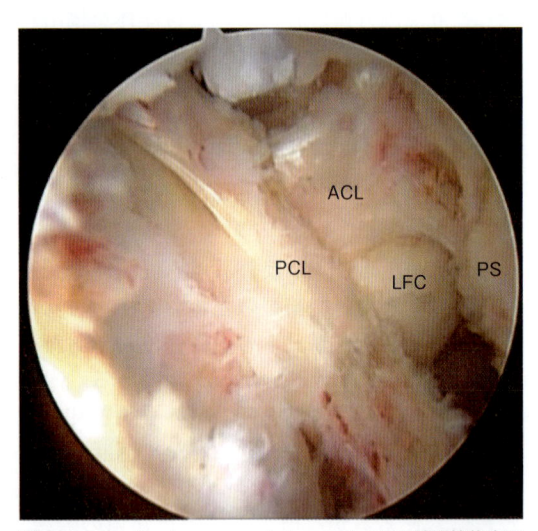

図4 posterior trans-septal portal よりの膝関節後方の鏡視
後十字靱帯（PCL）後方の滑膜隔壁（PS）を前方から剥離し，後内側コンパートメントと後外側コンパートメントを交通させて，trans-septal portal を作製し，後内側ポータルより鏡視したところ．大腿骨外側顆後方（LFC），前十字靱帯（ACL）大腿骨付着部，PCL 脛骨付着部がよく観察される．
（浜の町病院秋山武徳先生のご厚意による）

が，適切な潅流圧をかけることが可能であればターニケット非使用でも多くの場合，手術可能である．中途半端な圧がかかったターニケットは下肢のうっ血を招き，かえって出血を助長するので，ターニケットの巻き方や圧には注意を払う．

まず，50 mlほどの生理食塩水で関節内を十分にふくらませ，11番メスにて皮膚と関節包を切開する．切開方向は縦でも横でもよいが，縦方向に切開する時はメスの刃を上に向けて切開することで半月板前節部の損傷リスクを低減させる．関節包は直のペアンなどで十分に穴を広げておくと，先の器具の出し入れの際にスムーズとなる．

先が鈍のオブチュレータ（内筒）を挿入したカニューラを顆間窩の方向に，愛護的に挿入し，先端の抵抗がなく挿入できたならば，膝関節を伸展させながら，膝蓋大腿関節を通して膝蓋上嚢にカニューラ先を持っていく．オブチュレータをスコープに交換し，鏡視を開始する．まずはじめに行うことは，手元のカメラヘッドの天地を確認し，膝関節の天地と合わせることである．これによって解剖学的ランドマークと空間的オリエンテーションが一致するようになる．カメラの天地は術中常に意識するように気をつけ，膝関節の位置や肢位を変更するたびに膝関節の天地に合わせるようにする．膝関節の水平面のランドマークとして，脛骨プラトーや大腿骨前方皮質を参照する．

鏡視の順序は自分で決めておく．筆者は以下のようにしている．
① 膝蓋上嚢を観察し，滑膜炎や遊離体の有無を調べる．潅流用の上内側ポータルなどはここで作製する．膝蓋上滑膜ひだ suprapatellar plica により関節腔との開口が小さくなっている場合もある．
② 関節鏡を少しずつ引き，膝蓋大腿関節を鏡視する．斜視鏡を上下左右に1周させ，膝蓋骨の関節面や大腿骨滑車面の軟骨変性の度合い，大腿骨顆部前方の軟骨損傷の有無，膝蓋内側滑膜ひだ（medial synovial plica，タナ）の有無，肥厚や損傷の有無も観察する．
③ いったん膝蓋上嚢に戻ったあと，外側の谷におりて，滑膜炎や遊離体の有無などを観察する．外側半月板辺縁や膝下筋腱溝の観察も可能である．
④ 再び膝蓋上嚢に戻ったあと，内側の谷を観察する．
⑤ そのまま膝関節を屈曲させ，内側コンパートメント前方に達する．
⑥ 内側膝蓋下ポータルを作製し，内側コンパートメントの鏡視を行う．プローブを用いて，内側半月板や関節軟骨を観察する．内側半月板後節部の観察は，スコープを内側コンパートメント前方に置き，斜視鏡の方向を水平方向後方へ向ける（左膝の内側コンパートメントの場合は3時の方向）．膝関節を伸展させ，20〜30°程度の屈曲角を保つ．先に述べた外側の支持板をカウンターブロックに使いながら，下腿を術者の外側の腰あたりに置き，自分の身体で外反ストレスをかける（図5）．大腿が内旋すると外反力が屈曲力へと逃げて十分に関節内側が開かないので気をつける．自分の外側の足の下に台を置いて少し大腿を持ち上げ，腰と大腿で患者の下腿を支えると，助手がいなくても下腿を落とさず保持できる．自分の腰の高さで患者の膝の屈曲角を調節する．
⑦ 顆間部へ移動し，前十字靱帯や後十字靱帯を観察する．前十字靱帯の前方には，顆間窩前縁と膝蓋下脂肪体を結ぶように，膝蓋下滑膜ひだ（infrapatellar synovial plica, ligamantum mucosum）が存在している．視野を著しく遮る場合は切除してもよいが，少しよければ鏡視可能なことも多く，無用な切除は避けるようにする．前十字靱帯の断裂は大腿骨付着部で生ずることが多いため，顆間窩外側壁後方の靱帯付着部付近までよく観察し，プロービングを行

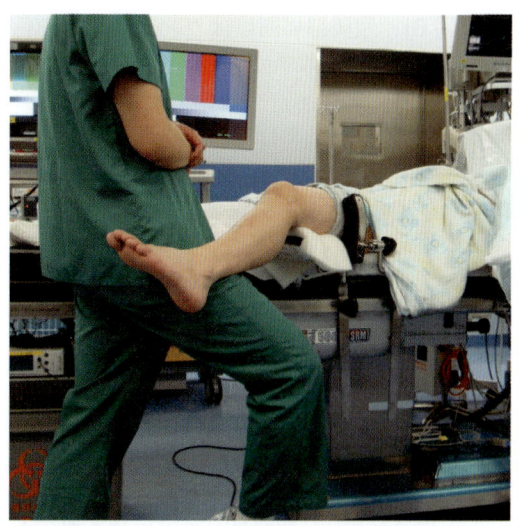

図5 内側コンパートメントを鏡視するときの肢位
支持板を利用して大腿遠位を水平に保持し，大腿外側に立てた支持板をカウンターとして利用し，術者の腰と大腿を使って外反ストレスを加える．術者の右足の下には踏み台を置いてある．内側半月板後節部の観察時には，膝屈曲角は20〜30°ほどが適当である．

う[3]（図6）．顆間部周囲にはガングリオンや色素性絨毛結節性滑膜炎が存在することもあり，注意深く観察する．

⑧ 膝を屈曲したまま台上に下肢を置き，いわゆる4の字の形 figure-of-4 position にし，外側コンパートメントの鏡視を行う．この際，膝関節は地面に対して90°近く傾いた体勢となるため，カメラヘッドも同様に回転させ，脛骨関節面が画面上で水平になるように保持する．手元の上下運動が画面上では左右の運動になるため，eye-hand coordination がとれるようになるまで訓練が必要である．この姿勢は下肢の自重による内反ストレスで外側関節裂隙が開くが，さらに開く必要があるときは，助手が膝を上から押したり，足関節外果の下に枕を置いたりする．斜視鏡を使って半月板や関節軟骨の観察を行う．外側半月板前節から前角部は内側膝蓋下鏡視に切り替えた方がよく観察できる．また，この体勢は前十字靱帯の後外側線維が外側膝蓋下ポータルからよく観察できる．

(2) 応用的鏡視

関節後方の滑膜切除や後十字靱帯再建術などでは後内側コンパートメントの鏡視が必要となる．前述の後内側ポータル作製法に準じて行う．顆間部を通してスコープを後内側コンパートメントに挿入し，後内側ポータルよりシェーバーやパンチなどの手術器具を挿入して操作を行う．必要に応じて70°関節鏡も使用する．

後外側コンパートメントの鏡視も，内側膝蓋下ポータルより前十字靱帯と顆間窩外側壁の間から同様の方法で侵入することによって可能である．後十字靱帯の脛骨付着部を十分に観察するためには，後内側ポータルより挿入したパンチやシェーバーで後十字靱帯後方の滑膜隔壁を前方から慎重に切除し，内側と外側の後方コンパートメントを交通させるとよい（trans-septal portal，図4）．不用意に後方へ鋭的操作を加えると重要な神経血管束の損傷リスクがあることを肝に銘じておく．

3. 基本的術式

(1) 半月板切除術

半月板無血管野での断裂の場合や断端の変性が強い場合は半月板切除術の適応となる．切除範囲は，再断裂をきたしやすい変性部や水平断

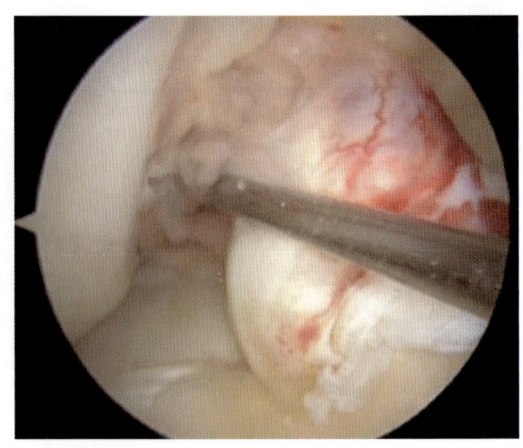

図6 前十字靱帯断裂
前十字靱帯が大腿骨付着部で断裂し，断端が手前に翻転している．

裂部を含めた最小限の範囲とする．各種パンチやシェーバーを用いて，切除部が正常部からなめらかなカーブを描くようにイメージして整える．内側膝蓋下ポータルの作製位置は重要なので，スパイナル針で目的部に直接届くような位置を確認して作製する．後節部から後角部は反対側のポータルより鏡視しながら同側のポータルより切除機器を挿入し，中節部は入れ替えて反対側のポータルより切除機器を挿入する．前述のように，内側半月板後節部は支持板を用いて，外反ストレスを加えながら，屈曲20°程度まで伸展して行う（図5）．助手が後方から半月板後節部を押し出すと，ある程度半月板後節部が前方に移動し，パンチで噛みやすくなる．

バケツ柄断裂を切除する場合は，断裂の範囲を把握したうえで整復し，まず後方の連続部を，わずかに連続性を残して切離する．次いで前方の連続部を，反対側から挿入したパンチや同側から挿入した先端の尖った剪刀などで完全に切離する．把持鉗子を用いて，バケツ柄の部分を把持し，断端をねじりながら後方のわずかな連続部を引きちぎってポータルより摘出する[4]．ポータルはやや拡大しておく必要がある．

外側円板状半月板の切除は前角部の処置が重要である．前節部を後から切り足すのは困難であるからである．内側より鏡視しながら，前角から前節部の切除ラインを決定する．前方の切除の開始は，内側よりメスやメイヨー剪刀を用いて半月板に対して水平方向のアプローチで切離を開始する方法と，外側のやや高めに設置し

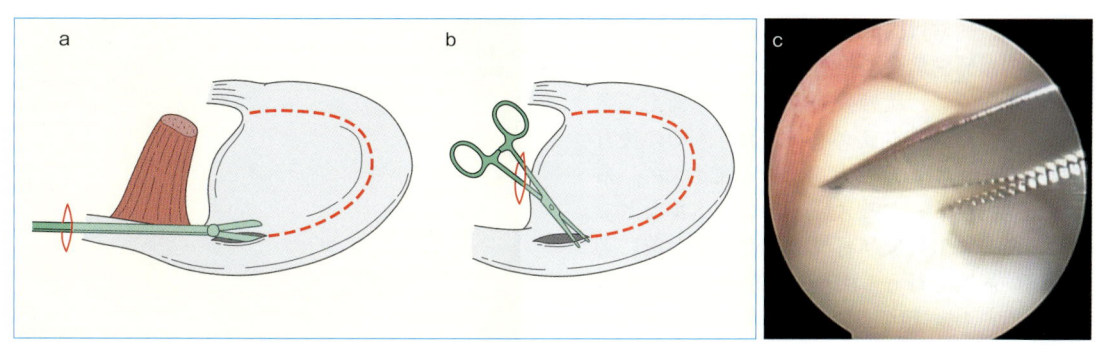

図7 外側円板状半月板前角部の切離
切除ライン（点線）を想定し，内側膝蓋下ポータルより先の細い剪刀またはメスにて切離を開始する（a）か，やや高めに設置した外側膝蓋下ポータルより，先の尖った剪刀やメスを刺して切離を開始する（b, c）．

たポータルより，半月板前節部に向かって上から角度をつけて先の細いナイフや，先端の尖った剪刀を用いて，垂直方向のアプローチで切離していく方法がある（図7）．いずれの方法でもよいが，前節部の切り直しは内側よりのロータリーパンチやシェーバーなどを用いることとなり，むずかしいことが多いので，なるべく当初のイメージどおりになめらかに切除することを心がける．前節部の切離が完了すれば，中節から後節へ切離を進め，中央をくりぬくように切除する．中節や後節は，最初の切除が不十分であっても，追加の切除は比較的容易である．ただし円板状半月板は厚みが大きいため，パンチの刃先の大きさが不十分なこともある．円板状半月板は実質部の変性が起こっていることが多く，辺縁のみ残して亜全摘になることも多い．

(2) 半月板縫合術

半月板切除の手術を行う前に半月板縫合の技術を習得しておくことは必要である．なぜなら縫合修復すべき半月板も切除してしまう結果となりかねないからである．半月板辺縁部の縦断裂や変性の少ないバケツ柄断裂などは縫合の適応である（図8）．バケツ柄断裂の場合はプローブなどを用いて整復する．転位していた断裂部の変性や変形が強い場合は整復位を維持できずにすぐに再転位してしまい，この場合は切除術の適応である．整復位の維持が比較的良好であれば縫合に移る．まずラスプやシェーバーを用いて，断裂部の母床と断端側を新鮮化する．断裂部全体にわたって十分に新鮮化することが大切である．次に縫合の部位によって次の三つの方法を選択する[5]．

① インサイドアウト法

直線状の針を関節内より半月板に刺入し，関節包外へと針と糸を出し，皮膚を切開した後に関節包上で糸を結紮する方法である．適応は中節から後節の範囲である．

① 針を通すカニューラを反対側の膝蓋下ポータルより挿入し，カニューラを半月板縫合部に押しつけ，カニューラで整復位を保持した状態で，縫合針を半月板内に挿入する（図9）．カニューラは1本の中に2本平行に針を刺入できるダブルニードルカニューラと1本ずつ独立して縫合するものがある．またカーブの強さも直線状から緩やかにカーブしたもの，下方にもカーブしたものなどの種類がある．中節部はカーブしたものを使い，なるべく半月板に対して垂直方向に刺入できるようにする．上下のカーブの有無は顆間隆起や大腿骨顆部との干渉の具合によって異なるので，楽に縫合部に届くものを選ぶ．ダブルニードルカニューラは一度の操作で針の刺入が終わるため簡便であり，均等な幅で縫合できるので，初心者に勧められる[6]．しかし強固な固定として推奨される垂直マットレス縫合を行うことがむずかしいため，時間をかけてしっかり縫いたいときは1本のカニューラを使って1本ずつ針を刺入した方がよい[5]．縫合前の整復が不十分な時のコツとして，カニューラから針先を数mm出しておき，まず断端の刺入予定部に軽く針を刺した後，カニューラごと断端の位置を操作し，目的の位置に断端を移動させて押しつけて整復し，その後に，針を母床に刺入するとよい（図9）．

② 次に針が出てきたところの皮膚を3cmほど

切開する．通常は内側半月板中節から後節にかけては内側側副靱帯の後方の付近である．皮下と筋膜を切開し，次の後節部の縫合に備えて半膜様筋を後方へレトラクトしておく．その後方には伏在神経があることを留意しておく[5]．糸はまだ結紮せずに，モスキートコッヘルなどで保持しておく．外側半月板の場合は縫合前に必ず以下の展開を行う．大腿二頭筋腱と腸脛靱帯の間を3〜4cm縦切開し，大腿二頭筋腱とともに腓骨神経を後方へレトラクトしておく[5,6]．カレースプーンが針を回収しやすく便利であるが，なければ幅の広い筋鉤などを挿入して後方の神経血管束を保護する（図10）．

③ 互いの間隔を3〜5mmとして縫合を続ける．半月板上面ばかり縫うと結紮したときに半月板が反り返るので，カニューラで半月板を持ち上げて脛骨側も適宜縫合を加えるとよい．縫合の方向は水平マットレスでもよいが，半月板の線維方向と直交するように糸がかかる垂直縫合の方が力学的に強いことが証明されている．

④ それぞれの糸に緊張をかけ，関節内より半月板の整復状態と緊張を確認する．やや強い緊張がかかっているくらいが適当である．縫合糸の緊張による半月板の多少の変形は時間とともにリモデリングされる．関節内より助手が鏡視で半月板の形態を確認しながら，術者が関節包の上で結紮していく．

⑤ 最後にプロービングで縫合のギャップがないこと，糸が半月板実質部を切断していないことと，弛みがないことを確認する．

② アウトサイドイン法（図10）

関節包側から針と糸を刺入し，関節包側にもう一度糸を誘導して結紮する方法で，主に前節部の縫合に有用である．手技は煩雑であるが，特殊な機械を必要としないため，インサイドアウトの縫合セットを準備していない場合にも使えるテクニックである．

① 皮膚の上から半月板縫合部を目指して23Gほどの細めのスパイナル針で位置合わせを行う．針の刺入部位が決定したら18Gのスパイナル針に細い軟鋼線をループにして（なければ2-0以上の強めの糸）針の中に入れておき，その部位に刺入する．垂直縫合する場合は，針の出た部位は母床側のみでもかまわない．針先からループを出し，把持鉗子で関節内に保持し，針のみを抜いてループ糸が半月板を貫通してい

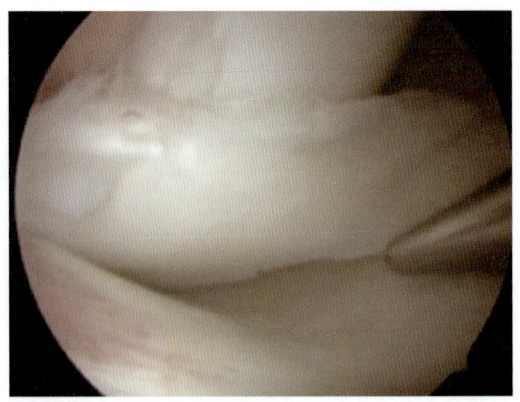

図8 内側半月板バケツ柄断裂
内側半月板バケツ柄断裂で，断裂部が翻転し，顆間窩に嵌頓している．変性が強い場合や断裂部が無血管野の場合は切除するが，本症例のように，断端の幅が広く，断裂部が辺縁に近い場合は縫合による修復を第一選択とすべきである．

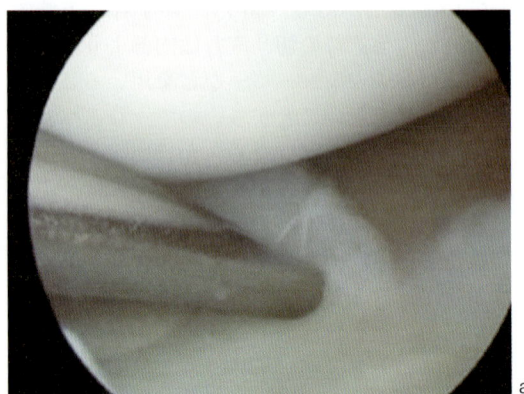

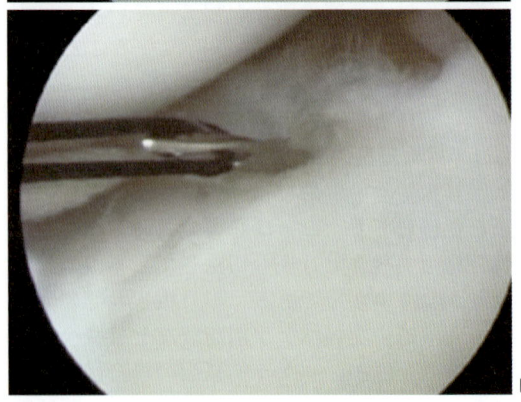

図9 インサイドアウト法による半月板縫合
a ダブルニードルカニューラを用いた半月板縫合．断端の整復が不十分な場合は，カニューラの先端から数mm針先を出しておき，断端部に刺した後にカニューラを動かすことで断端を移動させることができる．適切な位置に整復し，母床に押しつけたうえで，針を貫通させて縫合する．
b 断端の中央部と上方に1本ずつ刺入すると垂直縫合になる．その際の上方の刺入は母床側のみでもよい．

Knack & Pitfalls

◎関節鏡と手術器具の挿入角度は平行に近い．手術器具が行方不明のときはたいてい両者がクロスしている．まず関節鏡を遠景にして平行に入れてみる．
◎天地・水平面を常に意識する．
◎内反・外反ストレスがきちんとかかっているか確認する．外反力が屈曲へ逃げていないか，内反力がベッド上の介在物で相殺されていないか．
◎縫合は針先のカーブを利用して針の回旋で穿刺方向をコントロールする．

る状態にする．
② 2本目の18Gスパイナル針にループにしていない糸を通しておき，1本目の針の刺入部より5mmほど離れた部位より半月板を貫くように刺入する．1本目が母床のみの穿通であれば2本目は断端と母床の両者を貫くように刺入する．1本目との関係は垂直方向に並ぶようにする．把持鉗子で針先から出した糸をつかみ，ループの中を通す．糸の色や種類を変えていた方がループ糸と縫合糸との区別がつきやすい．関節内でループの中を通すのが困難であれば両者をポータルより出し，関節外で手を使って通しても良い．その場合はループ糸と縫合糸の間に軟部組織の介在がないように注意して関節外に出す．
③ ループ糸を，半月板を通して刺入部より縫合糸とともに引き出す．
④ 糸の近傍の皮膚に小切開を加え，皮下を剥離して糸の両端を創部に誘導する．同様の操作を繰り返し，十分な数の縫合を行う．
⑤ それぞれの糸を同時に緊張させ，鏡視にて半月板の整復状態と縫合の緊張を確認する．やや強めの緊張がかかった状態で，順に結紮していく．伏在神経膝蓋下枝を巻き込まないように細心の注意を払う．
③ オールインサイド法（図11）
皮膚切開を必要とせず，手で結紮する必要のない，オールインサイドで行う半月板縫合器が各社から開発されている．FasT-Fix™（Smith & Nephew社）とMaxFire™（Biomet社）はともに糸で半月板縫合を行う器具である．関節を切開せずに縫合できるので，手術時間が短縮され，十字靱帯再建時に合併した半月板損傷の縫合を行うときなど，なるべく半月板の処置を短時間で終わらせたい場合は大変有用である．また，後角部付近など，インサイドアウト手技では結紮が届きにくい部位にも有用である．一

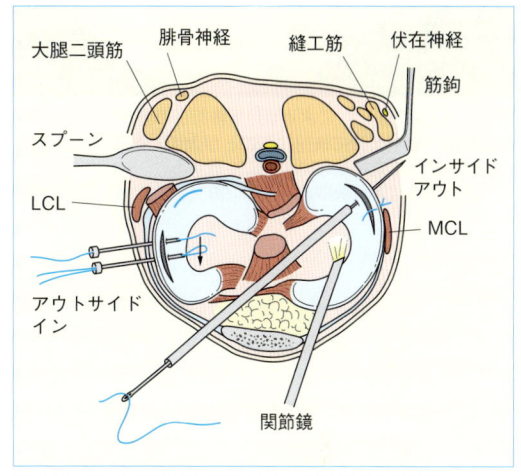

図10 半月板縫合時のリトラクトの方法と縫合方法
内側半月板後節部に対してインサイドアウト法で垂直方向に縫合している．外側半月板後節部をインサイドアウト法で縫合する場合は，図のように外側側副靱帯（LCL）と大腿二頭筋の間にスプーンや筋鉤を挿入して腓骨神経を保護する（図のように中節部をアウトサイドイン法で縫合する場合は不要である）．

方，一つの縫合にかかる材料費が高く，複数の縫合を必要とする広範な断裂では高コストであることが難点である．使い方はメーカーの取扱ガイドを熟知し，十分に練習を行ったうえで使用するのがよい．以下のようなコツとピットフォールがあるからである．
① インプラントが装着された針先が十分に関節包外に届くように針の刺入深度を決定する．中途半端な挿入ではインプラントが関節内に脱転することがある．その場合は後の軟骨損傷の原因となりうるので，必ず摘出する．小さいインプラントが関節内に迷入すると摘出がなお困難になるので，取り落とさないように，髄核鉗子で包み込むように取り出す．
② 一方で，後方の神経血管束に向かった方向ではあまり深く針を刺すのは危険である．外側半月板後角部付近では膝窩部中央へ針先が向か

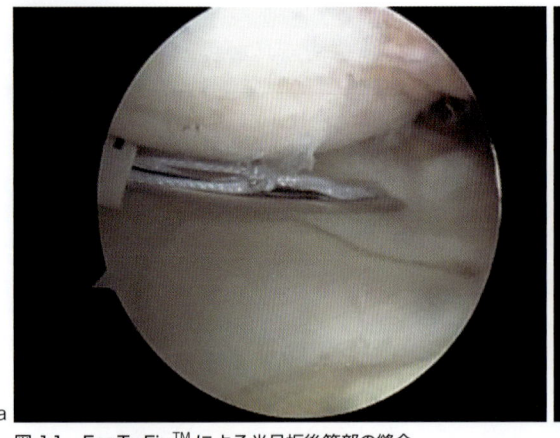

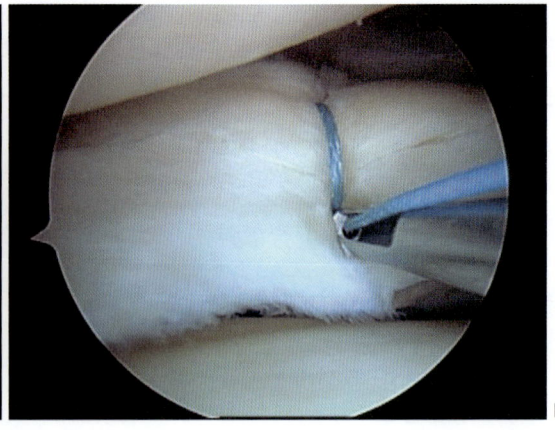

図11 FasT-Fix™による半月板後節部の縫合
a 刺入深度を十分に検討することが大切である．針を回旋させることで針先のカーブを利用して刺入方向を調節できる．膝窩部の血管神経束に向かわないように注意する．
b 垂直縫合は半月板線維の方向に直交するため，組織の保持力が高く，推奨される．

ないように調節すること，スコープを刺入部付近まで挿入し，直視下に刺入深度を確認することが大切である．

③ 縫合部付近まで針先を誘導した後に，針先のカーブを上手に使って刺入方向を微調節する．針を回旋することでかなりの振れ幅で刺入角度調節ができる．なるべく半月板に向かって垂直方向に刺入するように心がける．刺入方向が斜めになると，インプラントを関節包外に出すためには予想よりも深い刺入が必要となり，不十分な刺入に終わるとインプラントが関節内に残存する失敗を起こすおそれがある．

④ ノットプッシャーで結紮するときは無理に単調に引っ張るとノットが引っかかったり，糸が切れたりするおそれがある．強弱をつけたり振動を加えたりしてノットを滑らせる．

⑤ 縫合方向は水平方向でもよいが，可能であれば垂直方向が推奨される．垂直縫合をした場合は1本目と2本目で必要刺入深度が異なることを認識し，針先の形状をランドマークに刺入深度を把握する．1本目を上方，2本目を下方に刺入した方が，最後の糸のtensioningや切断が容易である（図11b）．

(3) 滑膜切除

関節リウマチに対する滑膜切除は，十分な薬物療法を行っても少数の関節に炎症が残っている場合などに有効である．前述の鏡視の順にシェーバーを用いて切除を進める．内外側膝蓋下ポータルを随時交換しながら切除を進めるが，内側や外側の谷などスコープとシェーバーの両方を届かせるのが困難な場合は，上内側および上外側ポータルを適宜活用する．顆間部の靱帯周囲は髄核鉗子などを用いて丁寧に切除を行う．前述の方法で後内側コンパートメントに侵入し，後内側ポータルよりシェーバーを挿入して後方の滑膜切除も行う．外側コンパートメントの切除を行い，後外側にも滑膜炎が存在するようであれば，後外側ポータルも作製して，同様に切除を行う．高周波凝固止血器（VAPR®など）があれば，出血部を凝固止血する．

文献

1) 貴島 稔：関節鏡システムおよび基本手技（鏡視法）．整形外科関節鏡マニュアル 膝関節鏡，緒方公介編，メジカルビュー社，東京，2-11，1998
2) Ong BC et al：Patient positioning, portal placement, and normal arthroscopic anatomy. Textbook of Arthroscopy, Miller MD et al eds, Saunders, Philadelphia, 463-469, 2004
3) Diduch DR et al：Diagnostic arthroscopy. Textbook of Arthroscopy, Miller MD et al eds, Saunders, Philadelphia, 471-478, 2004
4) Soto G et al：Arthroscopic menisectomy. Textbook of Arthroscopy, Miller MD et al eds, Saunders, Philadelphia, 507-516, 2004
5) Nawab A et al：Arthroscopic meniscus repair. Textbook of Arthroscopy, Miller MD et al eds, Saunders, Philadelphia, 517-537, 2004
6) 木村雅史：半月板修復術．整形外科関節鏡マニュアル 膝関節鏡，緒方公介編，メジカルビュー社，東京，74-81，1998

【各論：個別のテクニック】
IV. 脊椎

脊椎・脊髄外傷に対する治療の基本原則

総合せき損センター整形外科部長 前田 健

はじめに

経験の浅い整形外科医が接する外傷性疾患の中で，脊椎，脊髄外傷ほどその治療方針や治療法に戸惑う疾患はないのではなかろうか．麻痺の原因やレベル，程度の把握，手術適応の有無や緊急性，合併損傷に対する配慮など，脊椎外科専門医でさえもしばしば頭を悩ます．そもそも治療方針そのものにまだ議論の余地がある外傷も少なくなく，医師によって治療方針が異なることも多い．ここでは急性期における初期評価と全身管理を簡単に示し，代表的疾患に関して，主に総合せき損センターでの治療方針を概説し，手術の実際についてポイントを述べる．

1. 初期評価

脊椎損傷が疑われる患者においては，呼吸，循環などの全身状態の評価や，頭部，胸部，腹部骨盤，四肢合併損傷に注意を払うのはもちろんのことである．一般採血のほか，血液ガスは必ずチェックする．

神経学的評価は，患者を仰臥位にした状態で行う．脳神経を簡単に評価した後，知覚，反射，筋力を中枢側よりチェックする．体幹後面の知覚を調べる必要はないが，肛門周囲の評価（特に知覚と随意収縮）は必ず行う．肛門周囲の知覚や随意収縮が残っていれば完全麻痺ではない（sacral sparing）．不全麻痺であれば麻痺の自然回復が十分期待できるが，完全麻痺であればその可能性はかなり低くなる．また，麻痺高位の推定には米国脊髄損傷協会（American Spinal Injury Association；ASIA）motor score の key muscles が簡便でよい（表1）．

初期ステロイド投与に関しては未だに統一された見解はない．投与するのであれば米国脊髄損傷急性期研究（National Acute Spinal Cord Injury Studies；NASCIS）のプロトコール（受傷後8時間以内）を参考にする．すなわちソル・メドロール®30mg/kg を15分かけて点滴静注．45分休薬し，5.4mg/kg/時を23時間で投与する，というものである．

[表1] ASIA motor score key muscles

上肢	C5	elbow flexors
	C6	wrist extensors
	C7	elbow extensors
	C8	finger flexors（中指DIP）
	T1	finger abductors（小指）
下肢	L2	hip flexors
	L3	knee extensors
	L4	ankle extensors
	L5	long toe extensors
	S1	ankle planter flexors

2. 全身管理

(1) 循環管理

頸髄損傷では，交感神経遮断に伴い徐脈，低血圧となりやすい．低血圧は出血による血液量減少 hypovolemia との鑑別を要することが多い．ドーパミン持続点滴にて血圧を維持することはあるが，過剰な輸液は容易に肺水腫や胸水などの肺合併症を併発するので注意を要する．必要に応じて利尿薬を投与するが，特に高齢者の場合，貧血や低蛋白血症は早め早めに対処した方がよい．

慢性期になると起立性低血圧が生じやすいが，初期段階において，いかに早く座位，立位訓練を始めるかがその予防に重要である．

(2) 呼吸管理

横隔膜神経の中枢はC4を中心に存在する．上腕二頭筋力がポイントであり，同筋力の著明

な低下がみられる重度運動麻痺例では注意を要する．横隔膜機能が十分に残っていても，肋間筋や腹筋（胸神経）が麻痺していれば，換気量は低下し奇異性呼吸を呈する．喀痰排出も困難となり，無気肺などの合併症を生じやすい．必要に応じてCPAPなどの陽圧換気やネブライザー，挿管，気管切開を行う．また，看護側での頻回の体位ドレナージやタッピング，吸引などが重要となる．

(3) 消化管管理

腸管の蠕動運動は低下するが，損傷後3日ほどで回復することが多く腸閉塞で問題となることは少ない．注意すべきは消化管潰瘍による出血である．急性期は予防的にH_2ブロッカーを投与する．

3. 手術適応

(1) 基本的事項

どこの部位でも手術適応は神経（脊髄，馬尾神経）と脊椎の2者に対して考慮する．つまり神経に対しては，除去するべき圧迫物が存在するか否か，であり，脊椎に対しては，支持性の確保や変形矯正，整復が必要か否かである．外固定や長期間臥床に伴う合併症を回避し早期リハビリテーションを行うために，手術を選択する場合もある．いずれにせよ手術後はなるべく早く座位をとらせ，ベッドサイドからリハビリテーションを始める．

手術の緊急性に関しては，麻痺なし，あるいは（回復の可能性が低い）完全麻痺であれば緊急性がないことが多く，不全麻痺であれば緊急性を要することも多い．特に骨片や脱臼した椎体が脊髄を強く圧迫している場合は概して緊急手術の適応となるが，馬尾神経障害であれば緊急性は低くなる（図1）．

(2) 上位頚椎

歯突起骨折やハングマン骨折 hangman fractureが代表的であるが，ハローベストなどで保存療法を選択することが多い．手術適応のポイントは，骨折部位と骨折部の転位，および麻痺の有無である．最近では，骨癒合率向上やハローベストの合併症（特に高齢者）を避けるため手術適応を広げる傾向にある．麻痺があれば潜在的な不安定性を意味するため，手術を選択することが多い．

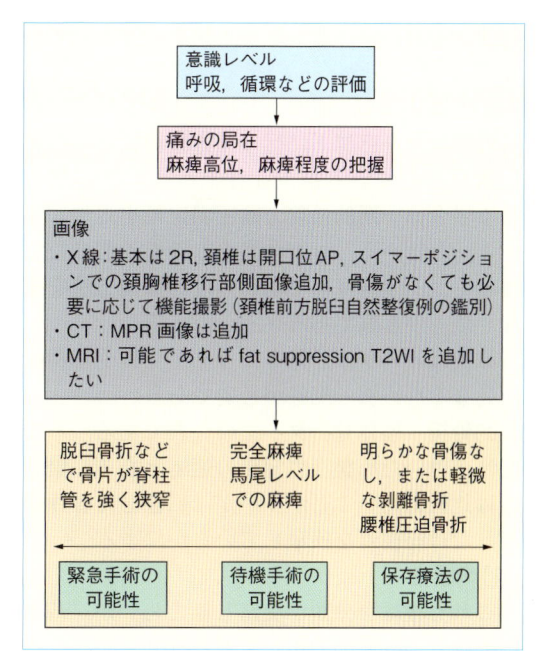

図1 脊椎・脊髄外傷診療のイメージ（概要）

(3) 中下位頚椎

繁雑な分類が多く悩ましいが，ほとんど①非骨傷性頚髄損傷，②前方脱臼タイプ，③椎体骨折タイプのいずれかである．植田の分類は簡素でわかりやすい[1]（図2）．

非骨傷性頚髄損傷：中下位頚髄損傷の6割以上は脱臼や大きな骨折がない，いわゆる非骨傷性頚髄損傷である．基本的に過伸展損傷であり安定型であるため手術適応はなく，フィラデルフィアカラーを2～3週間装着する．すぐに起座をとらせ，リハビリテーションを始める．不全麻痺の頻度が高いが，高齢者でC3/4損傷が多いため，ときに呼吸管理など注意深い全身管理が必要となる．既存の脊柱管狭窄に対する除圧術の適応に関しては議論のあるところであるが，脊柱管狭窄症例でもそうでない症例同様の自然回復を示す[2]．少なくとも急性期における除圧術の適応はないと考えている．

前方脱臼骨折：不安定性が強いため整復固定術の適応となる．脊髄の除圧のため麻痺があれば緊急の整復（＋固定）を要するが，ここは多様な選択肢がありうる．整復時のヘルニア脱出などに伴う麻痺増悪を避けるため，欧米では意識下での頭蓋直達牽による整復を勧める成書が多い．この場合Gardner-Wells tongにて2～3kgから牽引を始め，麻痺増悪や過牽引（X線

を適宜撮影）に注意しながら徐々に増量していく．一般に15kgくらいまではよいとされているが定説はなく，症例ごとに注意深く行う．われわれは全身麻酔下に行う後方整復固定術を第一選択としているが，MRI上ヘルニアが疑われる場合は一期的に前方除圧固定術を追加している．とはいえ，ヘルニアの評価や予測はむずかしく，不全麻痺例で疑わしければ前方法を追加した方が無難であろう．

頻度は低いが，分離を伴うタイプは受傷機転が異なるため別の配慮が必要である．

涙的骨折：椎体骨折タイプの代表である．不安定性が強いため整復固定術の適応となる．緊急性は比較的高いことが多いが，転位した骨片がどれだけ脊柱管を狭窄しているかによる．

(4) 胸腰椎

これも複雑な分類が交錯し悩ましいが，基本はやはりDenisの分類[3]であろう．

圧迫骨折：椎体後壁損傷のない圧迫骨折には手術適応はなく，軟性または硬性コルセットを装着する．

破裂骨折・シートベルト型骨折（屈曲伸延骨折）・脱臼骨折：基本的に手術適応である（軽微な後壁骨折を伴う破裂骨折は保存療法をすることもある）．この三つはしばしば重複し正確な診断に迷うこともあるが，いずれにせよ椎弓根スクリューを用いた後方固定術が第一選択と考える．前方手術を追加するか否かは，椎体の破壊度，および骨片による脊柱管狭窄の程度による（特に前者）．

4. 代表的外傷における手術のポイント

(1) 頸椎前方脱臼骨折

① 後方整復固定術

展開：通常の頸椎後方アプローチと同様に展開を行う．傍脊柱筋，棘上棘間靱帯は断裂しており，軟部はときに易出血性である．当該椎間関節を十分に露出させる．

整復（lockingの解除）：麻酔科医に頭部に牽引をかけてもらいながら整復する．整復が困難な場合はエアトームにて下位椎の上関節突起を数mmずつ削りながら整復操作を繰り返す．

固定：1mmワイヤーにて8の字に固定を行う．椎弓や棘突起骨折を合併している場合や，先の整復操作で棘突起骨折を生じた場合は固定を上・下に延長する．腸骨から半層骨を採取し，

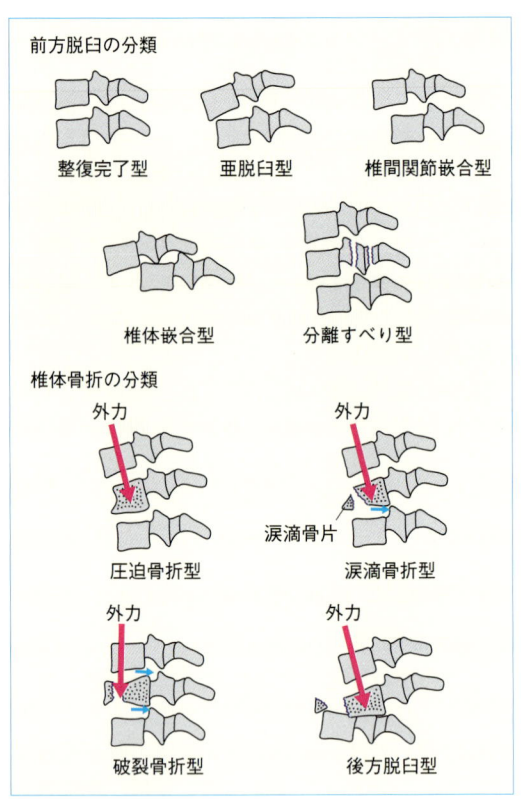

図2 植田の分類
（文献1）より引用）

サンドイッチ型に骨移植を追加する（図3）[4]．

② 前方除圧固定術

後方整復後，ヘルニアが存在する（疑われる）場合，前方除圧固定術を行う．通常の前方アプローチと同様である．断裂した椎間板を切除し，腸骨から骨移植を行う．

(2) 頸椎涙的骨折

基本的に前方から椎体亜全摘を行い，後方に変位した骨片まで十分に削除する．腸骨移植後プレートにて固定を行うが，プレートの代わりに後方ワイヤリングを先行させてもよい．

(3) 胸腰椎破裂骨折

骨折椎を挟んで上下2椎間で後方固定を行う．隣接骨折がある場合や，きわめて不安定性が強い場合は適宜固定を広げる．椎弓切除術はまず必要ない．前方固定術を追加するか否かが術式選択のポイントとなる（前述）．

① 後方固定術

展開：傍脊柱筋，棘上棘間靱帯，黄色靱帯など断裂していることも多いので，これらの状態を確認しながら展開する．椎弓骨折を合併してい

◎頭部や胸腹部骨盤などの合併外傷にも十分留意する．
◎手術適応は神経（脊髄，馬尾神経）と脊椎の2者に対して考慮する．
◎不全麻痺例ではある程度の自然回復が期待できる．早期離床，早期リハビリテーションが重要．

る場合は，コブや電気メスの不用意な操作で脊柱管内にダメージを与えないよう注意する．
整復固定：骨折頭尾側椎に椎弓根スクリューを挿入する．前方アプローチをしない場合は骨折椎自体にもスクリューを入れる．ligamentotaxis を利用して，スクリュー間に牽引力をかけることによって骨折椎体高，および嵌入骨片を可及的に整復する．

② 前方除圧固定術

通常の前方アプローチにて展開．骨折椎の特に後方骨片は易出血性である．上下の椎間板を切除したのち，まず前方骨片を可及的に切除する．終板の処置など，後方骨片摘出以外の操作をなるべく済ませたのち，最後に後方骨片の摘出を行う．しばしば硬膜外からの旺盛な出血を伴う．骨片の完全な摘出が困難な場合，あまり無理しないこと．腸骨，あるいはケージにて前方支柱を再建する．

(4) 脱臼骨折

① 後方整復固定術

展開：破裂骨折と同様であるが，後方軟部組織の損傷はさらに激しいので，脊柱管内を不用意に傷つけないよう注意する．骨折部はしばしば易出血性なので，上下の健常部から展開すると容易である．

整復固定：椎間関節の嵌頓 locking がある場合は棘間開大器などで牽引力をかけながら中枢骨片を引き上げ整復を行う．頚椎同様，必要に応じて上関節突起の部分切除を行い locking を解除する．整復後は安定しているので，椎体の破壊が軽度の場合は1椎間固定でよい．椎体の高度破壊がある場合は上下に固定を広げる．椎間関節の骨折を伴っている場合は，初めに椎弓根スクリューを入れ，ロッドにスクリューを連結させることにより椎体を引き上げ整復を行う．ただ，前方脱臼した椎体にスクリューを入れる際椎体を脱臼方向に押し込むことになるので注意が必要である．

② 前方除圧固定術

後方整復固定後の前方追加手術の適応，方法は破裂骨折と同様である．

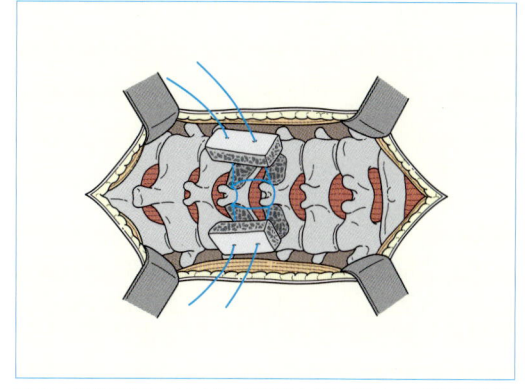

図3　棘突起間ワイヤリング固定とサンドイッチ様骨固定法（角田法）
（文献4）より引用）

(5) シートベルト型骨折

通常1～2椎間の後方固定術を行う．

5. 後療法・リハビリテーション

手術後は頚椎，胸・腰椎に限らずなるべく早く座位をとらせ，ベッドサイドからリハビリテーションを始める．原則として頚椎はフィラデルフィアカラー，胸・腰椎部は軟性コルセットを一定期間使用し，看護師や理学療法士なども含めた多面的な管理を行う．頚椎後方ワイヤリングの固定性は強固ではないので，カラーは6週またはそれ以上の期間装着する．

麻痺のある患者にとって，手術後からが本当の治療の始まりである．肉体的，精神的ジレンマと葛藤しながら，長く厳しいリハビリテーションを続けていくことになる．手術は一瞬の通過点にしか過ぎないが，外科医の独りよがりの手術に陥ることなく，症例ごとの長い全体像を見越したうえでの初期治療を心がけるべきである．

文献
1) 植田尊善ほか：別冊整形外 40：118-127, 2001
2) Kawano K et al : Spinal Cord 48：548-553, 2010
3) Denis F : Spine 8：817-831, 1983
4) 角田信昭：別冊整形外 2：297-305, 1982

2 各論 ▶ 個別のテクニック［Ⅳ.脊椎］

脊椎手術の基本手技
①頸椎症性脊髄症に対する前方固定術，椎弓形成術

九州大学整形外科 播广谷勝三

はじめに

中下位頸椎に対する観血的治療法は前方進入法と後方進入法に大別される．前方法は椎間板や椎体骨棘などの脊髄前面の圧迫因子を除去可能で，除圧後に椎体間固定を併用する（前方除圧固定術）．1～2椎間の病変に対して適応となることが多い．一方，後方法は3椎間以上の狭窄を有する頸椎症性脊髄症や後縦靱帯骨化症など広範囲の除圧が必要な場合に選択される．各々の進入法の利点と欠点を理解して進入法を選択する必要がある．

1. 前方固定術[1]

頸椎症性脊髄症では，主に1～2椎間の病変に対して適応となる．責任高位で局所後弯を呈する症例や不安定性を有する症例も前方除圧固定術のよい適応である．体型にもよるが通常の前方進入法でC2/C3からC7/T1までの手術が可能である．

(1)体位

全身麻酔（気管内挿管）下に仰臥位で行う．手術台の関節部で傾斜をつける，馬蹄を用いる，肩甲間部に薄い枕を敷くなどにより頸椎を軽度伸展位とする．頭部は馬蹄や円座に乗せると安定する．脊髄の圧迫が強い場合，頸椎伸展によって脊髄の圧迫が増強する危険性があるため，術前にどの程度の伸展が可能かを確認しておくことが重要である．頭部はアプローチと反対側へ軽度回旋した状態とする．採骨する側の殿部に枕を敷いて腸骨採骨部を浮かせる．われわれは基本的に左側進入を用いているが，反回神経の走行からC6/C7，C7/T1間では一般的に左側進入が推奨されている．コントロールX線撮影時に下位頸椎が見えるように肩を布絆創膏で

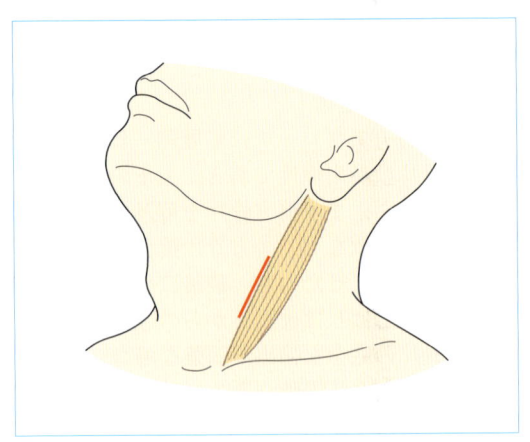

図1 皮切

下方へ牽引するが，強く引きすぎて腕神経叢麻痺を起さないように注意する．また，離被架は術中コントロールX線撮影の邪魔とならない部位に取り付けることも，高位誤認を防ぐために重要である．

(2)アプローチ

20万倍希釈ボスミン®生理食塩水を皮下注射後に，胸鎖乳突筋前縁に沿った斜切開を加える（図1）．美容的には皮膚皺に沿った横切開の方が好ましいが，視野は狭くなるため初心者には斜切開の方が容易である．高位の指標として，舌骨：C3，甲状軟骨：C4-C5，輪状軟骨：C6，鎖骨上3横指：C5-C6，頸動脈結節：C6などが有用である．

皮膚切開に沿って広頸筋を切離し，胸鎖乳突筋前縁を同定して浅頸筋膜とともに剝離しながら深部へ展開を進める（図2a）．胸鎖乳突筋前縁に沿って比較的太い静脈があることが多く，よい目安となる．深部で内上方より外下方へ走

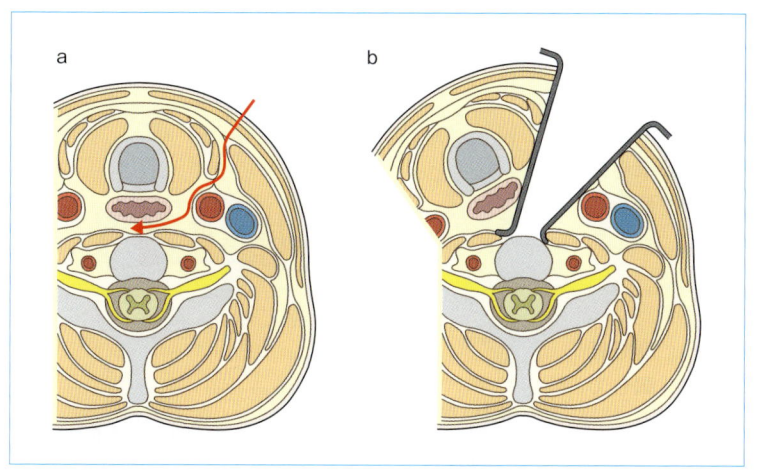

図2　頚椎への前方進入
a　椎体への前方アプローチ：頚動脈鞘の内縁から椎体前方へ進入する．
b　開創器を頚長筋にかけて視野を確保する．頚動静脈，胸鎖乳突筋を外側へ，気管・食道を内側へよける．

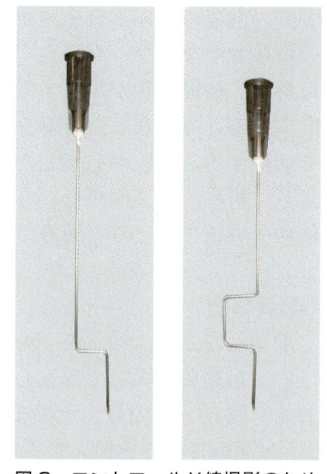

図3　コントロールX線撮影のためのカテラン針
あらかじめ曲げておくが，一番下は1cmほどとして，長すぎないようにする．

行する肩甲舌骨筋が確認できる．C4/C5は肩甲舌骨筋の頭側から，C5/C6，C6/C7は尾側から進入できるが，肩甲舌骨筋を筋腹で切離してもよい．さらに深部へ鈍的に剝離を進めて拍動する頚動脈鞘を同定し，これを左手指で触知して保護しながら，椎体前面へ剝離を進めていく．この剝離操作は慣れないと外側へ展開しがちとなるため，内側深部へ向かって展開を進めるように意識する．

　椎体前面を確認した後に，筋鉤で咽頭・食道，気管を内側へ引き，両側の頚長筋が十分に見えるようにする．椎体前方に存在する薄い被膜を摂子で穿破して椎体前面を剝離する．椎体中央部分は軽度陥凹しており，椎間板部分は前方へ膨隆している．椎体前方骨棘や頚動脈結節などを指標として目的とする椎間を推定し，カテラン針を刺入してコントロールX線撮影（側面）にて高位を確認する．カテラン針は硬膜に届かないようにあらかじめ曲げておくとよい（図3）．

　高位を確認後，前縦靱帯，骨膜を電気メスで剝離して椎体と椎間板を露出する．両側で頚長筋を剝離してLuschka関節（鉤状突起）が十分に確認できるまで展開を進め，self-retainingの2方向開創器を頚長筋にかけて視野を確保する（図2b）．さらに，筋鉤を用いて開創器からはみ出した咽頭・食道を保護する．

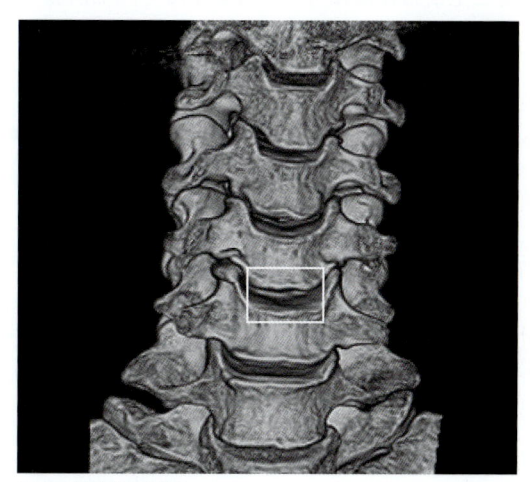

図4　椎体除圧範囲
外側はLuschka関節が目安．

(3)前方除圧

　椎間板前方線維輪を尖刃刀にて切開し，椎間板組織を鉗子や鋭匙を用いて切除していく．外側ではLuschka関節部まで十分に椎間板を搔爬すると同時に椎間を同定して除圧範囲（掘削範囲）を確認する（図4）．エアトームを用いて椎体を削開していく．削開範囲は術前からイメージしておくことが重要で，床面に対して垂直に削開を進めるため，頭側椎体は尾側椎体より多めに削開する必要がある（図5）．側方はLuschka関節基部まで削開する必要がある．途中で鋭匙を用いて残存する椎間板組織を搔爬し

つつ，削開の進み具合を確認するとよい．後方の海綿骨がなくなった時点でダイヤモンドバーに替え，後縦靱帯が露出するまで後方皮質骨を削開する．薄くなった骨棘を鉗子あるいは鋭匙で切除する．除圧が完了した後に移植母床を確認し，対称的な長四角形になるように整形して後の骨移植に備える（図6）．

(4) 骨移植

削開した高さ，幅，深さを計測する．高さについては椎間開大器で開大した高さも計測しておく（図6）．通常は，そのままの高さより1〜2mm高い移植骨を挿入することになる．

腸骨内板から半層骨を採取する．20万倍希釈ボスミン®生理食塩水を皮下注射後に皮膚を切開し，腸骨骨膜を展開後，骨膜下に筋層を剥離して腸骨内板を露出する．外側大腿皮神経損傷と上前腸骨棘骨折を予防するため，上前腸骨棘から2cm以上離して採骨する．電動骨鋸を用いると骨切りしやすい．採骨部には骨ろうを塗って止血する．

移植骨を整形し，国分法に準じて開大器を用いて椎間を開大した状態で1枚目の骨片を叩打・挿入する（図7）．鋭匙や開大器を用いて骨片を外側へ寄せて母床と移植骨の海綿骨同士を密着させる．続いて2枚目の移植骨を叩打・挿入して，同様に海綿骨を密着させる．移植骨を打ち込む際には，打ち込み棒の先端の一部は常に椎体前面に接するように心がけて，移植骨が後方脊髄方向に逸脱しないように気をつける必要がある（図8）．

(5) 創閉鎖

創内を洗浄後に開創器を外し，筋鉤を用いて創内を観察して出血点のないことを確認する．吸引ドレーンを留置して，広頚筋，皮下，皮膚を縫合して閉創する．

(6) 後療法

術翌日あるいは2日目には，頚椎カラー（フィラデルフィア型）を装着して離床を開始する．頚椎カラーは12週間装着しているが，近年は固定期間の短縮も行われている．

2. 椎弓形成術

多椎間の脊柱管狭窄を伴う頚椎症性脊髄症や

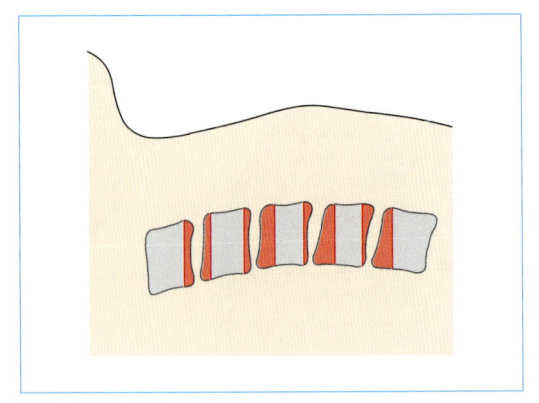

図5　椎体の削開
床面に垂直に行う．中下位頚椎では頭側椎体側を広めに削開し始める．

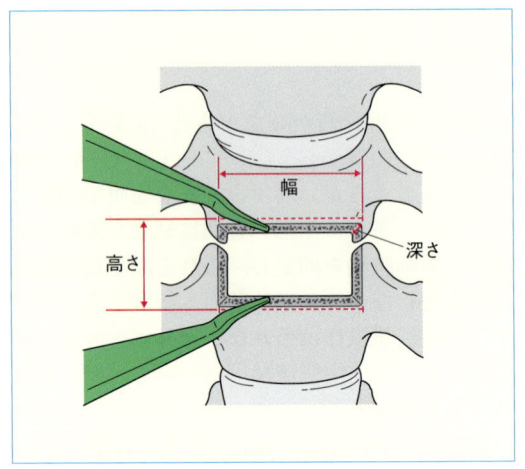

図6　削開した高さ，幅，深さの計測
高さについては椎間開大器で開大した高さも計測しておく．

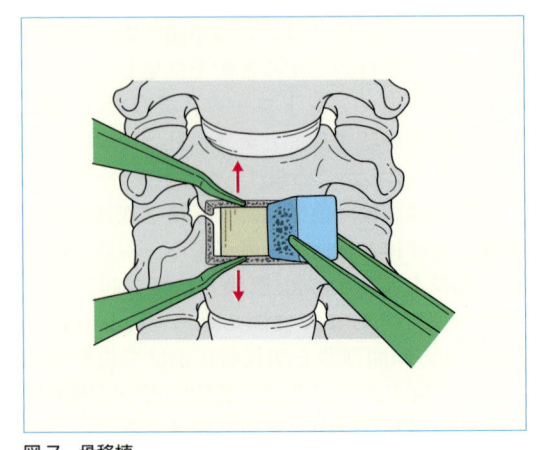

図7　骨移植
開大器を用いて椎間を開大した状態で1枚目の骨片を叩打・挿入する．

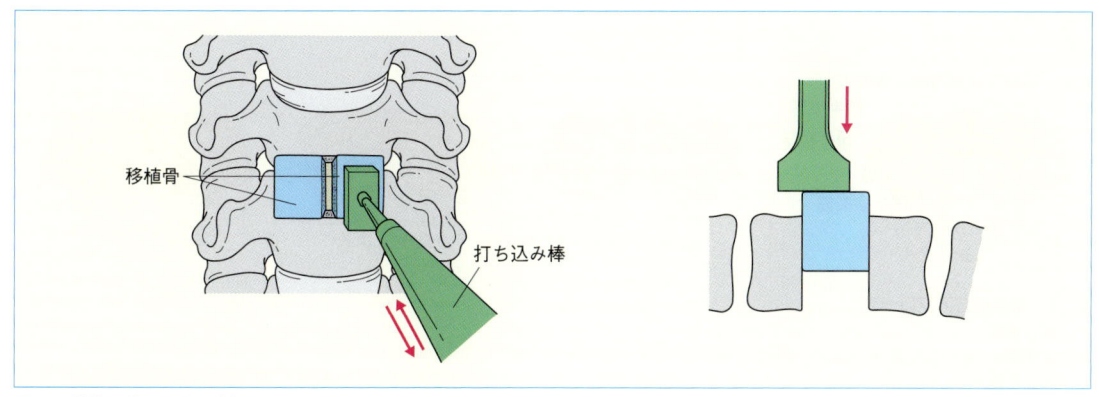

図8 移植骨片の叩打・挿入
打ち込み棒の先端の一部は常に椎体前面に接するように心がける.

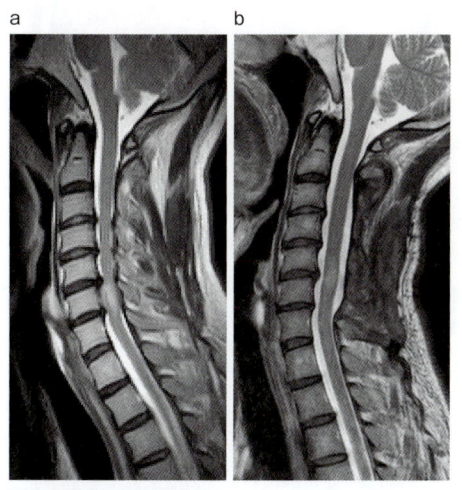

図9 頚椎症性脊髄症
a 術前MRI, b 術後MRI (ともにT2強調画像, 矢状断像)

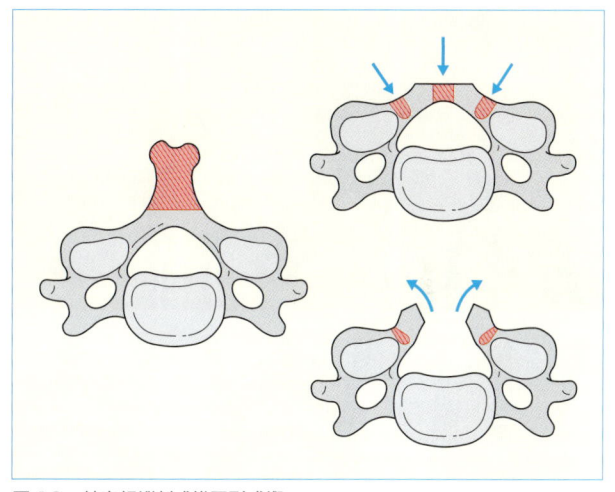

図10 棘突起縦割式椎弓形成術
(文献2) より引用)

後縦靱帯骨化症では,後方からの脊柱管拡大術が行われる(図9).椎弓形成術は棘突起縦割式(French-door)と片開き式(open-door)に分けられ,各々種々の方法が考案されている.ここでは基本的にわれわれが行っている術式を述べる[2](図10).

(1)体位

全身麻酔(気管内挿管)下に腹臥位で行う.Mayfield頭蓋固定器を装着し,頚椎は中間位から軽度屈曲位とする.手術台を傾けて頚椎後方の術野を水平とする.

(2)アプローチ

高位の指標として,大後頭隆起,C2およびC7棘突起などが有用である.20万倍希釈ボスミン®生理食塩水を皮下注射後に,C2棘突起からC7棘突起に至る正中縦切開を加える.

項靱帯を切開し,正中を確認しつつ深部へ展開していく.外側の筋層に切り込むと出血するため,正中で項靱帯膜性部に沿って進入して棘突起に達する(図11b).最近では,術後の頚部痛(軸性疼痛)予防,項筋温存の目的で傍正中進入(図11c)あるいは棘突起の部分的縦割による進入(図11d, 12a)も用いている.C7棘突起先端はできるだけ剝離しないようにし,剝離した場合には後の再建に備えて支え縫合 stay suture をかけておく.同様にC2棘突起に付着する頚半棘筋の剝離も最小限に留め,剝離した場合には後の再建に備えて stay suture

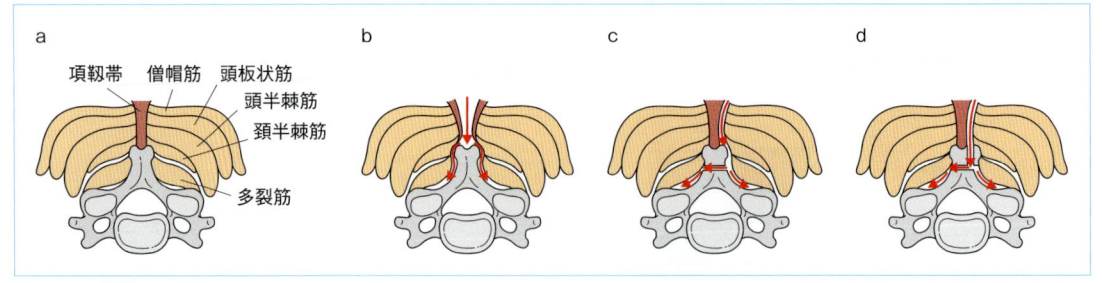

図11　頚椎後方アプローチ
a　後方筋群
b　正中進入
c　傍正中進入
d　棘突起を部分的に縦割して進入

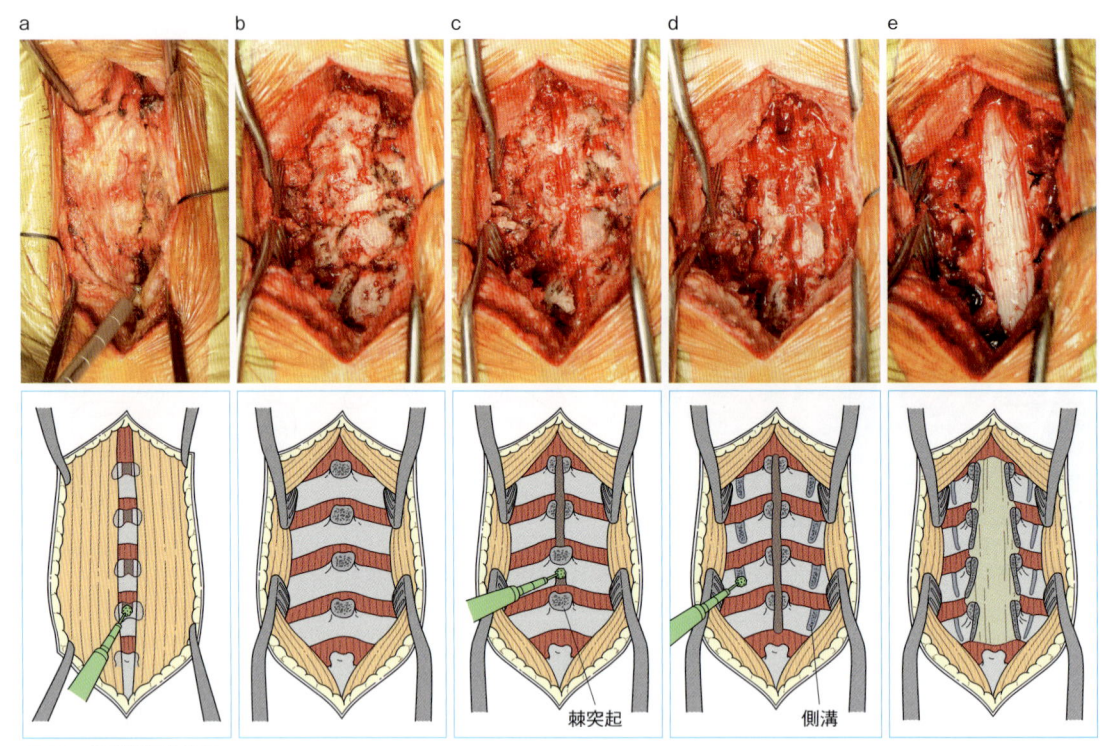

図12　頚椎椎弓切除術
a　棘突起を部分的に縦割
b　棘突起を基部で切離
c　正中縦割
d　椎間関節の内側縁を目安に側溝を作製する．
e　椎弓を開大した状態で各椎弓間の黄色靱帯に糸をかけて傍脊柱筋に縫合して椎弓の開大位を保持する．
（上方が頭側）

をかけておく．棘突起側面，椎弓から骨膜下に剥離・展開を進める．外側への展開は椎間関節内縁を越えるところまでとし，広く展開しすぎないように注意する．

（3）棘突起の正中縦割
　棘突起を基部で切離した後に（図12b），4mmのスチールバーで棘突起の正中を削る．腹側の皮質骨が確認できたらダイヤモンドバーで直視下に縦割を進める（図12c）．

（4）側溝の作製
　椎間関節の内側縁を目安に側溝を作製する（図12d）．側溝の位置が外側すぎると椎弓が

◎前方除圧固定術では食道・気管・血管の損傷に注意し，椎弓形成術では後方支持組織への侵襲を減少することに努める．
◎前方除圧固定術における椎体の削開は床面と垂直に行い，頭尾側および外側の十分な削開を行う．
◎椎弓形成術では側溝の位置が重要であり，術前のMRIやCTを参考にして計画を立てる．

開きにくくなり，内側すぎると除圧不足となるため，術前のCTやMRIで脊柱管の幅を計測しておくとよい．

側溝を作製する部位を決定後に，エアトームを用いて外板（背側皮質骨）を削る．椎弓の傾きを考慮して均一な深さで削るように心がける．椎弓の尾側部分を削りすぎないこと，内板（腹側皮質骨）を削りすぎないことに注意して，椎弓の開大具合を確認しながら削開を進める．椎弓の開大は弾力性が残存する程度が適切で，骨折しないように注意する．椎弓の開大が硬い場合には，頭側皮質骨の削除が不足していることが多い．

(5) 椎弓の開大

側溝の作製が完了したら術者と助手が両側から鋭匙を用いて同時に椎弓を開大する．椎弓開大に抵抗がある場合には無理せずに側溝の削開を追加する．椎弓の骨折をきたすと転位によって神経組織の圧迫を生じる危険性があるため注意する．開大する椎弓の頭尾側端で黄色靱帯を切離して開大しやすくする．さらに，除圧範囲の頭尾側端でドーム状に椎弓切除を行って硬膜の圧迫がないことを確認する．椎弓を開大した状態で各椎弓間の黄色靱帯に糸をかけて傍脊柱筋に縫合して椎弓の開大位を保持する（図12e, 13）．

(6) 創閉鎖

創内を洗浄後に創内を観察して出血点のないことを確認し，ドレーンを留置する．頚半棘筋を剥離した場合には，C2棘突起上で大後頭直筋・下頭斜筋とX状に縫合するか，棘突起に孔を作製して縫着する．僧帽筋は項靱帯に縫着する．項靱帯を縫合して，皮下組織，皮膚を縫合して創閉鎖する．

(7) 後療法

頚椎ソフトカラーを1週間行っているが，術

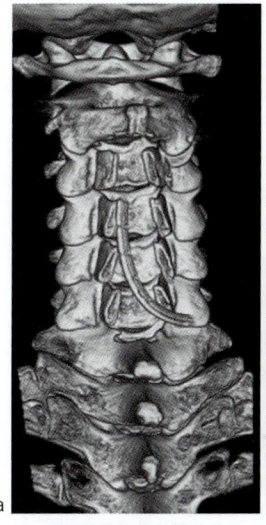

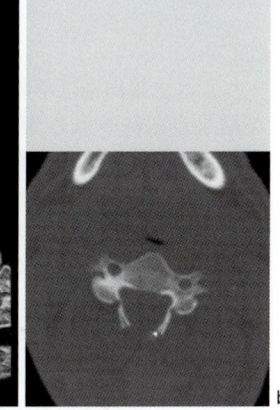

図13 頚椎椎弓切除術後
a 3D-CT
b CT

後外固定は必ずしも必要ではない．術翌日あるいは2日目には起坐から離床を開始する．

おわりに

頚椎前方除圧固定術および頚椎椎弓形成術はともに標準的な術式として広く普及しており，脊椎外科を志す医師は身につけなければならない手技である．前方除圧固定術では長期経過において隣接椎間障害が問題となることがあり，脊柱管狭窄を伴った症例が多いわが国では椎弓形成術が選択される機会が増えている．椎間孔拡大術やインプラントを用いた固定術の併用など，応用例も増えてきている．

文献

1) 前田 健：頚椎症性脊髄症に対する前方手術．脊椎外科の要点と盲点：頚椎，馬場久敏編，文光堂，東京，178-182，2005
2) 岩崎洋明ほか：頚椎後縦靱帯骨化症に対する観音開き式脊柱管拡大術の成績．臨整外 23：517-522, 1988

2 各論▶個別の**テクニック**［IV. 脊椎］

脊椎手術の基本手技
②腰椎椎間板ヘルニア摘出術

九州大学別府病院整形外科准教授 **土井俊郎**

はじめに

ヘルニア摘出術はその方法が洗練され，良好な結果が期待されるが，症例ごとのバリエーションが多く，決して簡単な手術ではない．発生部位，ヘルニアの移動方向，神経根との関係など症例に応じて注意深い術前プランニングが重要であり，手術の鍵を握る．

1. ヘルニア摘出術の適応

急性馬尾症候群では絶対適応であり，筋力低下を伴ったもの，保存療法に抵抗する疼痛を有するものは相対的適応である[1]．強い症状を呈するか病状が長期に及ぶ腰椎椎間板ヘルニア患者群において，手術に至るのは10～30％程度とされる[2]．

2. ヘルニアへのアプローチ

片側椎弓間開窓（図1A, 2）：いわゆるLove法で用いられる，最も一般的なアプローチ法である．

棘突起縦割によるアプローチ[3]（図1B, 3）：上位腰椎では，椎弓下縁が椎間板に対して尾側に張り出し，また椎弓幅が狭いため通常の椎弓間開窓が困難になることがある．棘突起縦割法はより頭側の椎弓切除が容易であり，下関節突起の損傷リスクが少ないことよりこれらの症例で有用なことがある．

経椎弓アプローチ[4]（図1C）：特にL3/4，L4/5椎間孔内ヘルニアの場合，椎弓に8mm大の円形の開窓を行い直接椎間孔内神経根尾側のヘルニアに到達することができる．

外側アプローチ（図1D）：外側ヘルニアで用いる．

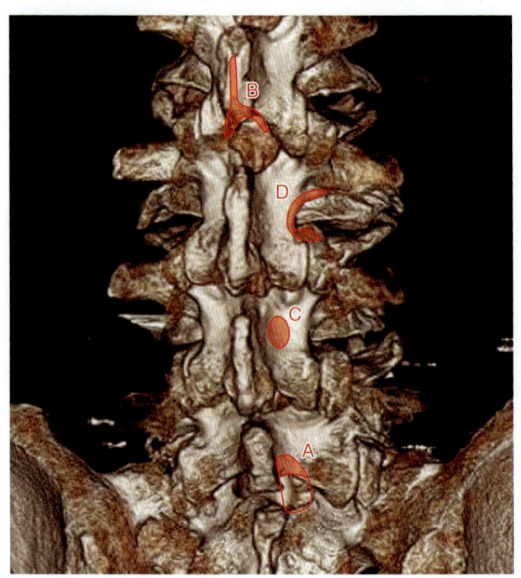

図1 種々のアプローチ
A：椎弓間開窓，B：棘突起縦割，C：経椎弓アプローチ，D：外側アプローチ

3. 顕微鏡か？ 内視鏡か？

顕微鏡でも内視鏡でも深部で行う操作は同じであり，術者の慣れた方法を使用すればよい．

4. 術前プランニング

ヘルニアの存在位置，神経根・硬膜との関係を，MRI，必要に応じてミエロCT，ディスコCTなどを用いて詳細に検討しておく．特に外側ヘルニア・椎間孔内ヘルニアではディスコCTがヘルニア位置の特定[5,6]，アプローチ方法決定に有用である．術前に以下の評価を行っておく．

椎弓間孔の大きさ：脊柱管内に進入するために

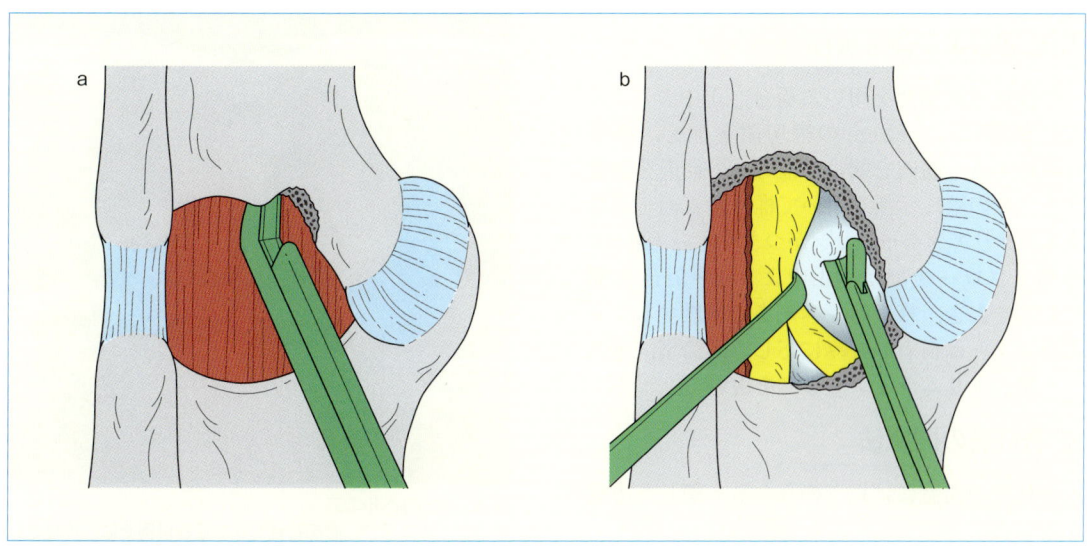

図2 片側椎弓間開窓
a 黄色靱帯を上位椎弓下縁から剥離し，Kerrison 鉗子，サージエアトーム，ノミなどを用いて必要な範囲の部分的椎弓切除を行う．必要ならば下位椎弓上縁および関節突起内側部の部分切除を追加するが，椎間関節は温存する．
b 神経根の肩口をみつけ，これを硬膜とともに愛護的に内側にレトラクトし，ヘルニアを露出させる．ヘルニア表面の虚脱した血管をバイポーラーで凝固する．縦に切開を加えて，内部よりヘルニア内容を摘出する．神経組織損傷予防のためヘルニア脱出口より深部で髄核鉗子を開くようにする．

どの程度の椎弓および椎間関節切除を要するかを把握しておく．腰部脊柱管狭窄症を合併している場合に骨切除を広げる必要がある．

椎間板ヘルニアの位置：ヘルニア塊の移動位置が頭尾側方向にあるのか，また内外側であるのかを評価し，椎弓および椎間関節切除の方法を検討する．

神経根の走行：神経根の分岐とヘルニアの位置関係，神経走行異常を把握しておく．

ヘルニアの大きさ：巨大なヘルニアでは，ヘルニア操作に先立って両側除圧を行っておき神経操作の際の逃げ場をあらかじめ作ることも必要である（図4）．特にL1/2, L2/3, L3/4では硬膜管内に含まれる馬尾神経の数も多いため無理な神経牽引操作を防ぐことが麻痺の発生予防になる．

5. 体位

腹圧を下げ，術中出血を減らす目的で，4点支持器使用で行う．腎移植後や人工肛門，腹部手術後では同部の除圧を図るため胸膝位を用いる．

6. レベル確認

棘突起に18G針をペンチで打ち込み，針先

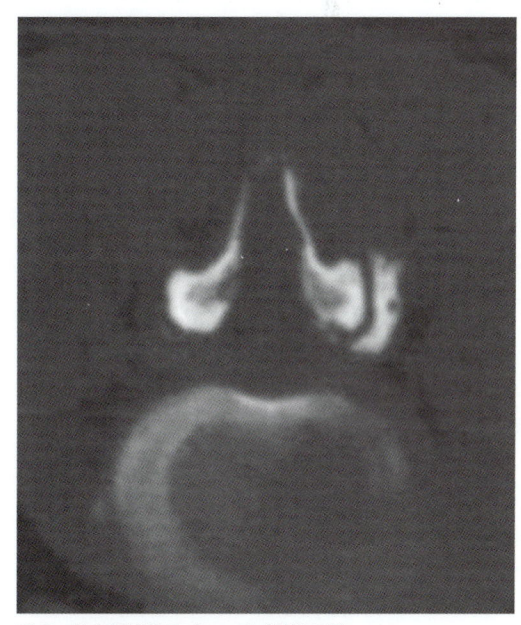

図3 棘突起縦割アプローチ（術後CT）

をカットし皮膚に埋め込む．X線コントロール（腰椎2方向）を撮影して高位を確認する．小切開法や外側ヘルニアでは，X線透視下に皮膚上にペンで椎弓の形をマーキングし，レトラクターを挿入したのち再度X線透視で確認する．

7. 皮切および深部展開

片側椎弓間開窓を用いる場合，正中より1〜2cm外側に，2〜3cmの縦切開を加え，筋膜を縦切する．筋肉を割いて椎弓上の筋肉を剥離する．この際，示指を用いて椎弓の表面を剥離するとオリエンテーションがつきやすい（図5）．外側アプローチでは，正中より4〜5cm外側に切開をおき，横突起レベルまで剥離する．レトラクターは術者の好みに応じ，円筒型，カスパー型，トリムライン型などを用いる．

8. 脊柱管の開窓法

脊柱管の開窓には以下のうち最も適した方法を用いる．
① 経頭側椎弓（図6①）：椎弓間部が狭い場合，頭側の椎弓を部分切除し黄色靱帯を頭側付着部から剥離し硬膜外腔に進入することができる．
② 経靱帯（図6②）：正常な椎弓間部がある場合，黄色靱帯を切開することで硬膜外腔に進入できる．黄色靱帯の厚さは症例によりバリエーションが多いため注意が必要である．
③ 経尾側椎弓（図6③）：さらに簡単に硬膜外腔に入る方法として尾側椎弓の上端からアプローチすることもできるが，直下のヘルニアにより背側に押された神経根が存在することがあるためこれを損傷しないよう十分注意する．

9. 黄色靱帯切除

黄色靱帯切除は急がない．黄色靱帯の切除に先立って，必要な下関節突起内縁切除，椎弓下縁の骨切除をエアトーム，ノミ，Kerrison鉗子を用いて行う．骨切除が終わるまで黄色靱帯を残しておけば，黄色靱帯が神経背側のバリアとなり神経損傷を予防できる．特に外側陥凹部が狭い場合Kerrison鉗子では神経損傷の危険があるため，上関節突起内縁1〜2mm程度をエアトームで菲薄化し折るように切除すると黄色靱帯外側付着部とともに切除でき安全である．Kerrison鉗子を用いる場合，神経との間に癒着がないことを確認し，吸引管をレトラクターとして用いて神経組織を巻き込まないよう注意する．障害神経根が硬膜管から分岐する肩口部を同定できるまで外側の黄色靱帯および骨切除を行う．

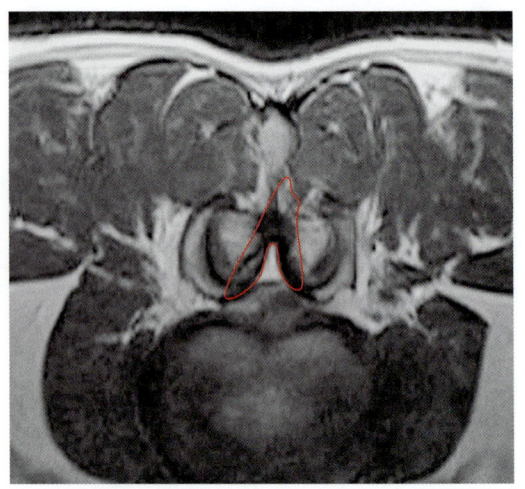

図4 中心性ヘルニア
中心性ヘルニアや，腰部脊柱管狭窄症合併例では，神経をレトラクトするスペースを確保するため，あらかじめ片側進入両側除圧の要領で除圧を行う．

10. 無血野の確保

たとえ少量の出血であっても，丁寧に止血を行う．顕微鏡・内視鏡下の手術は無血野の確保がきわめて重要である．骨からの出血は骨ろうで対処する．硬膜外からの出血はバイポーラーを用いて対処するが，凝固止血できないときは止血用剤（インテグラン®など）を詰めて止血する．

11. 神経根のレトラクト

神経根・硬膜を内側へよけ，ヘルニアとの間を鈍的に剥離しヘルニアを露出させる．神経根の緊張が高くレトラクトが困難な場合，また神経根の外側縁が不鮮明な場合は決して無理をしてはならない．骨切除を上下および外側に広げるなどして進入法を変えることがコツである．巨大ヘルニアで馬尾症状がある場合など，片側進入両側除圧の要領で対側の椎弓切除を加え，レトラクトした神経の逃げ場を作っておくことが麻痺の防止につながる．

12. ヘルニア摘出

膨隆したヘルニア部分のみの切除を行う．硬膜外の静脈がヘルニア表面に虚脱して存在するため，切開予定部位を電気双極子で凝固止血し，ヘルニア摘出後の出血を予防する．ヘルニア表面を切開した後，曲がりのプローベや，髄核鉗

◎術前プランニングによるアプローチ決定が重要である．
◎内視鏡，顕微鏡とも無血野を確保する．
◎神経根の肩口を確認して，神経損傷を防ぐ．

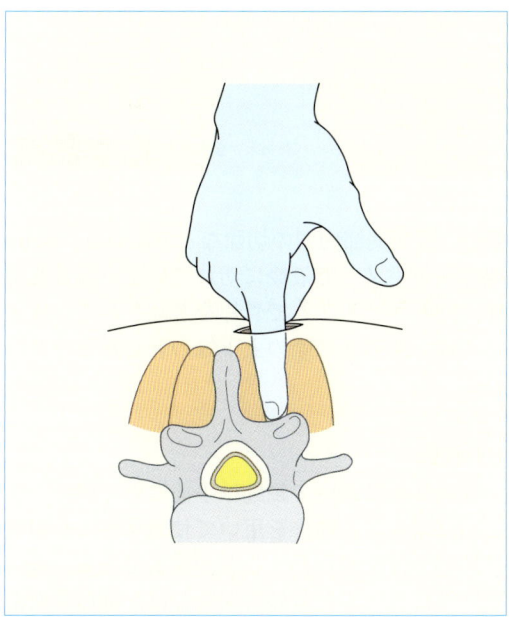

図5　示指を使った剥離

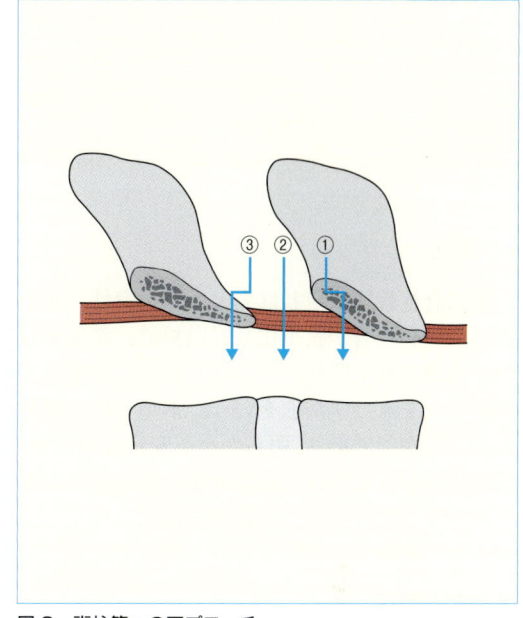

図6　脊柱管へのアプローチ
黄色靱帯を切除する3通りのアプローチを示す．①：経頭側椎弓，②：経靱帯，③：経尾側椎弓

子を用いてヘルニア内容を切除する．特に椎体後面を上下に移動したヘルニアが硬膜背側に遺残していないことを確認する．ヘルニア脱出口から生理食塩水を注入して遊離遺残ヘルニアを可及的に切除する．手術の目的は神経根に対する除圧であるため，目的を達したかどうかは予想されたヘルニアの摘出と同時に神経根の可動性が良くなったことで確認する．

13. 閉創

術後血腫を防止するため，吸引ドレーンを挿入して閉創する．筋膜，皮下を縫合し，皮膚にはサージカルテープやダーマボンド®を用いる．

14. 術後管理

1〜2日後，ドレーン出血の流出が止まればドレーン抜去とともに離床させる．約1ヵ月間簡易コルセットを装着させ，患者の病識を高めることで無理な動きを制限する．

文献
1) 日本整形外科学会診療ガイドライン委員会ほか編：腰椎椎間板ヘルニアにおける馬尾障害では緊急手術が必要か．腰椎椎間板ヘルニア診療ガイドライン，南江堂，東京，68，2005
2) 日本整形外科学会診療ガイドライン委員会ほか編：腰椎椎間板ヘルニア患者のなかでどの程度の患者が手術に至るか．腰椎椎間板ヘルニア診療ガイドライン，南江堂，東京，77-78，2005
3) 渡辺航太ほか：腰部脊柱管狭窄症に対し後方軟部支持組織を温存する術式—棘突起縦割式椎弓切除術．臨整外 38：1401-1406，2003
4) 生田　光：腰椎椎間板ヘルニアに対する経椎弓的内視鏡下ヘルニア摘出術の経験．臨整外 42：579-583，2007
5) Maroon JC et al：Diagnosis and microsurgical approach to far-lateral disc herniation in the lumbar spine. J Neurosurg 72：378-382, 1990
6) Doi T et al：Endoscopic decompression for intraforaminal and extraforaminal nerve root compression. J Orthop Surg Res 26：16, 2011

脊椎手術の基本手技
③腰部脊柱管狭窄症に対する除圧術

九州大学整形外科 松本嘉寛

1. 適応

　腰部脊柱管狭窄症とは先天性や発育性，また後天的に脊柱管が狭小化し馬尾神経，腰椎神経根が圧迫され下肢痛，下肢筋力低下，膀胱直腸障害などをきたす病態をいう．本項では，脊柱管内病変が主であり，明らかな不安定性を欠き，腰椎後方除圧術のみで対処可能な基本的な症例を対象とした腰椎椎弓部分切除術について，使用する手術器械の特徴も含めて概説を行う．

2. 手術器械

(1) 開創器

　十分な手術視野を得るために，開創器の選択は重要なポイントの一つである．組織学的には腰椎後方1椎間の展開が約60分以上になると筋組織内に浮腫を生じ壊死の可能性が高くなる．そのため，長時間の手術では数分間でも開創器を緩める配慮が必要である．代表的な開創器として，Cloward型開創器，Gelpi型開創器などがある．

(2) ノミ

　平型ノミには両刃（オステオトーム）と片刃（チゼル）がある．また直丸ノミ（ガウジ）は通常片刃である．使用法として，海綿骨を切る場合には刃渡りすべてを最初から用いてもよいが，皮質骨を切る際には，ノミの角をまず斜めに当て骨に切り込んだ後，刃渡りすべてを入れる．この操作により，硬い皮質骨でノミが滑ることが防止できる．方向を決める際にも，まず2～3mm骨面に直角に入れた後に予定の方向へノミを進める．骨の切離は，抵抗感や叩打音の変化を参考にしながら慎重に行う．
　10～15mmの両刃平ノミは腰椎椎弓切除の際の，椎間関節内側の切除などで用いる．6mm幅の両刃平ノミで最後に切れていない部分を切離，回転させることで骨片を遊離させる．直丸ノミは，開窓術の際の上下縁の骨切離などに用いる．

(3) 鋭匙

　脊椎外科において鋭匙は手前に引く動作，あるいは回転する動作を用いて使用する．骨組織に押しつけながら行うことが重要である．椎弓切除術における黄色靱帯切除では，椎弓裏面あるいは脊柱管外側に押しつける動作により靱帯組織を切除した後，手前に引いて切除する．

(4) Kerrison鉗子

　腰椎後方手術では，椎弓切除の上下端，側方峡部の黄色靱帯，骨組織の切除に使用する．骨咬除の時に，回旋しながら頭側に引くように切除することで，黄色靱帯も含めて安全に切除可能である．また，柄の部分と刃の部分のなす角を念頭に置き，鉗子下縁での硬膜圧迫に注意する．咬除したいものを完全に咬み切ってから手前に引き，周辺組織の不要な牽引を避ける．
　Kerrison鉗子の下刃下面はプローブと考え，鉗子は緩く握り，下刃下面にあるものを触知するように努める[1]．再手術例で黄色靱帯，骨組織と神経組織の癒着が予想される場合は，十分に剝離を行った後に用いる．剝離がむずかしい場合には平ノミを用いた方が安全であることがある．

(5) 神経根レトラクター，剝離子

　神経根排除操作時，原位置から1mm牽引するだけで神経根血流は約50％に減少することが知られている．また過大な排除圧に加えて根

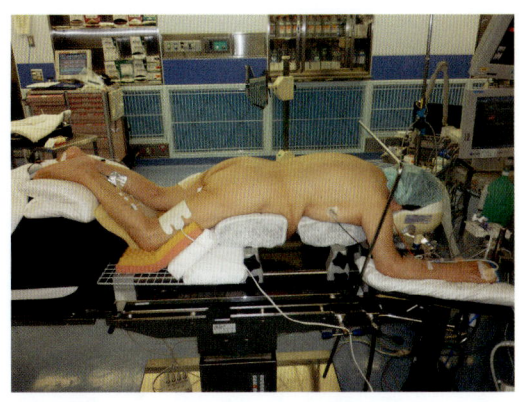

図1 体位
腹臥位とし，4点支持のフレームにて腹圧を十分に抜いた状態とする．骨突出部での圧迫や，肩関節の過外転による腋窩神経麻痺，肘関節部での尺骨神経麻痺の発生に注意する．

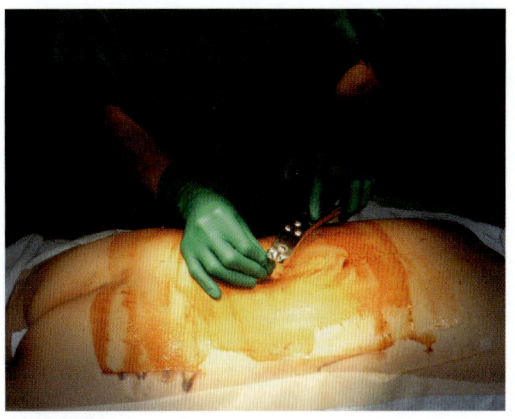

図2 術前マーキング
進入椎体の棘突起に，18G針をマーカーとして刺入，腰椎2方向X線撮影を行いレベルを確認する．

排除の時間も重要な因子である．なるべく間欠的な根除圧を心がける．

(6) ドリル

近年の脊椎外科の進歩をもたらした要素の一つに，骨掘削システムの発達がある．気動式，電動式があり，脊椎外科では高回転，低トルクの機種が有用である．バーガードは長めのものが有用であり，手術で使用する機種の形態を把握しておく必要がある．

ドリル使用時，最も注意すべき合併症はスチールバーによる軟部組織損傷である．バー先端のぶれを少なくするように，腋をしめ手関節部を創縁のしっかりした部位に固定する．掘削予定部位の近傍で回転を開始し，回転が完全に停止してから創外に出す．ダイヤモンドバーはより安全であるが，硬膜骨化がある部位や癒着が高度な部位では硬膜損傷の可能性があり注意を要する．

3. 体位

腹臥位とし，4点支持のフレームや2本の長枕を体幹前方の両側におく．腹圧を十分に抜いた状態とする．体位をとる際には，上前腸骨棘などの骨突出部での圧迫に留意する．特に上肢に関しては，肩関節の過外転による腋窩神経麻痺，肘関節部での尺骨神経麻痺の発生に注意する必要がある（図1）．

4. 皮切

あらかじめ，進入椎体の棘突起に，18G針などをマーカーとして刺入（図2），腰椎2方向X線撮影にてレベルを確認し，皮切の範囲を決定する．正中アプローチでは，基本的に棘突起列上の正中縦切開を行う．止血のため，20万倍エピネフリン入り生理食塩水を約10m*l*程度使用することが多い．

5. 展開

傍脊柱筋群は，脊髄神経後枝の損傷を最小限にするように，椎弓部から直接剥離する．展開が浅い段階ではGelpi型開創器，深部ではブレードの長い開創器を用いる．棘上靱帯を損傷しないように注意しながら，電気メスで棘突起から傍脊柱筋を切離し側方へ剥離する．その後，Cobbエレベーターを使って，傍脊柱筋を側方に展開する．術後に生じる傍脊柱筋の損傷は，筋圧迫力と圧排時間に比例するため，術中適宜開創器を外して，血流を回復させる．

6. 除圧操作

(1) 正中部の黄色靱帯剥離

硬膜を損傷しないように，正中部の黄色靱帯を広く剥離する．Kerrison鉗子，鋭匙などを適宜使い分ける．黄色靱帯の頭側は椎弓腹側に，尾側は椎弓の背側に付着している．頭側の剥離には，鋭匙を椎弓下面に挿入，左右に動かして付着部を剥離する．鋭匙の挿入は目視できる範

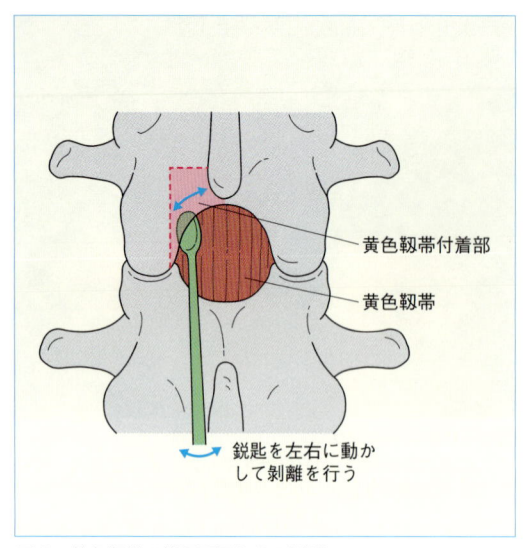

図3　黄色靱帯の椎弓下面からの剥離

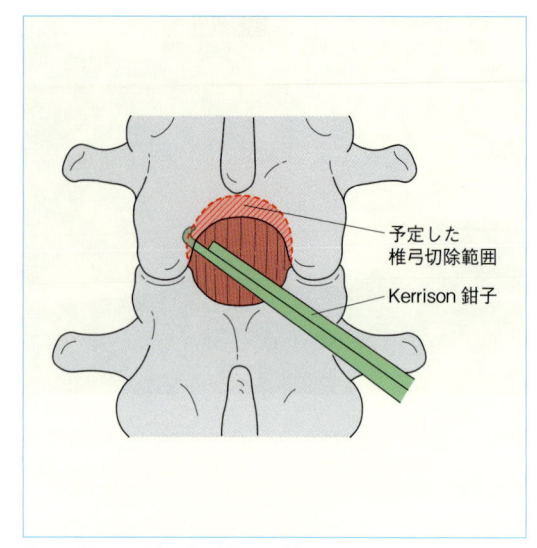

図4　椎弓の予定骨切除範囲の削開

囲までとする（図3）．

(2)椎弓切除

上位椎弓の下部と，下位椎弓の上部および側方を切除する．椎間関節は最大限温存する．神経根の除圧に必要十分な範囲の骨切除に止める．過剰な骨切除により，椎弓峡部の骨折をきたす可能性がある．切除はKerrison鉗子が有効であるが（図4），椎弓が肥厚しKerrison鉗子の挿入が困難な場合にはドリルで椎弓を菲薄化した後にKerrison鉗子で切除する（図5）．頭側の切除は，硬膜外脂肪もしくは硬膜が十分確認できるまで行う．椎弓はレベルにより幅が異なるため，切除範囲については術前に各種画像にて十分に検討する．上位椎間での椎間関節の内方化や，高齢者での椎間関節の変性肥厚などに注意する．

(3)正中部黄色靱帯の切除

予定の骨切除を終了した後に，黄色靱帯の切除を行う．黄色靱帯を両側から把持し，正中部をスパーテルで裂くようにして縦割する．肥厚が強く，容易に縦割できない場合は，持ち上げながらハサミやメスで注意深く切開する．黄色靱帯の裏面から，硬膜外脂肪を落とし込んでいくようなイメージで，黄色靱帯と硬膜外組織の剥離を進める．（図6）十分に剥離，癒着のないことを確かめた後に，中心部の黄色靱帯を切除する．尾側の付着部は，硬膜管を軽く下方に圧排，保護しながら下位椎弓上端と一緒に切除すると安全である．

(4)黄色靱帯側方付着部の切除

本術式において，最も重要なステップである[2]．神経根損傷の危険性があり慎重な操作が必要である．多くの症例で椎間関節は変性，肥厚しているため椎間関節内側の部分切除の追加が必要である．内側椎間関節の切除には，まずエアトームにて下関節突起を薄切，その後ノミをやや外側に向けてトランペット型に骨切除を行うことで，切除範囲を最小限とすることが可能である．（図7）神経根が確認できるまでは，Kerrison鉗子の先端を必ず目視できる範囲を切除，適宜ノミによる骨切除を追加する．

神経根が確認できた後は，神経根，硬膜管を内側へ軽く圧排，外側方向の安全を確認した後，残存する黄色靱帯を切除する．また，鋭匙を用いて黄色靱帯を掻き出すような操作も有効である．（図8）操作中に，硬膜外からの出血を認めた場合は，バイポーラーによる凝固や，コラーゲン，ゼラチンなど化学的止血剤を用いて止血を行った後に操作を再開する．

(5)除圧の確認

神経根レトラクターを用いて神経根の可動性を確認する．側方はプローベを用いて狭窄がな

◎除圧操作を行う前に，無血野を確保，黄色靱帯の近位端を確認する．
◎黄色靱帯切除を骨の削開終了後に行うことで硬膜損傷の危険性が減少する．
◎黄色靱帯の側方付着部の処理が最も重要である．

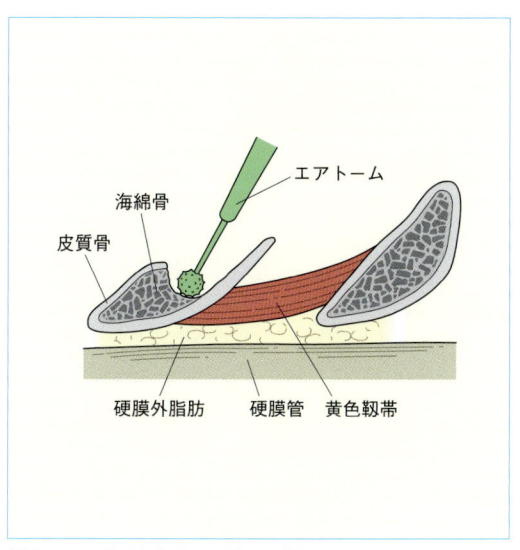

図5 エアドリルを用いた椎弓の削開

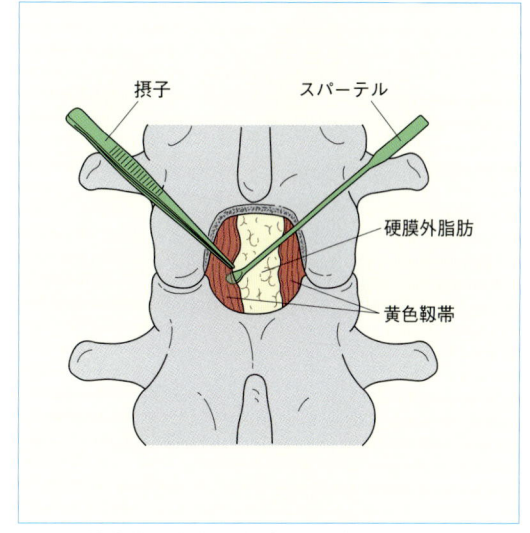

図6 黄色靱帯の縦割，硬膜外脂肪の剥離

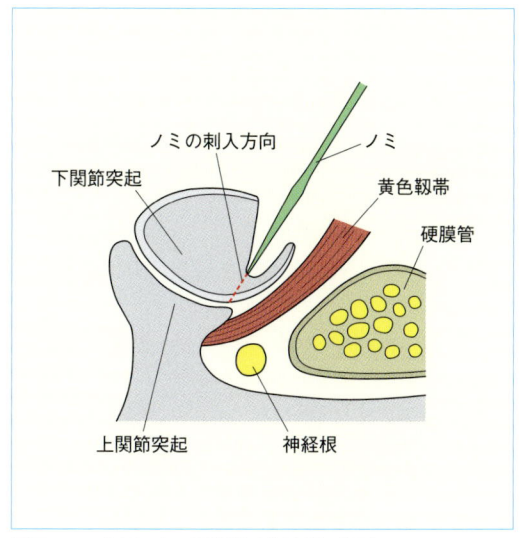

図7 ノミを用いた，下関節突起内側の切除

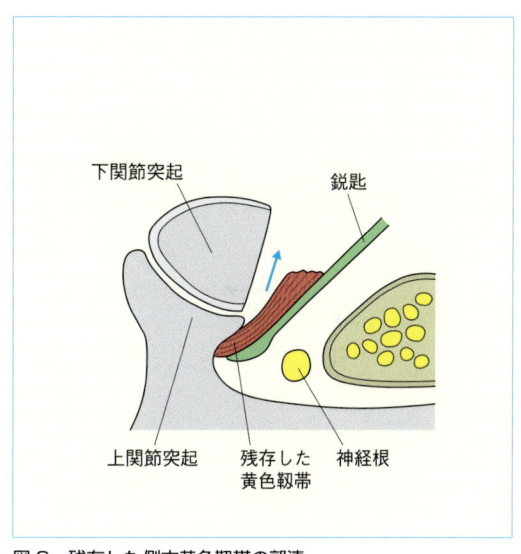

図8 残存した側方黄色靱帯の郭清

いこと，神経根の腫れ，色調を確認する．必要があれば椎間板切除を追加する．

7. 洗浄と閉創

十分量の生理食塩水を用いて洗浄後，術後血腫予防のため閉鎖式ドレーンを挿入，各層を併せて閉創する．

文献
1) 辻　陽雄：基本腰椎外科手術書，第3版，南江堂，東京，62-80，1996
2) 加治浩三：腰椎後方除圧術．脊椎外科の要点と盲点：胸腰椎，芝 啓一郎編，文光堂，東京，156-158，2006

333

【各論：個別のテクニック】
V．切断

切断術
①大腿切断，膝関節離断

諸岡整形外科病院副理事長 **諸岡孝明**

はじめに

切断術を行う際には多くの場合，局所の治療を行うにとどまらず，全身状態の管理を行う必要がある．さらに，歩行，姿勢保持などの術後下肢機能をいかに発揮させるかを考えるべきである．高い日常生活レベルを目標とするのであれば，切断術後の義肢着用が求められる．しかし，医療者側が義肢着用を前提として治療しても，患者側が断端のケアや義肢着用を適切に行わないという可能性もある．不適切な断端処置や義肢着用は，皮膚潰瘍の形成や再切断につながる．また，四肢の一部を失うということは，計り知れない精神的苦痛を伴うものである．よって，患者の局所状態のみにとらわれず，全身状態，人格，生活背景を考慮し治療方針を決定しなければならない．

1. 切断高位の決定

まず，血行性であれば血管造影などを行い血管再建術を併用することによる患肢温存や下腿切断ができないか，外傷性であれば皮膚移植ができないか，腫瘍性であれば専門医療機関における治療で患肢温存ができないかなど，他の治療法を検討すべきである．切断がやむをえない場合はできるだけ長く温存することが原則である．しかし症例により，血管原性切断（糖尿病，動脈硬化性壊疽など）であれば血流のあるレベル，外傷性であれば血流や骨を被覆できる軟部組織が残存するレベル，腫瘍性であればその組織型などに応じたマージンをとるなど，おのずと制限が加わる．

古くは zur Verth の模式図[1]（図1）に示されるとおり，大腿骨顆部は膨隆しているため義肢着用の観点から有害と考えられてきた．しかし，義肢の改良により適合性が改善され，レ

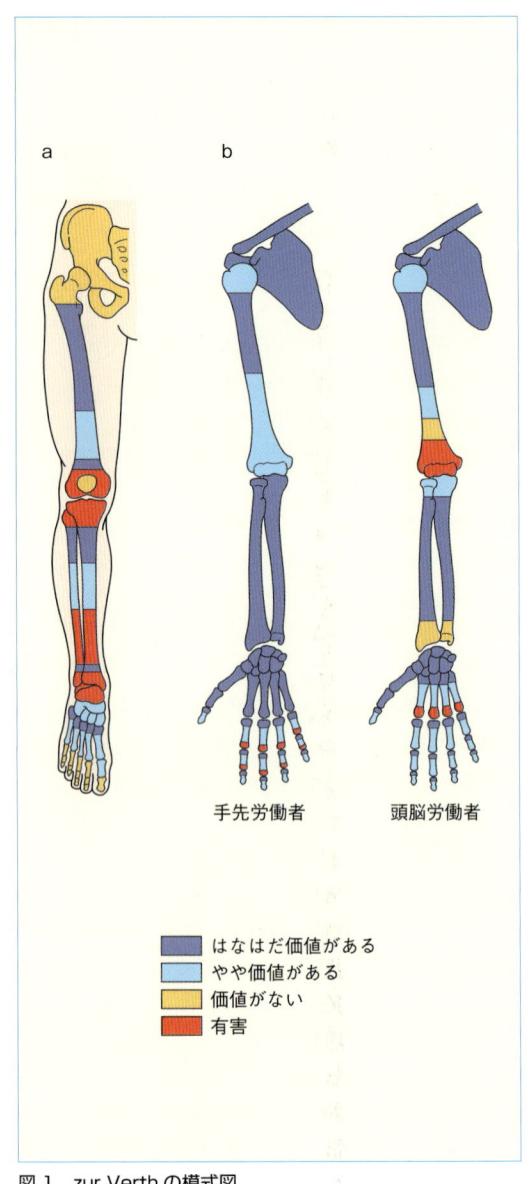

図1 zur Verth の模式図
古典的には顆部の膨隆は有害とされてきた．
a 下肢
b 上肢

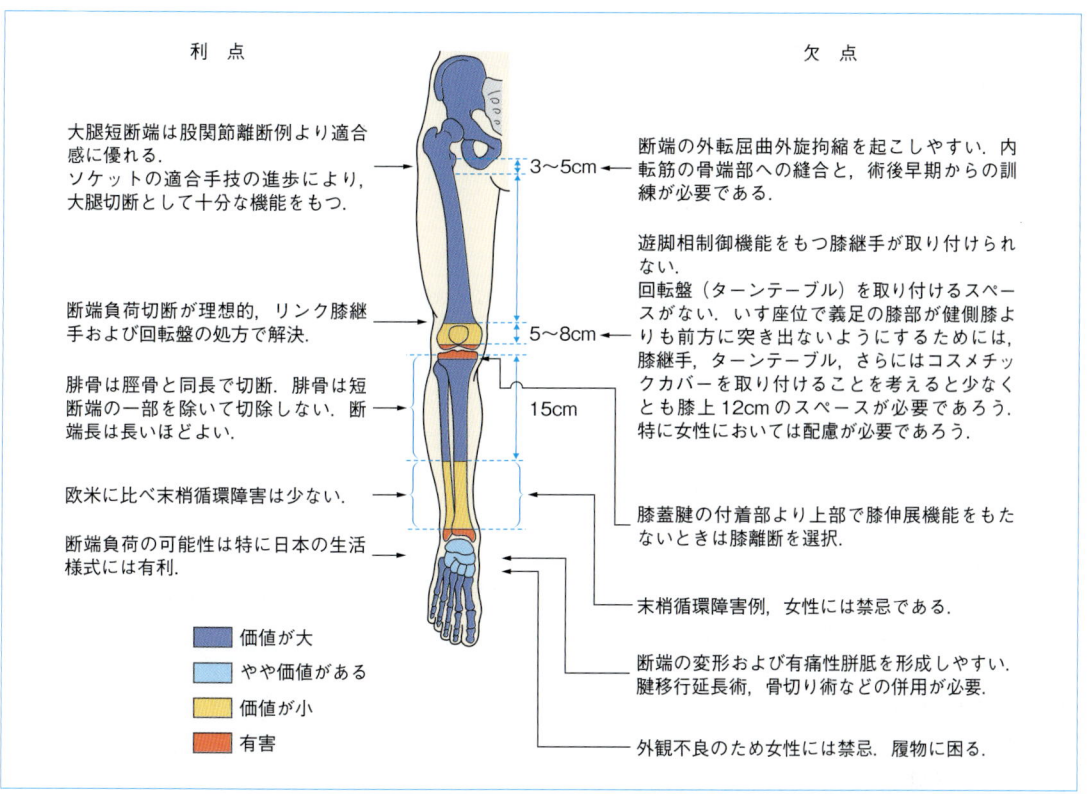

図2　下肢静脈瘤切断部位の選択

利　点

- 大腿短断端は股関節離断例より適合感に優れる．
- ソケットの適合手技の進歩により，大腿切断として十分な機能をもつ．
- 断端負荷切断が理想的．リンク膝継手および回転盤の処方で解決．
- 腓骨は脛骨と同長で切断．腓骨は短断端の一部を除いて切除しない．断端長は長いほどよい．
- 欧米に比べ末梢循環障害は少ない．
- 断端負荷の可能性は特に日本の生活様式には有利．

3～5cm
5～8cm
15cm

凡例：
- 価値が大
- やや価値がある
- 価値が小
- 有害

欠　点

- 断端の外転屈曲外旋拘縮を起こしやすい．内転筋の骨端部への縫合と，術後早期からの訓練が必要である．
- 遊脚相制御機能をもつ膝継手が取り付けられない．
- 回転盤（ターンテーブル）を取り付けるスペースがない．いす座位で義足の膝部が健側膝よりも前方に突き出ないようにするためには，膝継手，ターンテーブル，さらにはコスメチックカバーを取り付けることを考えると少なくとも膝上12cmのスペースが必要であろう．特に女性においては配慮が必要であろう．
- 膝蓋腱の付着部より上部で膝伸展機能をもたないときは膝離断を選択．
- 末梢循環障害例，女性には禁忌である．
- 断端の変形および有痛性胼胝を形成しやすい．腱移行延長術，骨切り術などの併用が必要．
- 外観不良のため女性には禁忌．履物に困る．

近年では装具技術の進歩により大腿骨顆部は有害とはされない．

バーアームを長く取ることをより優先させるようになってきた[2]（図2）．義足歩行では残存した長さが長くなるほどエネルギー消費量が少なくなり，歩行が楽になるためである．しかし，膝関節離断は断端末荷重を行うため前方皮弁を長く残す．よって，外傷性切断には良い適応となるが，血行良好な後方皮弁を長く残す血管原性切断の症例には適応になりにくく，大腿切断より適応症例が限られる．それゆえ膝離断の義足は義肢装具士が不慣れな場合もあるため，装具着用を前提とした膝関節離断を検討する際には，術前から義肢装具士と協議すべきである．

2. 断端皮膚の原則

義肢ソケットや床と接触するのは皮膚であるため，良い断端の条件として以下のことがあげられる．
① 可動性がよいこと
② 感覚が正常であること
③ 血行がよいこと

すべて，断端の傷のできやすさにかかわることである．

3. 大腿切断 (above-knee amputation; A/K amputation)

長い断端ほど優れるが，坐骨結節より末梢側に3cmほどの長さの短断端でもソケットの適合は可能である．股関節離断よりも優れた義足を作ることができる．

(1) 皮膚切開，皮下の処理

一般には魚口状切開で前後等長の皮弁を作る．前後の皮弁の長さの和は骨切断高位における大腿前後径よりもやや長めに作る[1]（図3）．しかし，血行障害の場合は後方の軟部組織の血流が良好なため，長後方皮膚弁 long-posterior flap法が用いられる[1]（図4）．断端末荷重の場合は荷重部に縫合線がこないように注意する．皮下の処理において，特に血行障害による場合は愛護的な手技が重要である．なるべくメスな

ど鋭利な器具を用い鋭的に切開し，鈍的な剝離は避ける．組織保持の際にも無鉤の摂子などで幅広く圧挫しないようにする．

筋膜までは皮切線と同一高位で切開し，筋は深部にいくに従い，斜め中枢に至るよう余分に切断する．

(2) 血管の処理

小血管でも確実に止血し血腫を作らないようにする．動脈と静脈は分離して結紮し，特に大きな動静脈は必ず二重結紮を行う．大腿遠位では内転筋管を通過した大腿動静脈，大腿骨後面の大腿深部動静脈を骨断端より中枢側で確実に結紮する．

(3) 神経の処理

神経腫の発生を完全に予防することはできない．しかし，発症の可能性を低減するため，神経を軽く引っ張り，骨断端部より3〜4cmほど近位部で鋭利なメスを用いて切断し，断端が自然に筋肉内に埋没するようにする．坐骨神経は屈筋群の直下で固定し，中枢側に剝離し，伴走血管があるため結紮し切断する．

(4) 骨の処理

ボーンソーで切断する．下腿ほどではないが，大腿切断においても装具を振り出す際に，骨断端に相応する前方の皮膚を刺激する．よって，特に前外側の骨断端は丸みを帯びるよう，45°の面となるようボーンソーで骨切りし，やすりで形成する．骨片や骨粉は異常骨化の原因になるため十分洗浄する．

(5) 筋肉の処理[3] (図5)

駆血帯を使用している場合は，駆血を解除し完全に止血する．

① 筋膜縫合術 myofascial suture

切断端で筋肉群を切離したままで，筋膜同士のみを縫合する方法．筋肉の収縮により，断端筋膜のみで骨断端を覆う形となる．循環障害を起こしたり，骨断端が皮下に突出し，義肢適合上問題が多く，避けるべき術式である．

② 筋形成術 myoplasty

拮抗筋どうしを縫合し，骨断端を覆う方法．筋萎縮は比較的少なく，良好な循環，骨断端の被覆を得られる．

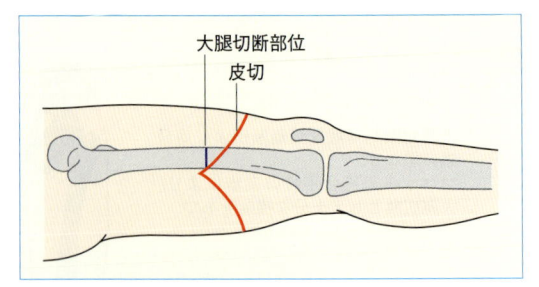

図3　大腿の魚口状切開
前方，後方皮膚弁を同じ長さにする．

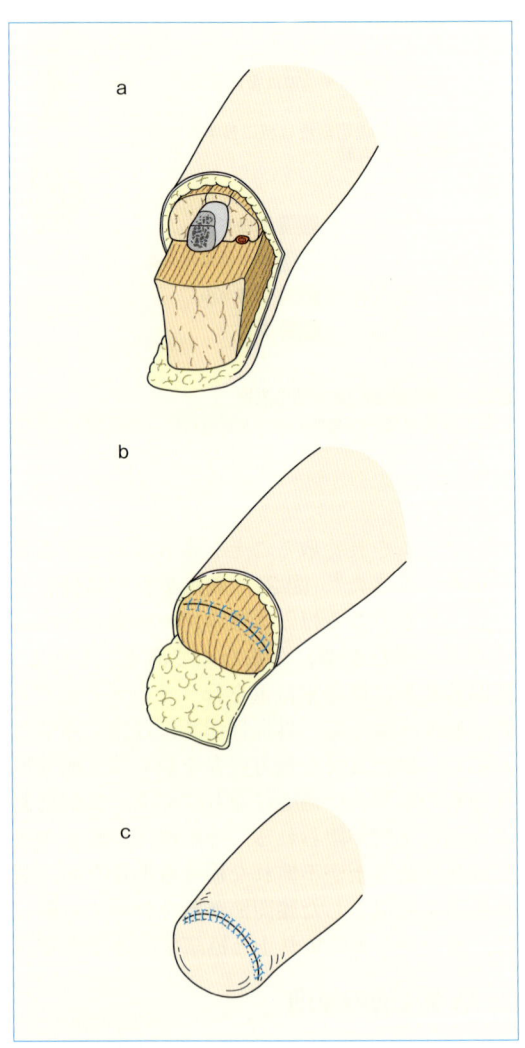

図4　長後方皮膚弁
後方皮膚弁は血行がよいため，血流障害の症例に対して選択される．
a　long posterior flap 法（Burgess）
後部の筋は斜めに切断する．
b　myoplasty
終了時．
c　皮膚縫合完了時

③ 筋形成固定術 myoplastis myodesis
　筋肉群末端の内層を骨断端の骨孔に固定し，さらに外層を拮抗筋どうしで縫合する方法．筋形成術と同様に，循環，可動性において良好な断端を得やすい．

④ 筋固定術 myodesis
　骨断端に骨孔を形成し，筋肉群を固定する方法．筋の緊張は切断前に近くなる．しかし，断端軟部組織の可動性が不良となり，血行障害例では壊死を起こしやすい．

　②，③が推奨される．問題の本質は，義肢着用時や断端での荷重時に，血流の良好な可動性がある軟部組織で骨断端を被覆しているか否かである．どのような方法をとったにせよ，実際に義肢振り出しを想定した動きで骨が筋間から出ないように注意する．

(6) 閉創

　皮下，皮膚を縫合し，血腫形成予防にドレーンを留置する．基本的なことではあるが，強すぎたり，過密な皮下縫合は組織の壊死を惹起する．愛護的に組織を扱い，挫滅させないようにする．骨断端が皮下に突出することが最も問題であるが，余剰な筋，皮下組織，皮膚が不規則な瘢痕やdogearを形成することも望ましくない．だぶついた軟部組織は切除し，スムースな円筒形の断端を作るべきである．筋膜縫合法で作製した断端は筋の退縮に伴い円錐形になりやすい[1]（図6）．

4. 膝関節離断の利点欠点

　膝関節離断は以下の利点欠点がある．

(1) 利点
・手術中の出血が少なく，筋腱損傷も少ない．
・大腿骨長が長いため，筋のレバーアームが長い．よって，強い筋力が保たれるので，断端コントロールが容易．
・大腿骨顆部の膨隆のため，ソケットの懸垂が可能で安定性がよい．
・良好な荷重負荷断端が得られる．

(2) 欠点
・大腿骨顆部の膨隆や，大腿筋萎縮のため，ソケット製作がむずかしい．

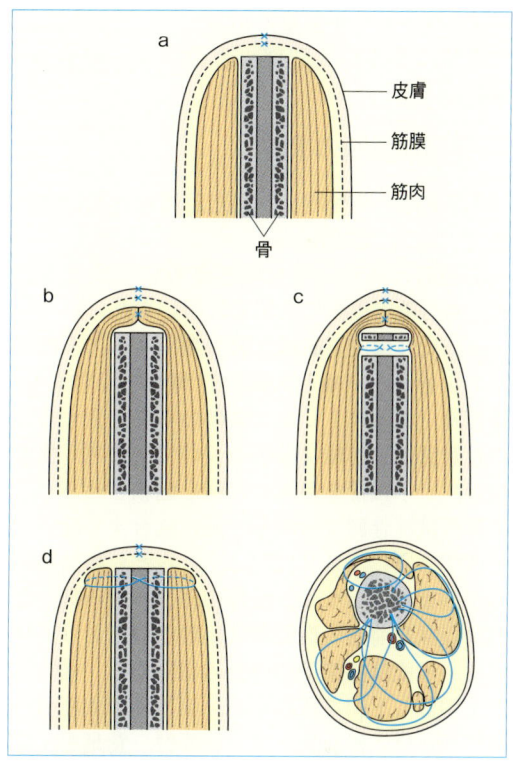

図5　筋縫合の方法
筋肉形成縫合，筋形成固定縫合が推奨される．
　a　筋膜縫合術
　b　筋形成術
　c　筋形成固定術
　d　筋固定術

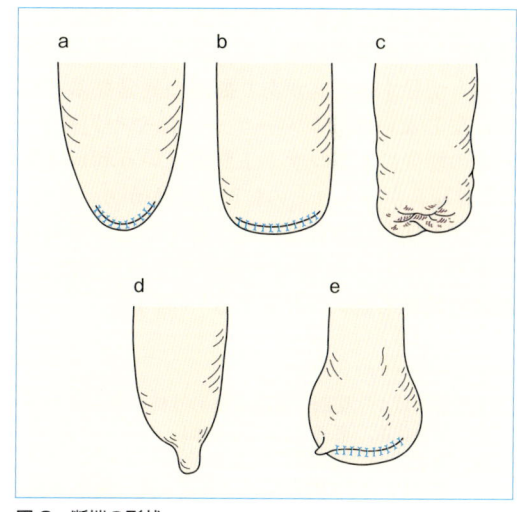

図6　断端の形状
皮膚のたるみ，骨の突出は断端の皮膚障害につながる．
　a　円錐形の断端
　b　円筒形の断端
　c　不規則な瘢痕を有する不良断端
　d　骨断端が皮下に凸出している
　e　だぶだぶの断端dogearができている

・ソケット着脱が困難である．
・座位にて義足大腿部の患健側差が目立つ[4]（図7）．

5. 膝関節離断の手技

(1) 大腿骨全長を残し，前方皮膚弁を用いる方法[1,2]（図7，図8a, b）

皮膚縫合部が大腿骨顆部後方に位置するため，血行障害以外の若年者に用いられる．

前方皮弁は皮下組織，膝蓋腱，ハムストリングスを骨から剥離し大腿脛骨関節を展開する．膝蓋腱，ハムストリングスはのちに縫合するため付着部より切離する．つづいて関節包，側副靱帯，十字靱帯を切離し下腿を翻転させる．十字靱帯は脛骨側で切離し，後に縫合する縫い代を残すようにする[1]（図9）．すると，膝関節後方が観察可能となり，脛骨神経，腓骨神経，膝窩動静脈を前述の血管神経処理法のとおり処理する．滑膜は感染予防のため切除する．後方筋群を切除し下腿を離断する．膝蓋骨や大腿骨の関節面には処置を加えず，膝蓋腱，鵞足を十字靱帯に縫合する．

(2) 大腿骨顆部を切除する方法

大腿骨顆部および膝蓋骨を残すと，断端は大変大きくなり問題点も生じる．この欠点を補うため種々の術式が試みられてきた[2]（図8c, d）．大腿骨内外顆と後顆を切除する方法，顆部を一部切除し膝蓋骨で被覆する方法などがある．膝蓋骨も切除する術式があり断端の異常なふくらみは生じないが，レバーアームはやや短縮し，断端の膨隆によるソケット懸垂という利点は失う．骨癒合が得られるのに時間がかかり，また，適合が不完全であれば疼痛を訴えるという欠点がある．Slocum 切断は大腿骨を顆部で切断し，断端の骨を半球状に形成する[4]（図10）．

文献
1) 土屋弘吉ほか：切断．新臨床整形外科全書　第12巻A，金原出版，東京，55-87, 1983
2) 陳　隆明ほか：切断術．義肢装具のチェックポイント，第6版，日本整形外科学会ほか監，医学書院，東京，43-84, 2003
3) 澤村誠志：切断．義肢学，医歯薬出版，東京，1-10, 1988
4) 三上真弘：切断部位と問題点．下肢切断者リハビリテーション，医歯薬出版，東京，41-51, 1995

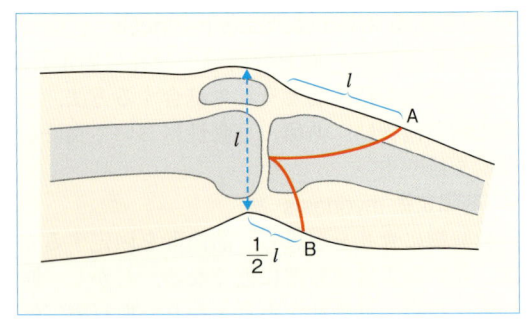

図7　膝関節離断の皮切
断端末荷重を行うため，前方皮膚弁が断端部に来るように形成する．

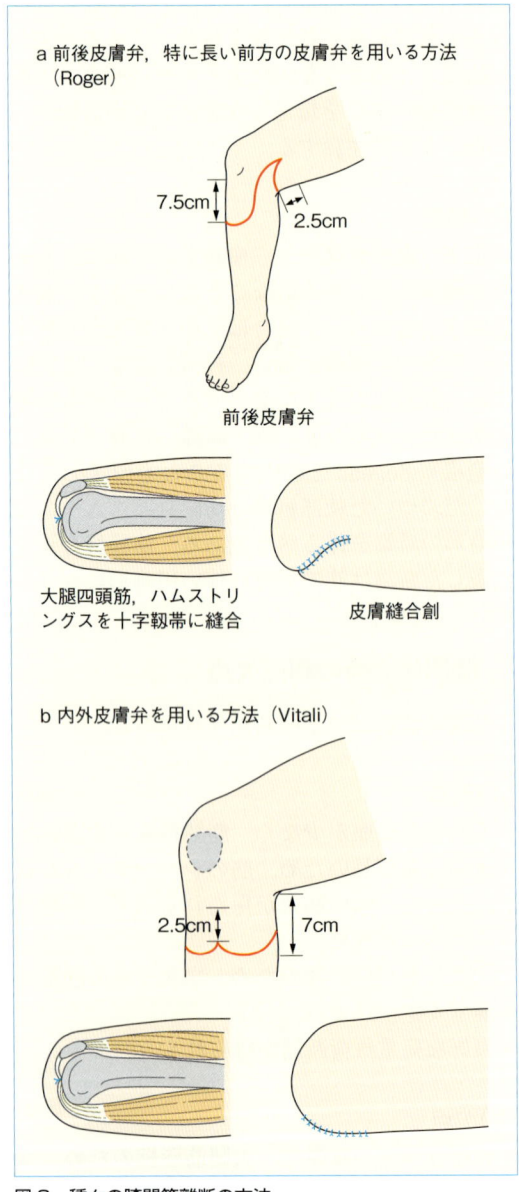

図8　種々の膝関節離断の方法

Knack & Pitfalls

◎切断高位は局所要素と原疾患によって決定する.
◎断端の軟部組織処理はできるだけ愛護的に行う.
◎手術と術後の局所管理だけでは治療は完了しない. 全身状態, 精神状態も丁寧にケアする.

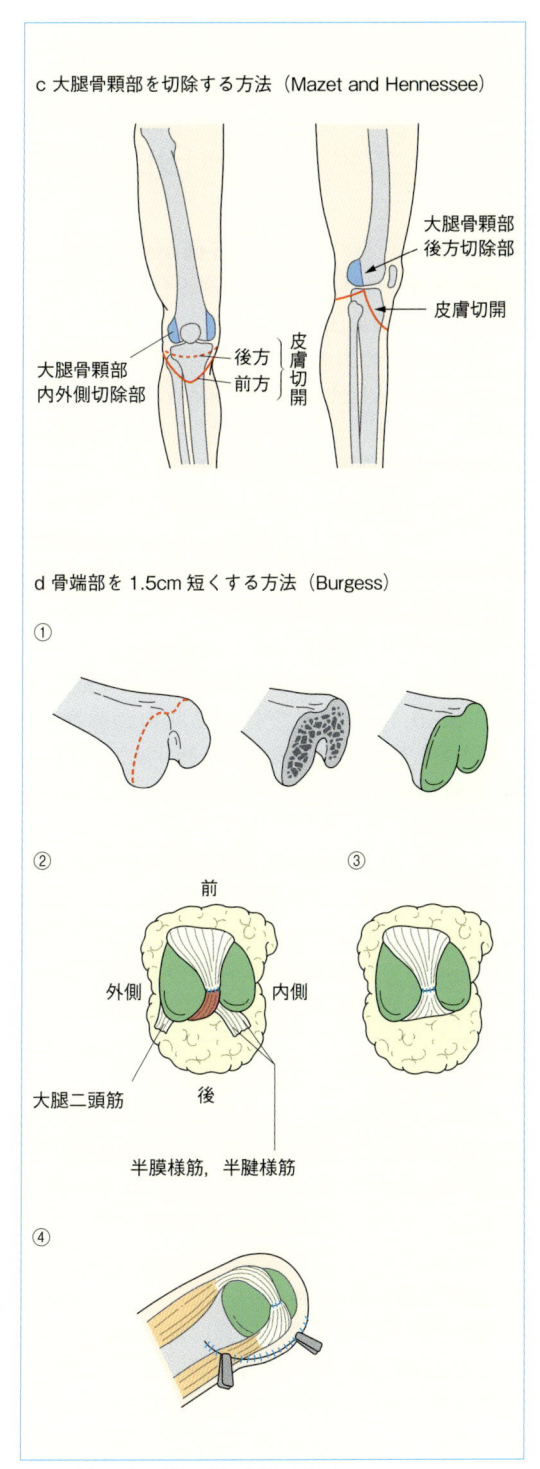

図8 種々の膝関節離断の方法（続き）

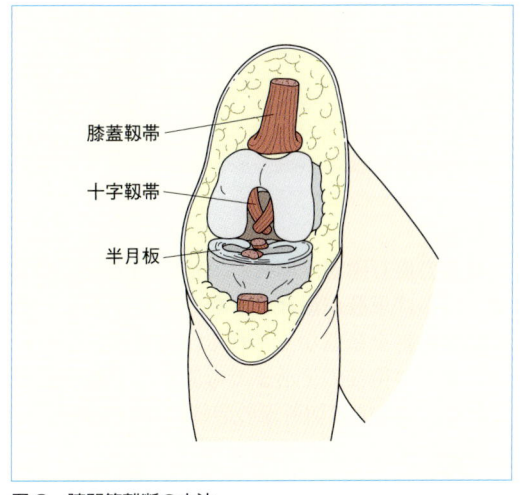

図9 膝関節離断の方法
前方の皮弁を膝蓋腱とともに翻転し, 十字靱帯を切断する.

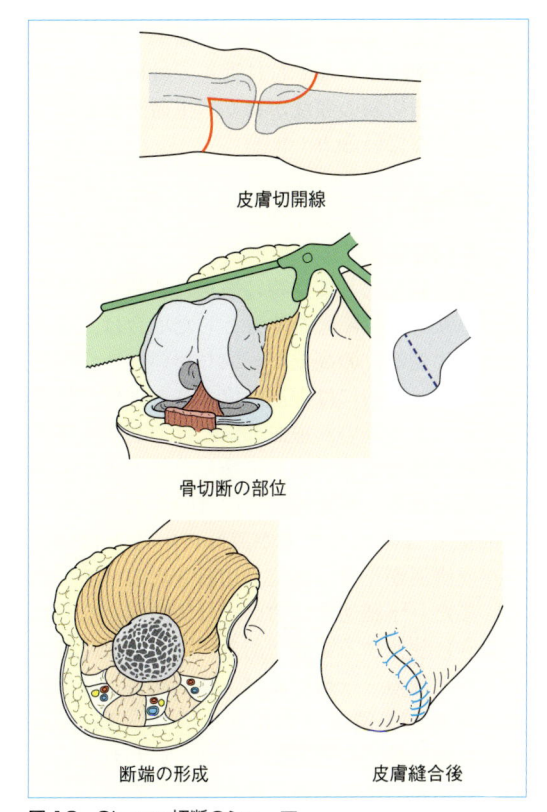

図10 Slocum切断のシェーマ
前方皮膚弁にて展開. 顆部を骨切りし, 断端を球状に形成する.

341

切断術
②下腿切断

九州労災病院整形外科　白仁田　厚

はじめに

足部の血行障害，壊疽，難治性感染症などではしばしば患肢が温存できないことがある．その際切断術を余儀なくされるが切断部位については患者の術後の生活まで考慮した判断が必要となる．ここでは切断術の詳細について述べる．

1．適応

糖尿病性壊疽，閉塞性動脈硬化症に伴う足部壊死，急性動脈閉塞症，感染（壊死性筋膜炎，ガス壊疽など重症感染症），難治性皮膚潰瘍，外傷，熱傷，凍傷，骨軟部悪性腫瘍，先天性奇形などが適応となる．特に近年では糖尿病性壊疽における切断の頻度が高く，生命予後的にも問題となっている．

2．切断高位

(1)基本的考え方

切断高位に関しては特に慎重に判断される必要がある．血行障害を基盤とした場合は，虚血高位と病変部位の高位が一致しないことが普通である．一般的には虚血高位よりも近位で切断されることが多い．虚血部位だけで判断すると切断後断端形成部がさらに壊死を起こすことが多々みられる．実際的には皮膚温が低下している部位では確実に血流が流れているとはいえず，皮膚温が正常な部位で切断されるべきである．また，下腿切断においては短断端とならないように注意する必要がある．これは義足装着に不利となる．一般的には下腿断端長（膝関節面から断端先端までの長さ）は10〜15cmが義肢装着の観点から適切な長さといわれているので，切断の際の指標にする．

(2)血行障害の評価

どの部位で切断を行うかという問題は非常に重要であり，その際血流の評価が必須である．血流の評価には種々の方法を組み合わせて行う．

① 足関節上腕血圧比[1]

下肢の血行障害の指標として足関節上腕血圧比（ankle brachial pressure index；ABIまたはABPI）がある．これは外来でも行える簡便な方法で全身の動脈硬化の指標の一つにもなっている．測定法は少なくとも10分以上の安静の後，上腕血圧（BP）を測定し，次いで足関節部の後脛骨動脈と足背動脈で血圧を測定し高い方を足関節血圧（AP）とする．このAPをBPで除した値をABIという．正常値は0.9〜1.3であり，0.9以下を下肢閉塞性動脈硬化症と診断する．0.4〜0.9までを中等度の動脈硬化，0.4以下を重症の動脈硬化と診断する．

② 皮膚組織灌流圧（skin perfusion pressure；SPP）

レーザードップラーにより皮膚組織の灌流圧を測定するもので，重症四肢虚血の診断や潰瘍治癒の予後判定に用いられている．足趾血圧とよく相関しており潰瘍病変近傍の組織灌流圧を測定できる点で有用である．SPP 30mmHgが臨界値となっている[2]．

③ サーモグラフィー thermography

生体の表面の温度分布を離れたところから遠赤外線を発して画像化する装置で，無侵襲で短時間で結果が得られる．皮膚温の分布を可視化できるが，これだけで切断部位の判断を行うことには無理がある．

④ 血管造影 angiography

最も侵襲的な検査で，閉塞血管の確認ができる．また側副血行の状態も観察できる．急性動脈閉塞症においては非常に有用な検査と思われる．最近では，主に血行再建が可能かどうかのために行われることが多く，近年ではMR an-

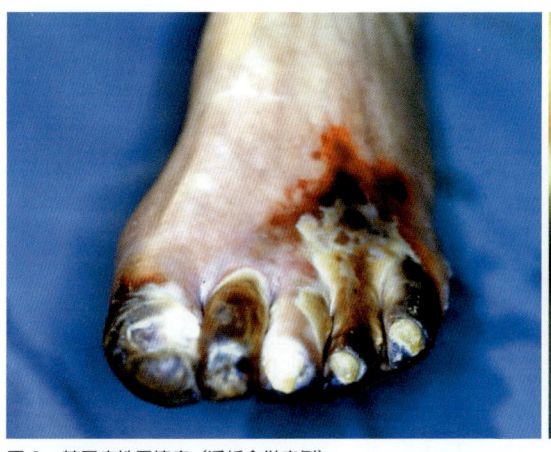

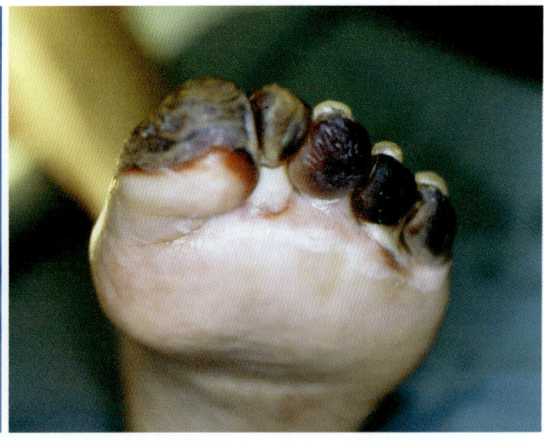

図1 糖尿病性足壊疽（透析合併症例）
足趾から足背にかけての壊疽が存在する．血流は壊死範囲により足底のほうが足背より良好であることがわかる．一般的にこの図のようなケースが多い．

giography や CT angiography という低侵襲な検査方法に取って代わられている．

(3) 術前管理

術前管理としては，基礎疾患によるが多くは糖尿病性足部壊疽（図1）が重要であるため，代表疾患として考える．Wagner らのガイドラインが有名であるが，足関節上腕血圧比が 0.45 以上あることが条件で，内科的治療（感染の管理と血糖のコントロール）など適切な治療を行う．0.45 以下であれば閉塞血管に対する内科的外科的治療を行う．感染がコントロールできた時点で切断を考慮するが，その部位に関しては趾切断，趾列切断でおさまらなければ Syme 切断あるいはそれより近位の切断が推奨される．これらの切断が実用的な断端であるからである．その後は靴や装具の検討を行う[3]．

また手術前から術後のゴールを設定し理学療法士の介入を始めておくことも重要である．こうすることで義足歩行がより獲得しやすくなる．

3. 切断術の実際

切断術には開放性切断と閉鎖性切断がある．開放性切断は，挫滅や感染のために一次的治癒が望めないときに，できるだけ末梢で切断を行っておき，感染や血流のコントロールができ次第再度断端を追加切除して二次的に閉鎖することである．再切断の繰り返しによる貴重な断端長を失うことを防止できるメリットがある．

閉鎖性切断は，感染兆候がなく一次治癒が期待できる場合に行う．実際の切断術に関しては閉鎖性切断について述べる．

(1) 切断高位の決定

下肢における切断高位は末梢から足趾切断（toe amputation），趾列切断（ray amputation），中足部切断（transmetatarsal amputation），足根部切断（Lisfranc, Chopart, Boyd, Pirogoff amputation），Syme 切断（Syme amputation），下腿切断（below knee amputation；B/K），膝関節離断 knee disarticulation，大腿切断（above knee amputation；A/K），股関節離断 hip disarticulation がある（図2）．しかし，実際に術後美容面や義足歩行上に実用的な切断として足根部切断はなり難く，最近はあまり行われていないのが実情である．

切断高位の決定には，患者の術後の機能面と美容面などを考慮する必要がある（p337，図2参照）．延命措置のための切断ならば高位は膝関節離断や大腿切断術が選択されても良いが，一般的には歩行効率を考えると，断端長は長く残ったほうが良く，膝が残せる場合は可能な限り膝を残す努力が必要である．切断が成功するかの指標として，ABI が糖尿病性壊疽では 0.45 以上，非糖尿病性壊疽の場合は 0.35 以上あれば下腿切断は 90％以上の確率で成功するといわれている[4]．

(2) 皮弁作製

血行障害の場合の切断術に際してはターニケットは用いない．それ以外の切断術ではター

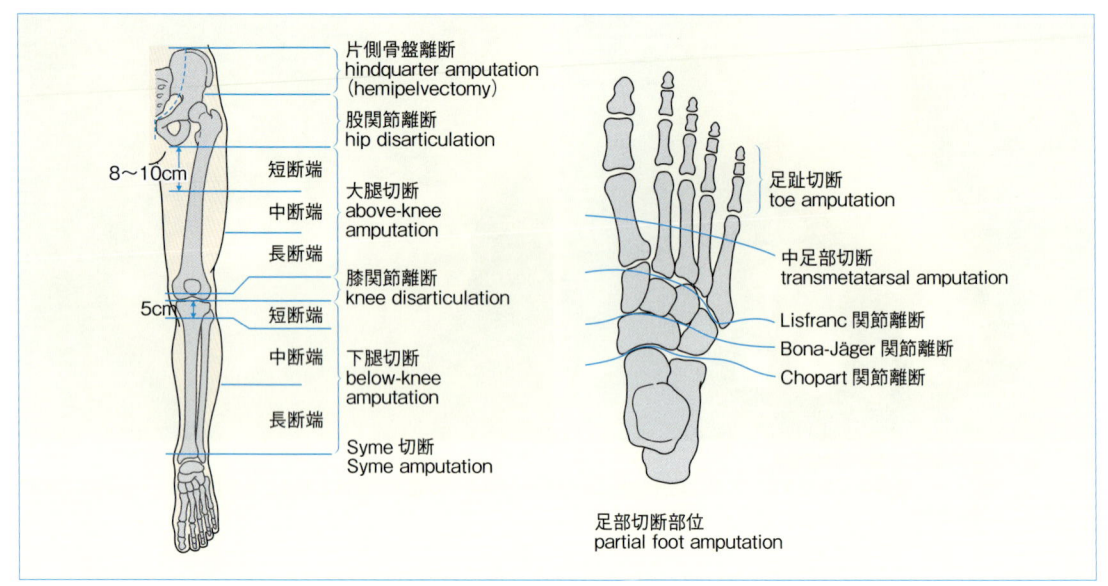

図2 切断部の呼称（下肢）

ニケットは用い，切断完了時にターニケットは解除し止血するようにする．皮弁は通常fish mouth式が選ばれるが，血行障害の場合には血流の良い後方長皮弁式，矢上皮弁式が用いられる．いずれにしても，血行の良い皮弁が作られることが重要である．膝関節面から8〜12cm遠位で脛骨骨切り線を設定し，これよりやや遠位で前方皮弁の頂点とする．後方皮弁は予定骨切りレベルの下腿直径より1cm長く設定した予定線を皮膚ペンを用いて作図を行う[5]（図3）．切開に際しては皮下は剝離せず，筋膜上までは一気にメスで切開を入れる．皮膚および皮下から出血が見られることが皮弁の絶対条件である．皮神経は確認し引き出して近位で鋭的に切離する．皮膚壊死を予防するためできるだけ皮膚は鉗子などで摘まずに鉤引きあるいは用手的に皮弁全体を避けるようにする．また，縫合時に緊張しすぎないようにするため適度な長さを持たせておく．余分な場合は最後に切除してもかまわない．

(3) 断端の処理
① 血管の処理
切断時はたとえ小血管でも，完全に止血し血腫形成を防止することが創の治癒を良好にし感染を防止できる．静脈と動脈はなるべく分けて結紮する．後脛骨動静脈など大きな血管は二重結紮を行う．血行障害例ではできるだけ血行を保持するため，不必要な軟部組織間の分離は避ける．

② 神経の処理
神経腫の形成予防と伴走血管からの出血防止に重点が置かれる．神経は可及的に遠位に引き出し，根元で必ずメスで鋭的に切離する．骨断端部より短くしておく（図4）．脛骨神経など大きな神経では伴走血管からの出血防止のため神経をナイロンまたは絹糸にて結紮しておく．

③ 骨の処理
脛骨はボーンソーにてまず骨軸に垂直に骨切りする．腓骨は脛骨より約1cm近位で骨切りする．その後，脛骨の前面を斜めに切り落として（beveled osteotomy）滑らかにし，最後に各面にヤスリを掛けて断端面を滑らかにする．特に脛骨前面の形成はソケット適合上きわめて重要な処置であり，45〜60°ほど斜めに切り落とすことが推奨されている[6]（図3〜5）．この処置が行われなければ必ず義足装着後皮膚トラブルを引き起こす．

④ 筋肉の処置
皮膚と同じレベルで筋肉は切離するが，深層に向かって斜めに切離したほうが断端の形成には有用である．筋肉断端からの出血は術後血腫の予防のため止血しておく．筋肉の縫合法には実際的には次の3種類がある（図6）．

筋形成術myoplasty：断端筋肉の生理的な機能を重要視し，筋肉を切断前と同様の緊張下にするため拮抗筋肉群同士を縫合し骨端を覆う方

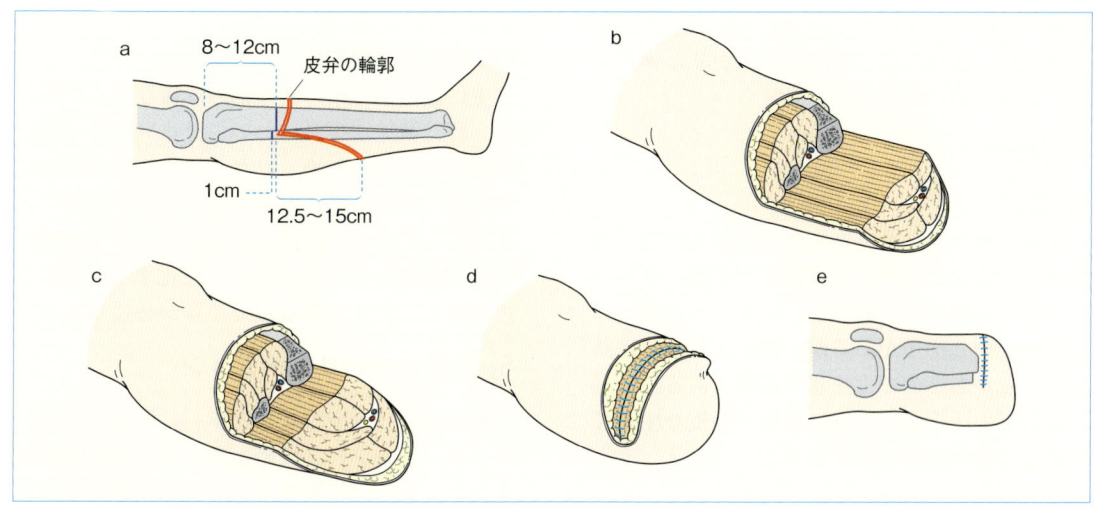

図3 下腿切断術
a 前方が短く，後方が長い皮弁の作製，b 屈筋群を長めに切除する，c 筋肉のトリミングを深層を斜めに行う，d 前後の筋肉，筋膜を縫合（筋固定），e 皮弁の閉鎖
（文献5）より引用改変）

法である．
筋固定術 myodesis：骨端にドリル孔を形成し，その孔に筋肉群を固定する方法である．
筋形成固定術 myoplastic myodesis：筋肉群の末端の内層を骨端末にあけたドリル孔に固定しさらに筋肉を縫合し骨端を覆う方法である．

　一般的には筋肉固定を行うことが多い．縫合直前にはまず十分な洗浄を行っておく．脛骨の前方側に数ヵ所骨孔を作製し，後方筋群を骨に縫い付ける．さらに後方の筋群で骨断端を覆いながら前方の拮抗筋と縫合し筋固定を完了させる．あまり緊張がかかり過ぎないよう適度な緊張下に縫合する必要がある．しかし，義足歩行が考えられない血行障害による救命切断などの場合に限り厳重な筋固定はあまり必要ではなく，筋肉縫合法でも十分である．余った筋肉は切除し，十分に止血を行っておく．

(4) 創閉鎖

　皮下にペンローズドレーンを1～2本必ず留置し皮下皮膚を縫合する．ドレーンは創縁からは出さず，近位の皮膚から出しておく．これは血腫形成による感染や皮膚壊死を防止するためである．48時間後に抜去する．皮下は余り密に縫合すると皮膚壊死を起こすことがあるので，創が閉鎖できる程度に縫合しておけば十分である．血行障害の場合は皮下のみ縫合しておき，皮膚はステープルかサージカルテープ（ステリストリップ™）で閉鎖するのも良い．最後

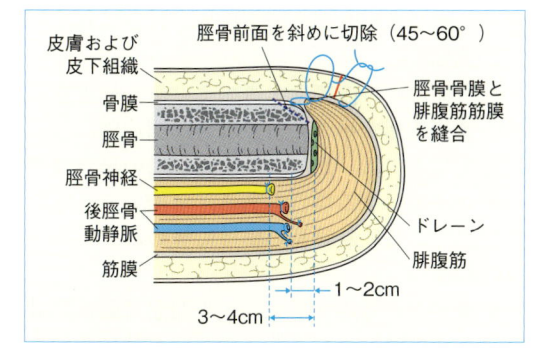

図4 下腿切断の場合の矢状面における断面（骨，神経，血管，筋肉レベル）
① 必ず脛骨前面を斜めに切除しておく．
② 神経は骨断端より短く．
③ 血管は動・静脈を分けて結紮．
④ 骨断端は筋肉で覆う．
⑤ ドレーンは骨断端と皮下に2ヵ所留置しておく．

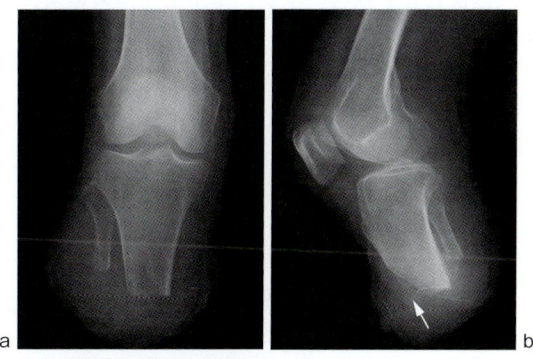

図5 下腿切断後のX線写真
a 正面像では腓骨が脛骨より短く切られている．
b 側面像で脛骨前面の面取りが45°以上の角度でなされている（→）．

に血行障害の場合は bulky soft dressing を行っておくが，そうでない場合はしっかりと弾力包帯による圧迫包帯法を行っておく．

4. 合併症

(1) 血腫
血腫は縫合不全や感染の原因となるので，閉創前に十分な止血を行っておく．また，ドレーンは必ず留置する．吸引ドレーンとペンローズドレーンの2種類があるが，吸引ドレーンは詰まることがあるので，注意が必要である．断端に対しての圧迫包帯が特に重要で適度な圧迫で止血と血腫の排出を促す．

(2) 感染
表層感染であれば皮下組織までのデブリドマンと再縫合で対処できる．しかし深層感染では手術室で行う必要がある．創を開放して洗浄を行い血流の悪い組織は徹底的に切除しておく．同時に感受性のある抗菌薬投与を行っておく．

(3) 創部壊死
局所血流の再評価やアルブミン値の補正を行う．壊死範囲が小さく浅い場合は開放創にして保存的にみてよいが，より範囲が広い場合は再切断が必要になる場合もある．可能であれば楔状切除で対処し断端長の維持に努める．

(4) 拘縮
術後早期からのストレッチや関節可動域訓練により予防すべきである．膝窩部の枕は拘縮発生を助長するため禁忌である．拘縮が残存すると義足歩行に支障をきたすため早期リハビリテーションにおいても重要なチェック項目となるので留意したい．

(5) 幻視痛 phantom limb pain
頻度は比較的高いので，まず術前に発症の可能性を十分に説明しておき術後異常感覚に驚かないようにさせておく必要がある．強い幻肢痛では治療に難渋する．一般的な治療としては局所神経ブロック，硬膜外ブロック，理学療法，オピオイド，抗うつ薬などが報告されている．

(6) 断端神経腫
実際これが義足歩行者において一番問題となる．不適切な神経の切断処理が原因のことが多いため，断端作製時において可能な限り十分近位で鋭的に切離しておくことが最大の予防につながる．いったん発生すれば，義足ソケット部で除圧を図るか，神経腫の切断を行う必要もあ

る．

(7) 断端部皮膚障害
主に義足歩行中の断端部の皮膚びらんであるが，特に糖尿病患者においては早期発見早期治療が必要となるため，ソケット内に滲出液の付着を見たら直ちに創処置を行う必要があることを説明しておく．結構自己処置にまかせ放置している患者もよく見かける．悪化すると断端の再切断の可能性もあるので注意が必要である．

5. 術後リハビリテーション

術後療法は，断端ケアと歩行に際してのリハビリテーションの2段階があるが，歩行可能な症例においては術直後から歩行に向けてリハビリテーションを開始する必要がある．救命措置のための切断においては救命が目標となるため，1回の手術で断端が形成されるような手術を心がける．

(1) 断端ケア
術直後から断端ケアは始まっているが，soft dressing と rigid dressing がある．

① ソフトドレッシング soft dressing（弾力包帯）

ソフトドレッシングについては別項（p348）の記述を参照されたい．

② リジッドドレッシング rigid dressing（ギプスソケット）

別項（p348）の記述を参照されたい．

(2) 断端訓練
切断術後3～4日目より膝関節屈曲筋および伸展筋の筋力を落とさないことと拘縮予防のために，膝屈伸自動運動を開始する．抜糸後は抵抗運動も加えていく．

(3) 義足歩行訓練
術前の患者の状態において独歩の可能性がある場合は，術後早期に積極的な義足歩行へのリハビリテーションに移行する必要がある．Fletcherらは一般病院での義足歩行獲得率は下腿切断において47％であるが，専門病院では78％と高率に義足歩行が獲得できている，と報告している[7]．ただ単に切断しただけに留まらず，あくまでゴールを義足歩行に設定した場合は，切断術後はすぐに専門病院へ送るか，あるいは最初から専門病院での治療にゆだねることも患者のためには重要な選択肢であることを知っておく必要がある．特に65歳以上の高齢

◎下腿切断術では義肢装着を考慮した長さと疼痛のない断端作製を心がける．
◎特に脛骨前面と腓骨外側面のbeveling処理と神経の近位での鋭的切離は重要．
◎救命から義足歩行までのトータルケアと早期リハビリテーションが必要．

図6 断端における筋肉の縫合法
義足歩行を考える場合は，c，dが推奨されるが，延命目的での切断では，a，bでもかまわない．

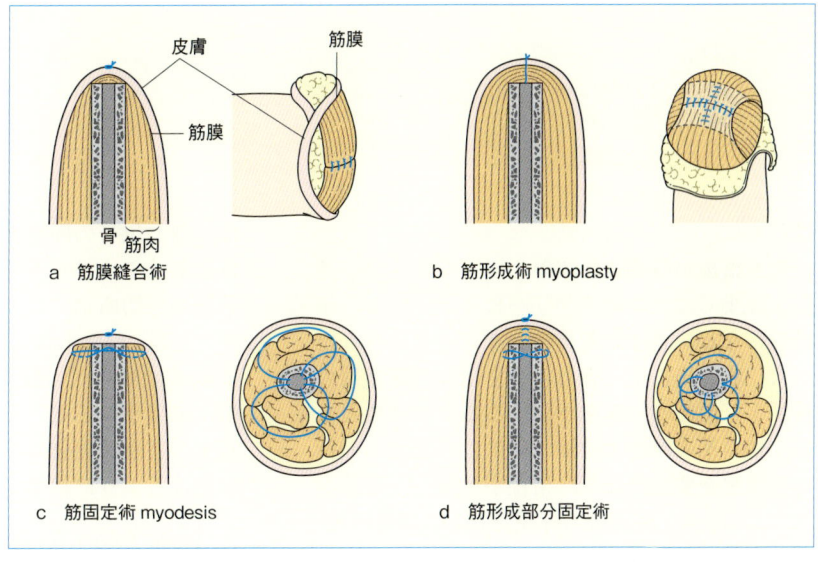

a 筋膜縫合術
b 筋形成術 myoplasty
c 筋固定術 myodesis
d 筋形成部分固定術

者切断において義足歩行獲得率が低いとされているので，治療開始前からリハビリテーションまでを考慮した切断計画を立てて臨まなければならない．

6. 予後

下肢切断後の予後は必ずしも良くない．末梢血管障害による下肢切断後の生命予後は，外国における調査で切断後1年の死亡率は22〜38％（大腿切断：46〜49％，下腿切断：30〜36％），切断後5年の死亡率は56〜73％（大腿切断：78〜82％，下腿切断：56〜79％）と経年的に増加すると報告されている[8]．わが国でも同様の傾向がみられ，大腿切断のほうが下腿切断より予後は悪い．また初回下腿切断の9.4〜19.1％が後に大腿切断となっている，との報告もある．高齢者においては，特に1回の手術で済むように確実で安全域の高い切断高位での切断術を心がけなければならない．

おわりに

下腿切断は，患者の全身状態，活動状態などを考慮したうえで，適切な部位でより確実な切断術を手がけるべきであり，快適な切断端を提供できるようにならなければならない．また可能な限りゴールを義足歩行に設定するが，そのためにはチーム医療が不可欠で，医師一人では不可能な仕事である．チーム医療のリーダーとして他の職種と協力して救命から切断後の生活に向けてのトータルケアを提供できるよう心がけたい．

文献
1) 宮田哲郎：ABPI（ankle brachial pressure index）．Mebio 24(11)：56-62, 2007
2) 白杉 望：糖尿病における末梢血管病変を探る．Vascular Medicine 4：47-56, 2008
3) 新城孝道：糖尿病足壊疽の治療．Angiology Frontier 7：36-43, 2008
4) Epps CH Jr.：Amputation of the lower limb. Surgery of the Musculoskeletal System, Evarts, McCollister ed, 2nd ed, Churchill Livingstone, New York, 5121-5160, 1989
5) 三木勇治：下肢切断術．診断と治療 97：2471-2475, 2009
6) 澤村誠志：切断と義肢，医歯薬出版，東京，18-76, 2007
7) Fletcher DD et al：Rehabilitation of the Geriatric Vascular Amputee Patient：A Population-Based Study. Arch Phys Med Rehabil 82：776-779, 2001
8) 横串算敏ほか：下肢切断．Journal of Clinical Rehabilitation 15：840-846, 2006

切断術
③術後管理・義肢の処方

九州大学整形外科 坂本昭夫

はじめに

　切断術後から義肢を装着して実際の生活に適応するまでに，段階的なリハビリテーションが必要になる．義肢装着訓練をスムーズに行うために，術直後より，弾力包帯を用いた切断端の浮腫と，関節の拘縮を予防することが必要となる．切断端の浮腫と拘縮予防には，患者への指導も重要な要素となる．術創が治癒し，浮腫が消失した後に，仮義肢の採型を行い，調整の後，義肢を製作する．義足の場合は，装着による歩行訓練も重要である．切断のリハビリテーションは，医師を中心とした，理学療法士，義肢装具士などのチームワークが必要である．

1. 切断端のケア

　rigid dressing は，術直後の断端にギプス包帯を巻いてソケットを作り，断端表面の接触をはかるものをいう．断端の浮腫を防ぎ，断端痛および幻肢痛が少ないとの利点があるが，ギプスソケットの正確な適合には，技術と経験が要求されることと，断端の状態を外側より観察することが不可能であり，当科では弾力包帯を用いた soft dressing 法にての断端ケアを術後より施行している[1]．

　抜糸前は，縫合創の上にガーゼを当て，弾力包帯を巻いて血腫の形成を予防する．創治癒後も浮腫防止のために，常に弾力包帯を巻いておく．弾力包帯は，仮義肢を作製した後も，継続する必要がある．弾力包帯のサイズは，下腿および上肢の切断では10cm幅，大腿切断では15cm幅のものを用いる．弾力包帯は末梢部を強く，斜めに巻き，先細りとなるように巻く．弾力包帯を巻くときに留意すべきことは，末梢から中枢へ，8字形に巻き，断端ほどきつく巻くようにする[1,2]（図1）．切断端が短い場合は，弾力包帯の固定性が弱く，近位まで弾力包帯を巻くことが必要となる場合がある．大腿，下腿の短切断端では，それぞれ骨盤，大腿部まで，上腕，前腕の短切断端では，それぞれ胸部，上腕まで巻く．大腿切断における弾力包帯は，弛んではずれることが多く，1日に何度も巻き直すことが必要となり，弾力包帯を，患者自身が巻けるように指導することが望ましい．

2. 拘縮予防・筋力訓練

　切断肢の不良肢位における拘縮予防が必要である．大腿切断の場合は，股関節の外転，屈曲が不良肢位であり，術後より，砂袋を用いての予防も重要である（図2）．ギャッチアップや，車いすを含む座位も，股関節屈曲位をとるため注意が必要である．切断肢の正常な動きを保つために，術数日後から訓練を行う．最初は，関節を動かさず筋肉のみを動かす等尺運動より開始し，自動運動，抵抗訓練へと移行する．大腿切断の場合，患者に，股関節を後方や内側外側へ伸ばす運動を指導する（図3）．また，下腿切断の場合は，膝屈曲拘縮に注意しつつ，膝関節の伸展の筋力訓練を行う[1,2]．切断肢の拘縮予防，関節可動域，筋力強化などの訓練は，患者への指導も重要な要素となる．

3. 義肢の処方

　術創が治癒し，切断端の浮腫の軽減を確認し，仮義肢を採型し，作製する（図4）．下肢の場合は，仮義肢にて，歩行練習を開始する．仮義肢を調整しつつ，本義肢を処方する．義肢の作製においては，切断肢における，上位関節拘縮の有無，断端荷重面の皮膚状態，神経腫の有無などを確認する．切断の原因疾患に末梢循環障害があるときは，ソケットのデザインや素

◎切断端は，術直後より，弾力包帯を用いて，血腫，浮腫を予防する．
◎切断肢は，関節の不良肢位における拘縮予防と筋力訓練をする．
◎義肢処方の際は，患者の年齢／性別，社会的背景，切断端の状態に注意する．

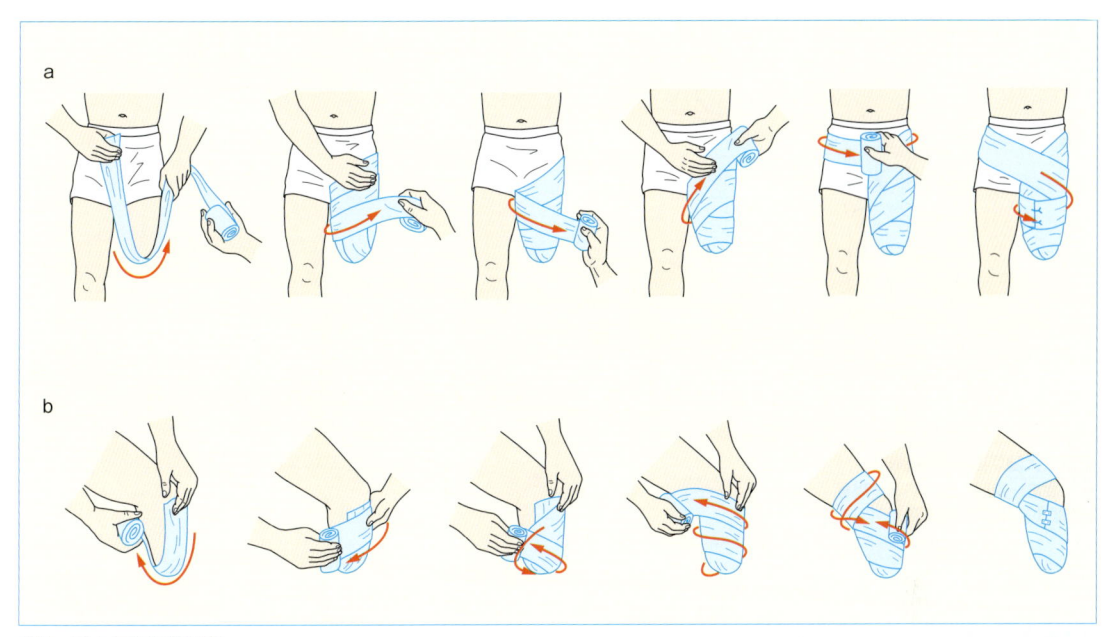

図1　弾力包帯の巻き方
a　大腿，b　下腿
（文献1）より引用改変）

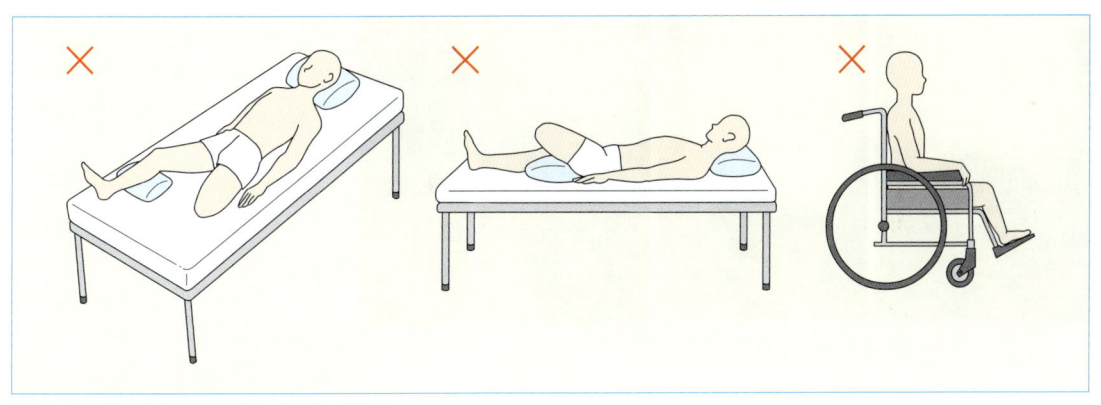

図2　大腿切断術後の不良肢位（屈曲，外転）
（文献1）より引用改変）

材に注意し，皮膚の損傷に留意する必要がある．また，義肢の処方は，患者の年齢，性別や社会的背景を考慮する必要がある．例えば，成人では，職種や活動性に応じた機能性を重視し，高齢者の場合は，装着のしやすさや軽量性および安全性が重要であり，子供の場合は，強度と耐久性の高い構造，素材に気をつける必要がある．性別に関しては，女性では，外観に注意する必要があり，ソケット素材や，膝継手などに配慮する[3]．

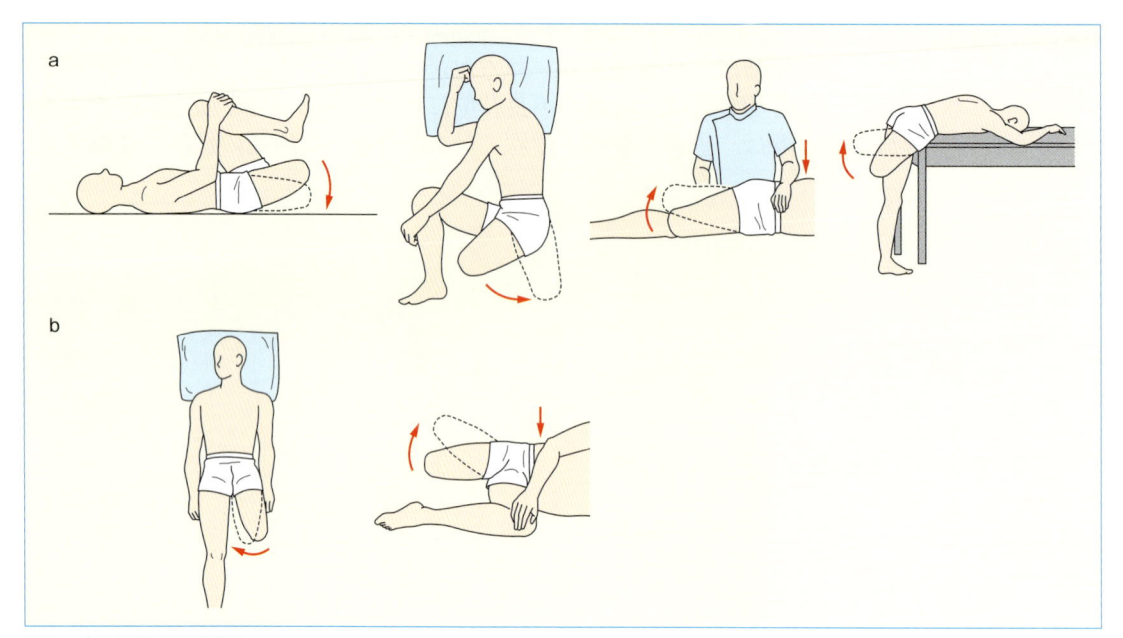

図3 大腿切断の断端訓練
a 屈曲-伸展, b 内転-外転
(文献1) より引用改変)

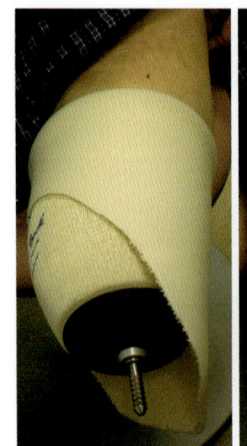

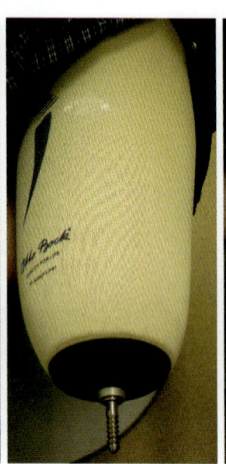

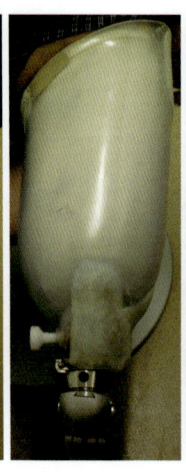

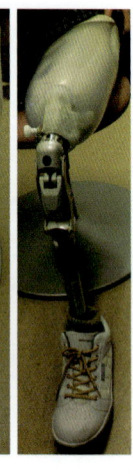

図4 ライナーと仮義肢の装着

4. 退院後

　退院後は，義肢を装着して生活してもらうことより，生活そのものがリハビリテーションとなる．退院後も，引き続き外来でチェックや指導を行う．義肢装着時に，痛みや，圧迫部位はないか，異常音やがたつきはないか，皮膚の異常はないか，歩行異常はないかなどを注意していく必要がある．

文献
1) 陳　隆明ほか：切断者に対するリハビリテーション．義肢装具のチェックポイント，第7版，日本整形外科学会ほか監，医学書院，東京，69-82, 2007
2) 陳　隆明ほか：切断．義肢装具学，第4版，川村次郎ほか編，医学書院，東京，24-69, 2009
3) テクノエイド協会：義肢装具学概論；切断術．義肢装具士講習会テキスト3　義肢装具編，第一法規出版株式会社，東京，13-32, 1990

2 各論 ▶ 個別の テクニック [V. 切断]

再接着術

溝口外科整形外科病院院長 **小島哲夫**

はじめに

切断指・肢再接着は1962年Maltが右上腕切断の再接着に成功したのが最初である．機能的な回復も良好であったと報告している[1,2]．

指では1965年世界で最初に小松，玉井が母指の完全切断の再接着に成功した[1]．

以来，手術用顕微鏡や，微小血管縫合用の糸や，持針器，摂子などの改良が続けられ，0.5〜1mmの血管の吻合が可能になった．指の末節付近の血管の吻合もできるようになったので，指のどのレベルの切断も再接着が可能になった[3]．

以下，切断指再接着術について述べる．

1. 切断指再接着術の適応（表1）

再接着術の適応になるのは，切断指の挫滅が少ないものである．刃物などで切断されたものが最もよい適応であるが，このような例は少ない．最も多いのは電気鋸で切断されたものである．

創縁は多少不整であるが，ほぼ鋭利切断と同じく，切断指の損傷は少ない．小児の切断はすべて適応になるが，公園の遊具などで切断されたもので挫滅が強いものは適応にならない．小児の血管は指の大きさに比べ太いので，2歳くらいになると再接着が可能である．それ以下の年齢では血管吻合が非常にむずかしいが，指の近位指節間（proximal interphalangeal；PIP）関節より近位になれば，血管径も0.5〜0.7mmほどになり，再接着が可能である．

母指は手の機能の40％といわれているので，母指切断は最もよい適応である（図1）．

母指を除く多数指の切断例では母指とピンチ動作をする示指・中指の再接着を優先する．

示指・中指の損傷が強い場合は損傷の軽い他指を使って示指・中指を再接着するような手術も行われる．

切断の適応にならないものは挫滅切断や多重切断である．ミンチの機械に挟まれたり，プレス機に挟まれたりして切断された場合は切断部位より末梢の損傷が強いので適応にならない．動脈硬化症や糖尿病などの持病があり血管の状態が悪い人は適応にならないが，持病がなく，70歳以上になっても血管の状態が良い例もある．このような場合，血管吻合が可能で，再接着に成功する．

年齢によって適・不適を考えるのではなく，個人の全身状態を考慮に入れて判断する必要がある[4]．

2. 切断された指の処置

再接着手術ができる施設が限られているため，転送される場合が多い．その際，切断された指を冷却する必要がある．夏期以外で専門病院まで1時間程度であれば冷却は不要である．生理食塩水で湿らせたガーゼで包み，さらにビニール袋などに入れて運ぶ．搬送に長時間要す

[表1] 切断指再接着術の適応

適応になるもの
・鋭利切断（刃物などによる）
・挫滅の少ない切断（電動鋸などによる）
・小児
・母指
・多数指切断

適応にならないもの
・挫滅切断
・多重切断
・高齢者
・血管病変のある例（動脈硬化，糖尿病など）

る場合は冷却が必要である[5]).

通常は指を入れたビニール袋を氷を入れた水に浸す．指が水にぬれて，ふやけないようにする必要がある．また直接氷に当たると，凍傷と同じ状態になるので，氷から遠ざける．小さめのクーラーボックスに保冷剤を入れて運ぶのが簡便である．疎血時間が長く，冷却されていないと，血管吻合がうまく行われても末梢の血流が回復しない現象が生じる（no reflow phenomenon）[6]).

3. 切断レベルと手術法

指の切断レベルによって手術法が異なる．

玉井は図2aのように分類したが[7]，zone Iの部分で末梢部と，近位部では手術法が少し異なるので，石川の分類[8]を参考に筆者は図2bのように簡単に分類した．

zone Iでは鋭利切断の場合はわれわれの経験ではそのまま縫合しても50％程度の割合で，生着する．生着せず壊死しても，壊死部を切除しアルミホイル療法などを行えば，良好な断端が形成される．この部位は再接着手術の経験がなくとも処置は可能である（図3）．

zone IIの部分では，そのまま縫合しても生着することはほとんどない．この部位では動脈吻合がややむずかしいが，可能である．骨接合を行い，動脈を吻合する．静脈の吻合は不可能かまたは非常に困難である．動脈のみの吻合で生着することが多い．指尖に魚口切開を加え，そこから2～3時間おきに出血させうっ血を防ぐ[9]).

zone IIIでは血管径も大きくなり，動脈と静脈の吻合が可能になる．この部位では浅指屈筋腱が残っていて，PIP関節の屈伸が可能である．再接着に成功すればPIP関節が動くので美容的にも，機能的にも良好である．再接着術の最もよい適応といえる（図4）．

zone IVでは，血管がさらに太くなり，径が1mmほどになるので再接着は容易である．しかしPIP関節の拘縮や，腱の癒着が生じやすく，よく動く機能的な指を残すことは困難である．再接着に成功したあと，拘縮に対する手術や腱剥離術が必要なことが多い．示指や中指の場合はPIP関節が動かなくても中手指節間（metacarpophalangeal；MP）関節の動きでピンチ動作が可能なので比較的機能がよい．しかしPIP

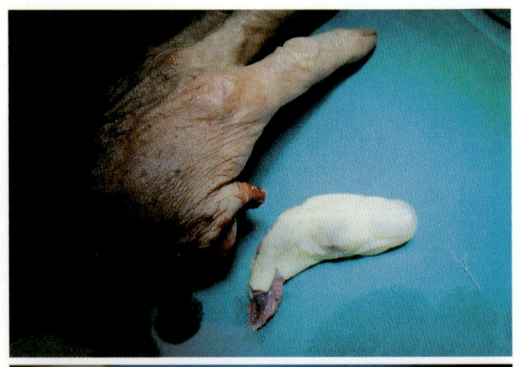

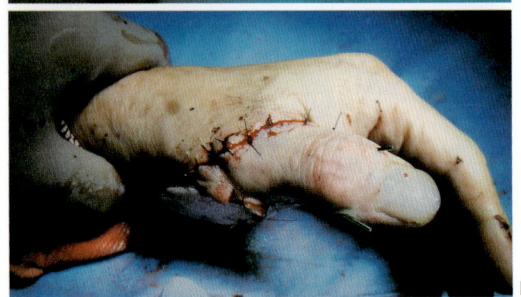

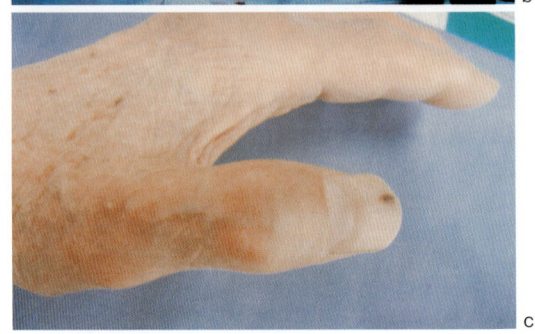

図1　母指切断例（71歳，男性）
a　電気鋸で左母指MP関節部で切断した．
b　血管の病変少なく血管の吻合は容易であった．MP関節で固定した．
c　術後5ヵ月．MP関節，IP関節は動かないが，よく使用している．

関節や遠位指節間（distal interphalangeal；DIP）関節が屈曲して握り動作が必要な尺側指の場合は機能的な指を残すのは非常にむずかしい．外国ではこのレベルでの単独指の再接着は適応外とされている[1]).

4. 手術法

まず，顕微鏡下に切断された指の動脈・静脈・神経を確認し，10-0ナイロン糸で目印をつけておく．腱には縫合糸（通常ループ針）をかけて，引き出せるようにしておく．これらの下準備をしておくと以後の手術操作がやりやす

◎鋭利切断はよい適応であるが症例は少ない．
◎電気鋸による切断が多い創縁は不整であるがよい適応である．
◎指を生理食塩水で浸したガーゼに包む．
◎夏期は保冷剤を入れたクーラーボックスなどで運ぶ．
直接氷などが当たらないように注意する．
◎爪の半分ほどのレベルでの切断はそのまま縫合．壊死しても，良好な断端が形成される．
◎中節部の再接着成功例は機能良好であり最もよい適応である．

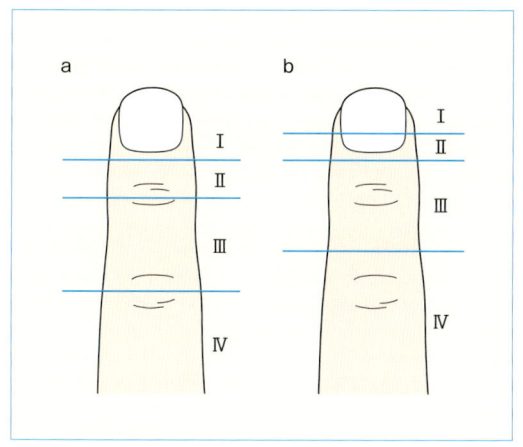

図2　切断レベルの分類
a　玉井の分類
b　筆者の分類

くなる．
　骨の断端をととのえ，骨接合をやりやすくする．切断面の損傷が強いときは，骨を5mmほど短縮する必要がある．鋭利切断の場合，骨短縮は不要である．
　まず骨接合，屈筋腱，伸筋腱縫合を行う．その後顕微鏡下の手術になる（図5）．
　微小血管吻合の方法については多くの成書に記載されているので，ここでは省略する．
　血管吻合時，基本的には血管には6針をかけるようにされているが，径が大きい場合は8針ほどになることもある．
　動脈径は橈側指である母指，示指は尺側の方が太く，尺側指の環指，小指では橈側の方が太い．太い方を選んで吻合する方がよいが，血管の損傷の程度によってはその限りではない．動脈損傷が両側とも強い場合は静脈移植を行う．
　血管吻合では筆者は指の背側の静脈を先に吻合している．動脈を先に吻合すると，断端からの出血が多くなり，手術がしにくく，出血量も

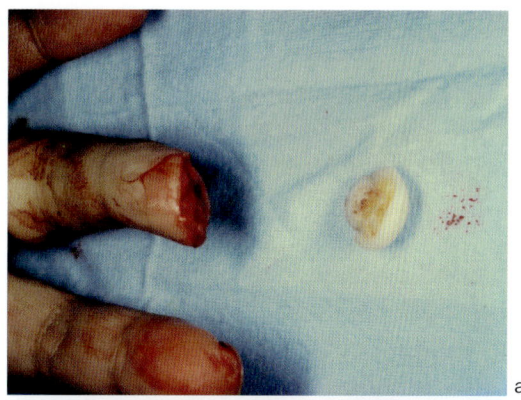

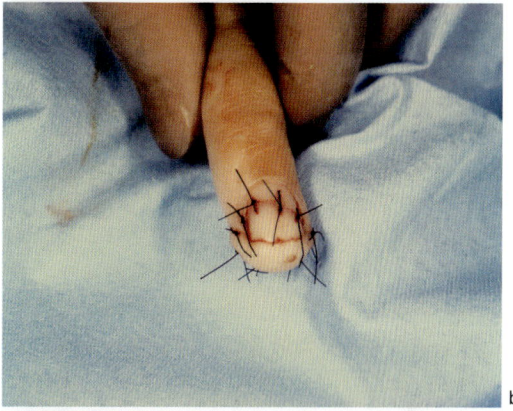

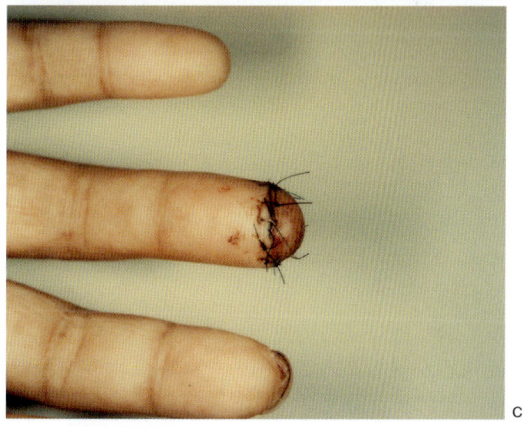

図3　右環指切断例（52歳，女性）
a　zone Iでの鋭利切断
b　そのまま縫合
c　2週間後生着した．

多くなる．

　静脈の吻合は大きいものなら1本だけでよいが，細い場合は2本吻合しておくほうが確実である．

　動脈吻合後，先に吻合した静脈吻合部で，血液灌流があることを確認する．

　最後に神経縫合を行う．

　なるべく橈側指では橈側の指神経，尺側指では尺側の神経を縫合するのが原則であるが損傷が少なく，縫合時の緊張が少ないほうを選んで縫合する．

　最後に指尖の色がよいことや，刺針で出血があることを確認し，皮膚を縫合する．なるべくゆるく縫合したほうがよい．

5. 術後抗凝固療法

　施設によって異なるが，ヘパリンやプロスタンディンなどを使用する[10]．

　当院ではヘパリン1,000単位を6時間おきにプロスタグランディン製剤を12時間おきに投与している．通常5～7日間ほど持続点滴を行っている．

6. 術後管理

　指尖の色調を最初の数日間は2時間おきに観察する．動脈に血栓が生じた場合は白くなり，静脈の場合は赤黒くなる．色調の変化が認められたらなるべく早く吻合血管の状態をチェックする．再吻合ができそうな場合は再吻合し，できそうにない場合は静脈移植などを行う．

　術後，血管の閉塞が起こるのは指全体の損傷が強い例が多く，再手術を行っても再接着が不成功に終わる場合が多い．

　鋭利切断で，血管吻合も良好な例では術後のトラブルも少ない．

7. 再手術

　皮膚欠損が残っているときは後に植皮術を行う．

　緊急手術のため，骨接合が完全でないことが多く，しばしば遷延癒合や偽関節が生じる．血流状態が落ち着いてから骨を強固に再固定したり，骨移植などを行う．

　zone Ⅳの切断で腱癒着のため自動運動ができず，他動的によく動く指が残された場合は，腱剥離術を行う．神経が引き抜かれている例も多くみられるので，一次修復ができなかったものに対しては神経移植を行う．

8. 術後の問題

　再接着されても血流が悪いため，再接着指が萎縮してしまうことがある．痛みがなければ問題ないが，寒冷時の痛みなどが生じることがある．

　また，神経の縫合時に緊張が加わったり，神経の断端の状態が悪く，縫合がうまくできなかった場合，過敏な痛みを訴える例がある．なかには再接着指の痛みがひどいため，手全体が使えないなどの重症例の報告もある．症状によっては，再接着指の切断が必要である．

　骨接合部の変形治癒や，関節の不良肢位での拘縮で再接着指が邪魔になるという例もある．

　以上のことを考慮し，再接着手術を行う場合，手全体の機能を予測しながら手術する必要がある．

　最低限，美容的によい指を残すことが重要である．

文献

1) Pederson WC et al : Principles of microvascular surgery. Green's Operative Hand Surgery, 6th ed, Wolfe SW et al eds, Elsevier, Philadelphia, 1558, 2010
2) Malt RA : Long Term Utility of replanted arms, Ann Surg 176 : 334-342, 1972
3) 山野慶樹：指末梢部切断再接着．整形外科MOOK 48 整形外科マイクロサージャリー，伊丹康人ほか編，金原出版，東京，78-90, 1987
4) 玉井　進ほか：切断肢指再接着の適応．日手会誌 1：755-777, 1985
5) 酒井和裕：切断指再接着術．NEW MOOK 整形外科 5. 上肢の外傷，越智隆弘ほか編，金原出版，東京，80-85, 1998
6) May JW et al : The no reflow phenomenon in experimental free flaps. PRS 61 256-267, 1978
7) Tamai S : Twenty years experience of limb replantation-review of 293 upper Extremity replants. J Hand Surgery 7A : 549, 1982
8) 石川浩三ほか：手指末節切断に対する新しい区分法（Zone分類）—血管吻合の適応とその限界レベルについて．日マイクロ会誌 3：54-62, 1990
9) 笠井時雄ほか：指尖部切断における新しい外科分類．日手会誌 25：922-924, 2009
10) 砂川　融：切断指・切断肢の再接着．整形外科医のための新マイクロサージャリー，別府諸兄編，メジカルビュー社，東京，111-118, 2008

Knack & Pitfalls

◎最低動脈1本，静脈1本吻合する．
◎多数指切断では橈側指を優先する．
◎静脈から先に吻合すると，出血量が少なくなる．
◎腱剝離術や，偽関節手術などの手術が必要なことが多い．
◎萎縮して痛みが残る場合がある．
◎変形治癒でみかけが悪くならないよう注意．

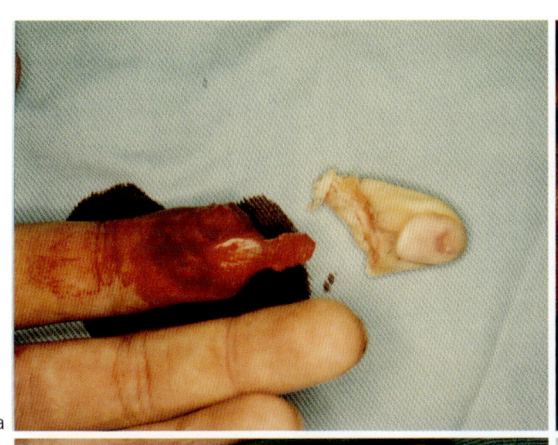

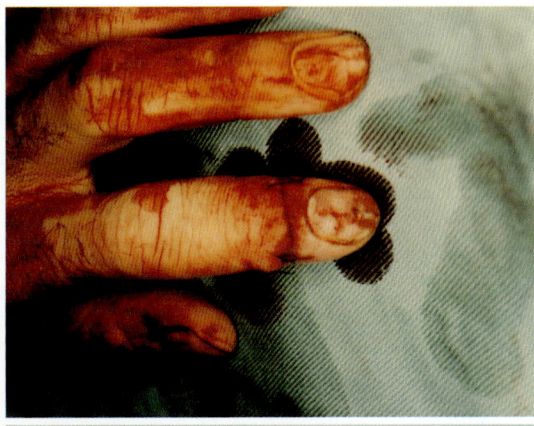

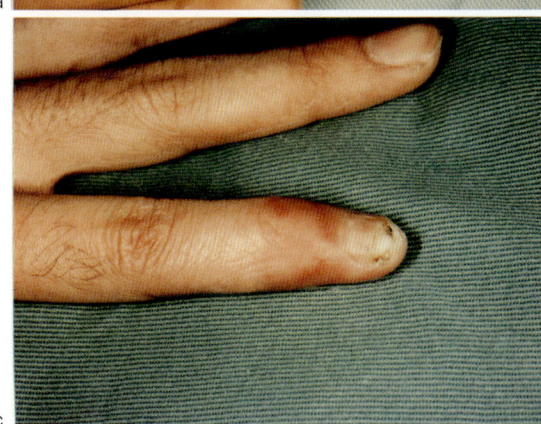

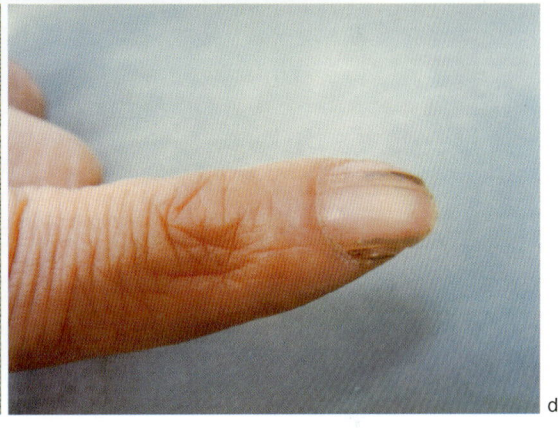

図4　左示指切断例（22歳，男性）
a　zone Ⅲでの切断，動静脈吻合を行った．
b　再接着術後
c　術後5ヵ月
d　術後11年．PIPが動くのでよく使用している．萎縮もない．

図5　再接着に必要な組織の確認（骨以外）

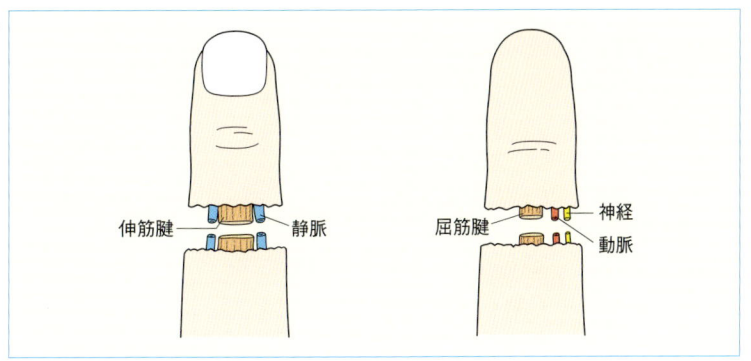

【各論：個別のテクニック】
VI. 腫瘍

各論 ▶ 個別のテクニック [Ⅵ. 腫瘍]

骨生検，軟部腫瘍生検の基本手技

九州大学整形外科 坂本昭夫

はじめに

　骨・軟部腫瘍の確定診断のためには，生検による病理組織学的検査が必要となる．腫瘍に至る生検ルートは，腫瘍細胞に汚染されていると考え，悪性腫瘍の広範切除の際，生検ルートは，腫瘍とともに取り除く必要がある．そのため，生検部は，生検する皮膚の部位および，腫瘍に至るルートは，広範切除を考慮して決定する．重要な神経血管は避け，生検ルートとなる筋肉も，広範切除を考慮した筋肉を選ぶ（図1）．標本の処理は，永久標本用の組織は，できるだけ早く，ホルマリンなどの固定液により固定する．細胞診用の組織は，固定せずに提出する．Ewing肉腫など，特異的な融合遺伝子の検出が診断補助となる場合は，液体窒素による保存が望ましい．感染の鑑別が必要な場合は，細菌培養も必要である．通常，抗菌薬の投与も，組織採取後，開始する．腫瘍の生検方法には，針生検と切開生検法とがある[1,2]．

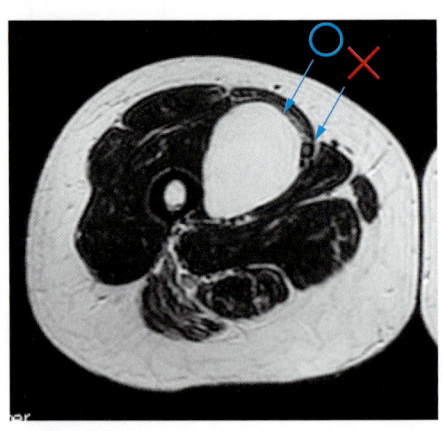

図1　生検トラクト
重要血管神経を避け，筋腹を通る．

1. 針生検

　針生検は，外来にて施行可能であり，比較的早く診断結果を得ることができる．しかし，採取できる組織が少量で，確定診断に至らない場合もある．生検前に，MRIにて，腫瘍の解剖学的位置を確認する．実際の腫瘍採取部位の確認が困難という欠点があり，CTやエコーをガイドとし，針生検を施行する場合もある．
　当科では，生検針として，ファインコア針（FineCore；16G×150mm，東レ社）を使用している（図2）．この生検針は，バネ式であり，生検針のストロークが10mmと20mmの2段階に調節できる．針生検では，生検針が腫瘍を貫通し，腫瘍播種の原因となることがあり，生検針の深度を確認しておく必要がある．ファインコア針に1cmごとの深度マーカーが表示されており，深度の参考となる．
　実際の手技は，イソジン®にて消毒し，穴あきシーツをかけ，清潔野をつくる．針刺入部に，局所麻酔を施行する．皮膚表面を18G針（または，先刃にて），小切開を加えると生検針の刺入が容易となる．生検針を刺入すると，腫瘍被膜の貫通時は，わかることが多い．採取した組織をホルマリン液などの適切な固定液に入れる．採取した組織を肉眼にて確認することは，サンプリングエラーを防ぐために重要である．腫瘍実質は，通常，ホルマリン液にて沈み，浮遊する場合は，皮下脂肪組織が採取された可能性がある．細胞診も同時に提出する場合，固定せずに提出する．圧迫止血をし，生検部からの出血が止まったことを確認する．

2. 切開生検

　切開生検では，麻酔下に皮膚を切開し，腫瘍を確認し，腫瘍組織を採取する方法である．腫

◎生検する皮膚の部位および，腫瘍に至るルートは，腫瘍広範切除を考慮して決定する．
◎生検皮切は四肢の場合は長軸に沿って，体幹の場合は広範切除を行う筋肉走行に沿う．
◎病理伝票には，年齢，性別，部位，深さ（皮下，筋肉内），サイズとその経過を記載する．

瘍を直視下に確認できるため，確実に十分量の組織を採取することができる．切開生検は，原則として入院し，手術室にて行う．皮膚の生検部は，広範切除を想定して決定し，小皮切を心がける．皮切は，四肢の場合は長軸に沿って，体幹の場合は，広範切除を行う筋肉などの走行に沿って行う（図3）．正常組織への腫瘍細胞の播種を最小限にするために，生検ルートは，筋線維を分け最短距離で施行し，筋間や重要血管・神経の展開は避ける（図1）．同様に，皮下組織や筋膜上の剝離も最小限にとどめる．腫瘍被膜を切開し，腫瘍の実質をサンプリングする．切開生検であっても，細胞診にて，サンプリングエラーのないことを確認することが望ましい．組織を採取した後は，腫瘍被膜を密に縫合し，腫瘍からの出血がないことを確認する．洗浄し，新しい器械に変え，閉創する．出血による血腫の広がりも腫瘍細胞汚染の原因となるので，確実な止血をする．皮膚はナイロン糸を用いて，縫合バイトも小さくする．

骨腫瘍の場合，骨外病変があれば，まず骨外病変から組織を採取する．骨内からの生検の場合は，術前に，透視にて，生検部位を確認する．生検後の骨折予防のため，骨孔を広げる場合は，骨軸に平行に，楕円形に開窓する．骨孔部からの止血のために，骨ろうにてパッキングを行うこともある．

腫瘍特異的な留意点として，Ewing肉腫，悪性リンパ腫など，間質に乏しい組織は，挫滅しやすいため，組織を愛護的に採取する必要がある．鋭匙にて，すくい取るように採取することも有用である．脱分化成分を伴う腫瘍（脱分化型軟骨肉腫，脱分化型脂肪肉腫）は，腫瘍内で成分が違うため，採取部位に注意する．また，内軟骨腫か通常型軟骨肉腫の鑑別には，正常骨への浸潤像が必要であり，正常骨との境界部の採取が重要である．

3. 病理伝票

臨床情報として，年齢，性別，発生部位，深さ，腫瘍のサイズとその経過が，重要である．

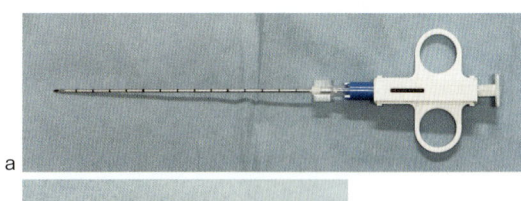

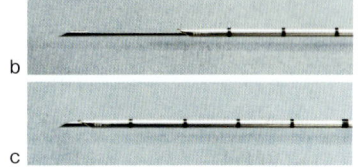

図2　生検針（FineCore，東レ社）
穿刺針は，バネ式になっており，内筒と外筒との間に組織を切り取って採取する（a）．外筒を引いた状態（b），外筒を戻した状態（c）．

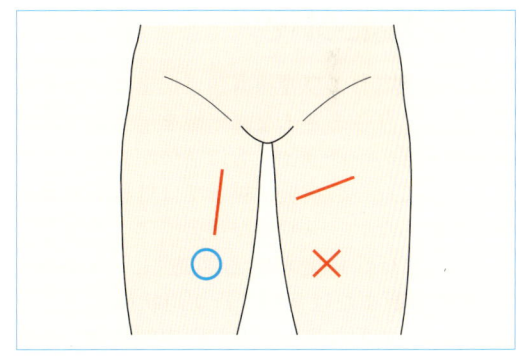

図3　生検皮切
長軸に沿った方向で行う．

可能であれば，良悪性を含めた臨床診断を記載する．臨床情報は，病理医にとっても，正しい病理診断のために，必要不可欠である．病理診断が，臨床所見と大きく隔たりがある場合は，病理医に確認することも重要である[3]．

文献
1) 軟部腫瘍診断ガイドライン策定委員会：生検による診断．軟部腫瘍診断ガイドライン，日本整形外科学会診療ガイドライン委員会ほか編，南江堂，東京，45-48，2005
2) 森岡秀夫：生検．整形外科専門医になるための診療スタンダード4 骨・軟部腫瘍および骨系統・代謝性疾患，森岡秀夫編，羊土社，東京，27-29，2009
3) 坂本昭夫ほか：軟部腫瘍の病理診断と鑑別診断．MB Orthop 14(3)：63-76，2001

2 各論 ▶ 個別のテクニック [VI. 腫瘍]

良性腫瘍に対する掻爬骨移植術

国立がん研究センター中央病院骨軟部腫瘍科 **松延知哉**

はじめに

　良性骨腫瘍あるいは骨腫瘍類似疾患に対する手術治療法の中で，掻爬術は最も一般的に行われる術式であり，手術手技的には腫瘍内切除である．多くの場合，掻爬後には欠損が大きく，骨移植が併用される．本稿においては，骨腫瘍に対する病巣掻爬，骨移植の基本的手技について述べる．

1. 手術適応について

　良性骨腫瘍および骨腫瘍類似疾患は，その病理診断によりさまざまな臨床像を呈する．自然寛解するものや経過とともに病勢が衰えるものもあり，これらの病変に対しては外科的治療の適応とならない．一般的な腫瘍掻爬の条件として，①進行性病変である組織型，②疼痛，③病的骨折または病的骨折切迫状態などがあげられる．病的骨折をきたした症例に対する手術時期に関してはさまざまな意見があるが，仮骨が形成された後に手術を行う方が手技的に容易である．好酸球性肉芽腫や，病変が小さな類骨骨腫，手足の内軟骨腫などは骨移植を必要とせず，掻爬のみで治癒することも多い．一方，骨巨細胞腫，軟骨芽細胞腫，動脈瘤様骨嚢腫，類腱線維腫などは再発傾向が強く，徹底的な掻爬と欠損に対する骨移植が必要となる．

2. 術前準備

　単純X線写真やCTで骨皮質の膨隆や不整を認めたりする場合には，手術中に病巣を同定するのは容易である．しかし，骨皮質の異常を認めない髄内病変のみの場合には，手術中に同定が困難であるため，術前準備として，画像と対比し関節面や顆部など目印からの距離を測定しておくか，手術前にマーカーを置きX線を撮影しておくか，あるいは手術中X線透視を用いるようにする．あらかじめ単純X線やCT，MRIで病巣部の大きさを計測し，開窓する骨皮質の大きさならびに必要な移植骨の量を推測する．

　良性骨腫瘍に対する掻爬術を選択する際には，病理診断が確定していないことも多い．少しでも悪性骨腫瘍の可能性があり，術中迅速診断が必要な可能性がある場合には，あらかじめ病理医と連携をとり，必要な臨床情報を伝えておくことが望ましい．

　腫瘍掻爬後の骨欠損に対する骨移植方法を検討し，病的骨折や切迫骨折の状態にある症例には内固定材料を準備する．

3. 皮膚切開

　手術は全身麻酔あるいは腰椎麻酔下に行う．可能な場合は空気駆血帯を使用し，術中出血を最小限に抑える．臨床診断から悪性骨腫瘍の可能性が否定できない場合，切開生検術にとどめ，後に広範切除術を行うことを想定し，広範切除術の際に切除できるようなアプローチをデザインしなければならない．四肢では縦方向の皮膚切開を用いることで，広範切除となった際には皮膚や筋の再建が容易となる．アプローチは，骨皮質の菲薄化した部位に最短で到達できるような部位が望ましく，重要な血管・神経の近傍を避け，複数の筋肉が腫瘍に汚染されるような筋間からの侵入は避ける．皮下組織や筋間の剥離は最小限にとどめ病変に到達する．出血による血腫の広がりも腫瘍細胞汚染の原因になりうるため，結紮，電気メスなどで確実に止血する．

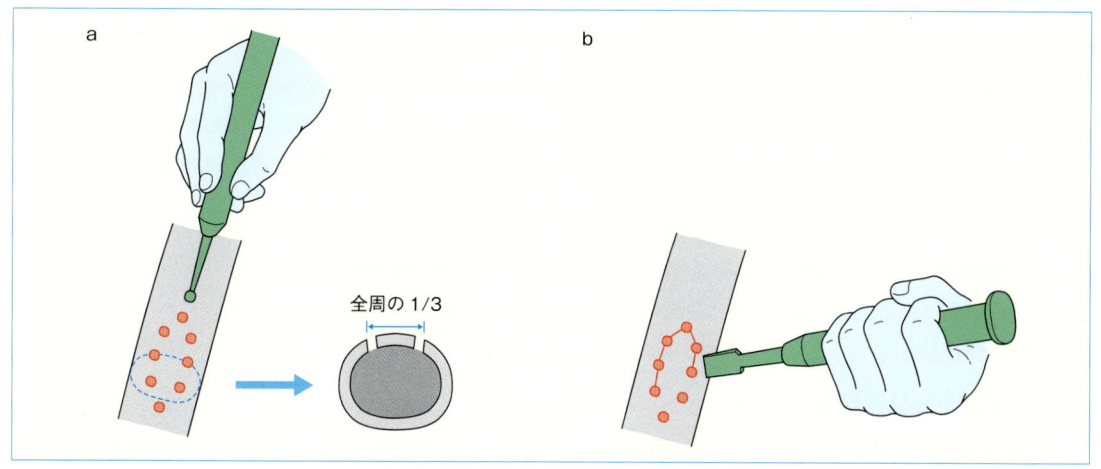

図1 開窓手技
a 長軸方向は腫瘍長に合わせて大きく，横軸方向は全周の1/3以内となるようにする．サージエアトームを用いて小孔を楕円形に作製する．
b 小孔をノミでつなぐ．

4. 骨皮質の開窓

　骨皮質に到達後，骨膜下に予定開窓部位を展開する．骨膜は閉創時に縫合を行うため，可能な限り温存する．術前計測値に基づき，骨皮質の開窓を行う．力学的強度を保ち，術後の病的骨折を予防するため，開窓はできるだけ楕円形にする．小さな開窓は，病巣の観察，掻爬操作が行いにくく，腫瘍掻爬が不十分となる恐れがあるため，十分病巣内の視野が確保できる大きさを基本とする．生検・術中迅速診断を行う場合には，まず小さな開窓を行い，迅速診断で良性疾患であることを確認した後に，開窓を拡大する．長管骨の長軸方向には長く開窓を行っても良いが，大きな横軸方向への開窓は骨折の危険性があり，手術後に長期にわたる安静が必要となるため，骨の全周の1/3程度にとどめる（図1a）．開窓方法は，骨皮質が非常に薄くなっている場合には尖刀でも可能な場合もあるが，通常，細径のサージエアトームあるいはKirschner鋼線を用い，楕円形となるように皮質骨に5mm程度の間隔で小孔を作製し，ノミまたはボーンソーで小孔をつなぐようにする（図1b）．開窓した皮質骨は，裏面に付着した腫瘍組織を掻爬したうえで蓋として利用できるため，清潔に保存しておく．開窓後，内部を観察する．単発性骨囊腫であれば，Kirschner鋼線で小孔を開けた瞬間に内部より漿液性の黄色透明な液体が流出し，動脈瘤様骨囊腫では血液が認められる．単発性骨囊腫でも，開窓した後では，周囲から血液が流入し漿液性の液体を見逃すことになるため注意が必要である．

5. 腫瘍掻爬

　術前の臨床診断と腫瘍の肉眼所見が異なる場合，術中迅速診断を行うか，生検にとどめ二期的な手術を計画する．術前予想された臨床診断と肉眼所見が一致する場合，あるいは迅速診断で悪性骨腫瘍の可能性が否定された場合には腫瘍掻爬に移る．腫瘍掻爬は，主にリウエル骨鉗子，鋭匙を用いる．鋭匙は，サイズ，形状（直線，弯曲）が異なるものを各種そろえる．腫瘍を大部分掻爬した後に内部を観察する．隔壁を伴うような多房性病変では，掻爬が不十分になりやすく，隔壁を平坦にするため，サージエアトームなどで凸凹を削り，さらに掻爬を追加する（図2）．術者の癖により掻爬し残しやすい部位がある可能性があり，術中立ち位置を変えたり，対面の助手に掻爬を追加させるなどすると，取り残しがなくなる．骨巨細胞腫，軟骨芽細胞腫，動脈瘤様骨囊腫などの易再発性の骨腫瘍では，正常骨髄が露出するまで十分掻爬を行い，骨皮質近傍の病変では骨皮質が露出するまで掻爬を徹底する．骨端線閉鎖前の小児において，腫瘍と骨端成長軟骨とが近接している場合は，損傷を避けるため，X線透視を用いることも考慮する．骨巨細胞腫などで，破壊が関節面にまで及んでいることが予測される場合は，関

節軟骨の損傷に留意する必要がある．掻爬された腫瘍は，必ず病理組織学的検査に提出する．

再発傾向に強い腫瘍に対しては，施設によりさまざまな補助療法が施行されている．フェノール，エタノールなどのchemical adjuvant[1]や液体窒素を用いたcryosurgery[2]，アルゴンビームコアグレーターによる腫瘍壁の焼灼[3]，浸透圧により細胞破裂させる蒸留水洗浄などがあげられる．掻爬終了後，大量の生理食塩水で洗浄する．

6. 骨欠損部への骨移植

一般的には腫瘍掻爬後に生じた骨欠損が大きい場合はさまざまな材料を用いて充填する．前述の通り，骨欠損が小さい場合は腫瘍掻爬のみで骨形成が認められるため，骨移植は必ずしも行わない．移植の際に注意すべきことは，できるだけ辺縁から充填を行い，欠損部を作らないことである．

(1) 自家骨移植

最も標準的に用いられていた方法である．腸骨からの移植が一般的である．利点としては，良好な骨形成能を有し，同種骨で懸念される伝播性感染症の心配がないことがあげられる．欠点としては患者への負担が大きく，採取量や回数に限度があることと，骨採取部の疼痛などがあり，病巣の再発はなくても，骨採取部の慢性疼痛により満足度が低くなることもある．現在では，人工骨の普及により，自家骨移植の頻度は低くなっている．しかし，膝関節など大関節関節面に接して腫瘍が存在し，軟骨下骨が破壊されている場合，できるだけ早く良好な骨形成の獲得を目的とするため，自家腸骨皮質骨を軟骨下骨に向けて移植することが勧められる．

(2) 同種骨移植

全国的な同種骨バンクがなく各施設に管理がゆだねられており，また自家骨に比べ骨形成能が低く，伝播性感染症の可能性が完全に否定できないため，必ずしも一般的ではない．人工骨が普及して以来，良性骨腫瘍掻爬後に同種骨移植を行うことは減少しているが，骨巨細胞腫のように大きな病変の掻爬後に生じる骨欠損に対しては有用な移植材料である．骨セメントとは異なり，長期的には自分の骨に置換されるため，異物として残らない．同種骨移植に関しては，日本整形外科学会の「整形外科移植に関するガイドライン」および「冷凍ボーンバンクマニュアル」に準じる[4,5]．移植骨としては大腿骨頭が多いが，関節軟骨と周囲軟部組織を可能な限り取り除くようにする．

(3) 人工骨移植

日本国内ではハイドロキシアパタイト（HA），β-リン酸三カルシウム（β-TCP），ハイドロキシアパタイト/リン酸三カルシウム混合製剤，リン酸カルシウムペーストなどが利用可能である．形状は顆粒状，ブロック体，セメント状のものがある．いずれも良好な骨親和性を示し，骨組織と化学的に直接結合し，骨伝導能を有する．アレルギーや感染症などの危険性がないため，自家骨移植に取って代わりつつある．それぞれの製品によって圧縮強度，気孔率，気孔径が異なるが，どの製剤をどの部位に用いるかは一定の見解が得られていない．人工骨単独で用いることが可能であり，骨欠損が大きい際には，自家骨，同種骨と混ぜて移植することも可能である．ハイドロキシアパタイトは吸収が遅く，多くの症例で数年経過しても残存している．β-TCPは特に小児においては数ヵ月程度で吸収され，急速に骨に置換される（図3）．

(4) 骨セメント

polymethyl methacrylate（PMMA）が用いられる．充填直後から強い初期高度を保つため早期荷重が可能であり，重合熱による残存腫瘍の変性を期待して用いられる．安価なため大きな骨欠損に対応可能であり，また術後再発確認が比較的容易であるなどの利点がある．

移植後は，保存しておいた開窓部の骨皮質を元に戻し，骨膜を密に縫合し，移植骨が筋肉内へ散らばるのを防ぐ．術後，骨髄からの出血が持続することが予想されるため，できる限りドレーンを留置する．

病的骨折を生じた症例や，荷重骨で術後の骨折の可能性が危惧される場合には，まず腫瘍掻爬を施行し，プレートや髄内釘などで内固定を施行した後に，骨移植を行う．術後の再発検索のためにMRIを撮影することを考慮して，チタン性の固定材料を用いる．

◎十分病巣内の視野が確保できる大きさの開窓をする．
◎掻爬は徹底的に行う．
◎骨移植は辺縁から充填を行い，欠損部を作らない．

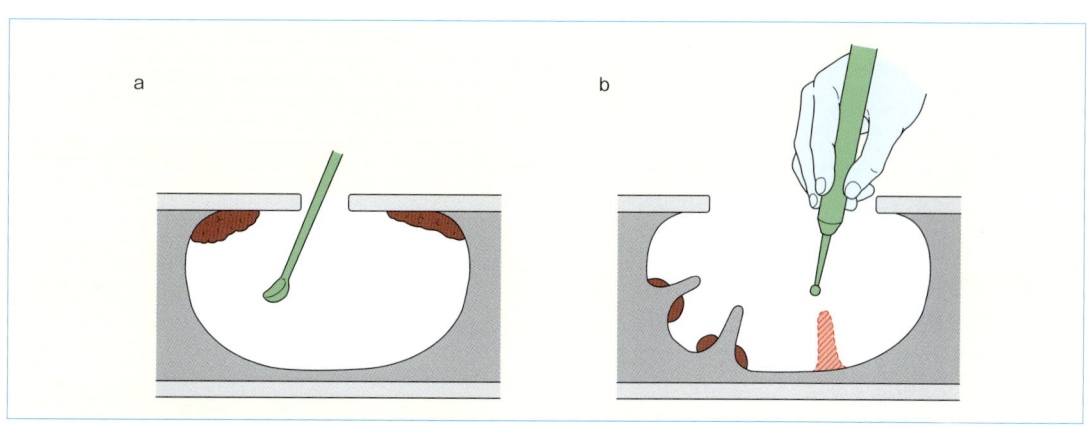

図2 掻爬の際の注意点
a 小孔が小さいと，骨皮質内面の掻爬を行いづらい．
b 隔壁に付着した腫瘍は残りやすいため，サージエアトームを用いて隔壁を削りなめらかにする．

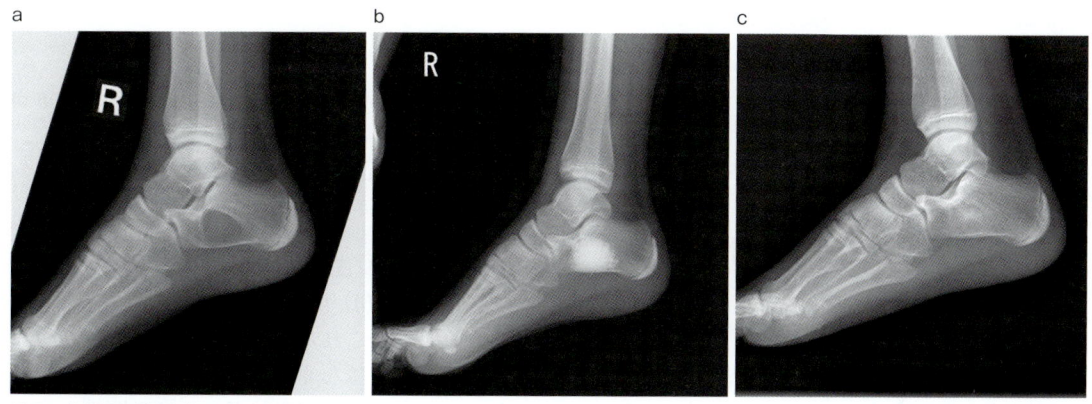

図3 右踵骨骨囊腫（12歳，女児）
病巣掻爬し，人工骨（β-TCP オスフェリオン®）を移植した．
a 手術前
b 手術直後
c 8ヵ月後．β-TCP のほとんどが吸収され，骨に置換されている．

おわりに

掻爬骨移植は，比較的頻度が高い手術であるが，小さな落とし穴が存在する．不十分な掻爬は再発をきたし，患者の日常生活動作（ADL）や生活の質（QOL）を損ねるため，徹底的な掻爬，十分な骨移植ができるように，術前からの慎重な計画が重要である．

文献

1) Capanna R et al : Phenol as an adjuvant in the control of local recurrence of benign neoplasms of bone treated by curettage. Ital J Orthop Traumatol 11 : 381-388, 1985
2) Marcove RC et al : Cryosurgery in the treatment of giant cell tumors of bone. A report of 52 consecutive cases. Cancer 41 : 957-969, 1978
3) Lewis VO et al : Argon beam coagulation as an adjuvant for local control of giant cell tumor. Clin Orthop Relat Res 454 : 192-197, 2007
4) 日本整形外科学会：冷凍ボーンバンクマニュアル．日整会誌 77：234-241, 2003
5) 日本整形外科学会：整形外科移植に関するガイドライン．日整会誌 77：216-233, 2003

3 各論 ▶ 個別のテクニック [Ⅵ.腫瘍]

悪性骨腫瘍に対する広範切除術

九州大学整形外科准教授　松田秀一

はじめに

　大腿骨遠位部は骨肉腫の好発部位である．骨肉腫の手術は広範切除縁による腫瘍の切除と切除後の再建からなる．腫瘍の切除は，大腿骨遠位部を周囲の筋組織とともに合併切除することになるが，病巣の進展程度によっては，血管および神経の切除が必要になり，切断を余儀なくされることもある．切除後の再建については，関節面を含めた再建が必要になることが多く，現在のところ最も多く行われているのは，腫瘍用人工関節を用いた再建である[1〜3]．本稿においては，大腿骨遠位部発生の骨肉腫に対する広範切除術，および腫瘍用人工関節を用いた再建術について述べる．

1．術前化学療法および手術計画

　術前はメトトレキサート，シスプラチン，アドリアマイシン，イフォスファミドなどの化学療法を行い，MRIにて切除縁を決定する．切除範囲は，長軸方向では反応層から3〜5cm離して切除し，筋組織の切除範囲も術前に決定しておく．

2．皮切

　大腿遠位から脛骨近位前面に至る皮切を加えるが，内側もしくは外側アプローチの選択は生検が行われた部位によって決まる．生検時の瘢痕は1cm以上離して紡錘形に切除し，切除側につける（図1）．近位部の皮切は骨切り予定部位のやや近位から始める．

3．深部の展開

　術前の計画に沿って，切除を進めていく．大腿骨遠位部の腫瘍の場合，切除は大きく分けて5つのステップからなる．(1) 皮切部位から後方の展開，(2) 皮切部位から前方の展開，(3) 近位部の切離，(4) 皮切部位の対側の処置，(5) 遠位部の切離．これらのステップは完全に分かれているわけではなく，ステップの一部が重なることもあるし，術中の状況によって順番が変わることももちろんありうる．本稿では，内側からのアプローチで，関節内切除を行う手術手技を中心に述べる．

(1) 皮切部位から後方の展開

　大腿骨遠位部の手術に際しては，大腿骨の後方に主要血管，神経があるため，後方の処置を先に行った方が，安全に手術を進めることができる．大腿骨内側から入った場合は内後方に膝窩動静脈があるので，温存が可能な症例においてはまず同定し，保護する必要がある．後方へ腫瘍が浸潤し，血管の切除が必要な時は人工血管を併用する．
　まず，皮切部の瘢痕を島状に筋膜上に残し，丁寧に止血しながら，皮切から後方にかけての筋膜を露出していく．この際，筋組織を全層に

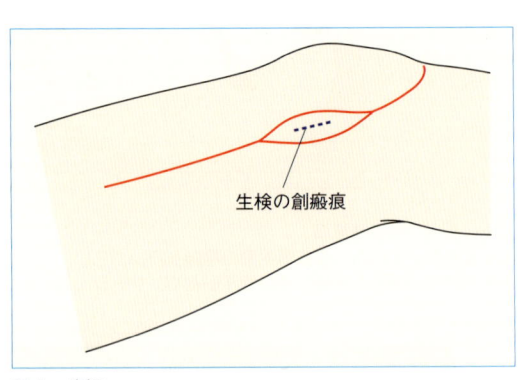

図1　皮切
大腿骨遠位内側から脛骨近位前面に至る皮切．大腿部の皮切を内側におくか，外側におくかは生検の皮切の部位により決定される．よって切除の際に皮切を入れたいラインに沿って，生検の皮切を入れておかなくてはならない．

わたり切除する予定の筋は筋膜ごと切除側につけ，半層残すものは筋組織内を裂いて切除側と温存側に分ける．また温存する筋組織は後方へよけておき，伏在静脈および伏在神経は可能な限り温存する．提示した症例においては，半膜様筋，半腱様筋を遠位部で切離した後，腓腹筋内側頭を切離し，膝窩動静脈を確認した（図2）．大腿骨に向かう分枝を丁寧に結紮切離することによって，膝窩動静脈を腫瘍から離して，温存することが可能になる．分枝を結紮する際には，できるだけ本幹の血管から離れた位置で行うようにする．結紮の位置が本幹に近いと，結紮の糸が弛んだ時は，再結紮が困難になってしまう．また，膝窩動静脈を同定していく際には，動静脈の本幹周囲の軟部組織はできるだけ温存しておく．血管を直接，頻回に扱うと，内膜損傷を起こすこともある．続いて膝窩動静脈のすぐ近くを通る脛骨神経も同定し，周囲組織から丁寧に剝離し，保護しておく．

(2) 皮切部位から前方の展開

後方の展開と同様に，切除予定の筋組織を切除側につけ，温存する筋群は外側によける．切除縁のラインを遠位に延長して，関節を切開する．可能な限り大腿直筋は温存し，外側によけるが，膝関節筋および中間広筋については，多くの場合，合併切除を必要とする．関節内に腫瘍が及んでいる時は関節外切除とし，膝蓋骨は半切し，関節包をつけたままで，後に脛骨近位端を切除する．

(3) 近位側の切離

腫瘍の近位を先に切離した方が切除部位の可動性が大きくなり，裏面の処置が容易になる．まず，術前に設定した骨切りラインの高さで，切除予定の筋組織を結紮，切離する．続いて，大腿骨の骨切りを行う．提示した症例では，腫瘍の近位端から5cm離して切除するために，術前計画に合わせて大腿骨内側顆遠位端から近位14cmの位置で骨切りを行った（図3）．また，大腿骨を骨切りする前に，大腿骨遠位関節面の正面中央の位置を，大腿骨コンポーネント回旋アライメントの指標として近位側にマーキングしておく．この位置決めは大腿骨遠位関節面の前後軸，いわゆる whiteside line を参考にする．

(4) 皮切部位の対側の処置

切除側を単鋭鉤で持ち上げながら，皮切側の

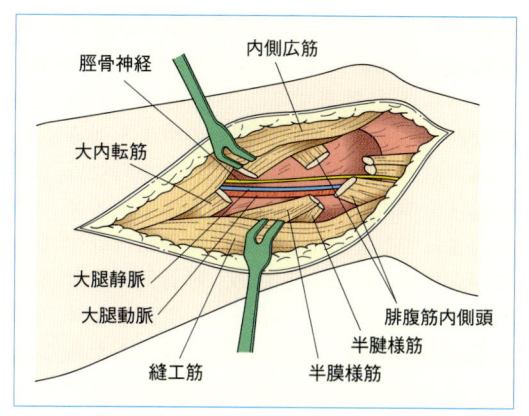

図2 血管の処置
半膜様筋，半腱様筋，および腓腹筋内側頭を切離することにより，膝窩動静脈が明らかになる．分枝を丁寧に結紮，切離していくことによって，膝窩動静脈を大腿骨より離して，保護しておく．

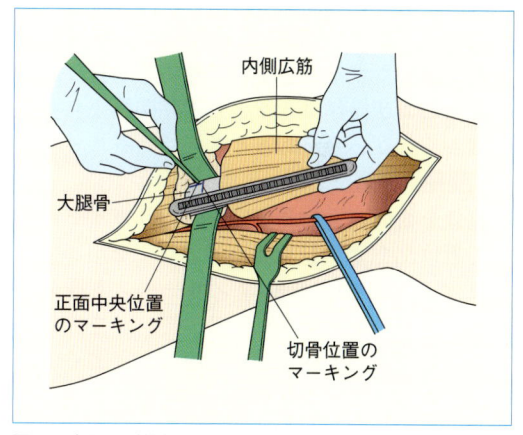

図3 大腿骨近位部の骨切り
切除予定部位の筋肉を結紮，切離した後に，マーキングした部位を骨切りしていく．また，大腿骨コンポーネント挿入の際の回旋アライメントの指標として，大腿骨正面の位置もマーキングしておく．

裏側，すなわち，内側から展開した場合には外側および後外側の筋群を，術前の計画に応じて切離していく．

(5) 遠位部の切離

最後に関節包，膝関節の靱帯，膝窩筋腱，および腓腹筋外側頭を切離し，切除を完了する（図4）．十分に洗浄および，止血を行った後，再建に移る．

4. 大腿骨遠位端置換

(1) 術前計画

腫瘍用人工関節の多くはヒンジ型の人工関節

であり，できるだけインプラントにかかる負荷を軽減するためには，まず正しい冠状面でのアライメントを獲得することが重要である[3,4]．すなわち，下肢機能軸が関節の中央を通るように術前計画を綿密に行わなければならない．大腿骨遠位端置換の場合は大腿骨のアライメントは決まってしまっているが，脛骨側は骨切り面での調整が可能であるため，脛骨側での計画が重要である．脛骨コンポーネントは通常ステム付きであるため，ステムが皮質骨にあたることなく挿入可能であり，下肢全体のアライメントが適切になることに留意して，骨切りの高さ，傾き，コンポーネントの設置位置（前後方向および内外側方向）を決定しておく．その結果，関節の内側（または外側）から何mmの部位からリーミングを開始するかを決め，内側および外側の予定骨切除量も術前に作図によって求めておく（図5）．そして通常の人工膝関節置換術で用いるガイドを用いて骨切りを行う．この計画および操作は通常の人工膝関節よりむしろ細かく行う必要があると考えている[5]．

(2) 脛骨側の置換

脛骨を術前の計画通りに，骨切りガイドを用いて近位部をオシレーティングソーを用いて骨切りする（図6）．脛骨コンポーネント挿入のため，リーミングを行う．リーミングを開始する位置は術前のX線において決定しておく（図5）．その後ラスピングを行って最終的な髄腔を形成し，脛骨用インパクターを用いて，脛骨コンポーネントを打ち込む．コンポーネントで被覆されない骨切り面は出血防止のため，骨ろうを塗布しておく（図7）．

(3) 大腿骨側の置換

大腿骨の髄腔を段階的にリーミングし（図8），髄腔を十分に洗浄した後に大腿骨の骨幹に骨幹固定ピースを挿入する．ルースニングやステムの破損を防止するためにも，できるだけ大きいサイズのステムを挿入するようにする．

(4) 膝蓋骨の置換

膝蓋骨周囲の愁訴の発生を予防するために，膝蓋骨は基本的に全例置換している．通常の人工膝関節置換術では，コンポーネントの厚みだけ切除するが，若年者の遠位端置換術の場合は，骨を可能な限り温存するために2〜3mm薄めに骨切りしている．現在のところ，そのために術後の可動域が悪くなったり，膝蓋骨コン

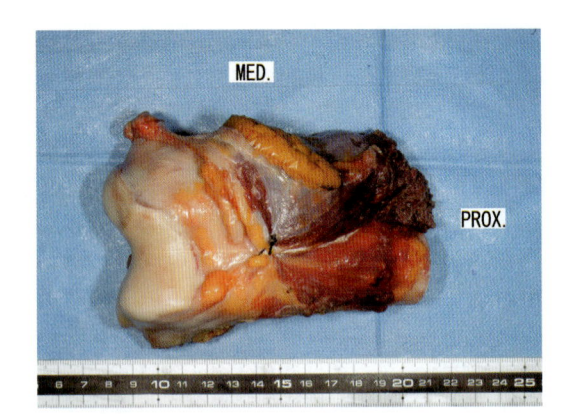

図4 切除標本
切除標本を前方から観察したところ．正常組織に包まれて，切除が完了しており，正しく広範切除が行われている．

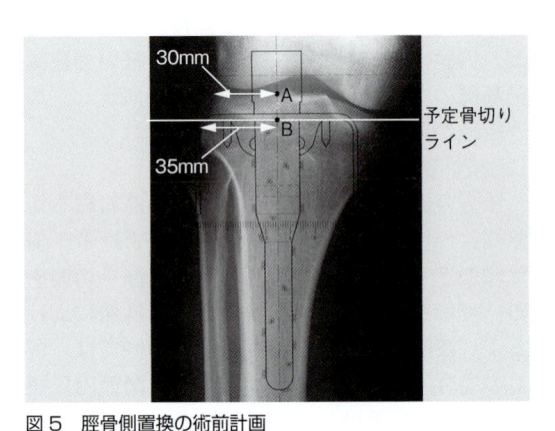

図5 脛骨側置換の術前計画
下肢全長のX線を用いて，下肢機能軸が膝関節中心を通るようになるように脛骨コンポーネントの設置位置を決定する．この症例の場合，骨切りガイドを設置する目標点はA点（関節面の外側縁から30mm）とし，骨切り後はB点（骨切り面の外側縁から35mm）を中心にリーミングしていく．

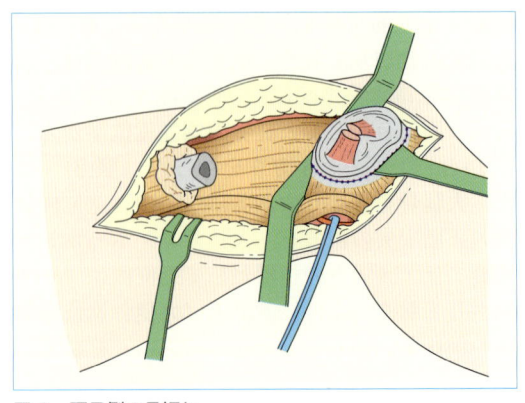

図6 脛骨側の骨切り
十分に後方の組織を保護したうえで，骨切りガイドに沿って，骨切りを行う．

Knack & Pitfalls

◎はじめに膝窩動静脈を同定し，腫瘍側に行く分枝を丁寧に結紮，切離しておく．
◎皮切と反対側の軟部組織の処理は，大腿骨骨切り後に行った方がよい．
◎脛骨コンポーネントの設置位置の計画は術前に綿密に行っておく．

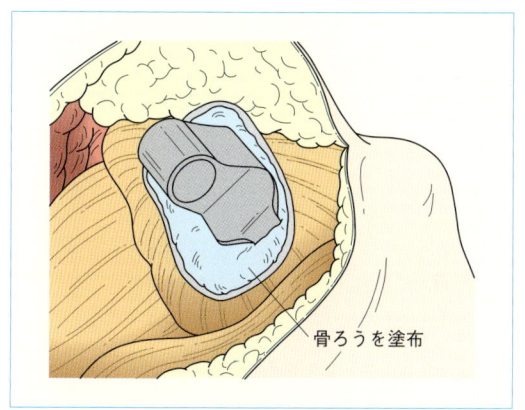

図7　脛骨コンポーネントの挿入
脛骨コンポーネントをインパクターを用いて挿入し，コンポーネントで被覆されない骨は，骨ろうを塗布しておく．

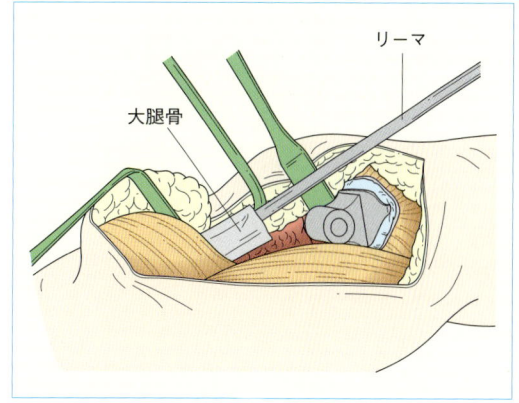

図8　大腿骨のリーミング
術前に予定したサイズより1mm大きくリーミングを行う．

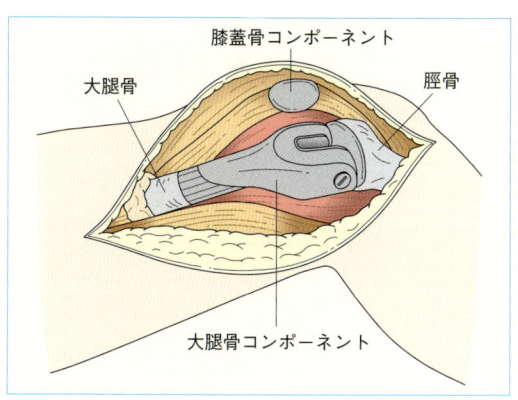

図9　コンポーネントの設置
大腿骨，脛骨，および膝蓋骨コンポーネントを設置したところ．

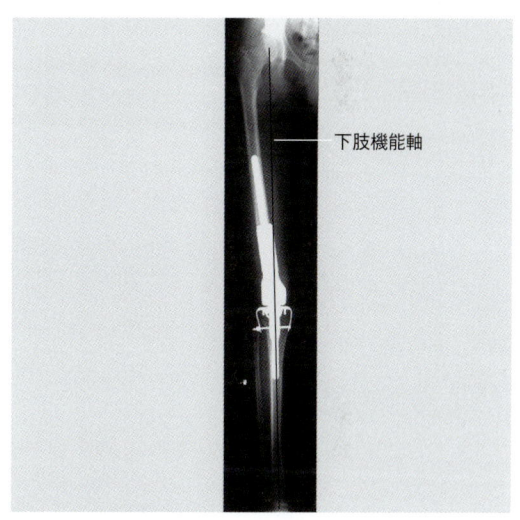

図10　術後X線
術前の予定の位置にコンポーネントが設置されており，下肢機能軸が膝関節の中心を通っている．

ポーネントの磨耗が進んだりした症例はない．膝蓋骨コンポーネントは，オールポリエチレンのものを用い，セメント固定する．

大腿骨コンポーネントのトライアルを用い，関節軸を挿入し，膝関節の組み立てを行う．脚長差がないこと，また，膝蓋骨のトラッキングが良好なことを確認する．膝蓋骨コンポーネントが亜脱臼傾向にある時は，大腿骨コンポーネントの回旋アライメントを調整する．その後，大腿骨の骨幹固定ピースをスクリューで固定し，本物の大腿骨コンポーネントを挿入する（図9）．術野を抗菌薬入り生理食塩水で，十分に洗浄する．ドレーンを留置し，創を縫合し，手術を終了する（図10）．

文献
1) Capanna R et al : J Bone Joint Surg 76 B : 178-186, 1994
2) Malawer MM et al : J Bone Joint Surg 77-A : 1154-1165, 1995
3) 松田秀一：大腿骨遠位骨肉腫の切除と再建．骨・軟部腫瘍外科の要点と盲点，岩本幸英編，文光堂，東京，176-181, 2005
4) Matsuda S et al : J Arthroplasty 14 : 566-570, 1999
5) 松田秀一ほか：整・災外 43 : 1097-1103, 2000

【各論：個別のテクニック】
VII. その他

1 各論 ▶ 個別のテクニック [VII. その他]

抜爪

佐賀県立病院好生館整形外科 **佛坂俊輔**

はじめに

爪周囲の病変は形成外科ないし皮膚科で扱われることが多いため，整形外科における日常診療で，爪の処置を行うことはあまりない．小手術であることもあり，抜爪の手技についてはあまり紹介されておらず，そのような観点から抜爪の基本手技などを解説する．爪の構造は図1の通りである．

1. 術前の説明

爪の剝離など単純なものであっても，完全に新しい爪に置換されるためには6ヵ月から1年を要すること，恒久的な爪の変形を残す可能性があることなどを十分に説明しておく．指の爪の処置後には日常生活上，キーボード操作など爪先を頻用する作業が長期にわたりしづらくなることや，足趾では術後のドレッシングのため足先の開いたサンダルなどを履く必要があること，それにより車の運転ができない時期があることなどを説明しておく．

2. 手術器具

一般的な小手術の器具に，爪の凸面になじむ程度のわずかなカーブを有する幅が狭く薄い剝離用のエレバトリウム，爪を部分的に切離するときなどに使用する小剪刀は直とわずかなカーブのもの，爪を把持するためのペアンや把持用鉗子などは処置をする爪の厚さ柔らかさに応じて使用する．白癬などで肥厚した爪を部分的に切除するためには先の短く硬い組織の切離に対応した爪用ニッパーも有用である．

爪母周囲の皮膚を皮弁として起こす際にはスキンフックとして単鉤，双鉤も極小のものがあると便利であるが，これは皮膚コントロール用に糸をかけることでも代用は可能である．

3. 麻酔

1%カルボカインなどの局所麻酔薬による指ブロックに必要に応じてウイング・ブロック wing block（後述）を追加する．指ブロックにはエピネフリン入りの麻酔薬は使用しないのが一般的である．針を刺入する際には患者自身は刺入部を見ていない状況であることが多いので，いきなり刺入するのは過敏な逃避反応を誘発し危険である．麻酔を開始するときには，刺入部を押さえる，あるいはつまむなどして「いま押さえている（つまんでいる）ところに針を刺すので少しチクッとしますが，できるだけ動かないでくださいね」などと声をかけながら「いち，にの，さん！」のように刺入するタイミングを患者に知らせながら針を刺入すると，患者も心の準備がしやすく安全である．

指ブロックは27G程度の細い針を用いてブロックする指の掌側正中，基節部近位皺上の皮下1回注入法を行う[1]（図2）．理由は正中部であれば仮に深く刺しすぎても指神経・血管などの重要組織の損傷する危険性がないからである．比較的少ない麻酔薬の注入でも有効な方法であるが，著者は最低でも3ml程度，十分量の注入を行うことにより麻酔を確実にしている．爪根部の麻酔が不十分である場合は，爪根部から3mm程度近位から27G針で背側方向，掌側方向に0.2mlずつ程度の微量の局所麻酔薬を使用するウイング・ブロック[2]（図3）を併用してもよい．

4. 部分抜爪

整形外科でも扱うことのある陥入爪に対するフェノール法[3,4]による治療の際などに行う部分切除について述べる．爪の厚さに合わせ，爪

◎爪床，爪母の温存部分は可及的に愛護的に扱う．
◎爪の部分切除に用いるはさみは，不要な爪剝離を避けるため，刃の幅が狭い物を用いるとよい．
◎術後，爪の恒久的変形を残す可能性があることを説明する．

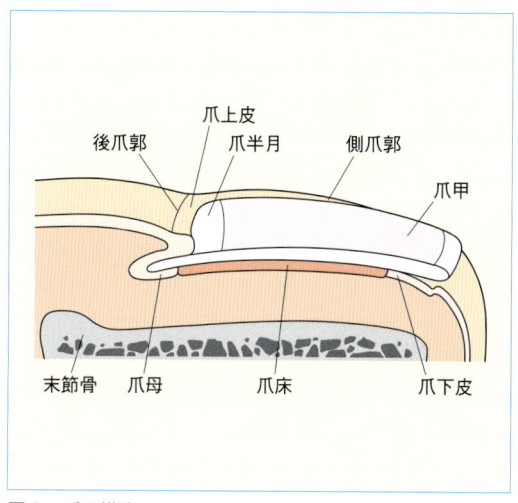

図1　爪の構造

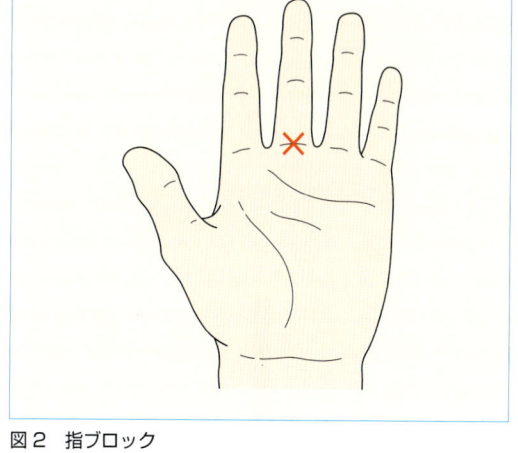

図2　指ブロック
中指の場合の刺入ポイント例．

が切れる程度の最も刃の幅が狭い小剪刀を用いる．これは爪の下に刃をくぐらせる際に，はさみの幅が広ければ広いほど爪と爪床の間を剝離する範囲が広くなり，不要な爪剝離を起こすからである．

薄い小エレバトリウムを爪と爪床の間に差し入れて愛護的に爪根へ向けて剝離していく．爪根まで剝離した後に，爪郭も皮膚と爪の間から，切除部分のみを愛護的に剝離する．

剝離を終えた後に，爪の先端から必要な除去幅の部位に小剪刀を差し入れて爪根まで進め爪を切離する．

爪は両側の谷の部分で食い込むように固定されているので，この部分的に切離する爪を直のモスキートペアンなどの鉗子で把持し，愛護的に翻転して除去する（図4，5）．

フェノール法ではこの除去した操作の後に爪根部の爪母部分を先の綿をほとんど取り去り綿棒の芯棒にかすかに残った綿を綿棒の先に巻き付けて形を整えた綿棒の先にフェノールを微量つけたもので焼灼して爪母を破壊する．これは通常の綿棒では大きすぎ，また綿に染み込んだフェノール液が多すぎるため周辺組織に要らぬ損傷を与えるためである．爪母部分が変性して灰色になるまで，微量のフェノールのついている綿棒を何回かこまめに変えるのがよい．処置が完了したら通常出血はしないので，洗浄した後に，比較的薄めの被覆素材で被覆して手術を終了する．

5. 全抜爪

整形外科疾患で全抜爪が必要となる病態はまれである．その適応としては，① 爪下の腫瘍など，爪床の病態を直視下に確認する必要があるもの，② 恒久的な爪除去のため爪母細胞の外科的切除などの処置が必要なものである．

先の鈍な薄いエレバトリウムなどを遠位の爪・爪床間から愛護的に挿入し，近位へ向けて徐々に剝離を拡大し，爪母部分まで剝離する（図6）．爪根の爪郭を形成する皮膚の癒着部分もより薄いスパーテルのような器具で愛護的に剝離する．爪の剝離が完全にできたら爪を鉗子などでしっかりと把持してやさしくゆすりながら爪を除去する．抜爪後の出血は術中に止血する．必要な処置の後に，爪床の表面はハイドロコロイドなどの癒着しない素材で被覆し手術を

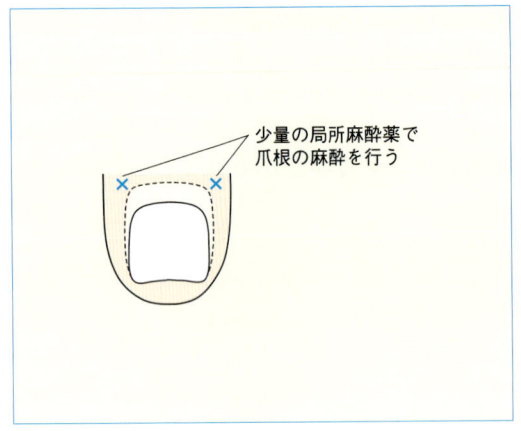

図3 ウイング・ブロック

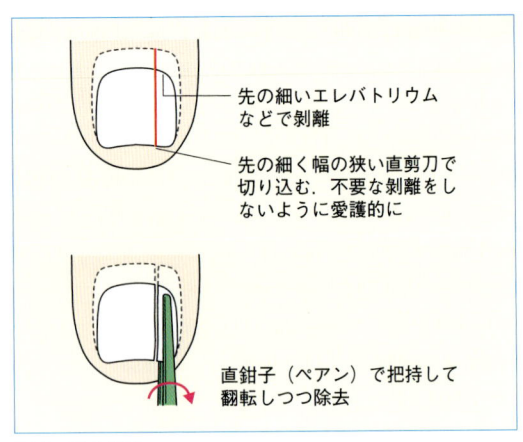

少量の局所麻酔薬で爪根の麻酔を行う

図4 部分抜爪

先の細いエレバトリウムなどで剥離

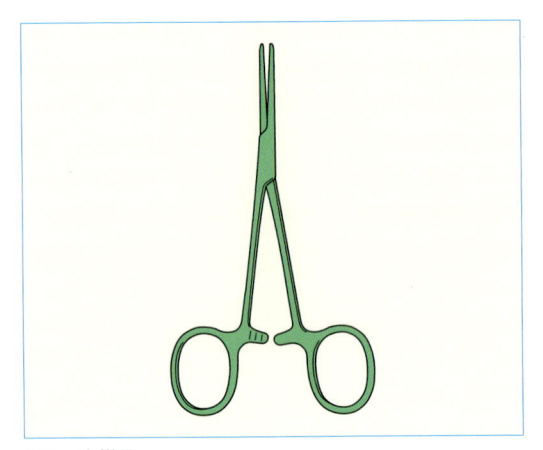

先の細く幅の狭い直剪刀で切り込む．不要な剥離をしないように愛護的に

直鉗子（ペアン）で把持して翻転しつつ除去

図5 直鉗子

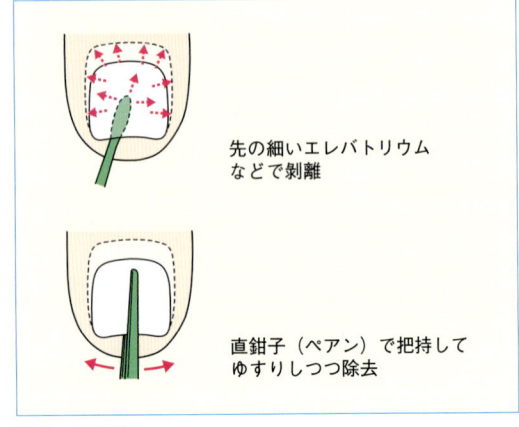

図6 全抜爪

先の細いエレバトリウムなどで剥離

直鉗子（ペアン）で把持してゆすりつつ除去

終了する．

6. 術後管理

フェノール法による処置後では手術当日からシャワーなど許可しても問題ない．シャワー後には部分抜爪部は市販の創被覆テープで保護する程度でよい．

術後，血液・滲出液による被覆素材との癒着が懸念される部位には通常ハイドロコロイドなどを用いているが，最近ではラップ療法[5]を応用して，食品保存用のラップを小さく切ったものを置き，テープでラップがずれないように固定した後にガーゼで被覆することで代用することもある．ガーゼ交換時の剥離が容易で疼痛も少なく，癒着防止に有用である．しかし，医療治療材料ではないため，すでに創傷治療の医療現場では一般的に使用されている確立された方法であること，比較的こまめに被覆素材の交換が必要であることなどを十分に説明してから使用する必要があろう．

文献
1) 園畑素樹ほか：新しい指ブロック法．皮線上皮下1回注入法．日手会誌 18：133, 2001
2) Richard K et al：Therapy Diagnosis Surgery, WB Saunders, Philadelphia, 329, 1997
3) Ross WR：Treatment of the ingrown toenail and a new anesthetic method. Surg Clin North Am 49：1499-1504, 1969
4) Wee GC et al：Phenolic cauterization of the matrix in the surgical cure of ingrown toenails. Mo Med 66：802-803, 1969
5) 鳥谷部俊一：褥創治療の常識非常識―ラップ療法から開放ウエットドレッシングまで，三輪書店，東京，83-85, 2005

2 各論 ▶ 個別の**テクニック** [Ⅶ.その他]

腱鞘切開

佐賀県立病院好生館整形外科 **佛坂俊輔**

はじめに

日常診療で比較的遭遇頻度の高い疾患である，ばね指（屈筋腱腱鞘炎）の腱鞘切開について基本手技・注意点などを解説する．手術手技は容易なようであるが，なかには成績不良例も存在し，決して全例が簡単に手術治療で解決するわけではない病態であることの認識が必要である．de Quervain 腱鞘炎も比較的よくみられる疾患ではあるが，腱・腱鞘隔壁の多型性が存在すること，腱鞘切開の後に開放したままにするか，あるいは腱の脱臼予防のため腱鞘を再建するかなどの異論があり，また橈骨神経浅枝を損傷しやすいアプローチでもあり，本稿では de Quervain 腱鞘炎の腱鞘切開は述べないので，これについては手の外科専門書を参考にされたい．

1. ばね指

ばね指とは中手指節間（metacarpophalangeal；MP）関節掌側の A1 pulley（滑車）部分において，腱の肥厚，もしくは腱鞘の肥厚や腱鞘ガングリオンなどにより腱の引っかかりが生じた状態で，しっかり握り込んだ指が伸ばせなくなったり，伸ばす際に引っかかり「バネ現象」を生じる病態である．局所の比較的安静，マッサージ，消炎鎮痛薬の外用，ステロイドの腱鞘内注入などの保存療法に抵抗性のものを手術適応とする．

2. 術前の説明

引っかかりが強く近位指節間（proximal interphalangeal；PIP）関節の屈曲拘縮がすでに長期化したものなどは拘縮についての改善はむずかしいことを十分に説明する．通常，手術当日はガーゼ，綿などを巻いて圧迫包帯をするた

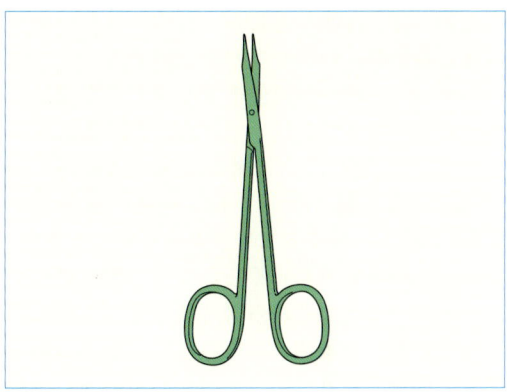

図1　スティーブンス剪刀

め，当日は袖の広めの衣服を着用していただくこと，手術当日はガーゼで覆った手で車のハンドル操作をするのは危険であるため，車の運転をしないように説明しておくとよい．

3. 手術器具

一般的な小手術の器具に，腱鞘に差し入れることのできる程度の幅が狭く薄いエレバトリウム，剥離と切離を行う際に小剪刀で先の細くなっている小型のスティーブンス剪刀が便利である（図1）．

4. 麻酔

1％カルボカインなどの局所麻酔薬による皮切直下の局所麻酔を行う．末梢に近い部位であるためエピネフリン入りの局所麻酔薬は使用しない．針を刺入する際には抜爪の項（p370）で述べたように患者にその旨知らせながら刺入を行うとよい．疼痛をより少なくするため局所麻酔には 27G 程度の細い針を用いる．さらに，大きな皺の部位では疼痛が少ないので，ブロックする部位の皮切に近い，遠位手掌皮線上，あ

るいは示指では近位手掌皮線上など，大きな皺の部位から刺入し皮切に沿った部位を中心に数mℓ程度の局所麻酔薬を注入し麻酔を行う．有鉤摂子などで麻酔の効き具合を確認して不十分であれば追加を行う．

5. 腱鞘切開

局所麻酔の手術であるが，手術時間は10分程度であるため，上腕部でターニケットを用いることで無血野とする．複数指の同時切開では時間が長くなり，ターニケットペインが出てくるため，間に休憩をとるか，症状のひどい側から順に複数回にわけて手術を計画する．

中指から小指では遠位手掌皮線と手掌指節皮線，示指の場合は近位手掌皮線と手掌指節皮線との間に，母指では手掌指節皮線の近位部にこれらの皮線を越えない15mm程度の縦切開とする[1]（図2）．横皮切でも手術は可能であるが，神経損傷の可能性が高くなること，術後瘢痕がより目立つことなどから著者は一貫して縦皮切としている．小皮切にこだわって，小さな切開部分を筋鉤でむりに開こうとして切開創に緊張をかけ過ぎるのはかえって皮膚のダメージが強くなるので，皮膚の緊張なく腱鞘が十分に確認できる程度に切開するのがよい．中指，環指ではほぼ意識することなく正中部を切開しても指神経を損傷する可能性は低いが，各屈筋腱の走行を触知して示指ではわずかに尺側，小指ではわずかに橈側に皮切をおくとよい．母指では長母指屈筋腱の走行が手のひらを台上に広げた状態で見た正中部に位置しておらず，また指神経の走行は比較的浅いため，橈側寄りの切開で指神経を損傷しないように注意が必要である（図3，4）．母指については経験の少ない初心者は経験の豊富な上級医の監督の下に執刀するのが安全であろう．著者は執刀前に手術台上で手術する母指指腹が完全に上向き，爪が下向きになるように保持しつつ，患者本人に母指を屈曲するように指示し，基節部近位より手掌に至る長母指屈筋腱の緊張を触れてその走行を確認して皮切を決定し，皮切が橈側に寄らないように配慮している（図5）．皮膚切開に伴う微小出血はバイポーラーなどでこまめに止血しておく．

縦切開の場合，指神経の損傷する可能性は低いが，経験の少ないうちは，皮下まで切開した後に，切開線上から深層へペアンなどを鈍的に進めて腱鞘表面に達し，その正中部の腱鞘の盛り上がり部分を触知し，鈍的に橈尺側に剥離を広げた後に，小筋鉤などを入れてさらに腱鞘表面を露出する．ばね指の手術に慣れても，母指の場合には皮下までの切開にとどめて，深層は鈍的にペアンなどで位置を確認し，腱鞘の真中より腱鞘表面上を小筋鉤などで鈍的に橈尺側へ剥離して腱鞘を露出するのが安全である．

A1 pulleyはMP関節の掌側に位置しており，直視下にこの近位端を同定して正中直上で縦にメスで小さく切れ込みを入れ，遠位に向かいスティーブンス剪刀で切開部を拡大し，先の細いエレバトリウムなどを挿入して屈筋腱を保護しつつメスで遠位に切離を進めA1部分を完全に開放する（図6）．そのままスティーブンス剪刀で遠位へ切開を広げてもよいが，剪刀の先で腱を傷つけないように注意が必要である．完全に切離されているかどうかは小エレバトリウムを差し入れてスムーズに挿入されることで確認できる．ここまで切開を行った後に，患者本人に指をしっかり屈曲してから伸展してもらい，バネ現象が消失していることを確認する．A1の近位部に線維性腱鞘が引っかかりの原因となっていることもあるため，エレバトリウムを差し入れて抵抗がある場合はこの部分も切開が必要となることがある．この場合は筋鉤，エレバトリウムなどで線維性腱鞘をのぞき込める程度に引き上げて，周囲の軟部組織を保護しつつ，尖刃刀やスティーブンス剪刀で切離する．また，絞扼の部位によってはA2 pulleyの近位部まで切開が必要なこともあるが，bowstringを防ぐため，少し切離しては先に述べた屈曲・伸展運動をさせてバネ現象が消失する最小限の切離にとどめ，遠位へ切り込みすぎないように注意する．

腱鞘ガングリオンが原因となっている腱鞘炎の場合はガングリオンごと腱鞘を部分切除する．

洗浄した後に，皮膚は4-0などの細いナイロン糸で小さく3ヵ所程度縫合を行う．この際，皮膚を摂子でつまみ上げず，摂子の先で針の刺入のカウンターをかけながら縫合を行うことで皮膚のダメージを避けると良い（図7）．

6. 術後管理

手術当日は創部にガーゼを当てた後に綿などで覆い，圧迫包帯を行うが，手術翌日にはガー

◎縦切開は指神経の損傷の可能性が低く安全性に優れ，展開もよく，傷跡も残りにくい．
◎無理な小皮切で皮膚を引きすぎると逆に皮膚に対するダメージが強くなる．
◎母指の腱鞘切開では皮切の部位を執刀前によく確認し指神経の走行に特に注意する．
◎成績不良例も存在し，決して簡単な手術ではないという認識が必要．

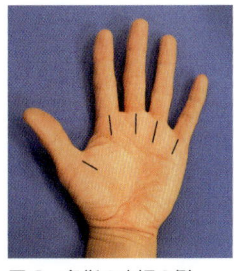

図2　各指の皮切の例

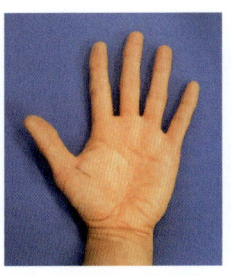

図3　母指の皮切を手のひらを上向きの状態で見たところ

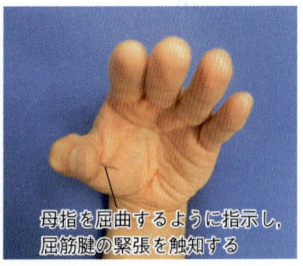

図4　母指の皮切を母指の指腹を上向き，爪を下向きになるように保持しつつ見たところ

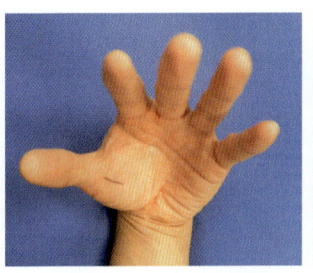

図5　母指を曲げさせ屈筋腱を緊張させると腱鞘の位置が確認しやすい

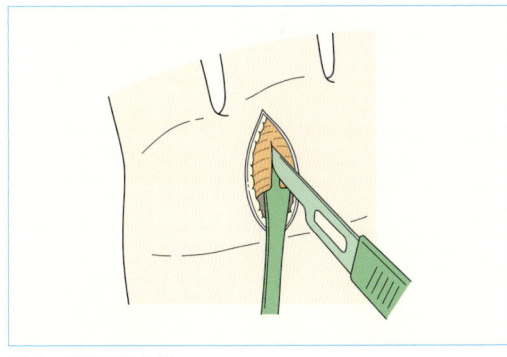

図6　腱鞘切開の例
腱鞘の小切開から小エレバトリウムを腱鞘内に差し入れて腱に切り込まないように保護しつつメスで腱鞘を切開．スティーブンス剪刀で切開を広げてもよい．

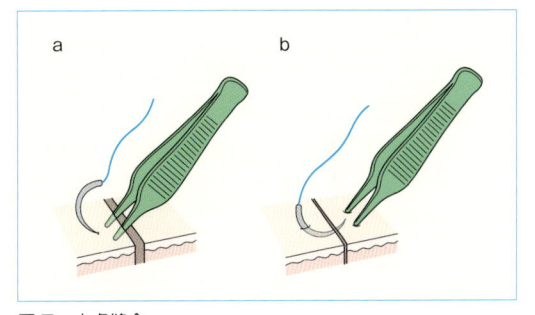

図7　皮膚縫合
皮膚を可能な限り摂子でつままないように心がけることで皮膚に対するダメージを最小限にすることができる．
a　創面から摂子で支えてカウンタを当てながら針を刺入．
b　対面は皮膚の上から摂子の先でカウンタを当てて皮膚を押さえて針を抜く

ゼを除去し，フィルム被覆材で創部のみを覆い，手を洗うときなど多少水がかかっても問題ない状態にしておく．フィルム素材だけでは部位的にはがれたりしやすいので，フィルムの周囲がはがれかかったら絆創膏などで適宜補修するなど指導しておく．掌側面の傷であるため日常生活中に引っかけたりしやすいので，フィルムの保護という意味で包帯などを使用しても良いが，手を洗うときに巻き替えるのが面倒であるので，雑貨店などで手に入る指先のない手袋などを包帯の代わりに使用しても問題ないことを説明する．

術後は不必要に安静にする患者もいるので，日常生活動作で使用できる範囲での指運動は全く問題ないことを説明しておく．また，運動に伴い多少出血することがあっても，問題ないこともあわせて説明しておくとよい．

抜糸は1週間から10日ほどで行うが，手掌部は物を持ったりするときに当たりやすいので，創離開を防ぐため抜糸後にさらにフィルム被覆素材を創部に貼布し，自然にはがれるまで創部を保護しておくとより安心である．

術後，しばらくは皮切部分がやや硬くてつっぱると訴えるものもあるが，長期的に観察すると徐々に瘢痕部分は軟化して傷跡はほとんど見えないほどによく治癒する．

文献
1) Stefanich RJ et al : Longitudinal incision for trigger finger release. J Hand Surg 14 A (2 Pt 1) : 316-317, 1989

和文索引

あ
アクシデント　170
悪性骨腫瘍　364
足関節アプローチ　5
足関節上腕血圧比　342
アライメント　224
アルゴンビーム凝固　54

い
糸結び　94
医療過誤・事故　170
インシデント　170
インフォームド・コンセント
　　106, 161, 172
陰部神経麻痺　133

う
ウイング・ブロック　370
埋め込み移植　253
上乗せ移植　252
運動療法　164

え
鋭匙　31
黄色靱帯　331
往復骨鋸　40
オステオトーム　26
オートクレーブ　110
温熱療法　168

か
回収式自己血輸血装置　142
開放性ドレーン　98
開放創　182
海綿骨移植　251
海綿骨スクリュー　215
カウンターシンク　217
カウンタートラクション　47
化学的止血法　55
過酸化水素低温プラズマ滅菌　111
下肢手術の体位　124
ガーゼパッキング　50
下腿切断　342
肩関節鏡　126
　　──手術　300
肩関節アプローチ　3
肩関節手術の体位　126
滑膜切除術　266
カテラン針　189
化膿性関節炎　188
化膿性骨髄炎　192
カルボーネンの式　167
観血的整復　202
寛骨臼移動術　287
鉗子　22
関節固定術　271
感染症　176
感染性偽関節　244
灌流ポンプ　298

き
偽関節　244
義肢　348
気道評価　112
仰臥位　124
鏡視下手術　296
強弯針　36

く
区域麻酔　114
空気清浄度　149
屈筋腱腱鞘炎　373
屈筋腱縫合法　79
クーパー型剪刀　18

け
脛骨アプローチ　5
頚椎症性脊髄症　320
結核性関節炎　190
結核性骨髄炎　195
血管吻合法　68
血管縫合　64
血行遮断法　58
結紮クリップ　51
ケーブル　207
　　──移植　78
牽引手術台　133
腱鞘切開　373
腱縫合法　79

こ
高圧蒸気滅菌　110
高位脛骨骨切り　294
抗菌薬　144
後縦靱帯骨化症　320
鋼線誘導器　204
広範切除　364
硬膜外麻酔　114
股関節アプローチ　6
股関節骨切り術　287
股関節・骨盤手術の体位　130
呼吸機能評価　113
骨移植　250
骨鉗子　30
骨鋸　40
骨生検　358
骨肉腫　364
コッヘル鉗子　22
骨誘導・骨伝導　250
コブ剥離子　34
コラーゲン製剤　56
コントロールリリース　37

さ
再接着術　351
酸化エチレンガス　110

し
自家骨　256
　　──移植　250, 362

止血帯　152
止血法　50
自己血貯血　108
自己決定権　173
自己血輸血　141
持針器　38
持続洗浄療法　189
尺骨アプローチ　4
弱弯針　36
手術用ヘルメット　147
術着　146
術後管理　154
術後疼痛管理　157
術後輸液　154
術前計画　107
術前検査　104
術前準備　106
術野の準備　116
上肢手術の体位　121
消毒　117
静脈血栓塞栓症　160
静脈内局所麻酔　115
上腕骨アプローチ　3
除毛　116
心機能評価　112
伸筋腱縫合法　82
神経移動術　62
神経腫　72
神経切断術　62
神経束間神経移植術　76
神経剥離術　61
神経縫合　72
人工股関節置換術　132, 276
人工骨移植　254, 362
人工骨頭置換術　276
人工膝関節置換術　280
靱帯修復　84
振動骨鋸　40
真皮縫合　88
深部静脈血栓症　160

す

垂直マットレス縫合　90
スクリュー　214, 220
スコープ　296
スチールバー　42, 331

せ

整復鉗子　203
脊髄くも膜下硬膜外併用麻酔　114
脊髄くも膜下麻酔　114
脊椎カリエス　195
脊椎・脊髄外傷　316
脊椎手術の体位　136
切開　46
摂子　22
切断高位　336
切断指再接着術　351
セメントスペーサー　190
ゼラチン吸収性スポンジ　56
全身麻酔　113
剪刀　18
前方固定術　320

そ

装具療法　168
創傷治癒　187
相対的安定性　222
搔爬骨移植術　360
側臥位　128, 130
ゾーニング　149
ソフトワイヤー　207

た

大腿骨アプローチ　5
大腿骨骨折の体位　133
大腿骨頭回転骨切り術　289
大腿切断　336
ダイヤモンドバー　42, 331
タッピング　217
ターニケット　50, 66, 152
弾機針　36
単支柱型創外固定器　236

ち　つ

チゼル　26
中空スクリュー　215
椎弓形成術　322
椎弓切除　332
津下の進入路　4
ツッペル鉗子　51

て

締結用軟鋼線　207
ディストラクター　204
剃毛　116
手関節背側進入　4
デグロービング損傷　184
手袋　146
デプスゲージ　217
デブリドマン　177, 182
電気的止血法　52
電気メス　20
転子間弯曲内反骨切り術　292

と

橈骨アプローチ　4
同種血輸血　141
同種骨移植　253, 362
糖尿病性壊疽　342
ドナー　260
ドレーピング　119
ドレーン　98

な　の

軟部腫瘍生検　358
ノットプッシャー　304
ノミ　26

は

バイオクリーンルーム　149
肺血栓塞栓症　160

ハイスピードバー 42
バイポーラー型電気メス 20, 53
剝離子 34
はさみ 18
抜爪 370
バットレスプレート 221
ばね指 373
馬尾症候群 326
バヨネット型鋭匙 32
バランス訓練 164
パルス洗浄器 185
ハンマー 26

ひ

皮下縫合 88
非感染性偽関節 244
引き寄せ鋼線締結法 210
非固着性ガーゼ 100
腓骨アプローチ 5
微差圧ダンパー 150
膝関節アプローチ 11
膝関節鏡 125
──手術 306
膝関節離断 336
肘関節アプローチ 3
皮質骨移植 252
皮質骨スクリュー 215
ビーチチェア位 127
ヒックマンカテーテル 190, 194
被覆材 100
皮膚切開 46
皮膚縫合 90
ピンニング 208

ふ

不安定性 222
フィブリノゲン 55
フィルムドレッシング 100
フィンガーグリップ 18
フェノール法 370

腹臥位 124, 136
不織布性ガウン 146
ブラッシング 117
ブルドッグ鉗子 64
フレキシブルリーマ 229
プレート 220
ブロッカー釘 232
ブロッキングスクリュー 216

へ

ペアン鉗子 22
閉鎖性ドレーン 98, 102
ヘガール型持針器 39
ヘルニア摘出術 326
ペンシルグリップ 18
ペンフィールド型剝離子 34
ペンローズドレーン 98, 102

ほ

縫合 94
──糸 37
──針 36
歩行練習 164
ポジショニングスクリュー 216
ポータル 306
──の作製 300
ボディエキゾーストガウン 147
骨切り角度計 294

ま

マイクロコブ剝離子 34
麻酔下徒手検査 126
麻酔法 112
末梢神経手術 60
末梢神経損傷 73
末梢神経ブロック 114, 159
マッチュー型持針器 38
丸ノミ鉗子 31

む め も

無菌性保証水準 110
無血野 50, 59, 153
メイヨー型剪刀 18
メス 18
滅菌 110
メッチェンバウム型剪刀 18
モスキート鉗子 22
モノポーラー型電気メス 20, 52
問診 104

ゆ よ

有酸素運動 167
輸液 140
輸血 108, 140
指ブロック 370
腰部脊柱管狭窄症 330
横止め髄内釘 227

ら

ラグスクリュー 216, 222
ラスパトリウム 34
ラテックスアレルギー 148

り

リウエル 30
リスクマネジメント 170
リターンガラリ 150
リハビリテーション 164
リングピン 207

ろ

ローゼル型持針器 39
ロッキングスクリュー 215, 224
ロッキングプレート 220

欧文索引

A

AAMI 基準　147
ankle brachial pressure index（ABI）　342
antigrade plate 法　203

B

bone rongeur　30
bone saw　40
bulky dressing　100

C

cancellous screw　215
cannulated screw　215
capillary refilling time　184
chisel　26
circular 型創外固定器　236
Colinear 整復鉗子　204
cortex screw　215
Creutzfeldt-Jakob 病　260
CT　105
C-wire　206

D

Dall 法　9
Darrach 法　268
DeBakey 型摂子　64
decortication　246
deep vein thrombosis（DVT）　160
direct lateral approach　9
dogear　92

E

Ender 釘　231
EOG 滅菌　110
examination under anesthesia（EUA）　126

G

extended trochanter osteotomy　8

Garches T クランプ　241
gouge　26
granny knot　94

H

hardinge approach　9
high-speed burr　42
Hohmann 鉤　204

I

Ilizarov 創外固定器　236
inlay graft　253
instability　222
interlocking nail　227
internal fixator　222

J

joystick　204

K

Kapandji 法　204
Kerrison 鉗子　31
Kirschner 鋼線　206
Kocher 鉗子　22
Küntscher 釘　227

L

lag screw　216
Luer　30

M

Magerl 法　137
Mayfield 頭蓋固定装置　136

midvastus approach　11
minimally invasive plate osteosynthesis（MIPO）　221
modified Sauvé-Kapandji 法　268
Mosquito 鉗子　22
MRI　105

N

neural fibrosis　63

O

Ollier 法　8
onlay graft　252
oscillating saw　40
osteotome　26

P

patient-controlled analgesia（PCA）　157
Pean 鉗子　22
poller screw　234
positioning screw　216
proximal humeral nail　234
pulmonary thromboembolism（PTE）　160

R

reciprocating saw　40
relative stability　222

S

Sauvé-Kapandji 法　268
segmental model 創外固定器　237
short femoral nail　233
slip knot conversion　96
Smith-Petersen approach　6
southern approach　6, 10

square knot　94
Steinmann ピン　208
sterility assurance level（SAL）
　110
subvastus approach　11
supracondylar nail　234
surgeon's knot　94

T

Taylor Spatial Frame　236
tension band wiring（TBW）
　210
Tinel 徴候　73
total knee arthroplasty（TKA）
　280
transpositional osteotomy of
　the acetabulum（TOA）
　287
transtrochanteric approach　8
Tuke bone saw　40

U

unreamed intramedullary nail
　231

V

venous thromboembolism
　（VTE）　160

W

Waller 変性　72
Watson-Jones approach　6
Weber 分類　244
whiteside line　281

X

X線検査　105

〔検印省略〕

整形外科Knack & Pitfalls
整形外科手術の要点と盲点　　　　　定価（本体 **15,000** 円＋税）

2011年6月8日　　第1版第1刷発行	監修・編集＝岩　本　幸　英
2011年7月12日　　同　　第2刷発行	発行者＝浅　井　宏　祐
	発行所＝株式会社 文 光 堂

　　　　　　　　　　　　　　　　〒113-0033　東京都文京区本郷7-2-7
　　　　　　　　　　　　　　　　電話　東京（03）3813-5478（営業）
　　　　　　　　　　　　　　　　　　　東京（03）3813-5411（編集）

乱丁・落丁の際はお取り替え致します．　　　　　　　印刷所＝広研印刷

Ⓒ岩本幸英，2011　　　　　　　　Printed in Japan
ISBN978-4-8306-2769-9

・本書の複製権・上映権・譲渡権・翻訳権・翻案権・送信にかかわる権利・電子メディア等で利用する権利は，株式会社文光堂が保有します．
・本書を無断で複製する行為（コピー，スキャン，デジタルデータ化など）は，私的使用のための複製など著作権法上の限られた例外を除き禁じられています．大学，病院，企業などにおいて，業務上使用する目的で上記の行為を行うことは，使用範囲が内部に限られるものであっても私的使用には該当せず，違法です．また私的使用に該当する場合であっても，代行業者等の第三者に依頼して上記の行為を行うことは違法となります．
・JCOPY＜（社）出版者著作権管理機構 委託出版物＞
　本書を複写（コピー）される場合は，そのつど事前に㈳出版者著作権管理機構（電話 03-3513-6969，FAX 03-3513-6979，e-mail：info@jcopy.or.jp）の許諾を得てください．

整形外科 Knack & Pitfalls

整形外科の領域において日常診療に役立つ"コツ"と、陥ってはならない"落とし穴"をまとめた実践的なシリーズ！

シリーズ監修
岩本幸英[九州大学教授]

シリーズ既刊新刊

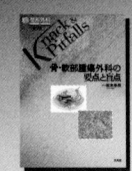

骨・軟部腫瘍外科の要点と盲点
編●岩本幸英[九州大学教授]
B5判・332頁・4色刷
定価15,750円(本体15,000円+税5%)
ISBN978-4-8306-2750-7

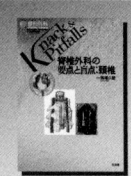

膝関節外科の要点と盲点
編●黒坂昌弘[神戸大学教授]
B5判・332頁・4色刷
定価15,750円(本体15,000円+税5%)
ISBN978-4-8306-2751-4

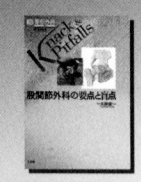

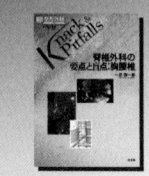

脊椎外科の要点と盲点：頚椎
編●馬場久敏[福井大学教授]
B5判・316頁・4色刷
定価15,750円(本体15,000円+税5%)
ISBN978-4-8306-2752-1

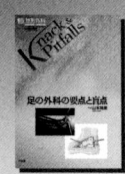

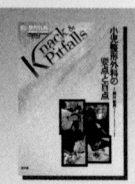

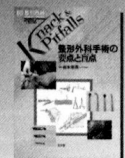

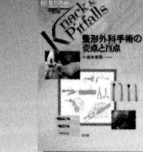

股関節外科の要点と盲点
編●久保俊一[京都府立医科大学教授]
B5判・398頁・4色刷
定価15,750円(本体15,000円+税5%)
ISBN978-4-8306-2753-8

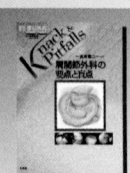

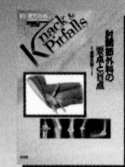

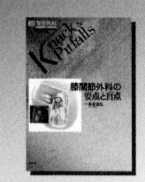

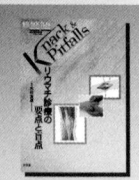

足の外科の要点と盲点
編●山本晴康[愛媛大学教授]
B5判・410頁・4色刷
定価18,900円(本体18,000円+税5%)
ISBN978-4-8306-2754-5

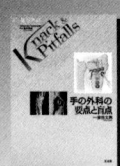

脊椎外科の要点と盲点：胸腰椎
編●芝 啓一郎[総合せき損センター副院長]
B5判・332頁・4色刷
定価15,750円(本体15,000円+税5%)
ISBN978-4-8306-2755-2

手の外科の要点と盲点
編●金谷文則[琉球大学教授]
B5判・428頁・4色刷
定価18,900円(本体18,000円+税5%)
ISBN978-4-8306-2756-9

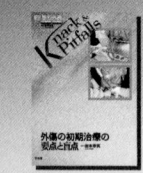

外傷の初期治療の要点と盲点
編●岩本幸英[九州大学教授]
B5判・426頁・4色刷
定価15,750円(本体15,000円+税5%)
ISBN978-4-8306-2758-3

肩関節外科の要点と盲点
編●高岸憲二[群馬大学教授]
B5判・402頁・4色刷
定価15,750円(本体15,000円+税5%)
ISBN978-4-8306-2759-0

小児整形外科の要点と盲点
編●藤井敏男[元福岡市立こども病院・感染症センター副院長]
B5判・394頁・4色刷
定価15,750円(本体15,000円+税5%)
ISBN978-4-8306-2761-3

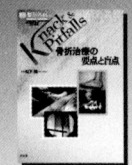

骨折治療の要点と盲点
編●松下 隆[帝京大学教授]
B5判・368頁・4色刷
定価15,750円(本体15,000円+税5%)
ISBN978-4-8306-2762-0

リウマチ診療の要点と盲点
編●木村友厚[富山大学教授]
B5判・316頁・4色刷
定価15,750円(本体15,000円+税5%)
ISBN978-4-8306-2764-4

肘関節外科の要点と盲点
編●金谷文則[琉球大学教授]
B5判・320頁・4色刷
定価15,750円(本体15,000円+税5%)
ISBN978-4-8306-2767-5

整形外科手術の要点と盲点 ［シリーズ最新刊］
編●岩本幸英[九州大学教授]
B5判・396頁・4色刷
定価15,750円(本体15,000円+税5%)
ISBN978-4-8306-2769-9

文光堂　http://www.bunkodo.co.jp　〒113-0033 東京都文京区本郷7-2-7　tel.03-3813-5478/fax.03-3813-7241